U0359308

本草纲目

明朝医药学家李时珍编著，被誉为『东方药物巨典』

（明）李时珍／主编

辽海出版社

贰

第七卷土部目录

李时珍曰：土者五行之主，坤之体也。具五色而以黄为正色，具五味而以甘为正味。是以禹贡辨九州之土色，周官辨十有二壤之土性。盖其为德，至柔而刚，至静有常，兼五行生万物而不与其能，坤之德其至矣哉。在人则脾胃应之，故诸土入药，皆取其裨助戊己之功。今集土属六十一种为土部。旧本三十九种，散见玉石部。

《神农本经》二种梁·弘景注。

《名医别录》三种梁·陶弘景。

《唐本草》三种唐·苏恭。

《本草拾遗》二十八种唐·陈藏器。

《四声本草》一种唐·萧炳。

《开宝本草》一种宋·马志。

《证类本草》一种宋·唐慎微。

《衍义补遗》一种元·朱震亨。

《本草纲目》二十一种明·李时珍。

〔附注〕

魏·李当之《药录》、吴普《本草》。

宋·雷敩《炮炙》、齐·徐之才《药对》。

唐·甄权《药性》、孙思邈《千金》，

唐·杨损之《删繁》、李珣《海药》。

蜀·韩保升《重注》。

宋·掌禹锡《补注》、苏颂《图经》、大明《日华》。

宋·寇宗奭《衍义》。金·张元素《珍珠囊》。

元·李杲《法象》、王好古《汤液》。

明·汪机《会编》、陈嘉谟《蒙筌》。

土之一（凡六十一种）

白垩本经

第七卷土部

土之一 （凡六十种）

白垩 （音恶　本经下品）

【释名】白善土别录白土粉衍义画粉〔时珍曰〕土以黄为正色，则白者为恶色，故名垩。后人讳之，呼为白善。

【集解】〔别录曰〕白垩生邯郸山谷，采无时。〔弘景曰〕即今画家用者，甚多而贱，俗方稀用。〔颂曰〕胡居士云，始兴小桂县晋阳乡有白善，而今处处皆有之，人家往往用以浣衣。西山经云：大次之山，其阳多垩。中山经云：葱聋之山，其中有大谷，多白黑青黄垩。垩有五色，入药惟白者耳。〔宗奭曰〕白善土，京师谓之白土粉，切成方块，卖于人浣衣。〔时珍曰〕白土处处有之，用烧白瓷器坯者。

【修治】〔敩曰〕凡使勿用色青并底白者。捣筛末，以盐汤飞过，晒干用，则免结涩人肠也。每垩二两，用盐一分。〔大明曰〕入药烧用，不入汤饮。

【气味】苦，温，无毒。〔别录曰〕辛，无毒。不可久服，伤五脏，令人羸瘦。〔权曰〕甘，温暖。

【主治】女子寒热癥瘕，月闭积聚。本经。阴肿痛，漏下，无子，泄痢。别录。疗女子血结，涩肠止痢。甄权。治鼻洪吐血，痔瘘泄精，男子水脏冷，女子子宫冷。大明。合王瓜等分，为末，汤点二钱服，治头痛。宗奭。

【发明】〔时珍曰〕诸土皆能胜湿补脾，而白垩土，则兼入气分也。

甘土 （拾遗）

【集解】〔藏器曰〕甘土出安西及东京龙门，土底澄取之，洗腻服如灰，水和涂衣，去油垢。

【主治】草药及诸菌毒，热汤调末服之。藏器。

赤土（纲目）

【气味】甘，温，无毒。

【主治】主汤火伤，研末涂之。时珍。

黄土（拾遗）

【释名】〔藏器曰〕张司空言：三尺以上曰粪，三尺以下曰土。凡用当去上恶物，勿令入客水。

【气味】甘，平，无毒。〔藏器曰〕土气久触，令人面黄。掘土犯地脉，令人上气身肿。掘土犯神杀，令人生肿毒。

【主治】泄痢冷热赤白，腹内热毒绞结痛，下血，取干土，水煮三五沸，绞去滓，暖服一二升。又解诸药毒，中肉毒，合口椒毒，野菌毒。藏器。

【发明】〔时珍曰〕按刘跂钱乙传云：元丰中，皇子仪国公病瘛疭，国医未能治，长公主举乙入，进黄土汤而愈。神宗召见，问黄土愈疾之状。乙对曰：以土胜水，水得其平，则风自退尔。上悦，擢太医丞。又夷坚志云：吴少师得疾，数月消瘦，每日饮食入咽，如万虫攒攻，且痒且病，皆以为劳瘵，迎明医张锐诊之。锐令明旦勿食，遣卒诣十里外，取行路黄土至，以温酒二升搅之，投药百粒饮之，觉痛几不堪，及登溷，下马蝗千余，宛转，其半已困死，吴亦愈甚，调理三日乃安。因言夏月出师，燥渴，饮涧水一杯，似有物入咽，遂得此病。锐曰：虫入人脏，势必孳生，饥则聚呷精血，饱则散处脏腑。苟知杀之而不能扫取，终无益也。是以请公枵腹以诱之，虫久不得土味，又喜酒，故乘饮毕集，一洗而空之。公大喜，厚赂谢之，以礼送归。

铸钟黄土拾遗【主治】卒心痛，痓忤恶气，温酒服一钱。藏器。

铸铧鉏孔中黄土拾遗【主治】丈夫阴囊湿痒，及阴汗，细末扑之。藏器。

东壁土（别录下品）

【气味】甘，温，无毒。

【主治】下部疮，脱肛。别录。止泄痢霍乱烦闷。藏器。温疟，点目去翳。同蚬壳为末，傅豌豆疮。甄权。疗小儿风脐。弘景。摩干、湿二癣，极效。苏恭。

【发明】〔弘景曰〕此屋之东壁上土也，常先见日故尔。又可除油垢衣，胜石灰、滑石。〔藏器曰〕取其向阳久干也。〔宗奭曰〕久干之说不然。盖东壁先得太阳真火烘炙，故治瘟疫。初出少火之气壮，及当午则壮火之气衰，故不用南壁而用东壁。〔时珍曰〕昔一女，忽嗜河中污泥，日食数碗。玉田隐者以壁间败土调水饮之，遂愈。又凡脾胃湿多，吐泻霍乱者，以东壁土，新汲水搅化，澄清服之，即止。盖脾主土，喜燥而恶湿，故取太阳真火所照之土，引真火生发之气，补土而胜湿，则吐泻自止也。岭南方治瘴疟香椿散内用南壁土，近方治反胃呕吐用西壁土者，或取太阳离火所照之气，或取西方收敛之气，然皆不过借气补脾胃也。

太阳土 （纲目）

【主治】人家动土犯禁，主小儿病气喘，但按九宫，看太阳在何宫，取其土煎汤饮之，喘即定。时珍。出正传。

【附录】**执日天星上土**〔藏器曰〕取和薰草、柏叶以涂门户，方一尺，令盗贼不来。**执日六癸上土**〔时珍曰〕抱朴子云：常以执日取六癸上土、市南门土、岁破土、月建土，合作人，着朱鸟地上，辟盗。**二月上壬日土**〔藏器曰〕泥屋之四角，宜蚕。**清明日戊上土**〔时珍曰〕同狗毛作泥，涂房户内孔穴，蛇鼠诸虫永不入。**神后土**〔时珍曰〕逐月旦日取泥屋之四角，及塞鼠穴，一年鼠皆绝迹，此李处土禁鼠法也；神后，正月起申顺行十二辰。

天子藉田三推犁下土 （拾遗）

【释名】〔时珍曰〕月令：天子以元日祈谷于上帝，亲载耒耜，率三公、九卿、诸侯、大夫躬耕。天子三推，三公五推，卿、诸侯九推。反执爵于太寝，命曰劳酒。

【主治】水服，主惊悸癫邪，安神定魄强志。藏之，入官不惧，利见大官，宜婚市。王者封禅五色土次之。藏器。

【附录】**社稷坛土**〔藏器曰〕牧宰临官，自取涂门户，令盗贼不入境也。**春牛土**〔藏器曰〕收角上土置户上，令人宜田。〔时珍曰〕宋时立春日进春牛，御药院取牛睛以充眼药。今人鞭春时，庶民争取牛土，云宜蚕。取土撒檐下，云辟蚰蜒。**富家土**〔藏器曰〕七月五日，取中庭土泥灶，令人富。勿令人知。〔时珍曰〕除日取富家田中土泥灶，招吉。**亭部中土**〔时珍曰〕取作泥涂灶，水火盗贼不经；涂屋四角，鼠不食蚕；涂仓囷，鼠不食稻；塞穴百日，鼠皆绝去。出阴阳杂书云。

道中热土 （拾遗）

【主治】夏月暍死：以土积心口，少冷即易，气通则苏。藏器。亦可以热土围脐旁，令人尿脐中。仍用热土、大蒜等分，捣水去滓灌之，即活。时珍。

十字道上土〔主治〕主头面黄烂疮，同灶下土等分傅之。时珍。

车辇土 （拾遗）

【主治】恶疮出黄汁，取盐车边脂角上土涂之。藏器。行人暍死，取车轮土五钱，水调澄清服，一碗即苏。又小儿初生，无肤色赤，因受胎未得土气也。取车辇土碾傅之，三日后生肤。时珍。

门市土 （拾遗）

【释名】〔时珍曰〕日中为市之处门栅也。
【主治】妇人易产，入月带之。产时，酒服一钱。藏器。

户限下土 （拾遗）

【释名】〔时珍曰〕限，即门阈也。
【主治】产后腹痛，热酒服一钱。又治吹奶，和雄雀粪，暖酒服方寸匕。藏器。

千步峰 （纲目）

【集解】〔时珍曰〕此人家行步地上高起土也，乃人往来鞋履沾积而成者。技家言人宅有此，主兴旺。
【主治】便毒初发，用生姜蘸醋磨泥涂之。时珍。

鞋底下土 （拾遗）

【主治】适他方不伏水土，刮下，和水服，即止。藏器。

柱下土 （拾遗）

【主治】腹痛暴卒，水服方寸匕。藏器胎衣不下，取宅中柱下土，研末，鸡子清和服之。思邈。

床脚下土 （拾遗）

【主治】猘犬咬，和水敷之。灸七壮。藏器。

烧尸场上土 （纲目）

【主治】邪疟，取带黑土同葱捣作丸，塞耳，或系膊上，即止。男左女右。
时珍。

冢上土 （拾遗）

【主治】瘟疫。五月一日，取土或砖石，入瓦器中，埋着门外阶下，合家不患时
气。又正旦取古冢砖，咒悬大门上，一年无疫疾。藏器。

桑根下土 （拾遗）

【主治】中恶风恶水而肉肿者，水和傅上，灸二三十壮，热气透入，即平。
藏器。

胡燕窠土 （拾遗）

【主治】无毒。同屎作汤，浴小儿，去惊邪。弘景。主风瘙瘾疹，及恶刺疮，浸
淫病疮身至心者死，并水和傅之，三两日瘥。藏器。治口吻白秃诸疮。时珍。

百舌窠中土 （拾遗）

【主治】蚯蚓及诸恶虫咬疮，醋调傅之。藏器。

土蜂窠 （拾遗）

【释名】蠮螉窠〔时珍曰〕即细腰蜂也。
【气味】甘，平，无毒。
【主治】痈肿风头。别录。小儿霍乱吐泻，炙研，乳汁服一钱。圣惠。醋调涂肿毒，

及蜘蛛咬。藏器。**醋调涂蜂虿毒。**宗奭。**治疗肿乳娥**①，**妇人难产。**时珍。

蛦螂转丸 （拾遗）

【释名】土消〔藏器曰〕此蛦螂所推丸也。藏在土中，掘地得之，正圆如人捻作，弥久者佳。

【气味】咸，苦，大寒，无毒。

【主治】汤淋绞汁服，疗伤寒时气，黄疸烦热，及霍乱吐泻。烧存性酒服，治项瘿。涂一切瘘疮。藏器。

鬼屎 （拾遗）

【集解】〔藏器曰〕生阴湿地，如屎，亦如地钱，黄白色。

【主治】人马反花疮，刮取，和油涂之。藏器。

鼠壤上 （拾遗）

【释名】〔时珍曰〕柔而无块曰壤。

【主治】中风筋骨不随，冷痹骨节疼，手足拘急，风掣痛，偏枯死肌，多收曝干，蒸热袋盛，更互熨之。藏器。小儿尿和，涂疗肿。思邈。

鼢鼠壤土 （拾遗）

【集解】〔藏器曰〕此是田中尖嘴小鼠也。阴穿地中，不能见日。

【主治】鬼疰气痛，秫米泔汁和作饼，烧热绵裹熨之。又主肿毒，和醋傅之，极效。藏器。孕妇腹内钟鸣，研末二钱，麝香汤下，立愈。时珍。

屋内塓下虫尘土 （拾遗）

【释名】〔时珍曰〕塓，音软，平声。河边地及垣下地，皆谓之。

---

① 乳娥：病名。见《幼科金针》。又名娥子、乳蛾、乳鹅等。主要是由肺胃蕴热、复感风邪、风热相搏，循经上乘于咽喉所致。发于咽喉两侧、红肿疼痛，或左或右，或两侧均见，因其形如蛾腹而得名。

【主治】恶疮久不干，油调傅之。藏器。

蚁垤土 （拾遗）

【释名】蚁封〔时珍曰〕垤，音迭，高起也。封，聚土也。

【主治】狐刺疮，取七粒和醋搽。又死胎在腹，及胞衣不下，炒三升，囊盛，搨
心下，自出也。藏器。

白蚁泥 （纲目）

【主治】恶疮肿毒，用松木上者，同黄丹各炒黑，研和香油涂之，取愈乃止。
时珍。

蚯蚓泥 （纲目）

【释名】蚓蝼，音娄，六一泥。

【气味】甘、酸、寒，无毒。

【主治】赤白久热痢，取一升炒烟尽，沃汁半升，滤净饮之。藏器。小儿阴囊忽
虚热肿痛，以生甘草汁入轻粉末调涂之。以盐研敷疮，去热毒，及蛇犬伤。日华。
敷狂犬伤，出犬毛，神效。苏恭。

螺蛳泥 （纲目）

【主治】性凉。反胃吐食，取螺蛳一斗，水浸，取泥晒干，每服一钱，火酒调
下。时珍。

白鳝泥 （纲目）

【主治】火带疮，水洗取泥炒研，香油调敷。时珍。

猪槽上垢土 （拾遗）

【主治】难产，取一合和面半升，乌豆二十颗，煮汁服。藏器。火焰丹毒，赤黑

色，取槽下泥敷之，干又上。时珍。

犬尿泥 （纲目）

【主治】妊娠伤寒，令子不落，涂腹上，干即易。时珍。

驴尿泥 （拾遗）

【主治】蜘蛛咬敷之。藏器。

尿坑泥 （纲目）

【主治】主蜂蝎诸虫咬，取涂之。时珍。

粪坑底泥 （纲目）

【主治】发背诸恶疮，阴干为末，新水调敷其痛立止。时珍。

檐溜下泥 （纲目）

【主治】猪咬、蜂螫、蚁叮、蛇伤毒，并取涂之。又和羊脂，涂肿毒、丹毒。时珍。

田中泥 （纲目）

【主治】马蟥入人耳，取一盆枕耳边，闻气自出。人误吞马蟥入腹者，酒和一二升服，当利出。时珍。

井底泥 （证类）

【主治】涂汤火疮。证类。疗妊娠热病，取敷心下及丹田，可护胎气。时珍。

乌爹泥 (纲目)

【释名】乌叠泥纲目**孩儿茶**〔时珍曰〕乌爹或作乌丁，皆番语，无正字。

【集解】〔时珍曰〕乌爹泥，出南番爪哇、暹罗诸国，今云南、老挝暮云场地方造之。云是细茶末入竹筒中，紧塞两头，埋污泥沟中，日久取出，捣汁熬制而成。其块小而润泽者为上，块大而焦枯者次之。

【气味】苦、涩、平，无毒。

【主治】清上膈热，化痰生津，涂金疮、一切诸疮，生肌定痛，止血收湿。时珍。

弹丸土 (拾遗)

【主治】妇人难产，热酒服一钱。藏器。

自然灰 (拾遗)

【集解】〔藏器曰〕生南海畔，状如黄土，灰可浣衣。琉璃、玛瑙、玉石以此灰埋之，即烂如泥，至易雕刻。

【主治】白癜风、疬疡风、重淋取汁，和醋敷之。以布揩破乃敷之，为疮勿怪。藏器。

伏龙肝 (别录下品)

【释名】灶心土〔弘景曰〕此灶中对釜月下黄土也。以灶有神，故号为伏龙肝，并以迂隐其名尔。今人又用广州盐城屑，以疗漏血瘀血，亦是近月之土，盖得火烧之义也。〔敩曰〕凡使勿误用灶下土。其伏龙肝，是十年以来，灶额内火气积久自结，如赤色石，中黄，其形貌人棱，取得研细，以水飞过用。〔时珍曰〕按广济历作灶忌日云：伏龙在不可移作。则伏龙者，乃灶神也。后汉书言：阴子方腊日晨炊而灶神见形。注云：宜市买猪肝泥灶，令妇孝。则伏龙肝之名义，又取此也。临安陈舆言：砌灶时，纳猪肝一具于土，俟其日久，与土为一，乃用之，始与名符。盖本于此。独孤滔丹书言：伏龙肝取经十年灶下，掘深一尺，有色如紫瓷者是真，可缩贺，伏丹砂。盖亦不知猪肝之义，而用灶下土以为之者也。

【气味】辛，微温，无毒。〔权曰〕咸。〔大明曰〕热，微毒。

【主治】妇人崩中吐血，止咳逆血。醋调，涂痈肿毒气。别录。止鼻洪①，肠风带下，尿血泄精，催生下胞，及小儿夜啼。大明。治心痛狂癫，风邪蛊毒，妊娠护胎，小儿脐疮重舌，风噤反胃，中恶卒魇，诸疮。时珍。

土墼 （音急 纲目）

【释名】煤赭〔时珍曰〕此是烧石灰窑中流结土渣也，轻虚而色赭。
【主治】妇人鳖瘕，及头上诸疮。凡人生痰核如指大红肿者，为末，以菜子油调搽，其肿即消；或出脓，以膏药贴之。时珍。

甘锅 （纲目）

【释名】销金银锅吴人收瓷器屑，碓舂为末，筛澄取粉，呼为滓粉，用胶水和剂作锅，以销金银者。
【主治】偏坠疝气，研末，热酒调服二钱。又主炼眉疮、汤火疮，研末，入轻粉少许敷之。锅上黝。烂肉。时珍。

砂锅 （纲目）

【集解】〔时珍曰〕沙土埏埴烧成者。
【主治】消积块黄肿，用年久者，研末，水飞过，作丸，每酒服五钱。时珍。

白瓷器 （唐本草）

【集解】〔恭曰〕定州者良，余皆不如。〔时珍曰〕此以白土为坯，坯烧成者，古人以代白垩用，今饶州者亦良。
【气味】平，无毒。
【主治】妇人带下白崩，止呕吐，破血止血。水磨，涂疮灭瘢。唐本。研末，敷痈肿，可代针。又点目，去翳。时珍。

乌古瓦 （唐本草）

【集解】〔时珍曰〕夏桀始以泥坯烧作瓦。

---

① 鼻洪：病证名，指鼻衄之甚者。

【气味】甘，寒，无毒。

【主治】以水煮及渍汁饮，止消渴，取屋上年深者良。唐本。煎汤服，解人心中大热。甄权。止小便，煎汁服。大明。研末，涂汤火伤。藏器。治折伤，接骨。时珍。

古砖 (拾遗)

【主治】哕气，水煮汁服之。久下白痢虚寒者，秋月小腹多冷者，并烧热，布裹坐之，令热气入腹，良。又治妇人五色带下，以面作煎饼七个，安于烧赤黄砖上，以黄瓜楼敷面上，安布两重，令患者坐之，令药气入腹熏之，当有虫出如蚕子，不过三度瘥。藏器。

烟胶 (纲目)

【集解】〔时珍曰〕此乃熏消牛皮灶上及烧瓦窑上黑土也。

【主治】头疮白秃，疥疮风癣，痒痛流水，取牛皮灶岸为末，麻油调涂。或和轻粉少许。时珍。

墨 (宋开宝)

【释名】乌金纲目、陈玄纲目、玄香纲目、乌玉〔时珍曰〕古者以黑土为墨，故字从黑土。许慎说文云：墨，烟煤所成。土之类也故从黑土。刘熙释名云：墨为者，晦也。

【集解】〔宗奭曰〕墨，松之烟也。世有以粟草灰伪为者，不可用。须松烟墨方可入药，惟远烟细者为佳，粗者不可用。今高丽国每贡贡墨于中国，不知何物合，不宜入药。鄜延有石油，其烟甚浓，其煤可为墨，黑光如漆，不可入药。〔时珍曰〕上墨，以松烟用梣皮汁解胶和造，或加香药等物。今人多以窑突中墨烟，再三以麻油入内，用火烧过造墨，谓之墨烟，墨光虽黑，而非松烟矣，用者详之。石墨见石炭下。乌贼鱼腹中有墨，马之宝墨，各见本条。

【气味】辛、温，无毒。

【主治】止血，生肌肤，合金疮，治产后血运，崩中卒下血，醋磨服之。又止血痢，及小儿客忤，捣筛温水服之。又眯目物芒入目，点摩瞳子上。开宝。利小便，通月经，治痈肿。时珍。

【发明】〔震亨曰〕墨属金而有火，入药甚健，性又能止血。

釜脐墨 (四声)

【释名】釜月中墨四声、铛墨开宝、釜煤纲目、釜纲目、锅底墨〔时珍曰〕大者曰釜、曰锅，小者曰铛。

【气味】辛，温，无毒。

【主治】中恶蛊毒，吐血血运，以酒或水温服二钱。亦涂金疮，止血生肌。开宝。消食积，舌肿喉痹口疮，阳毒发狂。时珍。

【发明】〔颂曰〕古方治伤寒黑奴丸，用釜底黑、灶突墨、梁上尘三物同合诸药，为其功用相近耳。

百草霜 (纲目)

【释名】灶突墨纲目、灶额墨〔时珍曰〕此乃灶额及烟炉中墨烟也。其质轻细，故谓之霜。

【气味】辛，温，无毒。

【主治】消化积滞，入下食药中用。苏颂。止上下诸血，妇人崩中带下、胎前产后诸病，伤寒阳毒发狂，黄疸，疟痢，噎膈，咽喉口舌一切诸疮。时珍。

【发明】〔时珍曰〕百草霜、釜底墨、梁上倒挂尘，皆是烟气结成，但其体质有轻虚结实之异。重者归中下二焦，轻者入心肺之分。古方治阳毒发狂，黑奴丸，三者并用，而内有麻黄、大黄、亦是攻解三焦结热，兼取火化从治之义。其消积滞，亦是取其从化，故疸膈疟痢诸病多用之。其治失血胎产诸病，虽是血见黑则止，亦不离从化之理。

梁上尘 (唐本草)

【释名】倒挂尘，名乌龙尾纲目，烟珠。

【修治】〔敩曰〕凡梁上尘，须去烟火大远，高堂殿上者，拂下，筛净末用。〔时珍曰〕凡用倒挂尘，烧令烟尽，筛取末入药。雷氏所说，似是梁上灰尘，今人不见用。

【气味】辛、苦，微寒，无毒。〔大明曰〕平。

【主治】腹痛，噎膈，中恶，鼻衄，小儿软疮。唐本。食积，止金疮血出，齿龈出血。时珍。

门臼尘 (纲目)

【主治】止金疮出血。又诸般毒疮，切蒜蘸擦，至出汗即消。时珍。

寡妇床头尘土 (拾遗)

【主治】耳上月割疮，和油涂之。藏器。

瓷瓯中白灰 （拾遗）

【集解】〔藏器曰〕瓷器物初烧时，相隔皆以灰为泥，然后烧之。但看瓷里有灰，即收之备用。

【主治】游肿，醋磨傅之。藏器。

香炉灰 （纲目）

【主治】跌扑金刃伤损，罨之，止血生肌。香炉岸，主疥疮。时珍。

煅灶灰 （别录下品）

【集解】〔弘景曰〕此锻铁灶中灰尔，兼得铁力故也。

【主治】癥瘕坚积，去邪恶气。别录。〔恭曰〕疗暴癥有效，古方贰车丸中用之。

冬灰 （本经下品）

【释名】〔宗奭曰〕诸灰热而成，其体轻力劣；惟冬灰则经三四月方撒炉，其灰既晓夕烧灼，其力全燥烈，而体益重故也。

【集解】〔别录曰〕冬灰，生方谷川泽。〔弘景曰〕此即今浣衣黄灰尔，烧诸蒿藜积聚炼作之，性亦烈，荻灰尤烈。〔恭曰〕冬灰本是藜灰，余草不真。又有青蒿灰、枈灰（一作苓字），乃烧木叶作。并入染家用，亦蚀恶肉。〔时珍曰〕冬灰，乃冬月灶中所烧薪柴之灰也。专指作蒿藜之灰，亦未必然，原本一名藜灰，生方谷川泽，殊为不通。此灰既不当言川泽，又岂独方谷乃有耶？今人以灰淋汁，取碱浣衣，发面令晢，治疮蚀恶肉，浸蓝靛染青色。

【气味】辛，微温，有毒。

【主治】去黑子、疣、息肉，疽，蚀疥瘙。本经。**煮豆食，大下水肿**。苏恭。**醋和热灰，熨心腹冷气痛，及血气绞痛，冷即易**。藏器。**治犬咬，热灰敷之。又治溺死、冻死，蚀诸痈疽恶肉**。时珍。

【发明】〔时珍曰〕古方治人溺水死，用灶中灰一石埋之，从头至足，惟露七孔，良久即苏。凡蝇溺水死，试以灰埋之，少顷即便活，甚验，盖灰性暖而能拔水也。

石碱 （补遗）

【释名】灰碱、花碱〔时珍曰〕状如石类碱，故亦得碱名。

【集解】〔时珍曰〕石碱，出山东济宁诸处。彼人采蒿蓼之属，开窖浸水，漉起晒干烧灰，以原水淋汁，每百引入粉面二三斤，久则凝淀如石，连汁货之四方，浣衣发面，甚获利也。他处以灶灰淋浓汁，亦去垢发面。

【气味】辛、苦，温，微毒。

【主治】去湿热，止心痛，消痰，磨积块，去食滞，洗涤垢腻，量虚实用，过服损人。震亨 杀齿虫，去目翳，治噎膈反胃，同石灰烂肌肉，溃痈疽瘰疬，去瘀肉，点痣靥痔核，神效。时珍。

第八卷金石部一目录

李时珍曰：石者，气之核，土之骨也。大则为岩壁，细则为砂尘。其精为金为玉，其毒为礜为砒。气之凝也，则结而为丹青；气之化也，则液而为矾汞。其变也：或自柔而刚，乳卤咸石是也；或自动而静，草木成石是也；飞走含灵之为石，自有情而之无情也；雷震星陨之为石，自无形而成有形也。大块资生，鸿钧炉鞴，金石虽若顽物，而造化无穷焉。身家攸赖，财剂卫养，金石虽曰死瑶，而利用无穷焉。是以禹贡、周官列其土产，农经、轩典详其性功，亦良相、良医之所当注意者也。乃集其可以济国却病者一百六十种为金石部，分为四类：曰金，曰玉，曰石，曰卤。旧本玉召部三品，共二百五十三种。今并入二十八种，移三十二种入水部，三十九种入土部，三种入服器部，一种入介部，一种入人部。

《神农本草经》四十一种梁·陶弘景注

《名医别录》三十二种同上

《唐本草》一十四种唐·苏恭

《本草拾遗》一十七种唐·陈藏器

《药性本草》一种唐·甄权

《开宝本草》九种宋·马志

《嘉祐本草》八种宋·掌禹锡

《图经本草》三种宋·苏颂

《日华本草》八种宋人大明

《证类本草》一种宋·唐慎微

《本草纲目》二十六种明·李时珍

〔附注〕

魏·李当之《药录》　吴普《本草》

宋·雷敩《炮炙》　齐·徐之才《药对》

唐·孙思邈《千金》　李珣《海药》

唐·杨损之《删繁》　萧炳《四声》

蜀·韩保升《重注》　宋·寇宗奭《衍义》

陈承《别说》　金·张元素《珍珠囊》

元·李杲《法象》　王好古《汤液》

朱震亨《补遗》　明·汪机《会编》
徐用诚《发挥》　王纶《集要》

金石之一 （金类二十八种）

钉　铁铧　铁犁　车辖　马衔　马镫

上附方旧五十二、新一百八十三

石之二 （玉类一十四种）

第八卷金石部一

金石之一 (金类二十八种)

金 (别录中品)

【校正】并入拾遗金浆。

【释名】黄牙镜源、太真〔时珍曰〕按许慎说文云：五金黄为之长，久埋不生衣，百炼不轻，从革不违，生于土，故字左右注，象金在土中之形。尔雅云：黄金谓之璗，美者谓之镠，饼金谓之钣，绝泽谓之铣。独孤滔云：天生牙谓之黄牙。梵书谓之苏伐罗。〔弘景曰〕仙方名金为太真。

【集解】〔别录曰〕金屑生益州，采无时。〔弘景曰〕金之所生，处处皆有，梁、益、宁三州多有，出水沙中，作屑，谓之生金。建平、晋安亦有金沙，出石中，烧熔鼓铸为砣，虽被火亦未熟，犹须更炼。高丽、扶南及西域外国成器，皆炼熟可服。〔藏器曰〕生金生岭南夷獠峒穴山中，如赤黑碎石、金铁屎之类。南人云：毒蛇齿落在石中。又云：蛇屎着石上，及鸩鸟屎着石上皆碎，取毒处为生金，有大毒，杀人。本草言黄金有毒，误矣。生金与黄金全别也。常见人取金，掘地深丈余，至纷子石，石皆一头黑焦，石下有金，大者如指，小者犹麻豆，色如桑黄，咬时极软，即是真金。夫匠窃而吞者，不见有毒。其麸金出水沙中，毡上淘取，或鹅鸭腹中得之，即便打成器物，亦不重炼。煎取金汁，便堪镇心。〔志曰〕今医家所用，皆炼熟金箔，及以水煮金器，取汁用之，则无毒矣。皇朝收复岭表，询访彼人，并无蛇屎之说，藏器传闻之言，非矣。〔颂曰〕今饶、信、南剑、澄州所出，采亦多端，或有若山石状者，若米豆粒者，此类皆未经火，并为生金。〔珣曰〕山海经所说诸山出金极多，不能备录。广州记云：大食国出金最多，货易并用金钱。异物志云：金生丽水。又蔡州瓜子金，云南出颗块金，在山石间采之。黔南、遂府、吉州水中，并产麸金。岭表录云：五岭内富州、宾州、澄州、涪县，江溪河皆产金。居人多养鹅鸭取屎，以淘金片，日得一两或半两，有终日不获一星者。其金夜明。〔宗奭曰〕颗块金，即穴山至百十丈，见伴金石，定见金也。其石褐色，一头如火烧黑之状，其金色深赤黄。麸金，即在江沙水中淘汰而得，其色浅黄。皆是生金，得之皆当铸炼，麸金耗多。入药当用块金，色既深，则金气足余。须防药制成

水 金

及点化者，此等焉得有造化之气。如紫雪之类，用金煮汁，盖假其自然之气尔。又东南金色深，西南金色淡，亦土地所宜也。〔时珍曰〕金有山金、沙金二种。其色七青、八黄、九紫、十赤，以赤为足色。和银者性柔，试石则色青；和铜者性硬，试石则有声。宝货辨疑云：马蹄金象马蹄，难得。橄榄金出荆湖岭南。胯子金象带胯，出湖南北。瓜子金大如瓜子，麸金如麸片，出湖南及高丽。沙金细如沙屑，出蜀中。叶子金出云南。地镜图云：黄金之气赤，夜有火光及白鼠。或云：山有薤，下有金。凡金曾在冢墓间及为钗钏溲器者，陶隐居谓之辱金，不可合炼。宝藏论云：金有二十种。又外国五种。还丹金，出丹穴中，体含丹砂，色尤赤，合丹服之，希世之宝也。麸金出五溪、汉江，大者如瓜子，小者如麦，性平无毒。山金出交广南韶诸山，衔石而生。马蹄金乃最精者，二蹄一斤。毒金即生金，出交广山石内，赤而有大毒，杀人，炼十余次，毒乃已。此五种皆真金也。水银金、丹砂金、雄黄金、雌黄金、硫黄金、曾青金、石绿金、石胆金、母砂金、白锡金、黑铅金，并药制成者。铜金、生铁金、熟铁金、砒石金，并药点成者。以上十五种，皆假金也，性顽滞有毒。外国五种，乃波斯紫磨金、东夷青金、林邑赤金、西戎金、占城金也。

金屑【气味】辛，平，有毒。〔大明曰〕无毒。〔珣曰〕生者有毒，熟者无毒。〔宗奭曰〕不曰金而更加屑字者，是已经磨屑可用之义，必须烹炼煅屑为箔，方可入药。金箔亦同生金，有毒能杀人，且难解。有中其毒者，惟鹧鸪肉可解之。若不经锻，屑即不可用。金性恶锡，畏水银，得余甘子则体柔，亦相感耳。〔时珍曰〕洗金以盐。骆驼、驴、马脂，皆能柔金。金遇铅则碎，翡翠石能屑金，亦物性相制也。金蛇能解生金毒。晋贾后饮金屑酒而死，则生金有毒可知矣。凡用金箔，须辨出铜箔。

【主治】镇精神，坚骨髓，通利五脏邪气，服之神仙。别录。疗小儿惊伤五脏，风痫失志，镇心安魂魄。甄权。癫痫风热，上气咳嗽。伤不肺损吐血，骨蒸劳极作渴，并以箔入丸散服。李珣。破冷气，除风。青霞子。

金浆拾遗

【气味】同金。

【主治】长生神仙。久服，肠中尽为金色。藏器。

【发明】〔弘景曰〕生金辟恶而有毒，不炼服之杀人。仙经以醯、蜜及猪肪、牡荆、酒辈炼至柔软，服之成仙，亦以合水银作丹砂。医方都无用者，当是虑其有毒尔。〔损之曰〕生者杀人，百炼者乃堪服，水银合膏饮即不炼。〔颂曰〕金屑古方不见用者，惟作金箔，入药甚便。又古方金石凌、红雪、紫雪辈，皆取金银煮汁，此通用经炼者，假其气尔。〔时珍曰〕金乃西方之行，性能制木，故疗惊痫风热肝胆之病，而古方罕用，惟服食家言之。淮南三十六水法，亦化为浆服饵。葛洪抱朴子言：饵黄金不亚于金液。其法用豕负革肪、苦酒炼之百遍即柔，或以樗皮治之，或以牡荆酒、慈石消之为水，或以雄黄、雌黄合饵，皆能地仙。又言丹砂化为圣金，服之升仙。别录、陈藏器亦言久服神仙。其说盖自秦皇、汉武时方士传流而来，岂知血肉之躯，水谷为赖，可能堪此金石重坠之物久在肠胃乎？求生而丧生，可谓愚也矣。故太清法云：金禀中宫阴己之气，性本刚，服之伤损肌肉。又东观秘记云：亡人以黄金塞九窍，则尸不朽。此虽近于理，然亦诲盗矣，曷若速化归虚之为愈也哉。

山 金

银 （别录中品）

【校正】并入开宝生银。

【释名】白金纲目、鋈〔时珍曰〕尔雅：白金谓之银，甚美者曰
鐐。说文云：鐐，白金也。梵书谓之阿路巴。

【集解】〔别录曰〕银屑生永昌，采无时。〔弘景曰〕银之所出处，亦与金
同，但是生土中也。炼钖法亦似金。永昌属益州，今属宁州。〔恭曰〕银与金，
生不同处，所在皆有，而以虢州者为胜，此外多铅秽为劣。高丽作帖者，云非银
矿所出，然色青不如虢州者。〔志曰〕生银出饶州乐平诸坑银矿中，状如硬锡，
文理粗错自然者真。〔颂曰〕银在矿中与铜相杂，土人采得，以铅再三煎炼方成，
故为熟银。生银则生银矿中，状如硬锡。其金坑中所得，乃在土石中渗漏成条，
若丝发状，土人谓之老翁须，极难得。方书用生银，必得此乃真。〔珣曰〕按南越志：波斯国有
天生药银，用为试药指环。又烧朱粉瓮下，多年沉积有银，号杯铅银，光软甚好，与波斯银功力
相似，只是难得。今时烧炼家，每一斤生铅，只得一二铢。山海经云：东北乐平郡堂少山出银甚
多。黔中生银体硬，不堪入药。〔宗奭曰〕银出于矿，须煎炼成，故名熟银。其生银即不自矿中
出而特然生者，又谓之老翁须，其入用大同。世之术士，以朱砂而成，以铅汞而成，以焦铜而成
者，既无造化之气，岂可入药，不可不别。〔时珍曰〕闽、浙、荆、湖、饶、信、广、滇、贵州交
趾诸处，山中皆产银，有矿中炼出者，有沙土中炼出者，其生银，俗称银笋、银牙者也，亦曰出
山艮。独孤滔丹房镜源所谓铅坑中出褐色石，形如笋，打破即白，名曰自然芽，曰自然铅，亦曰
生铅，此有变化之道，不堪服食者，是也。管子云：上有铅，下有银。地镜图云：山有葱，下有
银。银之气，入夜正白，流散在地，其精变为白雄鸡。宝藏论云：银有十七种。又外国四种。天
生牙，生银坑内石缝中，状如乱丝，色红者上，人火紫自如草根者次之，衔黑石者最奇，生乐
平、鄱阳产铅之山，一名龙牙，一名龙须，是正生银无毒，为至药根本也。生银生石矿中，成片
块，大小不定，状如硬锡。母砂银，生五溪丹砂穴中，色理红光。黑铅银，得子母之气。此四种
为真银。有水银银、草砂银、曾青银、石绿银、雄黄银、雌黄银、硫黄银、胆矾银、灵草银，皆
是以药制成者；丹阳银、铜银、铁银、白锡银，皆以药点化者，十三种皆假银也。外国四种：新
罗银、波斯银、林邑银、云南银，并精好。

银屑

【修治】〔弘景曰〕医方镇心丸用之，不可正服。为屑，当以水银研令消也。〔恭曰〕方家用
银屑，取见成银箔，以水银消之为泥，合消石及盐研为粉，烧出水银，淘去盐石，为粉极细，用
之乃佳，不得只磨取屑耳。〔时珍曰〕入药只用银箔易细，若用水银盐消制者，反有毒矣。龙木
论谓之银液。又有锡箔可伪，宜辨之。

【气味】辛，平，有毒。〔珣曰〕大寒，无毒。详生银下。

【主治】安五脏，定心神，止惊悸，除邪气，久服轻身长年。别录。定志，去惊
痫，小儿癫疾狂走。甄权。破冷除风。青霞子。银箔坚骨，镇心明目，去风热癫病入

丸散用。李珣。

生银

【气味】辛，寒，无毒。〔独孤滔云〕铅内银有毒。〔保升曰〕畏黄连、甘草、飞廉、石亭脂。砒石，恶羊血、马目毒公。〔大明曰〕冷，微毒。畏磁石，恶锡，忌生血。〔时珍曰〕荷叶、蕈灰能粉银。羚羊角、乌贼鱼骨、鼠尾、龟壳、生姜、地黄、磁石，俱能瘦银。羊脂、紫苏子，油皆能柔银。

【主治】热狂惊悸，发痫恍惚，夜卧不安谵语，邪气鬼祟。服之明目镇心，安神定志。小儿诸热丹毒，并以水磨服之，功胜紫雪。开宝。小儿中恶，热毒烦闷，水磨服之。大明。煮水入葱白、粳米作粥食，治胎动不安，漏血。时珍。

【发明】〔好古曰〕白银属肺。〔颂曰〕银屑，葛洪肘后方治痈肿五石汤中用之。〔宗奭曰〕本草言银屑有毒，生银无毒，释者略漏不言。盖生银已发于外，无蕴郁之气，故无毒；矿银蕴于石中，郁结之气全未敷畅，故有毒也。〔时珍曰〕此说非矣。生银初煎出如缦理，乃其天真，故无毒。熔者投以少铜，则成丝文金花，铜多则反败银，去铜则复还银，而初入少铜终不能出，作伪者又制以药石铅锡。且古法用水银煎消，制银箔成泥入药，所以银屑有毒。银本无毒，其毒则诸物之毒也。今人用银器饮食，遇毒则变黑；中毒死者，亦以银物探试之，则银之无毒可征矣。其入药，亦是平肝镇怯之义。故太清服炼书言，银禀西方辛阴之神，结精为质，性则戾，服之能伤肝，是也。抱朴子言银化水服，可成地仙者，亦方士谬言也，不足信。〔敩曰〕凡使金银铜铁，只可浑安在药中，借气生药力而已，勿入药服，能消人脂。

【附录】黄银拾遗。〔恭曰〕黄银本草不载，俗云为器辟恶，乃为瑞物。〔藏器曰〕黄银载在瑞物图经，既堪为器，明非瑞物。〔时珍曰〕按方勺泊宅编云：黄银出蜀中，色与金无异，但上石则白色。熊太古冀越集云：黄银绝少，道家言鬼神畏之。六帖载唐太宗赐房玄龄带云：世传黄银鬼神畏之。春秋运斗枢云：人君秉金德而生，则黄银见世。人以输石为黄银，非也。输石，即药成黄铜也。乌银〔藏器曰〕今人用硫黄熏银，再宿泻之，则色黑矣。工人用为器。养生者以器煮药，兼于一二丈处，夜承露醴饮之，长年辟恶。

锡吝脂（纲目）

【集解】〔时珍曰〕此乃波斯国银矿也。一作悉蔺脂。

【主治】目生翳膜，用火烧铜针轻点，乃傅之，不痛。又主一切风气，及三焦消渴饮水，并入丸药用。时珍。

锡吝脂银矿

银膏 （唐本草）

【集解】〔恭曰〕其法用白锡和银箔及水银合成之，凝硬如银，合炼有法。〔时珍曰〕今方士家有银脆，恐即此物也。

【气味】辛，大寒，有毒。

【主治】热风，心虚惊悸，恍惚狂走，膈上热，头面热，风冲心上下，安神定志，镇心明目，利水道，治人心风健忘，亦补牙齿缺落。苏恭。

朱砂银 （日华）

【集解】〔时珍曰〕此乃方士用诸药合朱砂炼制而成者。鹤顶新书云：丹砂受青阳之气，始生矿石，二百年成丹砂而青女孕，三百年而成铅，又二百年而成银，又二百年复得太和之气，化而为金。又曰：金公以丹砂为子，是阴中之阳，阳死阴凝，乃成至宝。

【气味】冷，无毒。〔大明曰〕畏石亭脂、磁石、铁，忌一切血。

【主治】延年益色，镇心安神，止惊悸，辟邪，治中恶蛊毒，心热煎烦，忧忘虚劣。大明。

赤铜 （唐本草）

【释名】红铜纲目、赤金弘景屑名铜落、铜末、铜花、铜粉、铜砂〔时珍曰〕铜与金同，故字从金、同也。

【集解】〔弘景曰〕铜为赤金，生熟皆赤，而本草无用。今铜青及大钱皆入方用，并是生铜，应在下品之例也。〔时珍曰〕铜有赤铜、白铜、青铜。赤铜出川、广、云、贵诸处山中，土人穴山采矿炼取之。白铜出云南，青铜出南番，惟赤铜为用最多，且可入药。人以炉甘石炼为黄铜，其色如金。砒石炼为白铜，杂锡炼为响铜。山海经言出铜之山四百六十七，今则不知其几也。宝藏论云：赤金一十种，丹阳铜、武昌白慢铜、一生铜、生银铜，皆不由陶冶而生者，无毒，宜作鼎器。波斯青铜，可为镜。新罗铜，可作钟。石绿、石青、白、青等铜，并是药制成。铁铜以苦胆水浸至生赤，煤熬炼成而黑坚。锡坑铜大软，可点化。自然铜见本条。鹤顶新书云：铜与金银同一根源也，得紫阳之气而生绿，绿二百年而生石，铜始生于中，其气禀阳，故质刚戾。管子云：上有陵石，下有赤铜。地镜图云：山有慈石，下有金若铜。草茎黄秀，下有铜器。铜器之精，为马为僮。抱朴子云：铜有牝牡。在火中尚赤时，令童男、童女以水灌之，铜自分为两段，凸起者牡也，凹下者牝也。以牝为雌剑，牡为雄剑，带之入江湖，则蛟龙水神皆畏避也。

赤铜屑

【修治】〔时珍曰〕即打铜落下屑也。或以红铜火煅水淬，亦自落下。以水淘净，用好酒入沙锅内炒见火星，取研末用。

【气味】苦，平，微毒。〔时珍曰〕苍术粉铜，巴豆、牛脂软铜，慈姑、乳香哑铜，物性然也。

【主治】贼风反折，熬使极热，投酒中，服五合，日三。或以五斤烧赤，纳二斗酒中百遍，如上服之。又治腋臭，以醋和如麦饭，袋盛，先刺腋下脉去血，封之，神效。唐本。**明目，治风眼，接骨焊齿，疗女人血气及心痛。**大明。**同五倍子，能染须发。**时珍。

【发明】〔时珍曰〕太清服炼法云：铜禀东方乙阴之气结成，性利，服之伤肾。既云伤肾，而又能接骨，何哉？〔藏器曰〕赤铜屑主伤寒，能焊人骨，及六畜有损者，细研酒服，直入骨损处，六畜死后，取骨视之，犹有焊痕，可验。打熟铜不堪用。〔慎微曰〕朝野金载云：定州崔务坠马折足，医者取铜末和酒服之，遂瘥，及亡后十年改葬，视其胫骨折处，犹有铜束之也。

自然铜（宋开宝）

【释名】石髓铅〔志曰〕其色青黄如铜，不从矿炼，故号自然铜。

【集解】〔志曰〕自然铜生邕州山岩间出铜处，于坑中及石间采得，方圆不定，其色青黄如铜。〔颂曰〕今信州、火山军铜坑中及石间皆有之。信州出一种如乱铜丝状，云在铜矿中，山气熏蒸，自然流出，亦若生银老翁须之类，入药最好。火山军出者，颗块如铜，而坚重如石，医家谓之鉎石，用之力薄，采无时。今南方医者说：自然铜有两三体，一体大如麻黍，或多方解，累累相缀，至如斗大者，色煌煌明烂如黄金、输石，入药最上。一体成块，大小不定，亦光明而赤。一体如姜石铁屎之类。又有如不治而成者，形大小不定，皆出铜坑中，击之易碎，有黄赤，有青赤，炼之乃成铜也。其说分析颇精，而未尝见似乱丝者。又云：今市人多以鍮石为自然铜，烧之成青焰如硫黄者是也。此亦有二三种：一种

有壳如禹余粮，击破其中光明如鉴，色黄类鍮石也。一种青黄而有墙壁，成文如束针。一种碎理如团砂者，皆光明如铜，色多青白而赤少者，烧之皆成烟焰，顷刻都尽。今医家多误以此为自然铜，市中所货往往是此，而自然铜用须火煅，此乃畏火，不必形色，只此可辨也。〔独孤滔曰〕自然铜出信州铅山县，银场铜坑中深处有铜矿，多年矿气结成，似焉气①勃也。色紫重，食之苦涩者是真。今人以大硫石为自然铜，误矣。〔承曰〕今辰州川泽中，出一种自然铜，形圆似蛇含，大者如胡桃，小者如栗，外有皮，黑色光润，破之与鍮石无别，但比鉎石不作臭气耳，入药用之殊验。〔敩曰〕石髓铅即自然铜。勿用方金牙，真相似，若误饵之，吐杀人。石髓铅似干银泥，味微甘也。〔时珍曰〕按宝藏论云：自然铜生曾青、石绿穴中，状如寒林草根，色红腻，亦有墙壁。又一类似丹砂，光明坚硬有棱，中含铜脉，尤佳。又一种似木根，不红腻，随手碎为粉，至为精明，近铜之山则有之。今俗中所用自然铜，皆非也。

---

① 焉气：《大观本草》、《政和本草》自然铜条，均作"马屁"。

【修治】〔教曰〕采得石髓铅捶碎，同甘草汤煮二伏时，至明漉出，摊令干，入臼中捣了，重筛过，以醋浸一宿，至明，用六一泥泥瓷盒子，盛二升，文武火中养三日夜，才干用盖盖了，火煅两伏时，去土研如粉用。凡修事五两，以醋两镒为度。〔时珍曰〕今人只以火煅醋淬七次，研细水飞过用。

【气味】辛，平，无毒。〔大明曰〕凉。

【主治】折伤，散血止痛，破积聚。开宝。消瘀血，排脓、续筋骨，治产后血邪，安心，止惊悸，以酒磨服。大明。

【发明】〔宗奭曰〕有人以自然铜饲折翅胡雁，后遂飞去。今人打扑损，研细水飞过，同当归、没药各半钱，以酒调服，仍手摩病处。〔震亨曰〕自然铜，世以为接骨之药，然此等方尽多，大抵宜补气、补血、补胃。俗工惟在速效，迎合病人之意，而铜非煅不可用，若新出火者，其火毒、金毒相扇，挟香药热毒，虽有接骨之功，燥散之祸，甚于刀剑，戒之。〔时珍曰〕自然铜接骨之功，与铜屑同，不可诬也。但接骨之后，不可常服，即便理气活血可尔。

铜矿石 （矿音古猛切，亦作矿　唐本草）

【释名】〔时珍曰〕矿，粗恶也。五金皆有粗石衔之，故名。麦之粗者曰䅣，犬之恶者亦曰犷。

【集解】〔恭曰〕铜矿石，状如姜石而有铜星，熔之取铜也，出铜山中。许慎说文云：矿，铜铁朴石也。

【气味】酸，寒，有小毒。

【主治】丁肿恶疮，为末敷之。驴马脊疮，臭腋，磨汁涂之。唐本。

铜青 （宋嘉祐）

【释名】铜绿。

【集解】〔藏器曰〕生熟铜皆有青，即是铜之精华，大者即空绿，以次空青也。铜青则是铜器上绿色者，淘洗用之。〔时珍曰〕近时人以醋制铜生绿，取收晒干货之。

【气味】酸，平，微毒。

【主治】妇人血气心痛，合金疮止血，明目，去肤赤息肉。藏器。主风烂眼泪出。之才。治恶疮、疳疮，吐风痰，杀虫。时珍

【发明】〔时珍曰〕铜青乃铜之液气所结，酸而有小毒，能入肝胆，故吐利风痰，明目杀疳，皆肝胆之病也。抱朴子云：铜青涂木，入水不腐。

铅 (日华)

【释名】青金说文、**黑锡**、**金公**纲目、**水中金**〔时珍曰〕铅易沿流，故谓之铅。锡为白锡，故此为黑锡。而神仙家拆其字为金公，隐其名为水中金。

【集解】〔颂曰〕铅生蜀郡平泽，今有银坑处皆有之，烧矿而取。〔时珍曰〕铅生山穴石间，人挟油灯，入至数里，随矿脉上下曲折研取之。其气毒人，若连月不出，则皮肤痿黄，腹胀不能食，多致疾而死。地镜图云：草青茎赤，其下多铅。铅锡之精为老妇。独孤滔云：嘉州、利州出草节铅，生铅未锻者也。打破脆，烧之气如硫黄。紫背铅，即熟铅，铅之精华也，有变化，能碎金刚钻。雅州出钓脚铅，形如皂子大，又如蝌蚪子，黑色，生山涧沙中，可干汞。卢氏铅粗恶力劣，信州铅杂铜气，阴平铅出剑州，是铜铁之苗，并不可用。宝藏论云：铅有数种，波斯铅，坚白为天下第一。草节铅，出犍为，银之精也。衔银铅，银坑中之铅也，内含五色。并妙。上饶乐平铅，次于波斯、草节。负版铅，铁苗也，不可用。倭铅，可勾金。土宿真言本草云：铅乃五金之祖，故有五金猚犴、追魂使者之称，言其能伏五金而死八石也。雌黄乃金之苗，而中有铅气，是黄金之祖矣。银坑有铅，是白金之祖矣；信铅杂铜，是赤金之祖矣；与锡同气，是青金之祖矣。朱砂伏于铅而死于硫，硫恋于铅而伏于硇，铁恋于磁而死于铅，雄恋于铅而死于五加。故金公变化最多，一变而成胡粉，再变而成黄丹，三变而成密陀僧，四变而为自霜。雷氏炮炙论云：令铅住火，须仗修天；如要形坚，岂忘紫背。注云：修天，补天石也。紫背，天葵也。

【修治】〔时珍曰〕凡用以铁铫熔化泻瓦上，滤去渣脚，如此数次收用。其黑锡灰，则以铅沙取黑灰。白锡灰，不入药。

【气味】甘，寒，无毒。〔藏器曰〕小毒。

【主治】镇心安神，治伤寒毒气，反胃呕哕，蛇蝎所咬，炙熨之。大明。疗瘿瘤，鬼气疰忤。错为末，和青木香，敷疮肿恶毒。藏器。消瘰疬痈肿，明目固牙，乌须发，治实女，杀虫坠痰，治噎膈消渴风痫，解金石药霉。时珍。

黑锡灰

【主治】积聚，杀虫，同槟榔末等分，五更米饮服。震亨。

【发明】〔好古曰〕黑锡属肾。〔时珍曰〕铅禀北方癸水之气，阴极之精，其体重实，其性濡滑，其色黑，内通于肾，故局方黑锡丹、宣明补真丹皆用之。得汞交感，即能治一切阴阳混淆，上盛下虚，气升不降，发为呕吐眩运、噎膈反胃危笃诸疾，所谓镇坠之剂，有反正之功。但性带阴毒，不可多服，恐伤人心胃耳，铅性又能入肉，故女子以铅珠妊耳，即自穿孔；实女无窍者，以铅作铤，逐日纴之，久久自开，此皆昔人所未知者也。铅变化为胡粉、黄丹、密陀僧、铅白霜，其功皆与铅同。但胡粉入气分，黄丹入血分，密陀僧镇坠下行，铅白霜专治上焦胸膈，此为异耳。方士又铸为梳，梳须发令光黑，或用药煮之，尤佳。

铅

锡同

口

口

铅霜（日华）

【释名】铅白霜。

【修治】〔颂曰〕铅霜，用铅杂水银十五分之一合炼作片，置醋瓮中密封，经久成霜。〔时珍曰〕以铅打成钱，穿成串，瓦盆盛生醋，以串横盆中，离醋三寸，仍以瓦盆覆之，置阴处，候生霜刷下，仍合住。

【气味】甘，酸，冷，无毒。〔宗奭曰〕铅霜涂木瓜，即失酸味，金克木也。

【主治】消痰，止惊悸，解酒毒，去胸膈烦闷，中风痰实，止渴。大明。**去膈热涎塞。**宗奭。**治吐逆，镇惊去怯，黑须发。**时珍。

【发明】〔颂曰〕铅霜性极冷，治风痰及婴孺惊滞药，今医家用之尤多。〔时珍曰〕铅霜乃铅汞之气交感英华所结，道家谓之神符白雪，其坠痰去热，定惊止泻，盖有奇效，但非久服常用之物尔。病在上焦者，宜此清镇。

粉锡（本经下品）

【释名】解锡本经、**铅粉**纲目、**铅华**纲目、**胡粉**弘景、**定粉**药性、**瓦粉**汤液、**光粉**日华、**白粉**汤液、**水粉**纲目、**官粉**〔弘景曰〕即今化铅所作胡粉也，而谓之粉锡，以与今乖。〔时珍曰〕铅、锡一类也，古人名铅为黑锡，故名粉锡。释名曰：胡者糊也，和脂以糊面也。定、瓦言其形，光、白言其色。俗呼吴越者为官粉，韶州者为韶粉，辰州者为辰粉。

【正误】〔恭曰〕铅丹、胡粉，实用炒锡造，陶言化铅误矣。〔震亨曰〕胡粉是锡粉，非铅粉也。古人以锡为粉，妇人用以附面者，其色类肌肉，不可入药。〔志曰〕粉锡、黄丹二物，俱是化铅为之。英公李勣序云：铅锡莫辨者，谓此也。按李含光音义云：黄丹、胡粉皆是化铅，未闻用锡者。参同契云：胡粉投炭中，色坏，还为铅。抱朴子内篇：愚人不信黄丹、胡粉是化铅所作。苏恭以二物俱炒锡作，大误矣。〔时珍曰〕锡炒则成黑灰，岂有白粉。苏恭已误，而朱震亨复踵其误，何哉？

【集解】〔时珍曰〕按墨子云：禹造粉。张华博物志云：纣烧铅锡作粉，则粉之来亦远矣。今金陵、杭州、韶州、辰州皆造之，而辰粉尤真，其色带青。彼人言造法：每铅百斤，熔化，削成薄片，卷作筒，安木甑内，甑下、甑中各安醋一瓶，外以盐泥固济，纸封甑缝。风炉安火四两，养一七，便扫入水缸内，依旧封养，次次如此，铅尽为度。不尽者，留炒作黄丹。每粉一斤，入豆粉二两，蛤粉四两，水内搅匀，澄去清水。用细灰按成沟，纸隔数层，置粉于上，将干，截成瓦定形，待干收起。而范成大虞衡志言：桂林所作铅粉最有名，谓之桂粉，以黑铅着槽瓮中罨化之。何孟春余冬录云：嵩阳产铅，居民多造胡粉。其法：铅块悬酒缸内，封闭四十九日，开之则化为粉矣。化不白者，炒为黄丹。黄丹滓为密陀僧。三物收利甚博。其铅气有毒，工人必食肥猪大肉、饮酒及铁浆以厌之。枵腹中其毒，辄病至死。长幼为毒熏蒸，多痿黄瘫挛而毙。其法略皆不同盖巧者时出新意，以速化为利故尔。又可见昔人炒锡之谬。相感志云：韶粉蒸之不白，以萝卜瓮子蒸之则白。

【气味】辛，寒，无毒。〔权曰〕甘、辛，凉〔时珍曰〕胡粉能制硫黄。又雌黄得胡粉而失色，胡粉得雌黄而色黑，盖相恶也。又入酒中去酸味，收蟹不沙。

【主治】伏尸毒螫，杀三虫。本经。**去鳖瘕，疗恶疮，止小便利，堕胎**。别录。治积聚不消。炒焦，止小儿疳痢。甄权。**治痈肿瘘烂，呕逆，疗癥瘕，小儿疳气**。大明。**止泄痢、久积痢**。宗奭。**治食复劳复，坠痰消胀，治疥癣狐臭，黑须发**。时珍。

【发明】〔弘景曰〕胡粉金色者，疗尸虫弥良。〔藏器曰〕久痢成疳者，胡粉和水及鸡子白服，以粪黑为度，为其杀虫而止痢也。〔时珍曰〕胡粉，即铅之变黑为白者也。其体用虽与铅及黄丹同，而无消盐火烧之性，内有豆粉、蛤粉杂之，止能入气分，不能入血分，此为稍异。人服食之，则大便色黑者，此乃还其本质，所谓色坏还为铅也。亦可入膏药代黄丹用。

铅丹 （本经下品）

【释名】**黄丹**弘景、**丹粉**唐本、**朱粉**纲目、**铅华**。

【正误】见粉锡下。

【集解】〔别录曰〕铅丹生于铅，出蜀郡平泽。〔弘景曰〕即今熬铅所作黄丹也。俗方稀用，惟仙经涂丹釜所须。云化成九光者，当谓九光丹以为釜尔，无别法也。〔宗奭曰〕铅丹化铅而成，别。录言生于铅，则苏恭炒锡作成之说误矣。不惟难辨，锡则色黯，铅则明白，以此为异。〔时珍曰〕按独孤滔丹房鉴源云：炒铅丹法：用铅一斤，土硫黄十两，硝石一两，熔铅成汁，下醋点之，滚沸时下硫一块，少顷下消少许，沸定再点醋，依前下少许消、黄，待为末，则成丹矣。今人以作铅粉不尽者、用硝石、矾石炒成丹。若转丹为铅，只用连须葱白汁拌丹慢煎，煅成金汁倾出，即还铅矣。货者多以盐消砂石杂之。凡用以水漂去消盐，飞去砂石，澄干，微火炒紫色，地上去火毒，入药。会典云：黑铅一斤，烧丹一斤五钱三分也。

【气味】辛，微寒，无毒。〔大明曰〕微咸，凉，无毒。伏砒，制硇、硫。〔震亨曰〕一妇因多子，月内服铅丹二两，四肢冰冷，食不入口。时正仲冬，急服理中汤加附子数十帖乃安。谓之凉无毒可乎？〔时珍曰〕铅丹本无甚毒，此妇产后冬月服之过剂，其病宜矣。

【主治】吐逆胃反，惊痫癫疾，除热下气，炼化还成九光，久服通神明。本经。**止小便，除毒热脐挛，金疮血溢**。别录。**惊悸狂走，消渴。煎膏用，止痛生肌**。甄权。**镇心安神，止吐血及嗽，敷疮长肉，及汤火疮，染须**。大明。**治疟及久积**。宗奭。**坠痰杀虫，去怯除忤恶，止痢明目**。时珍。

【发明】〔成无己曰〕仲景龙骨牡蛎汤中用铅丹，乃收敛神气以镇惊也。〔好古曰〕涩可去脱而固气。〔时珍曰〕铅丹体重而性沉，味兼盐、矾，走血分，能坠痰去怯，故治惊痫癫狂、吐逆反胃有奇功。能消积杀虫，故治疳疾下痢疟疾有实绩。能解热拔毒，长肉去瘀，故治恶疮肿毒，及入膏药，为外科必用之物也。

密陀僧（唐本草）

【释名】没多僧唐本、炉底〔恭曰〕密陀、没多，并胡言也。

【集解】〔恭曰〕出波斯国，形似黄龙齿而坚重，亦有白色者，作理石文。〔颂曰〕今岭南、闽中银铜冶处亦有之，是银铅脚。其初采矿时，银铜相杂，先以铅同煎炼，银随铅出。又采山木叶烧灰，开地作炉，填灰其中，谓之灰池。置银铅于灰上，更加火锻，铅渗灰下，银住灰上，罢火候冷，出银。其灰池感铅银气，积久成此物，未必自胡中来也。〔承曰〕今市中所货，是小瓶实铅丹锻成者，大块尚有瓶形。银冶所出最良，而罕有货者。外国者未尝见之。〔时珍曰〕密陀僧原取银冶者，今既难得，乃取煎销银铺炉底用之。造黄丹者，以脚滓炼成密陀僧，其似瓶形者是也。

密 陀 僧

【修治】〔敩曰〕凡使捣细，安瓷锅中，重纸袋盛柳蛀末焙之，次下东流水浸满，火煮一伏时，去柳末、纸袋，取用。

【气味】咸、辛，平，有小毒。〔大明曰〕甘，平，无毒。〔时珍曰〕制狼毒。

【主治】久痢，五痔，金疮，面上瘢黚，面膏用之。唐本。〔保升曰〕五痔，谓牡、酒、肠、血、气也。**镇心，补五脏，治惊痛咳嗽，呕逆吐痰。**大明。**疗反胃消渴，疟疾下痢。止血，杀虫，消积。治诸疮，消肿毒，除胡臭，染髭发**，时珍。

【发明】〔时珍曰〕密陀僧感铅银之气；其性重坠下沉，直走下焦，故能坠痰，止吐，消积，定惊痫，治疟痢，止消渴，疗疮肿。洪迈夷坚志云：惊气入心络，喑不能言语者，用密陀僧末一匕，茶调服，即愈。昔有人伐薪，为狼所逐而得是疾，或授此方而愈。又一军校采藤逢恶蛇病此，亦用之而愈。此乃惊则气乱，密陀僧之重以去怯而平肝也。其功力与铅丹同，故膏药中用代铅丹云。

锡（拾遗）

【释名】白鑞音腊、𨪍音引、贺〔时珍曰〕尔雅：锡谓之𨪍。郭璞注云：白鑞也。方术家谓之贺，盖锡以临贺出者为美也。

【集解】〔别录曰〕锡生桂阳山谷。〔弘景曰〕今出临贺，犹是桂阳地界。铅与锡相似，而入用大异。〔时珍曰〕锡出云南、衡州。许慎说文云：锡者，银铅之间也。土宿本草云：锡受太阴之气而生，二百年不动成砒，砒二百年而锡始生。锡禀阴气，故其质柔。二百年不动，遇太阳之气乃成银。今人置酒于新锡器内，浸渍日久或杀人者，以砒能化锡，岁月尚近，便被采取，其中蕴毒故也。又曰：砒乃锡根。银色而铅质，五金之中独锡易制，失其药则为五金之贼，得其药则为五金之媒。星搓胜览言：满刺加国，于山溪中淘沙取锡，不假煎炼成块，名曰斗锡也。

【正误】〔恭曰〕临贺采者名铅，一名白鑞，唯此一处资天下用。其锡，出银处皆有之。体相似，而入用大异。〔时珍曰〕苏恭不识铅锡，以锡为铅，以铅为锡。其谓黄丹、胡粉为炒锡，皆由其不识故也。今正之。

【气味】甘，寒，微毒。〔独孤滔曰〕杀羊角、五灵脂、伏龙肝、马鞭草皆能缩贺。硇、砒能硬锡。巴豆、蓖麻、姜汁、地黄能制锡。松脂焊锡。锡矿缩银。

【主治】恶毒风疮。大明。

【发明】〔时珍曰〕洪迈夷坚志云：汝人多病瘿。地饶风沙，沙入井中，饮其水则生瘿。故金房间人家，以锡为井阑，皆夹锡钱镇之，或沉锡井中，乃免此患。

古镜（拾遗）

【校正】并入本经锡铜镜鼻。

【释名】鉴、照子〔时珍曰〕镜者景也，有光景也。鉴者监也，监于前也。轩辕内传言：帝会王母，铸镜十二，随月用之。此镜之始也，或云始于尧臣尹寿。

【气味】辛，无毒。〔大明曰〕平，微毒。

【主治】惊痫邪气，小儿诸恶，煮汁和诸药一服，文字弥古者佳。藏器。辟一切邪魅，女人鬼交，飞尸蛊毒，催生，及治暴心痛，并火烧淬酒服。百虫入耳鼻中，将镜就敲之，即出。大明。小儿疝气肿硬，煮汁服。时珍。

【发明】〔时珍曰〕镜乃金水之精，内明外暗。古镜如古剑，若有神明，故能辟邪魅忤恶。凡人家宜悬大镜，可辟邪魅。刘根传云：人思形状，可以长生。用九寸明镜照面，熟视令自识己身形，久则身神不散，疾患不入。葛洪抱朴子云：万物之老者，其精悉能托人形惑人，唯不能易镜中真形。故道士入山，以明镜径九寸以上者背之，则邪魅不敢近，自见其形，必反却走。转镜对之，视有踵者山神，无踵者老魅也。群书所载，古镜灵异，往往可证，漫撮于左方：龙江录云：汉宣帝有宝镜，如八株钱，能见妖魅，帝常佩之。异闻记云：隋时王度有一镜，岁疫令持镜诣里中，有疾者照之即愈。樵牧闲谈云：孟昶时张敌得一古镜，径尺余，光照寝室如烛，举家无疾，号无疾镜。西京杂记云：汉高祖得始皇方镜，广四尺，高五尺，表里有明，照之则影倒见；以手捧心，可见肠胃五脏；人疾病照之，则知病之所在；女子有邪心，则胆张心动。酉阳杂俎云：无劳县舞溪石窟有方镜，径丈，照人五脏，云是始皇照骨镜。松窗录云：叶法善有一铁镜，照物如水。人有疾病，照见脏腑。宋史云：秦宁县耕夫得镜，厚三寸，径尺二，照见水底，与日争辉。病热者照之，心骨生寒。云仙录云：京师王氏有镜六鼻，常有云烟，照之则左右前三方事皆见。黄巢将至，照之，兵甲如在目前。笔谈云：吴僧一镜，照之知未来吉凶出处。又有火镜取火，水镜取水，皆镜之异者也。

锡铜镜鼻本经下品

【释名】〔弘景曰〕此物与胡粉异类而共条者，古无纯铜作镜，皆用锡杂之，即今破古铜镜鼻尔。用之当烧赤纳酒中若醮中出入百遍，乃可捣也。〔志曰〕凡铸镜皆用锡，不尔即不明白，故言锡铜镜鼻，今广陵者为胜。〔时珍曰〕锡铜相和，得水浇之极硬，故铸镜用之。考工记云，金锡相半，谓之鉴燧之剂，是也。

【气味】酸，平，无毒〔权曰〕微寒。〔药诀曰〕冷，无毒。

【主治】女子血闭癥瘕，伏阳绝孕。本经伏尸邪气。别录。产后余疹刺痛，三十六候，取七枚投醋中熬，呷之。亦可入当归、芍药煎服。甄权。

镜锈即镜上绿也。俗名杨妃垢。

【主治】腋臭，又疗下疳疮，同五倍子末等分，米泔洗后敷之。时珍。

古文钱 (日华)

【释名】泉、孔方兄、上清童子纲目、青蚨〔时珍曰〕管子言：禹以历山之金铸币，以救人困，此钱之始也。至周太公立九府泉法，泉体圆含方，轻重以铢，周流四方，有泉之象，故曰泉。后转为钱。鲁褒钱神论云：为世神宝，亲爱如兄，字曰孔方。又昔有钱精，自称上清童子。青蚨血涂子母钱，见虫部。

【集解】〔颂曰〕凡铸铜之物，多和以锡。考工记云：攻金之工，金有六剂，是也。药用古文钱、铜弩牙之类，皆有锡，故其用近之。〔宗奭曰〕古钱其铜焦赤有毒，能腐蚀坏肉，非特为有锡也。此说非是。但取周景王时大泉五十及宝货，秦半两，汉荚钱、大小五铢，吴大泉五百、大钱当千，宋四铢、二铢，及梁四柱、北齐常平五铢之类，方可用。〔时珍曰〕古文钱但得五百年之外者即可用，而唐高祖所铸开元通宝，得轻重大小之中，尤为古今所重。綦毋氏钱神论云：黄金为父，白银为母，铅为长男，锡为适妇，其性坚刚，须水终始，体圆应天，孔方效地，此乃铸钱之法也。三伏铸钱，其汁不清，俗名炉冻，盖火克金也。唐人端午于江心铸镜，亦此意也。

【气味】辛，平，有毒。〔时珍曰〕同胡桃嚼即碎，相制也。

【主治】翳障，明目，疗风赤眼，盐卤浸用。妇人生产横逆，心腹痛，月膈五淋，烧以醋淬用。大明。大青钱煮汁服，通五淋；磨入目，主盲障肤赤；和薏苡根煮服，止心腹痛。藏器。

【发明】〔宗奭曰〕古钱有毒，治目中障瘀，腐蚀坏肉，妇人横逆产，五淋，多用之。予少时常患赤目肿痛，数日不能开。客有教以生姜一块，洗净去皮，以古青铜钱刮汁点之。初甚苦，热泪蓑面，然终无损。后有患者，教之，往往疑惑。信士点之，无不一点遂愈，更不须再。但作疮者，不可用也。〔时珍曰〕以胡桃同嚼食二三枚，能消便毒。便毒属肝，金伐木也。

铜弩牙 (别录下品)

【释名】〔时珍曰〕黄帝始作弩。刘熙释名云：弩，怒也，有怒势也。其柄曰臂，似人臂也。钩弦者曰牙，似人牙也。牙外曰郭。下曰悬刀。合名之曰机。〔颂曰〕药用铜弩牙，以其有锡也。

【气味】平，微毒。

【主治】妇人难产，血闭，月水不通，阴阳隔塞。别录。

【发明】〔弘景曰〕铜弩牙治诸病，烧赤纳酒中饮汁，古者弥胜。〔刘完素曰〕弩牙速产，以机发而不括，因其用而为使也。

诸铜器 (纲目)

【气味】有毒。〔时珍曰〕铜器盛饮食茶酒，经夜有毒。煎汤饮，损人声。〔藏器曰〕铜器上汗有毒，令人发恶疮内疽。

【主治】霍乱转筋，肾堂及脐下疰痛，并炙器隔衣熨其脐腹肾堂。大明。古铜器畜之，辟邪祟。时珍。

【发明】〔时珍曰〕赵希鹄洞天录云：山精水魁多历年代，故能为邪祟。三代钟鼎彝器，历年又过之，所以能辟祟也。

铜钴一作钴䥈，熨斗也。

【主治】折伤接骨，捣末研飞，和少酒服，不过二方寸匕。又盛灰火，熨脐腹冷痛。时珍。

铜秤锤

【主治】产难横生，烧赤淬酒服。大明。

铜匙柄

【主治】风眼赤烂，及风热赤眼翳膜，烧热烙之，频用妙。时珍。

铁 (本经下品)

【校正】并入别录生铁，拾遗劳铁。

【释名】黑金说文、乌金〔时珍曰〕铁，截也，刚可截物也。于五金属水，故曰黑金。

【集解】〔别录曰〕铁出牧羊平泽及枌城，或析城，采无时。〔弘景曰〕生铁是不破鑐，枪、釜之类。钢铁是杂炼生鑐，作刀、镰者。鑐音柔。〔颂曰〕铁今江南、西蜀有炉冶处皆有之。初炼去矿，用以铸泻器物者，为生铁。再三销拍，可以作鑐者。为鑐铁，亦谓之熟铁。以生柔相杂和，用以作刀剑锋刃者，为钢铁。锻家烧铁赤沸，砧上打下细皮屑者，为铁落。锻灶中飞出如尘，紫色而轻虚，可以莹磨铜器者，为铁精。作针家磨细末者，谓之针砂。取诸铁于器中水浸之，经久色青沫出可以染皂者，为铁浆。以铁拍作片段，置醋糟中积久衣生刮取者，为铁华粉。入火飞炼者，为铁粉。又马衔、秤锤、车辖及锯、杵、刀、斧，并俗用有效。〔时珍曰〕铁皆取矿土炒成。秦、晋、淮、楚、湖南、闽、广诸山中皆产铁，以广铁为良。甘肃土锭铁，色黑性坚，宜作刀剑。西番出宾铁尤胜。宝藏论云：铁有五种：荆铁出当阳，色紫而坚利；上饶铁次之；宾铁出波斯，坚利可切金玉；太原、蜀山之铁顽滞；刚铁生西南瘴海中山石上，状如紫石英，水火不能坏，穿珠切玉如土也。土宿本草云：铁受太阳之气，始生之初，卤石产焉。一百五十年而成慈石，二百年孕而成铁，又二百年不经采炼而成铜，铜复化为白金，白金化为黄金，是铁与金银同一根源也。今取慈石碎之，内有铁片，可验矣。铁禀太阳之气，而阴气不交，故燥而不洁。性与

铁

锡相得。管子云：上有赭，下有铁。

铁本经〔恭曰〕此柔铁也，即熟铁。〔藏器曰〕经用辛苦者，曰劳铁。

【气味】辛，平，有毒。〔大明曰〕畏磁石、灰炭，能制石亭脂毒。〔敩曰〕铁遇神砂，如泥似粉。〔时珍曰〕铁畏皂荚、猪犬脂、乳香、朴硝、硇砂、盐卤、荔枝。獏食铁而蛟龙畏铁。凡诸草木药皆忌铁器，而补肾药尤忌之，否则反消肝肾，上肝伤气，母气愈虚矣。

【主治】坚肌耐痛。本经。劳铁疗贼风，烧赤投酒中饮。藏器。

生铁别录中品

【气味】辛，微寒，微毒。见铁下。

【主治】下部及脱肛。别录。镇心安五脏，治病疾，黑鬓发。治癣及恶疮疥，蜘蛛咬，蒜磨，生油调敷。大明。散瘀血，消丹毒。时珍。

【发明】〔恭曰〕诸药疗病，并不入散，皆煮取汁用之。〔藏器曰〕铁砂铁精，并入丸散。〔时珍曰〕铁于五金，色黑配水，而其性则制木，故痫疾宜之。素问治阳气太盛，病狂善怒者，用生铁落，正取伐木之义。日华子言其镇心安五脏，岂其然哉？本草载太清服食法，言服铁伤肺者，乃肝字之误。

钢铁（别录中品）

【校正】并入开宝铁粉，拾遗针砂。

【释名】跳铁音条。

【集解】〔时珍曰〕钢铁有三种：有生铁夹熟铁炼成者，有精铁百炼出钢者，有西南海山中生成状如紫石英者。凡刀剑斧凿诸刃，皆是钢铁。其针砂、铁粉、铁精，亦皆用钢铁者。按沈括笔谈云：世用钢铁，以柔铁包生铁泥封，炼令相入，谓之团钢，亦曰灌钢，此乃伪钢也。真钢是精铁百炼，至斤两不耗者，纯钢也。此乃铁之精纯，其色明莹，磨之黯然青且黑，与常铁异。亦有炼尽无钢者，地产不同也。又有地溲，淬柔铁二三次，即钢可切玉，见石脑油下。凡铁内有硬处不可打者，名铁核，以香油涂烧之即散。

【气味】甘，平，无毒。

【主治】金疮，烦满热中，胸膈气塞，食不化。别录。

铁粉宋开宝〔恭曰〕乃钢铁飞炼而成者。人多取杂铁作屑飞之，其体重，真钢者不尔也。

【气味】咸，平，无毒。

【主治】安心神，坚骨髓，除百病，变黑，润肌肤，令人不老，体健能食，久服令人身重肥黑。合和诸药，各有所主。开宝。化痰镇心，抑肝邪，特异。许叔微。

【发明】见铁落下。

针砂拾遗〔藏器曰〕此是作针家磨镱细末也。须真钢砂乃堪用，人多以柔铁砂杂和之，飞为粉，人莫能辨也。亦堪染皂。

【主治】功同铁粉。和没食子染须，至黑。藏器。消积聚肿满黄疸，平肝气，散瘿。时珍。

铁落 (本经中品)

【释名】铁液别录、铁屑拾遗、铁蛾〔弘景曰〕铁落，是染皂铁浆也。〔恭曰〕是锻家烧铁赤沸，砧上锻之，皮甲落者。若以浆为铁落，则钢浸之汁，复谓何等？落是铁皮，滋液黑于余铁，故又名铁液。〔时珍曰〕生铁打铸，皆有花出，如兰如蛾，故俗谓之铁蛾，今烟火家用之。铁末浸醋书字于纸，背后涂墨，如碑字也。

【气味】辛，平，无毒。〔别录曰〕甘。

【主治】风热恶疮，疡疽疮痂，疥气在皮肤中。本经。除胸膈中热气，食不下，止烦，去黑子，可以染皂。别录。治惊邪癫痫，小儿客忤，消食及冷气，并煎服之。大明。主鬼打鬼疰邪气，水渍沫出，澄清，暖饮一二杯。藏器。炒热投酒中饮，疗贼风痉。又裹以熨腋下，疗胡臭，有验。苏恭。平肝去怯，治善怒发狂。时珍。

【发明】〔时珍曰〕按素问病态论云：帝曰：有病怒狂者，此病安生？歧伯曰：生于阳也。阳气者，暴折而不决，故善怒，病名阳厥。曰：何以知之？曰：阳明者常动，巨阳、少阳不动而动大疾，此其候也。治之当夺其食即已。夫食入于阴，长气于阳，故夺其食即已。以生铁落为饮。夫生铁落者，下气疾也。此素问本文也，愚尝释之云：阳气怫郁而不得疏越，少阳胆木，挟三焦少阳相火、巨阳阴火上行，故使人易怒如狂，其巨阳、少阳之动脉，可诊之也。夺其食，不使胃火复助其邪也。饮以生铁落，金以制木也。木平则火降，故曰下气疾速，气即火也。又李一南[①]永类方云：肿药用铁蛾及人砂入丸子者，一生须断盐。盖盐性濡润，肿若再作，不可为矣。制法：用上等醋煮半日，去铁人，取醋和蒸饼为丸。每姜汤服三四十丸，以效为度。亦只借铁气尔，故曰华子云煎汁服之。不留滞于脏腑，借铁虎之气以制肝木，便不能克脾土，土不受邪，则水自消矣。铁精、铁粉、铁华粉、针砂、铁浆入药，皆同此意。

铁精 (本经中品)

【释名】铁花〔弘景曰〕铁精，铁之精华也。出煅灶中，如尘紫色，轻者为佳，亦以摩莹铜器用之。

【气味】平，微温。

【主治】明目，化铜。本经。疗惊悸，定心气，小儿风痫，阴癞脱肛。别录。

【发明】见铁落。

---

① 李一南：《永类钤方》的作者显李仲南，李一南或有误。

铁华粉 （宋开宝）

【释名】铁胤粉日华、铁艳粉、铁霜

【修治】〔志曰〕作铁华粉法：取钢煅作叶，如笏或团，平面磨错，令光净，以盐水洒之，于醋瓮中，阴处埋之，一百日铁土衣生，即成粉矣。刮取细捣筛，入乳钵研如面，和合诸药为丸散，此铁之精华，功用强于铁粉也。〔大明曰〕悬于酱瓿上生霜者，名铁胤粉。淘去粗滓咸味，烘干用。

【气味】咸，平，无毒。

【主治】安心神，坚骨髓，强志力，除风邪，养血气，延年变病，去百病，随所冷热，和诸药用，枣膏为丸。开宝。止惊悸虚痫，镇五脏，去邪气，治健忘，冷气心痛，痃癖癥结，脱肛痔瘘，宿食等，及傅竹木刺入肉。大明。

【发明】见铁落。

铁锈 （拾遗）

【释名】铁衣 〔藏器曰〕此铁上赤衣也。刮下用。

【主治】恶疮疥癣，和油涂之。蜘蛛虫咬，蒜磨涂之。藏器。平肝坠热，消疮肿、口舌疮。醋磨，涂蜈蚣咬。时珍。

【发明】〔时珍曰〕按陶华云：铁锈水和药服，性沉重，最能坠热开结，有神也。

铁燕 （拾遗）

【释名】刀烟纲目、刀油 〔时珍曰〕以竹木燕火，于刀斧刃上烧之，津出如漆者，是也。江东人多用之。

【主治】恶疮蚀匿，金疮毒物伤皮肉，止风水不入，入水不烂，手足皲折[①]，疮根结筋，瘰疬毒肿，染髭发，令永黑，及热未凝时涂之，少顷当干硬。用之须防水。又杀虫立效。藏器。

铁浆 （拾遗）

【集解】〔藏器曰〕陶氏谓铁落为铁浆，非也。此乃取诸铁于器中，以水浸之，经久色青沫出，即堪染皂者。〔承曰〕铁浆是以生铁渍水服饵者。旋入新水，日久铁上生黄膏，则力愈胜。

---

① 折：《政和本草》铁精条作"坼"。

唐太妃所服者，乃此也。若以染皂者为浆，其酸苦臭涩不可近，矧服食乎？

【气味】咸，寒，无毒。

【主治】镇心明目。主癫痫发热，急黄狂走，六畜颠狂，人为蛇、犬、虎、狼、毒刺恶早等啮，服之毒不入肉也。兼解诸毒入腹。藏器。

诸铁器（纲目）

【集解】〔时珍曰〕旧本铁器条繁，今撮为一。大抵皆是借其气，平木解毒重坠，无他义也。

铁杵拾遗，即药杵也。

【主治】妇人横产，胞衣不下，烧赤淬酒饮，自顺。藏器。

铁秤锤宋开宝

【气味】辛，温，无毒。

【主治】贼风。止产后血瘕腹痛，及喉痹热塞，烧赤淬酒，热饮。开宝。治男子疝痛，女子心腹妊娠胀满，漏胎，卒下血。时珍。

铁铳纲目

【主治】催生。烧赤，淋酒入内，孔中流出，乘热饮之，即产。旧铳尤良。

铁斧纲目

【主治】妇人产难横逆，胞衣不出，烧赤淬酒服。亦治产后血瘕，腰腹痛。时珍。

【发明】〔时珍曰〕古人转女为男法：怀妊三月，名曰始胎，血脉未流，象形而变，是时宜服药，用斧置床底，系刃向下，勿令本妇知。恐不信，以鸡试之，则一窠皆雄也。盖胎化之法，亦理之自然。故食牡鸡，取阳精之全于天产者；佩雄黄，取阳精之全于地产者；操弓矢，藉斧斤，取刚物之见于人事者。气类潜感，造化密移，物理所必有。故妊妇见神像异物，多生鬼怪，即其征矣。象牙、犀角，纹逐象生；山药、鸡冠，形随人变。以鸡卵告灶而抱雏，以苕幕扫猫而成孕。物且有感，况于人乎？〔藏器曰〕凡人身有弩肉，可听人家钉棺下斧声之时，便下手速擦二七遍，以后自得消平。产妇勿用。

铁刀拾遗

【主治】蛇咬毒入腹，取两刃于水中相摩，饮其汁。百虫入耳，以两刀于耳门上摩敲作声，自出。藏器。磨刀水，服，利小便。涂脱肛痔核，产肠不上，耳中卒痛。时珍。

大刀环纲目

【主治】产难数日不出，烧赤淬酒一杯，顿服。时珍。

剪刀股纲目

【主治】小儿惊风。钱氏有剪刀股丸，用剪刀环头研破，煎汤服药。时珍。

铁锯拾遗

【主治】误吞竹木入咽，烧故锯令赤，渍酒热饮。藏器。

布针拾遗

【主治】妇人横产，取二七枚烧赤淬酒七遍，服。时珍。

铁镞纲目

【主治】胃热呃逆，用七十二个，煎汤啜之。时珍。

铁甲纲目

【主治】忧郁结滞，善怒狂易，入药煎服。时珍。

铁锁纲目

【主治】齆鼻不闻香臭，磨石上取末，和猪脂绵裹塞之，经日肉出，瘥。普济。

钥匙日华

【主治】妇人血噤失音冲恶，以生姜、醋、小便同煎服。弱房人亦可煎服。大明。

铁钉拾遗

【主治】酒醉齿漏出血不止，烧赤注孔中即止。时珍。〔藏器曰〕有犯罪者，遇恩赦免，取枷上铁及钉等收之。后入官带之，得除免。

铁铧（即钟①也）纲目

【主治】心虚风邪，精神恍惚，健忘，以久使者四斤，烧赤投醋中七次，打成块，水二斗，浸二七日，每食后服一小盏。时珍。

铁犁镵尖日华

【主治】得水，制朱砂、水银、石亭脂毒。大明。

车辖即车轴铁辖头，一名车缸。宋开宝。【主治】喉痹及喉中热塞，烧赤，投酒中热饮。开宝。主小儿大便下血，烧赤，淬水服。时珍。

马衔即马勒口铁也。〔大明曰〕古旧者好，亦可作医工针也。宋开宝。

【主治】小儿痫，妇人难产，临时持之，并煮汁服一盏。开宝。治马喉痹，肿连颊，吐血气数，煎水服之。圣惠。

马镫纲目

【主治】田野磷火，人血所化，或出或没，来逼夺人精气，但以马镫相戛作声即灭。故张华云：金叶一振，游光敛色。时珍。

石之二 （玉类一十四种）

玉 （别录上品）

【校正】并入别录玉屑。

---

① 钟：张本作"锸"。

【释名】玄真〔时珍曰〕按许慎说文云：玉乃石之美者。有五德：润泽以温，仁也；理自外可以知中，义也；其声舒扬远闻，智也；不挠而折，勇也；锐廉而不技，洁也。其字象三玉连贯之形。葛洪抱朴子云：玄真者，玉之别名也，服之令人身飞轻举。故曰：服玄真者，其命不极。

【集解】〔别录曰〕玉泉，玉屑，生蓝田山谷，采无时。〔弘景曰〕好玉出蓝田及南阳徐善亭部界中，日南、卢容水中，外国于阗、疏勒诸处皆善。洁白如猪膏，叩之鸣者，是真也。其比类者，甚多相似，宜精别之。所以燕石人笥，卞氏长号也。〔珣曰〕异物志云：玉出昆仑。别宝经云：凡石韫玉，但将石耿灯看之，内有红光，明如初出日，便知有玉也。〔颂曰〕今蓝田、南阳、日南不闻有玉，惟于阗出之。晋鸿胪卿张匡邺使于阗，作行程记，载其国采玉之地云：玉河，在于阗城外。其源出昆山，西流一千三百里，至于阗界牛头山，乃疏为三河：一曰白玉河，在城东三十里；二曰绿玉河，在城西二十里；三曰乌玉河，在绿玉河西七里。其源虽一，而其玉随地而变，故其色不同。每岁五六月大水暴涨，则玉随流而至。玉之多寡，由水之大小。七八月水退，乃可取，彼人谓之捞玉。其国中有禁，器用服食，往往用玉。中国所有，亦自彼来。王逸玉论载玉之色曰：赤如鸡冠，黄如蒸粟，白如截肪，黑如纯漆，谓之玉符，而青玉独无说焉。今青白者常有，黑者时有，黄赤者绝无，虽礼之六器，亦不能得其真者。今仪州出一种石，如蒸粟色，彼人谓之粟玉，或云亦黄玉之类，但少润泽，声不清越，为不及也。然服食者，惟贵纯白，他色亦不取焉。〔承曰〕仪州粟玉，乃黄石之光莹者，非玉也。玉坚而有理，火刃不可伤。此石小刀便可雕刻，与阶州白石同体而异色尔。〔时珍曰〕按太平御览云：交州出白玉，夫余出赤玉，挹娄出青玉，太秦出菜玉，西蜀出黑玉。蓝田出美玉，色如蓝，故曰蓝田。淮南子云：钟山之玉，炊以炉炭，三日三夜，而色泽不变，得天地之精也。观此诸说，则产玉之处亦多矣，而今不出者，地方恐为害也，故独以于阗玉为贵焉。古礼玄硅苍璧，黄琮玄璋，白琥玄璜，以象天地四时而立名尔。礼记云：石蕴玉则气如白虹，精神见于山川也。博物志云：山有谷者生玉。尸子云：水圆折者有珠，方折者有玉。地镜图云：二月山中草木生光下垂者有玉，玉之精如美女。玉书云：玉有山玄文，水苍文，生于山而木润，产于水而流芳，藏于璞而文采露于外。观此诸说，则玉有山产、水产二种。中国之玉多在山，于阗之玉则在河也。其石似玉者，斌、珷、琨、珉、聪、璎也。北方有罐子玉，雪白有气眼，乃药烧成者，不可不辨，然皆无温润。稗官载：火玉色赤，可鼎；暖玉可辟寒；寒玉可辟暑；香玉有香；软玉质柔；观日玉，洞见日中宫阙，此皆希世之宝也。〔宗奭曰〕燕玉出燕北，体柔脆如油，和粉色，不入药用。

玉屑别录

【修治】〔弘景曰〕玉屑是以玉为屑，非别一物也。仙经服谷玉，有捣如米粒，乃以苦酒辈，消令如泥，亦有合为浆者。凡服玉皆不得用已成器物，及冢中玉璞。〔恭曰〕饵玉当以消作水者为佳。屑如麻豆服者，取其精润脏腑，滓秽当完出也。又为粉服者，即使人淋壅。屑如麻豆，其义殊深。化水法，在淮南三十六水法中。

【气味】甘，平，无毒。〔珣曰〕咸，寒，无毒。〔时珍曰〕恶鹿角，养丹砂。

【主治】除胃中热，喘息烦满，止渴，屑如麻豆服之，久服轻身长年。别录。**润心肺，助声喉，滋毛发。**大明。**滋养五脏，止烦躁，宜共金、银、麦门冬等同煎服，有益。**李珣。

本草纲目

玉泉 本经

【释名】玉札 本经、玉浆 开宝、琼浆〔普曰〕玉泉，一名玉屑。〔弘景曰〕此当是玉之精华者，质色明澈，可消之为水，故名玉泉。今人无复的识者，通一为玉尔。〔志曰〕按别本注云：玉泉者，玉之泉液也。以仙室玉池中者为上，故一名玉液。今仙经三十六水法中，化玉为玉浆，称为玉泉，服之长年不老，然功劣于自然泉液也。〔宗奭曰〕本经言：玉泉生蓝田山谷，采无时。今蓝田无玉，而泉水古今不言采。陶氏言玉为水，故名玉泉。如此则当言玉水，不当言玉泉，泉乃流布之义。今详泉字乃浆之误，去古远，文字脱误也。道藏经有金饭玉浆之文，唐李商隐有琼浆未饮结成冰之诗，是采玉为浆，断无疑矣。别本所注不可取也。若如所言，则举世不能得，亦漫立此名耳。〔时珍曰〕玉泉作玉浆甚是。别本所注乃玉髓也，别录自有条，诸家未深考尔。

【修治】〔青霞子曰〕作玉浆法：玉屑一升，地榆草一升，稻米一升，取白露二升，铜器中煮，米熟绞汁，玉屑化为水，以药纳入，所谓神仙玉浆也。〔藏器曰〕以玉杀朱草汁，化成醴。朱草，瑞草也。术家取蟾蜍膏软玉如泥，以苦酒消之成水。

【气味】甘，平，无毒。〔普曰〕神农、歧伯、雷公：甘。李当之：平。畏款冬花、青竹。

【主治】五脏百病，柔筋强骨，安魂魄，长肌肉，益气，利血脉，久服耐寒暑，不饥渴，不老神仙。人临死服五斤，三年色不变。本经。疗妇人带下十二病，除气癃，明耳目，久服轻身长年。别录。治血块。大明。

【发明】〔慎微曰〕天宝遗事：杨贵妃含玉咽津，以解肺渴。王莽遗孔休玉曰：君面有疵，美玉可以灭瘢。后魏李预得餐玉之法，乃采访蓝田，掘得若环璧杂器形者，大小百余枚，捶作屑，日食之，经年云有效验，而好酒损志。及疾笃，谓妻子曰：服玉非药之过也。尸体必当有异于人，勿使速殡，令后人知餐服之功。时七月中旬，长安毒热，停尸四日，而体色不变，口无秽气。〔弘景曰〕张华云：服玉用蓝田谷玉白色者，平常服之，则应神仙，有人临死服五斤，死经三年，其色不变。古来发冢见尸如生者，其身腹内外，元不大有金玉。汉制，王公皆用珠襦玉匣，是使不朽故也。炼服之法，水屑随宜。虽曰性平，而服玉者亦多发热，如寒食散状。金玉既天地重宝，不比余石，若未深解节度，勿轻用之。〔志曰〕抱朴子云：服金者，寿如金；服玉者，寿如玉。但其道迟成，须服一二百斤，乃可知也。玉可以乌米酒及地榆酒化之为水，亦可以葱浆消之为粕，亦可饵以为丸，亦可以烧为粉。服之一年以上，入水不沾，入火不灼，刃之不伤，百毒不死。不可用已成之器，伤人无益，得璞玉乃可用也。赤松子以玄虫血渍玉为水服之，故能乘烟霞上下。玉屑与水服之，俱令人不死。所以不及金者，令人数数发热，似寒食散状也。若服玉屑，宜十日一服雄黄、丹砂各一刀圭，散发洗沐冷水，迎风而行，则不发热也。董君异常以玉醴与盲人服，旬日而目愈也。〔时珍曰〕汉武帝取金茎露和玉屑服，云可长生，即此物也。但玉亦未必能使生者不死，惟使死者不朽尔。养尸招盗，反成暴弃，曷若速朽归虚之为见理哉。

白玉髓 (别录有名未用)

【校正】并入拾遗玉膏。

【释名】玉脂 纲目、玉膏 拾遗、玉液。

【集解】〔别录曰〕生蓝田玉石间。〔时珍曰〕此即玉膏也，别本以为玉泉者是矣。山海经云：密山上多丹木。丹水出焉，西流注于稷泽。其中多白玉，是有玉膏。其源沸沸汤汤，黄帝是食是飨。是生玄玉，玉膏所出，以灌丹木。黄帝乃取密山之玉，祭而投之钟山之阳，瑾瑜之玉为良，坚栗精密，泽而有光，五色发作，以和柔刚。天地鬼神，是食是飨。君子服之，以御不祥。谨按密山亦近于阗之间。是食者，服食也。是飨者，祭祀也。服之者，佩服也。玉膏，即玉髓也。河图玉版云：少室之山，有白玉膏，服之成仙。十洲记云：瀛洲有玉膏如酒，名曰玉醴，饮数升辄醉，令人长生。抱朴子云：生玉之山，有玉膏流出，鲜明如水精，以无心草末和之，须臾成水，服之一升长生。皆指此也。〔藏器曰〕今玉石间水饮之，亦长生润泽。

【气味】甘，平，无毒。

【主治】妇人无子，不老延年。别录。

青玉 （别录有名未用）

【释名】谷玉〔时珍曰〕谷，一作瑴，又作珏，谷、角二音。二玉相合曰瑴，此玉常合生故也。

【集解】〔别录曰〕生蓝田。〔弘景曰〕张华言合玉浆用瑴玉，正缥白色，不夹石者。大如升，小者如鸡子，取于穴中者，非今作器物玉也。出裴乡县旧穴中。黄初时，诏征南将军夏侯上求之。〔时珍曰〕按格古论云：古玉以青玉为上，其色淡青，而带黄色。绿玉深绿色者佳，淡者次之。菜玉非青非绿，如菜色，此玉之最低者。

【气味】甘，平，无毒。

【主治】妇人无子，轻身不老长年。别录。

【附录】璧玉〔别录曰〕味甘，无毒，主明目益气，使人多精生子。〔时珍曰〕璧，瑞玉圆也。此玉可为璧，故曰璧玉。璧外圆象天，内方象地。尔雅云：璧大六寸谓之瑄，肉倍好谓之璧，好倍肉谓之瑗。玉英〔别录曰〕味甘，主风瘙皮肤痒。生山窍中，明白可作镜，一名石镜，十二月采。合玉石〔别录曰〕味甘，无毒。主益气，疗消渴，轻身辟谷。生常山中丘，如彘肪。〔时珍曰〕此即碾玉砂也，玉须此石碾之乃光。

青琅玕 （本经下品）

【校正】并入拾遗石阑干

【释名】石阑干拾遗、石珠别录、青珠〔时珍曰〕琅玕，象其声也。可碾为珠，故得珠名。

【集解】〔别录曰〕石阑干，生蜀郡平泽，采无时。〔弘景曰〕此蜀都赋所称青珠、黄环者也。琅玕亦是昆仑山上树名，又九真经中大丹名。〔恭曰〕琅玕有数种色，以青者入药为胜，是琉璃之类，火齐宝也。今出巂州以西乌白蛮中，及于阗国。〔藏器曰〕石阑干生大海底，高尺余，如树，有根茎，茎上有孔，如物点之。渔人以网曾得之，初从水出微红，后渐青。〔颂曰〕今秘书中有异鱼图，载琅玕青色，生海中。云海人以网于海底取之，初出水红色，久而青黑，枝柯似珊瑚，而上有孔窍，如虫蛀，击之有金石之声，乃与珊瑚相类。其说与别录生蜀郡平泽，及苏恭所云不同，人莫能的识。谨按尚书：雍州厥贡球琳琅玕。尔雅云：西北之美者，有昆仑墟之璆琳琅玕。孔安国、郭璞注，皆以为石之似珠者。而山海经云，昆仑山有琅玕。若然是石之美者，明莹若珠之色，而状森植乎。大抵古人谓石之美者，多谓之珠，广雅谓琉璃、珊瑚皆为珠是也。以上所说，出西北山中，而今图乃云海底得之。盖珍贵之物，山海或俱产焉，今医家亦以难得而稀用也。〔宗奭曰〕书云：雍州厥贡球琳琅玕。西域记云，天竺国正

出此物。苏恭云，是琉璃之类，琉璃乃火成之物，琅玕非火成者，安得同类？〔时珍曰〕按许慎说文云：琅玕，石之似玉者。孔安国云：石之似珠者。总龟云：生南海石崖间，状如笋，质似玉。玉册云：生南海崖石内，自然感阴阳之气而成，似珠而赤。列子云：蓬莱之山，珠玕之树丛生。据诸说，则琅玕生于西北山中及海山崖间。其云生于海底网取者，是珊瑚，非琅玕也。在山为琅玕，在水为珊瑚，珊瑚亦有碧色者。今回回地方出一种青珠，与碧靛相似，恐是琅玕所作者也。山海经云：开明山北有珠树。淮南子云：曾城九重，有珠树在其西。珠树即琅玕也。余见珊瑚下。

【气味】辛，平，无毒。〔之才曰〕杀锡毒，得水银良，畏鸡骨。

【主治】身痒，火疮痈疡，疥瘙死肌。本经。白秃，浸淫在皮肤中，煮炼服之，起阴气，可化为丹。别录。疗手足逆胪。弘景。石阑干：主石淋，破血，产后恶血，磨服，或煮服，亦火烧投酒中服。藏器。

珊瑚（唐本草）

【释名】钵摆娑福罗梵书

【集解】〔恭曰〕珊瑚生南海，又从波斯国及师子国来。〔颂曰〕今广州亦有，云生海底作枝柯状，明润如红玉，中多有孔，亦有无孔者，枝柯多者更难得，采无时。谨按海中经云：取珊瑚，先作铁网沉水底，珊瑚贯中而生，岁高三二尺，有枝无叶，因绞网出之，皆摧折在网中，故难得完好者。不知今之取者果尔否？汉积翠池中，有珊瑚高一丈三二尺，一本三柯，上有四百六十条，云是南越王赵佗所献，夜有光景。晋石崇家有珊瑚高六七尺。今并不闻有此高大者。〔宗奭曰〕珊瑚有红油色者，细纵文可爱。有如铅丹色者，无纵文，为下品。入药用红油色者。波斯国海中有珊瑚洲，海人采大舶堕铁网水底取之。珊瑚所生磐石上，自如菌，一岁而黄，三岁变赤，枝干交错，高三四尺。人没水以铁发其根，系网舶上，绞而出之，失时不取则腐蠹。〔时珍曰〕珊瑚生海底，五七株成林，谓之珊瑚林。居水中直而软，见风日则曲而硬，变红色者为上，汉赵佗谓之火树是也。亦有黑色者不佳，碧色者亦良。昔人谓碧者为青琅玕，俱可作珠。许慎说文云：珊瑚色赤，赤生于海，或生于山。据此说，则生于海者为珊瑚，生于山者为琅玕，尤可征矣。互见琅玕下。

珊　瑚

【气味】甘，平，无毒。

【主治】去目中翳膜，消宿血。为末吹，止鼻衄。唐本。明目镇心，止惊痫。大明。点眼，去飞丝。时珍。

【发明】〔珣曰〕珊瑚主治与金相似。〔宗奭曰〕今人用为点眼箸，治目翳。〔藏器曰〕珊瑚刺之汁流如血，以金投之为丸名金浆，以玉投之为玉髓，久服长生。

马脑（宋嘉祐）

【释名】玛瑙、文石、摩罗迦隶佛书。〔藏器曰〕赤烂红色，似马之脑，故名，亦云马脑珠。胡人云是马口吐出者，谬言也。〔时珍曰〕按增韵云：玉属也。文理交错，有似马脑，因以名之。拾遗记云是鬼血所化，更谬。

【集解】〔藏器曰〕马脑生西国玉石间，亦美石之类，重宝也。来中国者，皆以为器。又入日本国。用斫木不热者为上，热者非真也。〔宗奭曰〕马脑非玉非石，自是一类。有红、白、黑三种，亦有文如缠丝者。西人以小者为玩好之物，大者碾为器。〔时珍曰〕马脑出西南诸国，云得自然灰即软，可刻。曹昭格古论云：多出北地、南番、西番，非石非玉，坚而且脆，刀刮不动，其中有人物鸟兽形者最贵。顾荐负暄录云：马脑品类甚多，出产有南北，大者如斗，其质坚硬，碾造费工。南马脑产大食等国，色正红无瑕，可作杯斝。西北者色青黑，宁夏、瓜、沙、羌地砂碛中得者尤奇。有柏枝马脑，花如柏枝。有夹胎马脑，正视莹白，侧视则若凝血，一物二色也。截子马脑，黑白相间。合子马脑，漆黑中有一白线间之。锦江马脑，其色如锦。缠丝马脑，红白如丝。此皆贵品。浆水马脑，有淡水花。酱斑马脑，有紫红花。曲蟮马脑，粉红花。皆价低。又紫云马脑出和州，土马脑出山东沂州，亦有红色云头、缠丝、胡桃花者，又竹叶马脑，出淮右，花如竹叶，并可作桌面、屏风。金陵雨花台小马脑，止可充玩耳。试马脑法：以斫木不热者为真。

【气味】辛，寒，无毒。

【主治】辟恶，熨目赤烂。藏器。主目生障翳，为末日点。时珍。

宝石（纲目）

【集解】〔时珍曰〕宝石出西番、回鹘地方诸坑井内，云南、辽东亦有之。有红、绿、碧、紫数色：红者名刺子，碧者名靛子，翠者名马价珠，黄者名木难珠，紫者名蜡子。又有鸦鹘石、猫精石、石榴子、红扁豆等名色，皆其类也。山海经言骤山多玉，凄水出焉，西注于海，中多采石。采石，即宝石也。碧者，唐人谓之瑟瑟。红者，宋人谓之靺鞨。今通呼为宝石。以镶首饰器物，大者如指头，小者如豆粒，皆碾成珠状。张勃吴录云：越雟、云南河中出碧珠，须祭而取之，有缥碧、绿碧。此即碧色宝石也。

【主治】去翳明目，入点药用之。灰尘入目，以珠拭拂即去。

马 脑

宝 石

时珍。

玻璃（拾遗）

【释名】颇黎纲目、水玉拾遗。〔时珍曰〕本作颇黎。颇黎，国名也。其莹如水，其坚如玉，故名水玉，与水精同名。

【集解】〔藏器曰〕玻璃，西国之宝也。玉石之类，生土中。或云千岁水所化，亦未必然。〔时珍曰〕出南番。有酒色、紫色、白色，莹澈与水精相似，碾开有雨点花者为真。外丹家亦用之。药烧者有气眼而轻。玄中记云：大秦国有五色颇黎，以红色为贡。梁四公子记云：扶南人来卖碧颇黎镜，广一尺半，重四十斤，内外皎洁，向明视之，不见其质。蔡绦云：御库有玻璃母，乃大食所产，状如铁滓，煅之但作珂子状，青、红、黄、白数色。

【气味】辛，寒，无毒。

【主治】惊悸心热，能安心明目，去赤眼，熨热肿。藏器。摩翳障。大明。

水精（拾遗）

【释名】水晶纲目、水玉纲目、石英〔时珍曰〕莹澈晶光，如水之精英，会意也。山海经谓之水玉，广雅谓之石英。

【集解】〔时珍曰〕水精亦颇黎之属，有黑、白二色。倭国多水精，第一。南水精白，北水精黑，信州、武昌水精浊。性坚而脆，刀刮不动，色澈如泉，清明而莹，置水中无瑕、不见珠者佳。古语云水化，谬言也。药烧成者，有气眼，谓之硝子，一名海水精。抱朴子言，交广人作假水精碗，是此。

【气味】辛，寒，无毒。

【主治】熨目，除热泪。藏器。亦入点目药。穿串吞咽中，推引诸哽物。时珍。

【附录】火珠〔时珍曰〕说文谓之火齐珠。汉书谓之玫瑰（音枚回）。唐书云：东南海中有罗刹国，出火齐珠，大者如鸡卵，状类水精，圆白，照数尺。日中以艾承之财得火，用灸艾炷不伤人。今占城国有之，名朝霞大火珠。又续汉书云，哀牢夷出火精、琉璃，则火齐乃火精之讹，正与水精对。硬石音软。〔时珍曰〕出雁门。石次于玉，白色如冰，亦有赤者。山海经云：北山多硬①石。礼云：士佩硬玟，是也。

---

① 硬：张本作"璁"。

琉璃（拾遗）

【释名】火齐〔时珍曰〕汉书作流离，言其流光陆离也。火齐，与火珠同名。

【集解】〔藏器曰〕集韵云：琉璃，火齐珠也。南州异物志云：琉璃本质是石，以自然灰治之可为器，石不得此则不可释。佛经所谓七宝者，琉璃、车渠、马脑、玻璃、真珠是也。〔时珍曰〕按魏略云：大秦国出金银琉璃，有赤、白、黄、黑、青、绿、缥、绀、红、紫十种。此乃自然之物，泽润光采，逾于众玉。今俗所用，皆销冶石汁，以众药灌而为之，虚脆不真。格古论云：石琉璃出高丽，刀刮不动，色白，厚半寸许，可点灯，明于牛角者。异物志云：南天竺诸国出火齐，状如云母，色如紫金，重沓可开，折之则薄如蝉翼，积之乃如纱毂，亦琉璃、云母之类也。按此石今人以作灯球，明莹而坚耐久。苏颂言亦可入药，未见用者。

【主治】身热目赤，以水浸冷熨之。藏器。

云母（本经上品）

【释名】云华、云珠、云英、云液、云砂本经、磷石。〔时珍曰〕云母以五色立名，详见下文。按荆南志云：华容方台山出云母，土人候云所出之处，于下掘取，无不大获，有长五、六尺可为屏风者，但掘时忌作声也。据此，则此石乃云之根，故得云母之名，而云母之根，则阳起石也。抱朴子有云：服云母十年，云气常覆其上。服其母以致其子，理自然也。

【集解】〔别录曰〕云母生太山山谷、齐山、庐山及琅琊北定山石间，二月采之。云华五色具，云英色多青，云珠色多赤，云液色多白，云砂色青黄，磷石色正白。〔弘景曰〕按仙经云母有八种：向日视之，色青白多黑者名云母，色黄白多青者名云英，色青白多赤者名云珠，如冰露乍黄乍白者名云砂，黄白晶晶者名云液，皎然纯白明澈者名磷石，此六种并好服，各有时月。其黯黯纯黑、有文斑斑如铁者名云胆，色杂黑而强肥者名地涿，此二种并不可服。炼之有法，宜精

细。不尔，入腹大害人。今江东惟用庐山者为胜，青州者亦好，以沙土养之，岁月生长。〔颂曰〕今兖州云梦山及江州、淳州、杭越间亦有之，生土石间。作片成层可析，明滑光白者为上。其片有绝大而莹洁者，今人以饰灯笼，亦古扇屏之遗意也。江南生者多青黑，不堪入药。谨按方书用云母，皆以白泽者为贵。惟中山卫叔卿单服法，用云母五色具者。葛洪抱朴子云：云母有五种，而人不能别，当举以向日看之，阴地不见杂色也。五色并具而多青者名云英，宜春服之；五色并具而多赤者名云珠，宜夏服之；五色并具而多白者名云液，宜秋服之；五色并具而多黑者多云母，宜冬服之；但有青黄二色者名云砂，宜季夏服之；晶晶纯白者名磷石，四时可服也。古方服五云甚多，然修炼节度，恐非文字可详，不可轻饵也。〔损之曰〕青赤黄紫白者并堪服，白色轻薄通透者为上，黑者不任用，

令人淋沥发疮。

【修治】〔敩曰〕凡使，黄黑者厚而顽，赤色者，经妇人手把者，并不中用。须要光莹如冰色者为上。每一斤，用小地胆草、紫背天葵、生甘草、地黄汁各一镒，干者细锉，湿者取汁了，于瓷埚中安置，下天池水三镒，着火煮七日夜，水火勿令失度，云母自然成碧玉浆在埚底，却以天池水猛投其中，搅之，浮如蜗涎者即去之。如此三度淘净，取沉香一两捣作末，以天池水煎沉香汤三升以来，分为三度，再淘云母浆了，日晒任用。〔抱朴子曰〕服五云之法：或以桂葱水玉化之为水，或以露于铁器中，以原水熬之为水，或以消石合于筒中理之为水，或以蜜渍为酪，或以秋露渍之百日，韦囊挺以为粉，或以无颠草樗血合饵之。服至一年百病除，三年反老成童，五年役使鬼神。〔胡演曰〕炼粉法：八九月间取云母，以矾石拌匀，入瓦罐内封口，三伏时则自柔软，去矾，次日取百草头上露水渍之，百日，韦囊挺以为粉。〔时珍曰〕道书言盐汤煮云母可为粉。又云：云母一斤，盐一斗渍之，铜器中蒸一日，白中捣成粉。又云：云母一斤，白盐一升，同捣细，入重布袋挼之，沃令盐味尽，悬高处风吹，自然成粉。

【气味】甘，平，无毒。〔权曰〕有小毒。恶徐长卿，忌羊血、粉。〔之才曰〕泽泻为之使，畏鮀甲及流水。〔弘景曰〕炼之用矾则柔烂，亦是相畏也。百草上露乃胜东流水，亦有用五月茅屋溜水者。〔独孤滔曰〕制汞，伏丹砂。

【主治】身皮死肌，中风寒热，如在车船上，除邪气，安五脏，益子精，明目，久服轻身延年。本经。下气坚肌，续绝补中，疗五劳七伤，虚损少气，止痢，久服悦泽不老，耐寒暑，志高神仙。别录。主下痢肠澼，补肾冷。甄权。

【发明】〔保升曰〕云母属金，故色白而主肺。〔宗奭曰〕古虽有服炼法，今人服者至少，谨之至也。惟合云母膏，治一切痈毒疮等，方见和剂局方。〔慎微曰〕明皇杂录云：开元中，名医纪朋，观人颜色谈笑，知病浅深，不待诊脉。帝召入掖庭，看一宫人，每日昃则笑歌啼号若狂疾，而足不能覆地。朋视之曰：此必因食饱而大促力，顿仆于地而然。乃饮云母汤，熟寐而失所苦。问之，乃言太华公主载诞，某当主讴，惧声不能清长，因吃炖蹄羹，饱而歌大曲，唱罢觉胸中甚热，戏于砌台，因坠下，久而方苏，遂病此也。又经效方云：青城山丈人观主康道丰，治百病云母粉方：用云母一斤，拆开揉人大瓶内筑实，上浇水银一两封固，以十斤顶火煅赤取出，却拌香葱、紫连翘草二件，合捣如泥，后以夹绢袋盛，于大水盆内摇取粉，余滓未尽，再添草药重捣取粉。以木盘一面，于灰上印一浅坑，铺纸倾粉在内，候干焙之，以面糊丸梧子大。遇有病者，服之无不效。知成都府辛谏议，曾患大风，众医不愈，道丰进此，服之神验。〔抱朴子曰〕他物埋之即朽，着火即焦，而五云入猛火中经时不焦，埋之不腐。故服之者长生，入水不濡，入火不烧，践棘不伤。〔时珍曰〕昔人言云母壅尸，亡人不朽。盗发冯贵人冢，形貌如生，因共奸之；发晋幽公冢，百尸纵横及衣服皆如生人，中并有云母壅之故也。

白石英（本经上品）

【释名】〔时珍曰〕徐锴云：英，亦作瑛，玉光也。今五种石英，皆石之似玉而有光壁者。

【集解】〔别录曰〕白石英生华阴山谷及太山，大如指，长二三寸，六面如削，白澈有光，长五六寸者弥佳。其黄端白棱，名黄石英；赤端白棱，名赤石英；青端赤棱，名青石英；黑泽有光，名黑石英。二月采，亦无时。〔弘景曰〕今医家用新安所出，极细长白澈者。
寿阳八公山多大者，不正用之。仙经大小并有用，惟须精白无瑕杂者。如此说，
则大者为佳。其四色英，今不复用。〔恭曰〕白石英所在皆有，今泽州、虢州、
洛州山中俱出。虢州者大，径三四寸，长五六寸。今通以泽州者为胜。〔宗奭曰〕
白石英状如紫石英，但差大而六棱，白色若水精。〔时珍曰〕泽州有英鸡，食石
英，性最补。见禽部。

【气味】甘，微温，无毒。〔别录曰〕辛。〔普曰〕神农：甘。岐伯、黄
帝、雷公、扁鹊：无毒。〔之才曰〕恶马目毒公。

【主治】消渴，阴痿不足，咳逆，胸膈间久寒，益气，除风湿痹，久服轻身长
年。本经。疗肺痿，下气，利小便，补五脏，通日月光，耐寒热。别录。治肺痈吐
脓，咳逆上气，疸黄。甄权。实大肠。好古。

五色石英

【主治】心腹邪气，女人心腹痛，镇心，胃中冷气，益毛发，悦颜色，治惊悸，
安魂定魄，壮阳道，下乳。随脏而治：青治肝，赤治心，黄治脾，白治肺，黑治肾。
大明。

【发明】〔藏器曰〕湿可去枯，白石英、紫石英之属是也。〔时珍曰〕白石英，手太阴、阳明
气分药也，治痿痹肺痈枯燥之病。但系石类，止可暂用，不宜久服。〔颂曰〕古人服食，惟白石
英为重。紫石英但入五石饮。其黄赤青黑四种，本草虽有名，而方家都不见用者。乳石论以钟乳
为乳，以白石英为石，是六英之贵，惟白石也。又曰：乳者阳中之阴，石者阴中之阳。故阳生十
一月后甲子服乳，阴生五月后甲子服石。然而相反畏恶，动则为害不浅。故乳石之发，方治虽
多，而罕有济者，诚不可轻饵也。〔宗奭曰〕紫、白二石英，攻疾可暂煮汁用，未闻久服之益。
张仲景只令㕮咀，不为细末，岂无意焉？若久服，宜详审之。

紫石英 <small>（本经上品）</small>

【集解】〔别录曰〕紫石英生太山山谷，采无时。〔普曰〕生太山或会稽， **紫石英**
欲令如削，紫色达头如樗蒲者。〔弘景曰〕今第一用太山石，色重澈下有根。次
出雹零山，亦好。又有南城石，无根。又有青绵石，色亦重黑明澈。又有林邑
石，腹里必有一物如眼。吴兴石，四面才有紫色，无光泽。会稽诸暨石，形色
如石榴子。先时并杂用，今惟采太山最胜。仙经不正用，而俗方重之。〔禹锡
曰〕按岭表录云：泷州山中多紫石英，其色淡紫，其质莹澈，随其大小皆五棱，
两头如箭镞。煮水饮之，暖而无毒，比之北中白石英，其力倍矣。〔宗奭曰〕紫
石英明澈如水精，但色紫而不匀。〔时珍曰〕按太平御览云：自大岘至太山，皆
有紫石英。太山所出，甚瓌玮。平氏阳山县所出，色深特好。乌程县北垄山所
出，甚光明，但小黑。东莞县爆山所出，旧以贡献。江夏矾山亦出之。永嘉固陶村小山所出，芒
角甚好，但色小薄尔。

【修治】〔时珍曰〕凡入丸散，用火煅醋淬七次，研末水飞过，晒干入药。

【气味】甘，温，无毒。〔别录曰〕辛。〔普曰〕神农、扁鹊：味甘，平。李当之：大寒。雷公：大温。岐伯：甘，无毒。〔之才曰〕长石为之使。畏扁青、附子、恶鮀甲、黄连、麦句姜。得茯冬①、人参，疗心中结气。得天雄、菖蒲，疗霍乱。〔时珍曰〕服食紫石英，乍寒乍热者，饮酒良。

【主治】心腹咳逆邪气，补不足，女子风寒在子宫，绝孕十年无子。久服温中，轻身延年。本经。疗上气心腹痛，寒热邪气结气，补心气不足，定惊悸，安魂魄，填下焦，止消渴，除胃中久寒，散痈肿，令人悦泽。别录。养肺气，治惊痫，蚀脓。甄权。

【发明】〔好古曰〕紫石英，入手少阴、足厥阴经。〔权曰〕虚而惊悸不安者，宜加用之。女子服之有子。〔颂曰〕乳石论，无单服紫石者，惟五石散中用之。张文仲备急方，有镇心单服紫石煮水法。胡洽及千金方，则多杂诸药同用。今方治妇人及心病，时有使者。〔时珍曰〕紫石英，手少阴、足厥阴血分药也。上能镇心，重以去怯也；下能益肝，湿以去枯也。心生血，肝藏血，其性暖而补，故心神不安，肝血不足，及女子血海虚寒不孕者宜之。别录言其补心气、甄权言其养肺者，殊味气阳血阴营卫之别。惟本经所言诸证，甚得此理。

菩萨石 （日华）

【释名】放光石、阴精石纲目（义见。）下

【集解】〔宗奭曰〕嘉州峨眉山出菩萨石，色莹白明澈，若太山狼牙石、上饶水精之类，日中照之有五色，如佛顶圆光，因以名之。〔时珍曰〕出峨眉、五台、匡庐岩窦间。其质六棱，或大如枣栗，其色莹洁，映日则光采微芒，有小如樱珠，则五色粲然可喜，亦石英之类也。丹炉家煅制作五金三黄匮。

【气味】甘，平，无毒。

【主治】解药毒蛊毒，及金石药发动作痈疽渴疾，消扑损瘀血，止热狂惊痫，通月经，解风肿，除淋，井水磨服。蛇虫蜂蝎狼犬毒箭等伤，并末傅之。大明。明目去翳。时珍。

菩萨石

峨眉山

---

① 冬：江西本、张本俱作"苳"。

第九卷石部目录

石之三 （石类上三十二种）

第九卷石部

石之三 <small>（石类上三十二种）</small>

丹砂 <small>（本经上品）</small>

【释名】朱砂〔时珍曰〕丹乃石名，其字从井中一点，象丹在井中之形，义出许慎说文。后人以丹为朱色之名，故呼朱砂。

【集解】〔别录曰〕丹砂生符陵山谷，采无时。光色如云母可拆者良，作末名真朱。〔弘景曰〕即今朱砂也。俗医别取武都仇池雄黄夹雌黄者，名为丹砂用之，谬矣。符陵是涪州接巴郡南，今无复采者。乃出武陵、西川诸蛮夷中，皆通属巴地，故谓之巴砂。仙经亦用越砂，即出广州临漳者。此二处并好，惟须光明莹澈为佳。如云母片者，谓之云母砂。如樗蒲子、紫石英形者，谓之马齿砂，亦好。如大小豆及大块圆滑者，谓之豆砂。细末碎者，谓之末砂。此二种粗，不入药用，但可画用尔。朱砂皆凿坎入数丈许。虽同出一郡县，亦有好恶。地有水井，胜火井也。仙方炼饵，最为长生之宝。〔恭曰〕丹

丹　砂

砂大略二种，有土砂、石砂。其土砂，复有块砂、末砂，体并重而色黄黑，不任画，用疗疮疥亦好，但不入心腹之药，然可烧之，出水银乃多也。其石砂有十数品：最上者为光明砂，云一颗别生一石龛内，大者如鸡卵，小者如枣栗，形似芙蓉，破之如云母，光明照彻，在龛中石台上生，得此者带之辟恶，为上。其次或出石中，或出水内，形块大者如拇指，小者如杏仁，光明无杂，名马牙砂，一名无重砂，入药及画俱善，俗间亦少有之。其磨篷新井、别井、水井、火井、芙蓉、石末、石堆、豆末等砂，形类颇相似。入药及画，当择去其杂土石，便可用矣。别有越砂，大者如拳、小者如鸡鸭卵，形虽大，其杂土石，不如细而明净者。经言末之名真朱者，谬矣，岂有一物以全末殊名乎？〔敩曰〕砂凡百等，不可一一论。有妙硫砂，如拳许大，或重一镒，有十四面，面如镜，若遇阴沉天雨，即镜面上有红浆汁出。有梅柏砂，如梅子许大，夜有光生，照见一室。有白庭砂，如帝珠子许大，面上有小星现。有神座砂、金座砂、玉座砂，不经丹灶，服之而自延寿命。次有白金砂、澄水砂、阴成砂、辰锦砂、芙蓉砂、镜面砂、箭镞砂、曹末砂、土砂、金星砂、平面砂、神末砂等，不可一一细述也。〔颂曰〕今出辰州、宜州、阶州，而辰砂为最。生深山石崖间，土人采之，穴地数十丈始见其苗，乃白石，谓之朱矿床。砂生石上，其大块者如鸡

子，小者如石榴子，状若芙蓉头，箭镞，连床者紫黯若铁色，而光明莹澈，碎之崭岩作墙壁，又似云母片可拆者，真辰砂也，无石者弥佳。过此皆淘土石中得之，非生于石床者。宜砂绝有大块者，碎之亦作墙壁，但罕有类物状，而色亦深赤，为用不及辰砂，盖出土石间，非白石床所生也。然近宜州邻地春州、融州皆有砂，故其水尽赤。每烟雾郁蒸之气，亦赤黄色，土人谓之朱砂气，尤能作瘴疠为人患也。阶砂又次之，不堪入药，惟可画色尔。凡砂之绝好者，为光明砂，其次谓之颗块，其次谓之鹿簌，其下谓之末砂。惟光明砂入药，余并不用。〔宗奭曰〕丹砂今人谓之朱砂。辰州砂多出蛮峒锦州界狯獠峒老鸦井。其井深广数十丈，先聚薪于井焚之。其青石壁迸裂处，即有小龛。龛中自有白石床，其石如玉。床上乃生砂，小者如箭镞，大者如芙蓉，光明可鉴，研之鲜红，砂泪床大者重七八两至十两。晃州所出形如箭镞带石者，得自土中，非此比也。〔承曰〕金州、商州亦出一种砂，色微黄，作土气，陕西、河东、河北、汴东、汴西并以入药，长安、蜀州研以代银朱作漆器。又信州近年出一种砂，极有大者，光芒墙壁，略类宜州所产。然有砒气，破之多作生砒色。若入药用，见火恐杀人。今浙中市肆往往货之，不可不审。〔时珍曰〕丹砂以辰、锦者为最。麻阳即古锦州地。佳者为箭镞砂，结不实者为肺砂，细者为末砂。色紫不染纸者为旧坑砂，为上品；色鲜染纸者为新坑砂，次之。苏颂、陈承所谓阶州、金、商州砂者，乃陶弘景所谓武都雄黄，非丹砂也。范成大桂海志云：本草以辰砂为上，宜砂次之。然宜州出砂处，与湖北大牙山相连。北为辰砂，南为宜砂，地脉不殊，无甚分别，老者亦出白石床上。苏颂乃云：宜砂出土石间，非石床所生，是未识此也。别有一种色红质嫩者，名土坑砂，乃土石间者，不甚耐火。邕州亦有砂，大者数十、百两，作块黑暗，少墙壁，不堪入药，惟以烧取水银。颂云融州亦有，今融州元砂，乃邕州之讹也。瞿仙庚辛玉册云：丹砂石以五溪山峒中产者，得正南之气为上。麻阳诸山与五溪相接者，次之。云南、波斯、西胡砂，并光洁可用。柳州一种砂，全似辰砂，惟块圆如皂角子，不入药用。商州、黔州土丹砂，宣、信州砂，皆内含毒气及金银铜铅气，不可服。张果丹砂要诀云：丹砂者，万灵之主，居之南方。或赤龙以建号，或朱鸟以为名。上品生于辰、锦州石穴，中品生于交、桂，下品生于衡、邵。各有数种，清浊体异，真伪不同。辰、锦上品砂，生白石床之上，十二枚为一座，色如未开莲花，光明耀日。亦有九枚为一座。七枚、五枚者次之。每座中有大者为主，四围小者为臣朝护，四面杂砂一二斗抱之。中有芙蓉头成颗者，亦入上品。又有如马牙光明者，为上品；白光若云母，为中品。又有紫灵砂，圆长似笋而红紫，为上品；石片棱角生青光，为下品。交、桂所出，但是座上及打石得，形似芙蓉头面光明者，亦入上品；颗粒而通明者，为中品；片段不明澈者，为下品。衡、邵所出，虽是紫砂，得之砂石中者，亦下品也。有溪砂，生溪州砂石之中；土砂，生土穴之中，土石相杂，故不入上品，不可服饵。唐李德裕黄冶论云：光明砂者，天地自然之宝，在石室之间，生雪床之上。如初生芙蓉，红芭未拆。细者环拱，大者处中，有辰居之象，有君臣之位。光明外澈，采之者，寻石脉而求，此造化之所铸也。〔土宿真君曰〕丹砂受青阳之气，始生矿石，二百年成丹砂而青女孕，又二百年而成铅，又二百成银，又二百年复得太和之气，化而为金，故诸金皆不若丹砂金为上也。

【修治】〔敩曰〕凡修事朱砂，静室焚香斋沐后，取砂以香水浴过，拭干，碎捣之，钵中更研三伏时。取一瓷锅子，每朱砂一两，用甘草二两，紫背天葵一镒，五方草一镒，着砂上，以东流水煮三伏时，勿令水阙。去药，以东流水淘净干熬，又研如粉。用小瓷瓶入青芝草、山须草半两盖之，下十斤火煅，从巳至午方歇，候冷取出，细研用。如要服，则以熬蜜丸细麻子大，空腹服一丸。〔时珍曰〕今法惟取好砂研末，以流水飞三次，用其末。砂多杂石末、铁屑，不堪入药。又法：以绢袋盛砂，用荞麦灰淋汁，煮三伏时取出，流水浸洗过，研粉飞晒用。又丹砂以石胆、消石和埋土中，可化为水。

【气味】甘，微寒，无毒。〔普曰〕神农：甘。岐伯：苦，有毒。扁鹊：苦。李当之：大寒。〔权曰〕有大毒。〔大明曰〕凉，微毒。〔之才曰〕恶磁石，畏碱水，忌一切血。〔时珍曰〕丹砂，别录云无毒，岐伯、甄权言有毒，似相矛盾。按何孟春余冬录云：丹砂性寒而无毒，人火则热而有毒，能杀人，物性逐火而变。此说是也。丹砂之畏慈石、碱水者，水克火也。〔敩曰〕铁遇神砂，如泥似粉。〔土宿真君曰〕丹砂用阴地厥、地骨皮、车前草、马鞭草、皂荚、石韦、决明、瞿麦、南星、白附子、乌头、三角酸、藕荷、桑椹、地榆、紫河车、地丁，皆可伏制。而金公以砂为子，有相生之道，可变化。

【主治】身体五脏百病，养精神，安魂魄，益气明目，杀精魅邪恶鬼。久服通神明不老。能化为汞。本经。**通血脉，止烦满消渴，益精神，悦泽人面，除中恶腹痛，毒气疥瘘诸疮。轻身神仙。**别录。**镇心，主尸疰抽风。**甄权。**润心肺，治疮痂息肉，并涂之。**大明。**治惊痫，解胎毒痘毒，驱邪疟，能发汗。**时珍。

【发明】〔保升曰〕朱砂法火色赤而主心。〔杲曰〕丹砂纯阴，纳浮溜之火而安神明，凡心热者非此不能除。〔好古曰〕乃心经血分主药，主命门有余。〔青霞子曰〕丹砂外包八石，内含金精，禀气于甲，受气于丙，出路见壬，结块成庚，增光归戊，阴阳升降，各本其原，自然不死。若以气衰血败，体竭骨枯，八石之功，稍能添益。若欲长生久视，保命安神，须饵丹砂。且丹石见火，悉成灰烬；丹砂伏火，化为黄银。能重能轻，能神能云，黄①黑能白，能暗能明。一斛人擎，力难升举；万斤遇火，轻速上腾。鬼神寻求，莫知所在。〔时珍曰〕丹砂生于炎方，禀离火之气而成，体阳而性阴，故外显丹色而内含真汞。其气不热而寒，离中有阴也。其味不苦而甘，火中有土也。是以同远志、龙骨之类，则养心气；同当归、丹参之类，则养心血；同枸杞、地黄之类，则养肾；同厚朴、川椒之类，则养脾；同南星、川乌之类，则祛风。可以明目，可以安胎，可以解毒，可以发汗，随佐使而见功，无所往而不可。夏子益奇疾方云：凡人自觉本形作两人，并行并卧，不辨真假者，离魂病也。用辰砂、人参、茯苓，浓煎日饮，真者气爽，假者化也。类编云：钱丕少卿夜多恶梦，通宵不寐，自虑非吉。遇邓州推官胡用之曰：昔常如此。有道士教载辰砂如箭镞者，涉旬即验，四五年不复有梦。因解髻中一绛囊遗之。即夕无梦，神魂安静。道书谓丹砂辟恶安魂，观此二事可征矣。〔抱朴子曰〕临沅县廖氏家，世世寿考。后徙去，子孙多夭折。他人居其故宅，复多寿考。疑其井水赤，乃掘之，得古人埋丹砂数十斛也。饮此水而得寿，况炼服者乎？〔颂曰〕郑康成注周礼，以丹砂、石胆、雄黄、矾石、慈石为五毒。古人惟以攻疮疡，而本经以丹砂为无毒，故多炼治服食，鲜有不为药患者，岂五毒之说胜乎？当以为戒。〔宗奭曰〕朱砂镇养心神，但宜生使。若炼服，少有不作疾者。一医疾，服伏火者数粒，一旦大热，数夕而毙。沈存中云：表兄李胜炼朱砂为丹，岁余，沐浴再入鼎，误遗一块。其徒丸服之，遂发懵冒，一夕而毙。夫生朱砂，初生小儿便可服；因火力所变，遂能杀人，不可不谨。〔陈文中曰〕小儿初生，便服朱砂、轻粉、白蜜、黄连水，欲下胎毒。此皆伤脾败阳之药，轻粉下痰损心，朱

---

① 黄：《政和本草》丹砂条作"能"。

砂下涎损神，儿实者服之软弱，弱者服之易伤，变生诸病也。〔时珍曰〕叶石林避暑录载：林彦振、谢任伯皆服伏火丹砂，俱病脑疽死。张杲医说载：张悫服食丹砂，病中消数年，发鬓疽而死。皆可为服丹之戒。而周密野语载：临川周推官乎生羸弱，多服丹砂、乌、附药，晚年发背疽。医悉归罪丹石，服解毒药不效。疡医老祝诊脉曰：此乃极阴证，正当多服伏火丹砂及三建汤。乃用小剂试之，复作大剂，三日后用膏敷贴，半月而疮平，凡服三建汤一百五十服。此又与前诸说异。盖人之脏腑禀受万殊，在智者辨其阴阳脉证，不以先入为主。非妙人精微者，不能企此。

水银（本经中品）

【释名】汞别录、澒汞同、灵液纲目、姹女药性。〔时珍曰〕其状如水似银，故名水银。澒者，流动貌。方术家以水银和牛、羊、豕三脂杵成膏，以通草为炷，照于有金宝处一，即知金银铜铁铅玉龟蛇妖怪，故谓之灵液。〔颂曰〕广雅：水银谓之澒。丹灶家名汞，其字亦通用尔。

【集解】〔别录曰〕水银生符陵平土，出于丹砂。〔弘景曰〕今水银有生熟。此云生符陵平土者，是出朱砂腹中，亦有别出沙地者，青白色，最胜。出于丹砂者，是今烧粗末朱砂所得，色小白浊，不及生者。甚能消化金银，使成泥，人以镀物是也。烧时飞着釜上灰，名汞粉，俗呼为水银灰，最能去风。〔恭曰〕水银出于朱砂，皆因热气，未闻朱砂腹中自出之者。火烧飞取，人皆解法。南人蒸取之，得水银虽少，而朱砂不损，但色少变黑尔。〔颂曰〕今出秦州、商州、道州、邵武军，而秦州乃来自西羌界。经云出于丹砂者，乃是山石中采粗次朱砂，作炉置砂于中，下承以水，上覆以盆，器外加火煅养，则烟飞于上，水银溜于下，其色小白浊。陶氏言别出沙地者青白色，今不闻有此。西羌人亦云如此烧取，但其山中所生极多，至于一山自拆裂，人采得砂石，皆大块如升斗，碎之乃可烧煅，故西来水银极多于南方者。又取草法：用细叶马齿苋干之，十斤得水银八两或十两。先以槐木槌之，向日东作架晒之，三二日即干。如经年久，烧存性，盛入瓦瓮内，封口，埋土坑中四十九日，取出自成矣。〔时珍曰〕汞出于砂为真汞，雷敩言有草汞。陶弘景言有沙地汞，淮南子言弱土之气生白礜石，礜石生白澒。苏颂言陶说者不闻有之。按陈霆墨谈云，拂林国当日没之处，地有水银海，周围四五十里。国人取之，近海十里许掘坑井数十，乃使健夫骏马，皆贴金箔，行近海边。日照金光

水　银

晃耀，则水银滚沸如潮而来，其势若粘裹。其人即回马疾驰，水银随赶。若行缓，则人马俱扑灭也。人马行速，则水银势远力微，遇坑堑而溜积于中。然后取之，用香草同煎，则成花银，此与中国所产不同。按此说似与陶氏沙地所出相合。又与陈藏器言人服水银病拘挛，但炙金物熨之，则水银必出蚀金之说相符。盖外番多丹砂，其液自流为水银，不独炼砂取出，信矣。胡演丹药秘诀云：取砂汞法：用瓷瓶盛朱砂，不拘多少，以纸封口，香汤煮一伏时，取入水火鼎内，炭塞口，铁盘盖定。凿地一孔，放碗一个盛水，连盘覆鼎于碗上，盐泥固缝，周围加火煅之，待冷取出，汞自流入碗矣。邕州溪峒烧取极易，以百两为一铫，铫之制似猪脬，外糊厚纸数重，贮之即不走漏。若撒失在地，但以川椒末或茶末收之，或以真金及输石引之即上。〔嘉谟曰〕取去汞之砂壳，名天流，可点化。

【修治】〔敩曰〕凡使勿用草汞并旧朱漆中者，经别药制过者，在尸中过者，半生半死者。其朱砂中水银色微红，收得后用壶芦贮之，免遗失。若先以紫背天葵并夜交藤自然汁二味同煮一伏时，其毒自退。若修十两，二汁各七镒。

【气味】辛，寒，有毒。〔权曰〕有大毒。〔大明曰〕无毒。〔之才曰〕畏慈石、砒霜。〔宗奭曰〕水银得铅则凝，得硫则结，并枣肉研则散，别法煅为腻粉，粉霜，唾研之死虿，铜得之则明，灌尸中则后腐，以金银铜铁置其上则浮，得紫河车则伏，得川椒则收。可以勾金，可为涌泉匮，盖借死水银之气也。〔土宿真君曰〕荷叶、松叶、松脂、谷精草、萱草、金星草、瓦松、夏枯草、忍冬、莨菪子、雁来红、马蹄香、独脚莲、水慈姑，皆能制汞。

【主治】疖瘘痂疡白秃，杀皮肤中虿，堕胎除热，杀金银铜锡毒。熔化还复为丹，久服神仙不死。本经。**以敷男子阴，阴消无气。**别录。**利水道，去热毒。**藏器。**主天行热疾，除风，安神镇心，治恶疮痂疥，杀虫，催生，下死胎。**大明。**治小儿惊热涎潮。**宗奭。**镇坠痰逆，呕吐反胃。**时珍。

【发明】〔弘景曰〕还复为丹，事出仙经。酒和日暴，服之长生。〔权曰〕水银有大毒，朱砂中液也。乃还丹之元母，神仙不死之药，能伏炼五金为泥。〔抱朴子曰〕丹砂烧之成水银，积变又还成丹砂，其去凡草木远矣，故能令人长生。金汞在九窍，则死人为之不朽，况服食乎？〔藏器曰〕水银入耳，能食人脑至尽；入肉令百节挛缩，倒阴绝阳。人患疮疥，多以水银涂之，性滑重，直入肉，宜谨之。头疮切不可用，恐入经络，必缓筋骨，百药不治也。〔宗奭曰〕水银入药，虽各有法，极须审谨，有毒故也。妇人多服绝娠。今有水银烧成丹砂，医人不晓误用，不可不谨。唐韩愈云：太学士李于遇方士柳泌，能烧水银为不死药。以铅满一鼎，按中为空，实以水银，盖封四际，烧为丹砂。服之下血，四年病益急，乃死。余不知服食说自何世起，杀人不可计，而世慕尚之益至，此其惑也。在文书所记及耳闻者不说。今直取目见，亲与之游，而以药败者六七公，以为世诫。工部尚书归登，自说服水银得病，有若烧铁杖自颠贯其下，摧而为火，射窍节以出，狂痛呼号泣绝。其祸席得水银，发且止，唾血十数年以毙。殿中御史李虚中，疽发其背死。刑部尚书李逊谓余曰：我为药误。遂死。刑部侍郎李建。一旦无病死。工部尚书孟简，邀我于万州，屏人曰：我得秘药，不可独不死。今遗子一器，可用枣肉为丸服之。别一年而病。后有人至，讯之，曰：前所服药误，方且下之，下则平矣。病二岁卒。东川节度御史大夫卢坦，溺血，肉痛不可忍，乞死。金吾将军李道古，以柳泌得罪，食泌药，五十死海上。此皆可为戒者也。蕲不死乃速得死，谓之智，可不可也？五谷三牲，盐醯果蔬，人所常御。人相厚勉，必曰强食。今惑者皆曰：五谷令人夭，三牲皆杀人，当务减节。一箧之馈，禁忌十之二三。不信常道而务鬼怪，临死乃悔。后之好者又曰：彼死者皆不得其道也，我则不然。始动曰：药动故病，病去药行，乃不死矣。及且死又悔。呜呼！可哀也已。〔时珍曰〕水银乃至阴之精，禀沉着之性。得凡火煅炼，则飞腾灵变；得人气熏蒸，则入骨钻筋，绝阳蚀脑。阴毒之物无似之者。而大明言其无毒，本经言其久服神仙，甄权言其为丹元母，抱朴子以为长生之药，六朝以下贪生者服食，致成废笃而丧厥躯，不知若干人矣。方士固不足道，本草其可妄言哉？水银但不可服食尔，而其治病之功，不可掩也。同黑铅结砂，则镇坠痰涎；同硫黄结砂，则拯救危病。此乃应变之兵，在用者能得肯綮而执其枢机焉而。余见铅白霜及灵砂下。

水银粉 (宋嘉祐)

【释名】汞粉、轻粉拾遗、峭粉日华、腻粉〔时珍曰〕轻言其质，峭言其状，腻言其性。昔萧史与秦穆公炼飞去丹，第一转乃轻粉，即此。

【修治】〔时珍曰〕升炼轻粉法：用水银一两，白矾二两，食盐一两，同研不见星，铺于铁器内，以小乌盆覆之。筛灶灰，盐水和，封固盆口。以炭打二炷香取开，则粉升于盆上矣。其自如雪，轻盈可爱。一两汞，可升粉八钱。又法：水银一两，皂矾七钱，白盐五钱，同研，如上升炼。又法：先以皂矾四两，盐一两，焰硝五钱，共炒黄为由。水银一两，又曲二两，白矾二钱，研匀，如上升炼。海客论云：诸矾不与水银相合，而绿矾和盐能制水银成粉，何也？盖水银者金之魂魄，绿矾者铁之精华，二气同根，是以暂制成粉。无盐则色不白。

【气味】辛，冷，无毒。〔大明曰〕畏磁石、石黄，忌一切血，本出于丹砂故也。〔时珍曰〕温燥有毒，升也，浮也。黄连、土茯苓、陈酱、黑铅、铁浆，可制其毒。

【主治】通大肠，转小儿疳痹瘰疬，杀疮疥癣虫，及鼻上酒齄。风疮瘙痒。藏器。治痰涎积滞，水肿鼓胀，毒疮。时珍。

【发明】〔宗奭曰〕水银粉下膈涎，并小儿涎潮瘛疭药多用。然不可常服及过多，多则损人。若兼惊则危，须审之。盖惊为心气不足，不可下。下之里虚，惊气入心，不可治。其人本虚、更须禁此，慎之至也。〔刘完素曰〕银粉能伤牙齿。盖上下齿龈属手足阳明之经，毒气感于肠胃，而精神气血水谷既不胜其毒，则毒即循经上行，而至齿龈嫩薄之分为审也。〔时珍曰〕水银乃至阴毒物，因火煅丹砂而出，加以盐、矾炼而为轻粉，加以硫黄升而为银朱，轻飞灵变，化纯阴为燥烈。其性走而不守，善劫痰涎，消积滞。故水肿风痰湿热毒疮被劫，涎从齿龈而出，邪郁为之暂开，而疾因之亦愈。若服之过剂，或不得法，则毒气被蒸，窜入经络筋骨，莫之能出。痰涎既去，血液耗亡，筋失所养，营卫不从。变为筋挛骨痛，发为痈肿疳漏，或手足皲裂，虫癣顽痹，经年累月，遂成痼疾，其害无穷。观丹客升炼水银轻粉，鼎器稍失固济，铁石撼透，况人之筋骨皮肉乎？陈文中言轻粉下痰而损心气，小儿不可轻用，伤脾败阳，必变他证，初生尤宜慎之。而演山氏谓小儿在胎，受母饮食热毒之气，蓄在胸膈，故生下个个发惊，宜三日之内与黄连去热，腻粉散毒，又与人参朱砂蜜汤解清心肺，积毒既化，儿可免此患。二说不同，各有所见。一谓无胎毒者，不可轻服；一谓有胎毒者，宜预解之。用者宜审。

粉霜 (纲目)

【释名】水银霜、白雪纲目、白灵砂〔时珍曰〕以汞粉转升成霜，故曰粉霜。抱朴子云：白雪，粉霜也。以海卤为匮，盖以土鼎。勿泄精华，七日乃成。要足阳气，不为阴侵。惟姜、藕、地丁、河车可以炼之点化。在仙为玄壶，在人为精原，在丹为木精，在造化为白雪，在天为甘露。

【修治】〔时珍曰〕升炼法：用真汞粉一两，入瓦罐内令匀。以灯盏仰盖罐口，盐泥涂缝。先以小炭火铺罐底四围，以水湿纸不住手在灯盏内擦，勿令间断。逐渐加火，至罐颈住火。冷定取出，即成霜如白蜡。按外台秘要载古方崔氏造水银霜法云：用水银十两，石硫黄十两，各以一铛熬之。良久银热黄消，急倾为一铛，少缓即不相入，仍急搅之。良久硫成灰，银不见，乃下伏龙肝末十两，盐末一两。搅之。别以盐末铺铛底一分，入药在上，又以盐末盖面一分，以瓦盆覆之，盐土和泥涂缝，炭火煅一伏时，先文后武，开盆刷下，凡一转。后分旧土为四分，以一分和霜，入盐末二两，如前法飞之讫。又以土一分，盐末二两，和飞如前，凡四转。土尽更用新土，如此七转，乃成霜用之。此法后人罕知，故附于此云。

【气味】辛，温，有毒。〔时珍曰〕畏养麦秆灰、硫黄。

【主治】下痰涎，消积滞，利水，与轻粉同功。时珍。

【发明】〔元素曰〕粉霜、轻粉，亦能洁净府，去膀胱中垢腻，既毒而损齿，宜少用之。〔时珍曰〕其功过与轻粉同。

银朱 (纲目)

【释名】猩红、紫粉霜〔时珍曰〕昔人谓水银出于丹砂，熔化还复为朱者，即此也。名亦由此。

【集解】〔时珍曰〕胡演丹药秘诀云：升炼银朱，用石亭脂二斤，新锅内熔化，次下水银一斤，炒作青砂头，炒不见星。研末罐盛，石版盖住，铁线缚定。盐泥固济，大火煅之。待冷取出，贴罐者为银朱，贴口者为丹砂。今人多以黄丹及矾红杂之，其色黄黯，宜辨之。真者谓之水华朱。每水银一斤，烧朱一十四两八分，次朱三两五钱。

【气味】辛，温，有毒。

【主治】破积滞，劫痰涎，散结胸，疗疥癣恶疮，杀虫及虱，功同粉霜。时珍。

【发明】〔明珍曰〕银朱乃硫黄同汞升炼而成，其性燥烈，亦能烂龈挛筋，其功过与轻粉同也。今厨人往往以之染色供馔，宜去之。

灵砂 (证类)

【释名】二气砂〔慎微曰〕苧亭客话载，以灵砂饵胡孙、鹦鹉、鼠、犬等，变其心，辄会人言，丹之通为灵者。〔时珍曰〕此以至阳勾至阴，脱阴反阳，故曰灵砂。

【修治】〔慎微曰〕灵砂，用水银一两，硫黄六铢，细研炒作青砂头，后入水火既济炉，抽之如束针纹者，成就也。〔时珍曰〕按胡演丹药秘诀云：升灵砂法：用新锅安逍遥炉上，蜜揩锅底，文火下烧，入硫黄二两熔化，投水银半斤，以铁匙急搅，作青砂头。如有焰起，喷醋解之。待汞不见星，取出细研，盛入水火鼎内，盐泥固济，下以自然火升之，干水十二盏为度，取出如束针纹者，成矣。庚辛玉册云：灵砂者，至神之物也。硫汞制而成形，谓之丹基。夺天地造化之功，窃阴阳不测之妙。可以变化五行，炼成九还。其未升鼎者，谓之青金丹头；已升鼎者，乃曰灵砂。灵砂有三：以一伏时周天火而成者，谓之金鼎灵砂；以九度抽添用周天火而成者，谓之九转灵砂；以地数三十日炒炼而成者，谓之医家老火灵砂。并宜桑灰淋醋煮伏过用，乃良。

【气味】甘，温，无毒。

【主治】五脏百病，养神安魂魄，益气明目，通血脉，止烦满，益精神，杀精魅恶鬼气。久服通神明不老，轻身神仙，令人心灵。慎微。主上盛下虚，痰涎壅盛，头旋吐逆，霍乱反胃，心腹冷痛，升降阴阳，既济水火，调和五脏，辅助元气。研末，糯糊为丸，枣汤服，最能镇坠，神丹也。时珍。

【发明】〔时珍曰〕硫黄，阳精也；水银，阴精也。以之相配夫妇之道，纯阴纯阳二体合璧。故能夺造化之妙，而升降阴阳，既济水火，为扶危拯急之神丹，但不可久服尔。苏东坡言，此药治久患反胃，及一切吐逆，小儿惊吐，其效如神，有配合阴阳之妙故也。时珍常以阴阳水送之，尤妙。

雄黄（本经中品）

雄　黄

【释名】黄金石本经、石黄唐本、熏黄〔普曰〕雄黄生山之阳，是丹之雄，所以名雄黄也。〔恭曰〕出石门者名石黄，亦是雄黄，而通名黄金石，石门者为劣尔。恶者名熏黄，止用熏疮疥，故名之。〔藏器曰〕今人敲取石黄中精明者为雄黄，外黑者为熏黄。雄黄烧之不臭，熏黄烧之则臭，以此分别。〔权曰〕雄黄，金之苗也。故南方近金冶处时有之，但不及西来者真好尔，〔宗奭曰〕非金苗也。有金窟处无雄黄。〔时珍曰〕雄黄入点化黄金用，故名黄金石，非金苗也。

【集解】〔别录曰〕雄黄生武都山谷、敦煌山之阳，采无时。〔弘景曰〕武都，氐羌也，是为仇池。宕昌亦有之，小劣。敦煌在凉州西数千里，近来纷扰，皆用石门、始兴石黄之好者耳。凉州黄好者作鸡冠色，不臭而坚实。其黯黑及虚软者，不好也。〔恭曰〕宕昌、武都者为佳，块方数寸，明澈如鸡冠，或以为枕，服之辟恶。其青黑坚者，不入药用。贞观年中，以宕州新出有得方数尺者，但重脆不可全致之耳。〔禹锡曰〕水经注云：黄水出零陵县，西北连巫山，溪出雄黄，颇有神异。常以冬月祭祀，凿石深数丈，方采得之，故溪水取名焉。又抱朴子云：雄黄当得武都山所出者，纯而无杂，其赤如鸡冠，光明晔晔者，乃可用。其但纯黄似雌黄色无光者，不任作仙药，可合理病药耳。〔颂曰〕今阶州即古武都山中有之。形块如丹砂，明澈不夹石，其色如鸡冠者真。有青黑色而坚者名熏黄，有形色似真而气臭者名臭黄，并不入服食，只可疗疮疥。其臭以醋洗之便去，足以乱真，尤宜辨。又阶州接西戎界，出一种水窟雄黄，生于山岩中有水流处。其石名青烟石、白鲜石。雄黄出其中，其块大者如胡桃，小者如栗豆，上有孔窍，其色深红而微紫，体极轻虚而功用更胜，丹灶家尤贵重之。〔时珍曰〕武都水窟雄黄，北人以充丹砂，但研细色带黄耳。丹房鉴源云：雄黄千年化为黄金。武都者上，西番次之。铁色者上，鸡冠次之。以沉水银脚铁末上拭了，旋有黄衣生者为真。一云：验之可以熠虫死者为真，细嚼口中含汤不臭辣者次之。〔敩曰〕凡使勿用臭黄，气臭；黑鸡黄，色如乌鸡头；夹腻黄，一重黄，一重石，并不堪用。真雄黄，似鹧鸪鸟肝色者为上。

【修治】〔敩曰〕每雄黄三两，以甘草、紫背天葵、地胆、碧棱花各五两，细锉，东流水入

第九卷石部

三三九

坩锅中，煮三伏时，漉出，捣如粉，水飞澄去黑者，晒干再研用。其内有劫铁石，又号赴矢黄，能劫于铁，并不入药用。〔思邈曰〕凡服食用武都雄黄，须油煎九日九夜，乃可入药；不尔有毒，慎勿生用。〔时珍曰〕一法：用米醋入萝卜汁煮干用良。〔抱朴子曰〕饵法：或以蒸煮，或以消石化为水，或以猪脂裹蒸之于赤土下，或以松脂和之，或以三物炼之，如布，白如冰。服之令人长生，除百病，杀三虫。伏火者，可点铜成金，变银成金。

【气味】**苦，平，寒，有毒。**〔别录曰〕甘，大温。〔权曰〕辛，有大毒。〔大明曰〕微毒。〔土宿真君曰〕南星、地黄、莴苣、五加皮、紫河车、地榆、五叶藤、黄芩、白芷、当归、地锦、鹅肠草、鸡肠草、苦参、鹅不食草、圆桑、猬脂，皆可制雄黄。

【主治】**寒热，鼠瘘恶疮，疽痔死肌，杀精物恶鬼邪气百虫毒，胜五兵。炼食之，轻身神仙。**本经。**疗疥虫𰀀疮，目痛，鼻中息肉，及绝筋破骨，百节中大风，积聚癖气，中恶腹痛鬼疰，杀诸蛇虺毒，解藜芦毒，悦泽人面。饵服之者，皆飞入脑中，胜鬼神，延年益寿，保中不饥。得铜可作金。**别录。**主疥癣风邪，癫痫岚瘴，一切虫兽伤。**大明。**搜肝气，泻肝风，消涎积。**好古。**治疟疾寒热，伏暑泄痢，酒饮成癖，惊痫，头风眩运，化腹中瘀血，杀劳虫疳虫。**时珍。

【发明】〔权曰〕雄黄能杀百毒，辟百邪，杀蛊毒。人佩之，鬼神不敢近；入山林，虎狼伏；涉川水，毒物不敢伤。〔抱朴子曰〕带雄黄入山林，即不畏蛇。若蛇中人，以少许傅之，登时愈。吴楚之地，暑湿郁蒸，多毒虫及射工、沙虱之类，但以雄黄、大蒜等分，合捣一丸佩之。或已中者，涂之亦良。〔宗奭曰〕焚之，蛇皆远去。治蛇咬方，见五灵脂下。唐书云：甄立言究习方书，为太常丞。有尼年六十余，患心腹鼓胀，身体羸瘦，已二年。立言诊之，曰：腹内有虫，当是误食发而然。令饵雄黄一剂，须臾吐出一蛇，如拇指，无目，烧之犹有发气，乃愈。又明皇杂录云：有黄门奉使交广回。太医周顾曰：此人腹中有蛟龙。上惊问黄门有疾否？曰：臣驰马大庾岭，热困且渴，遂饮涧水，竟腹中坚痞如石。周遂以硝石、雄黄煮服之。立吐一物，长数寸，大如指，视之鳞甲皆具。此皆杀蛊毒之验也。〔颂曰〕雄黄治疮疡尚矣。周礼：疡医，疗疡以五毒攻之。郑康成注云：今医方有五毒之药，作之，合黄堥，置石胆、丹砂、雄黄、矾石、磁石其中，烧之三日三夜，其烟上着，鸡羽扫取以注疮，恶肉破骨则尽出也。杨亿笔记载：杨蜗少时，有疮生于颊，连齿辅车，外肿若覆瓯，内溃出脓血，痛楚难忍，百疗弥年不瘥。人令依郑法烧药注之，少顷，朽骨连牙溃出，遂愈，信古方攻病之速也。黄堥音武，即今有盖瓦合也。〔时珍曰〕五毒药，范汪东阳方变为飞黄散，治缓疽恶疮，蚀恶肉。其法取瓦盆一个，安雌黄于中，丹砂居南，慈石居北，曾青居东，白石英居西，矾石居上，石膏次之，钟乳居下，雄黄覆之，云母布于下，各二两末。以一盆盖之，羊毛泥固济，作三隅灶，以陈苇烧一日，取其飞黄用之。夫雄黄乃治疮杀毒要药也，而入肝经气分，故肝风肝气、惊痫痰涎、头痛眩运、暑疟泄痢、积聚诸病，用之有殊功。又能化血为水。而方士乃炼治服饵，神异其说，被其毒者多矣。按洪迈夷坚志云：虞雍公允文感暑痢，连月不瘥。忽梦至一处，见一人如仙官，延之坐。壁间有药方，其辞云：暑毒在脾，湿气连脚；不泄则痢，不痢则疟。独炼雄黄，蒸饼和药；别作治疗，医家大错。公依方，用雄黄水飞九度，竹筒盛。蒸七次，研末，蒸饼和丸梧子大。每甘草汤下七丸，日三服，果愈。太平广记载成都刘无名服雄黄长生之说，方士言尔，不可信。

熏黄【主治】**恶疮疥癣，杀虫虱。和诸药熏嗽。**

雌黄 （本经本品）

【释名】 坐，七火切。〔时珍曰〕生山之阴，故曰雌黄。土宿本草云：阳石气未足者为雌，已足者为雄，相距五百年而结为石。造化有夫妇之道。故曰雌雄。

【集解】〔别录曰〕雌黄生武都山谷，与雄黄同山生。其阴山有金，金精熏则生雌黄。采无时。〔弘景曰〕今雌黄出武都仇池者，谓之武都仇池黄，色小赤。出扶南林邑者，谓之昆仑黄，色如金，而似云母甲错，画家所重。既有雌雄之名，又同山之阴阳，合药便当以武都为胜。仙经无单服法，惟以合丹砂、雄黄飞炼为丹尔。金精是雌黄，铜精是空青，而服空青反胜于雌黄，其义难了。〔敩曰〕雌黄一块重四两，拆开得千重，软如烂金者，佳。其夹石及黑如铁色者，不可用。〔时珍曰〕按独孤滔丹房鉴源云：背阴者，雌黄也。淄成者，即黑色轻干，如焦锡块。臭黄作者，硬而无衣。试法：但于甲上磨之，上色者好。又烧熨斗底，以雌划之，如赤黄线一道者好。舶上来如喂血者上，湘南者次之，青者尤佳。叶子者为上，造化黄金非此不成。亦能柔五金，干汞，转硫黄，伏粉霜。又云：雄黄变铁，雌黄变锡。

【修治】〔敩曰〕凡修事，勿令妇人、鸡、犬、新犯淫人、有患人、不男人、非形人，及曾是刑狱臭秽之地，犯之则雌黄黑如铁色，不堪用也，反损人寿。每四两，用天碧枝、和阳草、粟遂子草各五两，入瓷锅中煮三伏时，其色如金汁，一垛在锅底下。用东流水猛投于中，如此淘三度，去水拭干，臼中捣筛，研如尘用。又曰：雌得芹花，立便成庚。芹花一名立起草，形如芍药，煮雌能住火也。

【气味】 辛，平，有毒。〔别录曰〕大寒。不入汤用。〔土宿真君曰〕芎䓖、地黄、独帚、益母、羊不食草、地榆、五加皮、瓦松、冬瓜汁，皆可制伏。又雌见铅及胡粉则黑。

【主治】 恶疮头秃痂疥，杀毒虫虱身痒邪气诸毒。炼之久服，轻身增年不老。本经。蚀鼻中息肉，下部䘌疮，身面白驳，散皮肤死肌，及恍惚邪气，杀蜂蛇毒。久服令人脑满。别录。**治冷痰劳嗽，血气虫积，心腹痛，癫痫，解毒。**时珍。

【发明】〔保升曰〕雌黄法土，故色黄而主脾。〔时珍曰〕雌黄、雄黄同产，但以山阳山阴受气不同分别。故服食家重雄黄，取其得纯阳之精也；雌黄则兼有阴气故尔。若夫治病，则二黄之功亦仿佛，大要皆取其温中、搜肝杀虫、解毒祛邪焉尔。

石膏 （本经中品）

【释名】 细理石别录、寒水石纲目。〔震亨曰〕火煅细研醋调，封丹灶，其固密甚于脂膏。此盖兼质与能而得名，正与石脂同意。〔时珍曰〕其纹理细密，故名细理石；其性大寒如水，故名寒水石与凝水石。同名异物。

【集解】〔别录曰〕石膏生齐山山谷及齐卢山、鲁蒙山，采无时。细理白泽者良，黄者令人淋。〔弘景曰〕二郡之山，即青州、徐州也。今出钱塘县，皆在地中，雨后时时自出，取之如棋子，白澈最佳。彭城者亦好。近道多有而大块，用之不及彼也。仙经不须此。〔恭曰〕石膏、方解石大体相似。而以未破为异。今市人皆以方解代石膏，未见有真石膏也。石膏生于石旁。其方解不因石而生，端然独处，大者如升，小者如拳，或在土中，或生溪水。其上皮随土及水苔色，破之方解，大者方尺。今人以此为石膏，疗风去热虽同，而解肌发汗不如真者。〔大明曰〕石膏通亮，理如云母者上。又名方解石。〔敩曰〕凡使勿用方解石。方解虽白不透明，其性燥。若石膏则出剡州若山县义情山，其色莹净如水精，性良善也。〔颂曰〕石膏今汾、孟、虢、耀州、兴元府亦有之。生于山石上，色至莹白，与方解石肌理形段刚柔绝相类。今难得真者。用时，惟以破之皆作方棱者，为方解石。今石膏中时时有莹澈可爱有纵理而不方解者，或以为石膏，然据本草又似长石。或又谓青石间往往有白脉贯彻类肉之膏肪者，为石膏，此又本草所谓理石也。不知石膏定是何物？今且依市人用方解石尔。〔阎孝忠曰〕南方以寒水石为石膏，以石膏为寒水石，正与汴京相反，乃大误也。石膏洁白坚硬，有墙壁。寒水石则软烂，以手可碎，外微青黑，中有细文。又一种坚白全类石膏，而敲之成方者，名方解石也。〔承曰〕陶言钱塘山中雨后时自出。今钱塘人凿山取之甚多，捣作齿药货用，浙人呼为寒水石，入药最胜他处者。〔宗奭曰〕石膏纷辩不决，未悉厥理。本草只言生齐山、卢山、蒙山，细理白泽者良，即知他处者非石膏也。〔震亨曰〕本草药之命名，多有意义，或以色，或以形，或以气，或以质，或以味，或以能，或以时是也。石膏固济丹炉，苟非有膏，岂能为用？此盖兼质与能而得名。昔人以方解为石膏，误矣。石膏味甘而辛，本阳明经药，阳明主肌肉。其甘也，能缓脾益气，止渴去火，其辛也，能解肌出汗，上行至头，又入太阴、少阳。彼方解石，止有体重质坚性寒而已，求其有膏而可为三经之主治者焉在哉？〔时珍曰〕石膏有软、硬二种。软石膏，大块生于石中，作层如压扁米糕形，每层厚数寸。有红白二色，红者不可服，白者洁净，细文短密如束针，正如凝成白蜡状，松软易碎，烧之即白烂如粉。其中明洁，色带微青，而文长细如白丝者，名理石也。与软石膏乃一物二种，碎之则形色如一，不可辨矣。硬石膏，作块而生，直理起棱，如马齿坚白，击之则段段横解，光亮如云母、白石英，有墙壁，烧之亦易散，仍硬不作粉。其似硬石膏成块，击之块块方解，墙壁光明者，名方解石也，烧之则姹散亦不烂。与硬石膏乃一类二种，碎之则形色如一，不可辨矣。自陶弘景、苏恭、大明、雷敩、苏颂、阎孝忠皆以硬者为石膏，软者为寒水石，至朱震亨始断然以软者为石膏，而后人遵用有验，千古之惑始明矣。盖昔人所谓寒水石者，即软石膏也；所谓硬石膏者，乃长石也。石膏、理石、长石、方解石四种，性气皆寒，俱能去大热结气；但石膏又能解肌发汗为异尔。理石即石膏之类，长石即方解之类，俱可代用，各从其类也。今人以石膏收豆腐，乃昔人所不知。

【修治】〔敩曰〕凡使，石臼中捣成粉，罗过，生甘草水飞过，澄晒筛研用。〔时珍曰〕古法惟打碎如豆大，绢包入汤煮之。近人因其性寒，火煅过用，或糖拌炒过，则不妨脾胃。

【气味】辛，微寒，无毒。〔别录曰〕甘，大寒。〔好古曰〕入足阳明、手太阴、少阳经气分。〔之才曰〕鸡子为之使。恶莽草、巴豆，马目毒公。畏铁。

【主治】中风寒热，心下逆气惊喘，口干舌焦，不能息，腹中坚痛，除邪鬼，产乳金疮。本经。除时气头痛身热，三焦大热，皮肤热，肠胃中结气，解肌发汗，止消渴烦逆，腹胀暴气，喘咽热，亦可作浴汤。别录。治伤寒头痛如烈，壮热皮如火燥。和葱煎茶，去头痛。甄权。治天行热狂，头风旋，下乳，揩齿益齿。大明。除胃热肺热，散阴邪，缓脾益气。李杲。止阳明经头痛，发热恶寒，日晡潮热，大渴引饮，中暑潮热，牙痛。元素。

【发明】〔成无己曰〕风，阳邪也；寒，阴邪也，风喜伤阳，寒喜伤阴。营卫阴阳，为风寒所伤，则非轻剂所能独散，必须轻重之剂同散之，乃得阴阳之邪俱去，营卫之气俱和。是以大青龙汤，以石膏为使。石膏乃重剂，而又专达肌表也。又云：热淫所胜，佐以苦甘。知母、石膏之苦甘以散热。〔元素曰〕石膏性寒，味辛而淡，气味俱薄，体重而沉，降也阴也，乃阳明经大寒之药。善治本经头痛牙痛，止消渴中暑潮热，然能寒胃，令人不食，非腹有极热者，不宜轻用。又阳明经中热，发热恶寒燥热，日晡潮热，肌肉壮热，小便浊赤，大渴引饮，自汗，苦头痛之药，仲景用白虎汤是也。若无以上诸证，勿服之。多有血虚发热象白虎证，及脾胃虚劳，形体病证，初得之时，与此证同。医者不识而误用之，不可胜救也。〔杲曰〕石膏，足阳明药也。故仲景治伤寒阳明证，身热、目痛、鼻干、不得卧。身以前，胃之经也。胸前，肺之室也。邪在阳明，肺受火制，故用辛寒以清肺气，所以有白虎之名。又治三焦皮肤大热，入手少阳也。凡病脉数不退者，宜用之；胃弱者，不可用。〔宗奭曰〕孙兆言，四月以后天气热时，宜用白虎。但四方气候不齐，岁中运气不一，亦宜两审。其说甚雅。〔时珍曰〕东垣李氏云，立夏前多服白虎汤者，令人小便不禁，此乃降令太过也。阳明津液不能上输于肺，肺之清气亦复下降故尔。初虞世古今录验方，治诸蒸病有五蒸汤，亦是白虎加人参、茯苓、地黄、葛根，因病加减。王焘外台秘要：治骨蒸劳热久嗽，用石膏文如束针者一斤，粉甘草一两，细研如面，日以水调三四服。言其无毒有大益，乃养命上药，不可忽其贱而疑其寒。名医录言，睦州杨士丞女，病骨蒸内热外寒，众医不瘥，处州吴医用此方而体遂凉。愚谓此皆少壮肺胃火盛，能食而病者言也。若衰暮及气虚血虚胃弱者，恐非所宜。广济林训导年五十，病痰嗽发热。或令单服石膏药至一斤许，遂不能食，而咳益频，病益甚，遂至不起。此盖用药者之瞀瞀也，石膏何与焉。杨士瀛云：石膏煅过，最能收疮晕，不至烂肌。按刘跂钱乙传云：宗室子病呕泄，医用温药加喘。乙曰：病本中热，奈何以刚剂燥之，将不得前后溲，宜与石膏汤。宗室与医皆不信。后二日果来召。乙曰：仍石膏汤证也。竟如言而愈。又按：古方所用寒水石，是凝水石；唐宋以来诸方所用寒水石，即今之石膏也，故寒水石诸方多附于后。近人又以长石、方解石为寒水石，不可不辨之。

【附录】玉火石〔颂曰〕密洲九仙山东南隅地中，出一种石，青白而脆，击之内有火，谓之玉火石。彼医用之。其味甘、微辛，温。疗伤寒发汗，止头目昏眩痛，功与石膏等，土人以当石膏用之。龙石膏〔别录〕有名未用。无毒，主消渴益寿。生杜陵，如铁脂中黄。

理石（本经中品）

【释名】肌石别录、立制石本经。〔时珍曰〕理石即石膏之顺理而微硬有肌者，故曰理石、肌石。〔弘景曰〕仙经时，呼为长理石。石胆一名立制，今此又名立制，疑必相乱。

【集解】〔别录曰〕理石如石膏，顺理而细，生汉中山谷及卢山，采无时，〔弘景曰〕汉中属梁州，卢山属青州。今出宁州。俗用亦稀。〔恭曰〕此石夹两石间如石脉，打用之，或在土中重叠而生。皮黄赤，肉白，作斜理文，全不似石膏。市人或刮削去皮，以代寒水石，并以当礜石，并是假伪。今卢山亦无此物，见出襄州西泛水侧。〔宗奭曰〕理石如长石。但理石如石膏，顺理而细；其非顺理而细者，为长石。疗体亦不相远。〔时珍曰〕理石即石膏中之长文细直如丝而明洁色带微青者。唐人谓石膏为寒水石，长石为石膏，故苏恭言其不似石膏也。此石与软石膏一类二色，亦可通用，详石膏下。

【气味】甘，寒，无毒。〔别录曰〕大寒。〔之才曰〕滑石为之使，恶麻黄。

【主治】身热，利胃解烦，益精明目，破积聚，去三虫。本经。除营卫中去来大热结热，解烦毒，止消渴，及中风痿痹。别录。渍酒服，疗癖，令人肥悦。苏恭。

【附录】白肌石〔别录有名未用〕味辛，无毒。主强筋骨，止渴不饥，阴热不足。一名肌石，一名洞石，生广卷山青石间。〔时珍曰〕按此即理石也，其形名气味主疗皆同。

长石（本经中品）

【释名】方石本经、直石别录、土石别录、硬石膏纲目。

【集解】〔别录曰〕长石，理如马齿，方而润泽，玉色。生长子山谷及太山、临淄，采无时。〔弘景曰〕长子县属上党，临淄县属青州。俗方、仙经并无用此者。〔恭曰〕此石状同石膏而厚大，纵理而长，文似马齿。今均州辽坂山有之，土人以为理石。〔颂曰〕今惟潞州有之，如苏恭所说。按本经理石、长石二物，味效亦别。又云：理石似石膏，顺理而细。陶隐居言，亦呼为长理石。今灵宝丹用长理石为一物。医家相承用者，乃似石膏，与今潞州所出长石无异，而诸郡无复出理石者，医方亦不见单用，往往呼长石为长理石。〔时珍曰〕长石即俗呼硬石膏者，状似软石膏而块不扁，性坚硬洁白，有粗理，起齿棱，击之则片片横碎，光莹如云母、白石英，亦有墙壁似方解石，但不作方块尔。烧之亦不粉烂而易散，方解烧之亦然，但姹声为异尔。昔人以此为石膏，又以为方解，今人以此为寒水石，皆误矣。但与方解乃一类二种，故亦名方石，气味功力相同，通用无妨。唐宋诸方所用石膏，多是此石，昔医亦以取效，则亦可与石膏通用，但不可解肌发汗耳。

【气味】辛、苦，寒，无毒。

【主治】身热，胃中结气，四肢寒厥，利小便，通血脉，明目去翳眇，下三虫，杀蛊毒。久服不饥。本经。止消渴，下气，除胁肋肺间邪气。别录。

方解石（别录下品）

【释名】黄石〔志曰〕敲破，块块方解，故以为名。

【集解】〔别录曰〕方解石生方山，采无时。〔弘景曰〕本经长石一名方石，疗体相似，疑即

此也。〔恭曰〕此物大体与石膏相似，不附石而生，端然独处。大者如升，小者
如拳，甚大者方尺。或在土中，或生溪水，其上皮随土及水苔色，破之方解。今
人以为石膏，用疗风去热虽同，而解肌发汗不及也。〔志曰〕今沙州大鸟山出者
佳。〔颂曰〕方解石本草言生方山，陶隐居疑与长石为一物，苏恭云疗热不减石
膏。若然，似可通用，但主头风不及石膏也。其肌理形段刚柔皆同，但以附石不
附石为言，岂得功力顿异？如雌黄、雄黄亦有端然独处者，亦有附石生者，不闻
别有名号，功力相异也。〔时珍曰〕方解石与硬石膏相似，皆光洁如白石英，但
以敲之段段片碎者为硬石膏，块块方棱者为方解石，盖一类三种，亦可通用。唐宋诸方皆以此为
石膏，今人又以为寒水石，虽俱不是，而其性寒治热之功，大抵不相远，惟解肌发汗不能如硬石
膏为异尔。

【气味】 苦、辛，大寒，无毒。〔之才曰〕恶巴豆。

【主治】 胸中留热结气，黄疸，通血脉，去蛊毒。别录。

滑石（本经上品）

【释名】 **画石**衍义、**液石**别录、**䃈石**音辽、**脱石**音夺、**冷石**弘景、**番石**别录、**共石**
〔宗画石，因其软滑可写画也。〔时珍曰〕滑石性滑利窍，其质又滑腻，故以名之。表画家用刷纸
代粉，最白腻。䃈乃脂膏也，因以名县。脱乃肉鱼骨也。此物最滑腻，无硬者为良，故有诸名。

【集解】〔别录曰〕滑石生赭阳山谷，及太山之阴，或掖北白山，或卷山， 滑　　石
采无时。〔弘景曰〕滑石色正白，仙经用之为泥。今出湘州、始安郡诸处。初取
软如泥，久渐坚强，人多以作冢中明器物。赭阳属南阳，掖县属青州东莱，卷县
属司州荥阳。又有冷石，小青黄，并冷利，能熨油污衣物。〔恭曰〕此石所在䃈
有。岭南始安出者，白如凝脂，极软滑。出掖县者，理粗质青有黑点，惟可为
器，不可入药。齐州南山神通寺南谷亦大有，色青白不佳，而滑腻则胜。〔藏器
曰〕始安、掖县所出二石，形质既异，所用又殊。始安者软滑而白，宜入药。东
莱者硬涩而青，乃作器石也。〔敩曰〕凡使有多般：其白滑石如方解石，色似冰
白，画石上有白腻文者，真也。乌滑石似璧，画石上有青白腻文，入用亦妙。绿滑石性寒有毒，
不入药用。黄滑石似金颗颗圆。画石上有青黑色者，勿用，杀人。冷滑石青苍色，画石上作白腻
文，亦勿用之。〔颂曰〕今道、永、莱、濠州皆有之，凡二种。道、永州出者白滑如凝脂。南城志
云：䃈城县出䃈石，即滑石也。土人以为烧器，烹鱼食，是也。莱、濠州出者理粗质青，有黑
点，亦谓之斑石。二种皆可作器，甚精好。初出软柔，彼人就穴中制作，用力殊少也。本草所载
土地皆是北方，而今医家所用白色者，自南方来。或云沂州所出甚白佳，与本草所云太山之阴相
合，而彼土不取为药。今濠州所供青滑石，云性寒无毒，主心气涩滞，与本经大同小异。又张勃
吴录地理志及大康地记云：郁林州布山县马湖马岭山皆有衄，甚毒杀人，有冷石可以解之。石色
赤黑，味苦，屑之着疮中，并以切齿立苏，一名切齿石。今人多用冷石作粉，治痱疮，或云即滑
石也，但味之甘苦不同尔。〔时珍曰〕滑石，广之桂林各邑及瑶峒中皆出之，即古之始安也。白
黑二种，功皆相似。山东蓬莱县桂府村所出者亦佳，故医方有桂府滑石，与桂林者同称也。今人

亦以刻图书,不甚坚牢。滑石之根为不灰木,滑石之中有光明黄子为石脑芝。

【修治】〔敩曰〕凡用白滑石,先以刀刮净研粉,以牡丹皮同煮一伏时,去牡丹皮,取滑石,以东流水淘过,晒干用。

【气味】甘,寒,无毒。〔别录曰〕大寒。〔之才曰〕石韦为之使,恶曾青,制雄黄。

【主治】身热泄澼,女子乳难癃闭,利小便,荡胃中积聚寒热,益精气。久服轻身耐饥长年。本经。通九窍六腑津液,去留结,止渴,令人种中。别录。燥湿,分水道,实大肠,化食毒,行积滞,逐凝血,解燥渴,补脾胃,降心火,偏主石淋为要药。震亨。疗黄疸水肿脚气,吐血衄血,金疮血出,诸疮肿毒。时珍。

【发明】〔颂曰〕古方治淋沥,多单使滑石。又与石韦同捣末,饮服刀圭,更快。又主石淋,取十二分研粉,分作两服,水调下。烦热定,即停后服。〔权曰〕滑石疗五淋,主产难,服其末。又末与丹参、蜜、猪脂为膏,入其月即空心酒下弹丸大,临产倍服,令胎滑易生,除烦热心躁。〔元素曰〕滑石气温味甘,治前阴窍涩不利,性沉重,能泄上气令下行,故曰滑则利窍,不与诸淡渗药同。〔好古曰〕入足太阳经。滑能利窍,以通水道,为至燥之剂。猪苓汤用滑石、阿胶,同为滑剂以利水道;葱、豉、生姜同煎,去滓澄清以解利。淡味渗泄为阳,故解表利小便也。若小便自利者,不宜用。〔时珍曰〕滑石利窍,不独小便也。上能利毛腠之窍,下能利精溺之窍,盖甘淡之味,先入于胃,渗走经络,游益津气,上输于肺,下通膀胱。肺主皮毛,为水之上源。膀胱司津液,气化则能出。故滑石上能发表,下利水道,为荡热燥湿之剂。发表是荡上中之热,利水道是荡中下之热;发表是燥上中之湿,利水道是燥中下之湿。热散则三焦宁而表里和,湿去则阑门通而阴阳利。刘河间之用益原散,通治表里上下诸病,盖是此意,但未发出耳。

不灰木 (宋开宝)

【释名】无灰木见下。

【集解】〔颂曰〕不灰木出上党,今泽、潞山中皆有之,盖石类也。其色白,如烂木,烧之不然,以此得名。或云滑石之根也,出滑石处皆有之。采无时。〔藏器曰〕要烧成灰,但斫破,以牛乳煮了,黄牛粪烧之,即成灰。〔时珍曰〕不灰木有木、石二种:石类者其体坚重,或以纸裹蘸石脑油然灯,彻夜不成灰,人多用作小刀靶。开山图云:徐无山出不灰之木,生火之石。山在今顺天府玉田县东北。庚辛玉册云:不灰木,阴石也。生西南蛮夷中,黎州、茂州者好,形如针,文全若木,烧之无烟。此皆言石者也。伏深齐地记云:东武城有胜火木,其木经野火烧之不灭,谓之不灰木。杨慎丹铅录云:太平寰宇记云:不木灰俗多为铤子,烧之成炭而不灰,出胶州。其叶如蒲草,今人束以为燎,谓之万年火把。此皆言木者也。时珍常得此火把,乃草叶束成,而中夹松脂之类,一夜仅烧一二寸尔。

不 灰 木

【附录】松石〔颂曰〕今处州出一种松石,如松干,而实石也。或云松久化为石。人多取饰山亭及琢为枕。虽不入药,与不灰相类,故附之。

【气味】甘,大寒,无毒。〔独孤滔曰〕煮汞,结草砂,煅三黄,匮五金。

【主治】热痱疮，和枣叶、石灰为粉，傅之。开宝。除烦热阳厥。时珍。

【发明】〔时珍曰〕不灰木性寒，而同诸热药治阴毒。刘河间宣明方，治阳绝心腹痞痛，金针丸中亦用服之。盖寒热并用，所以调停阴阳也。

五色石脂（本经上品）

【校正】并入五种石脂。

【释名】〔时珍曰〕膏之凝者曰脂。此物性粘，固济炉鼎甚良，盖兼体用而名也。

【集解】〔别录曰〕五色石脂生南山之阳山谷中。又曰：青石脂生齐区山及海涯。黄石脂生嵩高山，色如莺雏。黑石脂生颖川阳城。白石脂生太山之阴。赤石脂生济南、射阳，又太山之阴。并采无时。〔普曰〕五色石脂一名五色符。青符生南山或海涯。黄符生嵩山，色如独脑、雁雏。黑符生洛西山空地。白符生少室天娄山或太山。赤符生少室或太山，色绛滑如脂也。〔弘景曰〕今俗惟用赤石、白石二脂。好者出吴郡，亦出武陵、建平、义阳。义阳者出盟县界东八十里，状如独脑，赤者鲜红可爱，随采复生。余三色石脂无正用，但黑石脂入画用耳。〔恭曰〕义阳即申州，所出乃桃花石，非石脂也。白石脂今出慈阳诸山，胜于余处者。赤石脂今出虢州卢氏县，泽州陵川县，又慈州吕乡县，宜州诸山亦有，并色理鲜腻为佳。二脂太山不闻有之，旧出苏州余杭山，今不收采。〔承曰〕今苏州见贡赤白二石脂，但入药不甚佳。惟延州山中所出最良，揭两石中取之。〔颂曰〕白石脂、赤石脂，今惟潞州出之，潞与慈州相近也。〔宗奭曰〕赤、白石脂四方皆有，以理腻粘舌缀唇者为上。

【修治】〔敩曰〕凡使赤脂，研如粉，新汲水飞过三度，晒干用。〔时珍曰〕亦有火煅水飞者。

【气味】五种石脂，并甘、平。〔大明曰〕并温，无毒。畏黄芩、大黄、官桂。

【主治】黄疸，泄痢肠澼脓血，阴蚀下血赤白，邪气痈肿，疽痔恶疮，头疡疥瘙。久服补髓益气，肥健不饥，轻身延年。五石脂各随五色，补五脏。本经。治泄痢，血崩带下，吐血衄血，涩精淋沥，除烦，疗惊悸，壮筋骨，补虚损。久服悦色。治疮疖痔漏，排脓。大明。

青石脂

【气味】酸，平，无毒。〔普曰〕青符：神农：甘。雷公：酸，无毒。桐君：辛，无毒。李当之：大寒。

【主治】养肝胆气，明目，疗黄疸泄痢肠澼，女子带下百病，及痔恶疮。久服补髓益气，不饥延年。别录。

黄石脂

【气味】苦，平，无毒。〔普曰〕黄符：雷公：苦。李当之：小寒。〔之才曰〕曾青为之使，恶细辛，畏蜚蠊，黄连、甘草。〔敩曰〕服之忌卵味。

【主治】养脾气，安五脏，调中，大人小儿泄痢肠澼下脓血，去白虫，除黄疸痈疳虫。久服轻身延年。别录。

黑石脂〔别录曰〕一名石墨，一名石涅。〔时珍曰〕此乃石脂之黑者，亦可为墨，其性粘舌，与石炭不同，南人谓之画眉石。许氏说文云：黛，画眉石也。

【气味】咸，平，无毒。〔普曰〕黑符：桐君：甘，无毒。

【主治】养肾气，强阴，主阴蚀疮，止肠澼泄痢、疗口疮咽痛。久服益气不饥延年。别录。

白石脂

【气味】甘、酸，平，无毒。〔普曰〕白符，一名随。岐伯、雷公：酸，无毒。桐君：甘，无毒。扁鹊：辛。李当之：小寒。〔权曰〕甘、辛。〔杲曰〕温。〔之才曰〕得厚朴、米汁饮，止便脓。燕屎为之使，恶松脂，畏黄芩。〔颂曰〕畏黄连、甘草、飞廉、马目毒公。

【主治】养肺气，厚肠，补骨髓，疗五脏惊悸不足，心下烦，止腹痛下水，小肠澼热，溏便脓血，女子崩中漏下赤白沃，排痈疽疮痔。久服安心不饥，轻身长年。别录。涩大肠。甄权。

赤石脂

【气味】甘、酸、辛，大温，无毒。〔普曰〕赤符：神农、雷公：甘。黄帝、扁鹊：无毒。李当之：小寒。〔之才曰〕畏芫花，恶大黄、松脂。〔颂曰〕古人亦单服食，云发则心痛，饮热酒不解。用绵裹葱、豉，煮水饮之。

【主治】养心气，明目益精，疗腹痛肠澼，下痢赤白，小便利，及痈疽疮痔，女子崩中漏下，产难胞衣不出。久服补髓好颜色，益智不饥，轻身延年。别录。补五脏虚乏。甄权。补心血，生肌肉，厚肠胃，除水湿，收脱肛。时珍。

【发明】〔弘景曰〕五色石脂，本经疗体亦相似，别录分条具载，今俗惟用赤、白二脂断下痢耳。〔元素曰〕赤、白石脂俱甘、酸，阳中之阴，固脱。〔杲曰〕降也，阳中阴也。其用有二：固肠胃有收敛之能，下胎衣无推荡之峻。〔好古曰〕涩可去脱，石脂为收敛之剂，赤入丙，白入庚。〔时珍曰〕五石脂皆手足阳明药也。其味甘，其气温，其体重，其性涩。涩而重，故能收湿止血而固下；甘而温，故能益气生肌而调中。中者，肠胃肌肉惊悸黄疸是也；下者，肠澼泄痢崩带失精是也。五种主疗，大抵相同。故本经不分条目，但云各随五色补五脏。别录虽分五种，而性味主治亦不甚相远，但以五味配五色为异，亦是强分尔。赤白二种，一入气分，一入血分，故时用尚之。张仲景用桃花汤治下痢便脓血。取赤石脂之重涩，入下焦血分而固脱；干姜之辛温，暖下焦气分而补虚；粳米之甘温，佐石脂、干姜而润肠胃也。

桃花石 (唐本草)

【集解】〔恭曰〕桃花石出申州钟山县，似赤石脂，但舐之不着舌者是也。〔珣曰〕其状亦似紫石英，色若桃花，光润而重，目之可爱。〔颂曰〕今信阳州有之，形块似赤石脂、紫石英辈，采无时。陶弘景言，赤石脂出义阳者，状如㹠脑，鲜红可爱。苏恭非之，云是桃花石，久服肥人，今土人以疗痢。功用亦不相远。〔宗奭曰〕桃花石有赤、白二等：有赤地淡白点如桃花片者，有淡白地赤点如桃花片者。人往往镌磨为器用，人亦罕服之。〔时珍曰〕此即赤白石脂之不粘舌、坚而有花点者，非别一物也，故其气味功用皆同石脂。昔张仲景治痢用赤石脂名桃花汤，和剂局方治冷痢有桃花丸，皆即此物耳。

【气味】甘，温，无毒。

【主治】大肠中冷脓血痢。久服令人肥悦能食。唐本。

炉甘石（纲目）

【释名】炉先生〔土宿真君曰〕此物点化为神药绝妙，九天三清俱尊之曰炉先生，非小药也。〔时珍曰〕炉火所重，其味甘，故名。

【集解】〔时珍曰〕炉甘石所在坑冶处皆有，川蜀、湘东最多，而太原、泽州、阳城、高平、灵丘、融县及云南者为胜，金银之苗也。其块大小不一，状似羊脑，松如石脂，亦粘舌。产于金坑者，其色微黄，为上。产于银坑者，其色白，或带青，或带绿，或粉红。赤铜得之，即变为黄，今之黄铜，皆此物点化也。造化指南云：炉甘石受黄金、白银之气熏陶，三十年方能结成。以大秽浸及砒煮过，皆可点化，不减三黄。崔昉外丹本草云：用铜一斤，炉甘石一斤，炼之即成鍮石一斤半。非石中物取出乎？真鍮石生波斯，如黄金，烧之赤而不黑。

【修治】〔时珍曰〕凡用炉甘石，以炭火煅红，童子小便淬七次，水洗净，研粉，水飞过，晒用。

【气味】甘，温，无毒。

【主治】止血，消肿毒，生肌，明目去翳退赤，收湿除烂。同龙脑点，治目中一切诸病。时珍。

【发明】〔时珍曰〕炉甘石，阳明经药也。受金银之气，故治目病为要药。时珍常用炉甘石煅淬、海螵蛸、硼砂各一两，为细末，以点诸目病，甚妙。入朱砂五钱，则性不粘也。

井泉石（宋嘉祐）

【释名】〔时珍曰〕性寒如井泉，故名。

【集解】〔禹锡曰〕井泉石，近道处处有之，以出饶阳郡者为胜。生田野中间，穿地深丈余得之。形如土色，圆方长短大小不等，内实而外圆，重重相叠，采无时。又一种如姜石者，时人多指为井泉石。非是。〔颂曰〕深州城西二十里，剧家村出之。

【修治】〔禹锡曰〕凡用，细研水飞过。不尔，令人淋。

【气味】甘，大寒，无毒。

【主治】诸热，解心脏热结，热嗽，小儿热疳，雀目青盲，眼赤肿痛，消肿毒。得决明、菊花，疗小儿眼疳生翳膜。得大黄、栀子，

井 泉 石

治眼睑肿赤。嘉祐。

无名异 （宋开宝）

【释名】〔时珍曰〕无名异，瘦词也。

【集解】〔志曰〕无名异出大食国，生于石上，状如黑石灰。番人以油炼如
鳖石，嚼之如饧。〔颂曰〕今广州山石中及宜州八星龙济山中亦有之。黑褐色，
大者如弹丸，小者如黑石子，采无时。〔敩曰〕无名异形似石炭，味别。〔时珍
曰〕生川、广深山中，而桂林极多，一包数百枚，小黑石子也，似蛇黄而色黑，
近处山中亦时有之。用以煮蟹，杀腥气；煎炼桐油，收水气；涂剪剪灯，则灯自
断也。

【气味】甘，平，无毒。〔颂曰〕咸，寒。伏硫黄。

【主治】金疮折伤内损，止痛，生肌肉。开宝。**消肿毒痈疽，醋摩傅之。**苏颂。
收湿气。时珍

【发明】〔时珍曰〕按雷敩炮炙论序云：无名止楚，截指而似去甲毛。崔昉外丹本草云：无
名异，阳石也。昔人见山鸡被网损其足，脱去，衔一石摩其损处，遂愈而去；乃取其石理伤折大
效，人因敷之。

蜜栗子 （纲目）

【集解】〔时珍曰〕蜜栗子生川、广、江、浙金坑中。状如蛇黄而有刺，上
有金线缠之，色紫褐，亦无名异之类也。丹炉家采作五金匮药，制三黄。

【主治】金疮折伤，有效。时珍。

石钟乳 （本经上品）

【释名】**留公乳**别录、**虚中**吴普、**芦石**别录、**鹅管石**纲目、**夏石**别录、**黄石砂**药性。
〔时珍曰〕石之津气，钟聚成乳，滴溜成石，故名石钟乳。芦与鹅管，象其空中之状也。

【集解】〔别录曰〕石钟乳生少室山谷及太山，采无时。〔普曰〕生太山山谷阴处岸下，溜汗
所成，如乳汁，黄白色，空中相通，二月、三月采，阴干。〔弘景曰〕第一出始兴，而江陵及东境
各山石洞亦皆有。惟通中轻薄如鹅翎管，碎之如爪甲，中无雁齿，光明者为善。长挺乃有一二尺
者。色黄，以苦酒洗刷则白。仙经少用，而俗方所重。〔恭曰〕第一始兴，其次广、连、澧、朗、

郴等州者，虽厚而光润可爱，饵之并佳。今峡州、青溪、房州三洞出者，亚于始兴。自余非其土地，不可轻服。多发淋渴，止可捣筛，白练裹之，合诸药草浸酒服之。陶云有一二尺者，谬说也。〔思邈曰〕乳石必须土地清白光润，罗纹、鸟翻、蝉翼一切皆成，白者可用。其非土地者，慎勿服之，杀人甚于鸩毒。〔志曰〕别本注云：凡乳生于深洞幽穴，皆龙蛇潜伏，或龙蛇毒气，或洞口阴阳不均，或通风气，雁齿涩，或黄或赤，乳无润泽，或煎炼火色不调，一煎已后不易水，则生火毒，服即令人发淋。又乳有三种：石乳者，其山洞纯石，以石津相滋，阴阳交备，蝉翼纹成，其性温；竹乳者，其山洞遍生小竹，以竹津相滋，乳如竹状，其性平；茅山之乳者，其山有土石相杂，遍生茅草，以茅津相滋为乳，乳色稍黑而滑润，其性微寒。一种之中，有上中下色，皆以光泽为好。余处亦有，不可轻信。〔炳曰〕如蝉翅者上，爪甲者次，鹅管者下。明白而薄者可服。〔颂曰〕今道州江华县及连、英、韶、阶、峡州山中皆有之。生岩穴阴处，溜山液而成，空中相通，长者六七寸，如鹅翎管状，色白微红。唐李补阙炼乳法云：取韶州钟乳，无问厚薄，但令颜色明净光泽者，即堪入炼，惟黄、赤二色不任用。柳宗元书亦云：取其色之美而已，不必惟土之信。是此药所重，惟在明白者，不必如上所说数种也。今医家但以鹅管中空者为最。又本经中品载殷孽云：钟乳根也。孔公孽，殷孽根也。石花、石床并与殷孽同。又有石脑，亦钟乳之类。凡此五种，医家亦复稀用，但用钟乳尔。〔时珍曰〕按范成大桂海志所说甚详明。云桂林接宜、融山洞穴中，钟乳甚多。仰视石脉涌起处，即有乳床，白如玉雪，石液融结成者。乳床下垂，如倒数峰小山，峰端渐锐且长如冰柱，柱端轻薄中空如鹅翎。乳水滴沥不已，且滴且凝，此乳之最精者，以竹管仰承取之。炼治家又以鹅管之端，尤轻明如云母爪甲者为胜。

石钟乳

【修治】〔敩曰〕凡使勿用头粗厚并尾大者，为孔公石，不用。色黑及经大火惊过，并久在地上收者，曾经药物制者，并不得用。须要鲜明、薄而有光润者，似鹅翎筒子为上，有长五六寸者。凡修事法：钟乳八两，用沉香、零陵香、藿香、甘松、白茅各一两，水煮过，再煮汁，方用煮乳，一伏时漉出。以甘草、紫背天葵各二两同煮，漉出拭干，缓火焙之，入白杵粉，筛过入钵中。令有力少壮者二三人不住研，三日三夜勿歇。然后以水飞，澄过绢笼，于日中晒干，入钵再研二万遍，乃以瓷盒收之。〔慎微曰〕太清经炼钟乳法：取好细末置金银器中，瓦一片密盖，勿令泄气，蒸之，自然化作水也。李补阙炼乳法见后。

【气味】甘，温。无毒。〔普曰〕神农：辛。桐君、黄帝、医和：甘。扁鹊：甘，无毒。〔权曰〕有大毒。〔之才曰〕蛇床为之使。恶牡丹、玄石、牡蒙。畏紫石英、蘘草。忌羊血。〔时珍曰〕相感志云：服乳石，忌参、术，犯者多死。〔土宿真君曰〕钟乳产于阳洞之内，阳气所结，伏之可柔五金。麦门冬、独蒜、韭实、胡葱、胡荾、猫儿眼草，皆可伏之。

【主治】咳逆上气，明目益精，安五脏，通百节，利九窍，下乳汁。本经。益气，补虚损，疗脚弱疼冷，下焦伤竭，强阴。久服延年益寿，好颜色，不老，令人有子。不炼服之，令人淋。别录。主泄精寒嗽，壮元气，益阳事，通声。甄权。补五劳七伤。大明。补髓，治消渴引饮。青霞子。

【发明】〔慎微曰〕柳宗元与崔连州书云：草木之生也依于土，有居山之阴阳，或近木，或附石，其性移焉。况石钟乳直产于石，石之精粗疏密，寻尺特异，而穴之上下，土之厚薄，石之高下不可知；则其依而产者，固不一性。然由其精密而出者，则油然而清，汩然而辉，其窍滑以夷，其肌廉以微，食之使人荣华温柔，其气宣流，生胃通肠，寿考康宁。其粗疏而下者，则奔突结涩，乍大乍小，色如枯骨，或类死灰，奄顿不发，丛齿积类，重浊顽璞；食之使人偃塞壅郁，泄火生风，载喉痒肺，幽关不聪心烦喜怒，肝举气刚，不能平和。故君子慎取其色之美，而不必惟土之信，以求其至精，凡为此也。〔震亨曰〕石钟乳为慓悍之剂。内经云，石药之气悍，仁哉言也。凡药气之偏者，可用于暂而不可久，夫石药又偏之甚者也。自唐时太平日久，膏粱之家惑于方士服食致长生之说，以石药体厚气厚，习以成俗，迨宋至今，犹未已也。斯民何辜，受此气悍之祸而莫之能救，哀哉！本草赞其久服延年之功，柳子厚又从而述美之，予不得不深言也。〔时珍曰〕石钟乳乃阳明经气分药也，其气慓疾，令阳气暴充，饮食倍进，而形体壮盛。味者得此自庆，益肆淫泆，精气暗损，石气独存，孤阳愈炽。久之营卫不从，发为淋渴，变为痈疽，是果乳石之过耶？抑人之自取耶？凡人阳明气衰，用此合诸药以救其衰，疾平则止，夫何不可？五谷五肉久嗜不已，犹有偏绝之弊，况石药乎？种树书云：凡果树，作穴纳钟乳末少许固密，则子多而味美。纳少许于老树根皮间，则树复茂。信然，则钟乳益气，令人有子之说，亦可类推。但恐嗜欲者未获其福，而先受其祸也。然有禀赋异常之人，又不可执一而论。张杲医说载：武帅雷世贤多侍妾，常饵砂、母、钟乳，日夜煎炼，以济其欲。其姜父苦寒泄不嗜食，求丹十粒服之，即觉脐腹如火，少焉热狂，投井中，救出遍身发紫泡，数日而死。而世贤服饵千计，了无病恼，异哉！沈括笔谈载：夏英公性豪侈，而禀赋异于人。才睡即身冷而僵如死者，常服仙茅、钟乳、硫黄，莫知纪极。每晨以钟乳粉入粥食之。有小吏窃食，遂发疽死。此与终身服附子无恙者，同一例也。沈括又云：医之为术，苟非得之于心，未见能臻其妙也。如服钟乳，当终身忌术，术能动钟乳也。然有药势不能蒸，须要其动而激发者。正如火少，必借风气鼓之而后发，火盛则鼓之反为害。此自然之理也。凡服诸药，皆宜仿此。又十便良方云：凡服乳人，服乳三日，即三日补之；服乳十日，即十日补之。欲饱食，以牛羊獐鹿等骨煎汁，任意作羹食之。勿食仓米、臭肉，及犯房事，一月后精气满盛，百脉流通，身体觉热，绕脐肉起，此为得力，可稍近房事，不可频数，令药气顿竭，更害人，戒之慎之！名之为乳，以其状人之乳也。与神丹相配，与凡石迥殊，故乳称石。语云：上士服石服其精，下士服石服其滓。滓之与精，其力远也。此说虽明快，然须真病命门火衰者宜之，否则当审。

孔公孽 （本经中品）

【释名】 孔公石纲目、通石〔时珍曰〕孔窍空通，附垂于石，如木之芽孽，故曰孔公孽，而俗讹为孔公尔。〔恭曰〕此孽次于钟乳，状如牛羊角，中有孔通，故名通石。别录误以此为殷孽之根，而俗犹呼为孔公孽是也。

【集解】〔别录曰〕孔公孽，殷孽根也。青黄色，生梁山山谷。〔弘景曰〕梁山属冯翊郡，此即今钟乳床也，亦出始兴，皆大块，打破之。凡钟乳之类有三种，同一体。从石室上汁溜积久盘结者，为钟乳床，即孔公孽也。其以次小宠炭者，为殷孽，大如牛羊角，长一二尺，今人呼此为孔公孽也。殷孽复溜，轻好者为钟乳。虽同一类，而疗体各异，贵贱悬殊。三种同根，而所生各处，当是随其土地为胜尔。〔保升曰〕钟乳之类凡五种：钟乳、殷孽、孔公孽、石床、石花也。虽同一体，而主疗各异。〔颂曰〕孔公孽、殷孽既是钟乳同生，则有孽处皆当有乳，今不闻有之。岂用之既寡，则采者亦稀乎？抑时人不知孽中有乳，不尽采乎？不能尽究也。〔恭曰〕孔公孽次于钟乳，别录误以为殷孽之根。殷孽即孔公孽之根。俗人乃以孔公孽为殷孽，陶氏依之，以孔公孽为钟乳床，非矣。〔时珍曰〕以姜石、通石二石推之，则似附石生而粗者，为殷孽；接殷孽而生，以渐空通者，为孔公孽；接孔公孽而生者，为钟乳，当从苏恭之说为优。盖殷孽如人之乳根，孔公孽如乳房，钟乳如乳头也。

【气味】辛，温，无毒。〔普曰〕神农：辛。岐伯：咸。扁鹊：酸，无毒。〔大明曰〕甘，暖。〔权曰〕甘，有小毒。〔之才曰〕木兰为之使，恶细辛、术，忌羊血。

【主治】伤食不化，邪结气恶，疮疽瘘痔，利九窍，下乳汁。本经。**男子阴疮，女子阴蚀，及伤食病，常欲眠睡。**别录。**主腰冷膝痹毒气，能使喉声圆亮。**甄权。**轻身充肌，**青霞子。

【发明】〔弘景曰〕二孽不堪丸散，止可水煮汤，并酒浸饮之，甚疗脚弱脚气。

殷孽（本经上品）

【释名】姜石〔时珍曰〕殷，隐也。生于石上，隐然如木之孽也。〔恭曰〕此即孔公孽根也，盘结如姜，故名姜石。俗人乃以孔公孽为之，误矣。详孔公孽下。

【集解】〔别录曰〕殷孽，钟乳根也。生赵国山谷，又梁山及南海，采无时。〔弘景曰〕赵国属冀州，亦出始兴。

【气味】辛，温，无毒。〔之才曰〕恶防己，畏术。

【主治】烂伤瘀血，泄痢寒热，鼠瘘癥瘕结气，脚冷疼弱。本经。**熏筋骨弱并痔瘘，及下乳汁。**别录。

【发明】见孔公孽下。

【附录】石床唐本草。〔恭曰〕味甘，温，无毒。酒渍服，与殷孽同功。一名乳床，一名逆石，一名石笋。生钟乳堂中，采无时。钟乳水滴下凝积，生如笋状，久渐与上乳相接为柱也。陶谓孔公孽为乳床，非也。殷孽、孔公孽在上，石床、石花在下，性体虽同，上下有别。**石花**唐本草。〔恭曰〕味甘，温，无毒。主腰脚风冷，渍酒服，与殷孽同功。一名乳花。生乳穴堂中，乳水滴石上，散如霜雪者。三月、九月采之。〔大明曰〕壮筋骨，助阳道。〔宗奭曰〕石花白色，圆如覆大马杓，上有百十枝，每枝各槎牙分歧如鹿角。上有细纹起，以指撩之，铮铮然有声。其体甚脆，不禁触击。多生海中石上，世方难得，家中曾得一本。本条所注皆非是。〔时珍曰〕石花是钟乳滴于石上迸散，日久积成如花者。苏恭所说甚明。寇宗奭所说，乃是海中石梅石柏之类，亦名石花，不入药用，非本草石花，正自误矣。**石骨**〔恭曰〕石骨，服之力胜钟乳，似骨，如玉坚润，生五石脂中。

土殷孽（别录下品）

【释名】土乳唐本。〔志曰〕此则土脂液也，生于土穴，状如殷孽，故名。

【集解】〔别录曰〕生高山崖上之阴，色白如脂，采无时。〔弘景曰〕此犹似钟乳、孔公蘖之类，故亦有蘖名，但在崖上尔，今不知用。〔恭曰〕此即土乳也。出渭州鄣县三交驿西北坡平地上窟中，见有六十余坎，昔人采处。土人云：服之亦同钟乳，而不发热。陶及本草云，生崖上，非也。〔时珍曰〕此即钟乳之生于山崖土中者，南方名山多有之。人亦掘为石山，货之充玩，不知其为土钟乳也。

【气味】咸，平，无毒。

【主治】妇人阴蚀，大热，干痂。别录。

石脑 (别录中品)

【释名】石饴饼别录、石芝纲目、化公石〔时珍曰〕其状如结脑，故名。昔有化公服此，又名化公石。

【集解】〔别录曰〕石脑生名山土石中，采无时。〔弘景曰〕此石亦钟乳之类，形如曾青而白色黑斑，而软易破。今茅山东及西平山并有之，凿土龛取出。〔恭曰〕出徐州宋里山，初在烂石中，入土一丈以下得之，大如鸡卵，或如枣许，触着即散如面，黄白色。土人号为握雪礜石，云服之长生。〔保升曰〕苏恭引握雪礜石为注，非矣。〔时珍曰〕按抱朴子内篇云：石脑芝生滑石中，亦如石中黄子状，但不皆有耳。打破大滑石千计，乃可得一枚。初破之，在石中五色光明而自得，服一升得长生，乃石芝也。别录所谓石脑及诸仙服食，当是此物也。苏恭所说本是石脑，而又以注握雪礜石，误矣。握雪乃石上之液，与此不同。见后本条。

【气味】甘，温，无毒。

【主治】风寒虚损，腰脚疼痹，安五脏，益气。别录。

【发明】〔弘景曰〕俗方不见用，仙经有刘君导仙散用之。又真诰云：李整采服，疗风痹、虚损，而得长生。〔恭曰〕隋时化公所服，亦名石脑。〔时珍曰〕真诰载姜伯真在大横山服石脑，时时使人身热而不渴，即此。

石髓 (拾遗)

【集解】〔藏器曰〕石髓生临海华盖山石窟。土人采取澄淘如泥，作丸如弹子，有白有黄弥佳。〔时珍曰〕按列仙传言，邛疏煮石髓服，即锺乳也。仙经云：神山五百年一开，石髓出，服之长生。王列入山见石裂，得髓食之，因撮少许与嵇康，化为青石。北史云：龟兹国北大山中，有如膏者，流出成川，行数里入地，状如醍醐，服之齿发更生，病人服之皆愈。方镇编年录云：高展为并州判官，一日见砌间沫出，以手撮涂老吏面，皱皮顿改，如少年色。展以为神药，问承天道士。道士曰：此名地脂，食之不死。乃发砌，无所见。此数说皆近石髓也。

【气味】甘，温，无毒。

【主治】寒热，羸瘦无颜色，积聚，心腹胀满，食饮不消，皮肤枯槁，小便数疾，癖块，腹内肠鸣，下痢，腰脚疼冷性壅，宜寒瘦人。藏器。

石脑油 (宋嘉祐)

【校正】并入拾遗石漆。

【释名】石油纲目、石漆拾遗、猛火油、雄黄油、硫黄油纲目。

石 脑 油

【集解】〔禹锡曰〕石脑油宜以瓷器贮之。不可近金银器，虽至完密，直尔透过。道家多用，俗方不甚须。〔宗奭曰〕真者难收，多渗蚀器物。入药最少。烧炼家研生砒入油，再研如膏，入坩锅内，瓦盖置火上，俟油泣尽出之，又研又入油，又上火炼之，砒即伏矣。〔时珍曰〕石油所出不一，出陕之肃州、鄜州、延州、延长，及云南之缅甸，广之南雄者，自石岩流出，与泉水相杂，汪汪而出，肥如肉汁。土人以草挹入缶中，黑色颇似淳漆，作雄硫气。土人多以然灯甚明，得水愈炽，不可入食。其烟甚浓，沈存中宣西时，扫其煤作墨，光黑如漆，胜于松烟。张华博物志载：延寿县南山石泉注为沟，其水有脂，挹取着器中，始黄后黑如凝膏，然之极明，谓之石漆。段成式西阳杂俎载：高奴县有石脂水，腻浮水上如漆，采以膏车及然灯。康誉之昨梦录载：猛火油出高丽东，日烘石热所出液也，惟真琉璃器可贮之。入水涓滴，烈焰遽发，余力入水，鱼鳖皆死。边人用以御敌。此数说，皆石脑油也。国朝正德末年，嘉州开盐井，偶得油水，可以照夜，其光加倍。沃之以水则焰弥甚，扑之以灰则灭。作雄硫气，土人呼为雄黄油，亦曰硫黄油。近复开出数井，官司主之。此亦石油，但出于井尔。盖皆地产雄、硫、石脂诸石，源脉相通，故有此物。王冰谓龙火得湿而焰，遇水而潘，光焰诣天，物穷方止，正是此类，皆阴火也。

【附录】地溲〔时珍曰〕沟涧流水，及引水灌田之次，多有之。形状如油，又如泥，色如黄金，甚腥烈。冬月收取，以柔铁烧赤投之，二三次，刚可切玉。

【气味】辛，苦，有毒。〔独孤滔曰〕化铜，制砒。

【主治】小儿惊风，化涎，可和诸药作丸散。嘉祐。**涂疮癣虫癞，治汁、箭入肉药中用之。**时珍。

【发明】〔时珍曰〕石油气味与雄、硫同，故杀虫治疮。其性走窜，诸器皆渗，惟瓷器、琉璃不漏。故钱乙治小儿惊热膈实，呕吐痰涎，银液丸中，用和水银、轻粉、龙脑、蝎尾、白附子诸药为丸，不但取其化痰，亦取其能透经络、走关窍也。

石炭 (纲目)

【释名】煤炭、石墨、铁炭、乌金石纲目、焦石（时珍曰）石炭即乌金石，上古以书字，谓之石墨，今俗呼为煤炭，煤墨音相近也。拾遗记言焦石如炭，岭表录言康州有焦石穴，即此也。

【集解】〔时珍曰〕石炭南北诸山产处亦多，昔人不用，故识之者少。今则人以代薪炊爨，煅炼铁石，大为民利。土人皆凿山为穴，横入十余丈取之。有大块如石而光者，有疏散如炭末者，俱作硫黄气，以酒喷之则解。入药用坚块如石者。昔人言夷陵黑土为劫灰者，即此疏散者也。孝经援神契云：王者德至山陵，则出黑丹。水经言：石炭可书，然之难尽，烟气中人。酉阳杂俎云：无劳县出石墨，爨之弥年不消。夷坚志云：彰德南郭村井中产石墨。宜阳县有石墨山。沔阳县有石墨洞。燕之西山，楚之荆州、兴国州、江西之庐山、袁州、丰城、赣州，皆产石炭，可以炊爨。并此石也。又有一种石墨，舐之粘舌，可书字画眉，名画眉石者，即黑石脂也。见石脂下。

【附录】然石〔时珍曰〕曹叔雅异物志云：豫章有黄色，而理疏，以水灌之，便热可以烹鼎，冷则再灌，张华谓之然石高安亦有之。

【气味】甘、辛，温，有毒。〔时珍曰〕人有中煤气毒者，昏瞀至死，惟饮冷水即解。〔独孤滔曰〕去锡晕，制三黄、硇砂、硝石。

【主治】妇人血气痛，及诸疮毒，金疮出血，小儿痰痫。时珍。

石灰 (本经中品)

【释名】石垩弘景、**垩灰**本经、**希灰**别录、**锻石**日华、**白虎**纲目、**矿灰**纲目。

【集解】〔别录曰〕石灰生中山川谷。〔弘景曰〕近山生石，青白色，作灶烧竟，以水沃之，即热蒸而解。俗名石垩。〔颂曰〕所在近山处皆有之，烧青石为灰也。又名石锻。有风化、水化二种：风化者，取锻了石置风中自解，此为有力；水化者，以水沃之，热蒸而解，其力差劣。〔时珍曰〕今人作窑烧之，一层柴或煤炭一层在下，上累青石，自下发火，层层自焚而散。入药惟用风化、不夹石者良。

【气味】辛。温，有毒。〔大明曰〕甘，无毒。〔独孤滔曰〕伏雄黄、硫黄、硇砂，去锡晕。

【主治】疽疡疥瘙，热气，恶疮癞疾，死肌堕眉，杀痔虫，去黑子息肉。本经。**疗髓骨疽。**别录。**治疕疥，蚀恶肉，止金疮血，甚良。**甄权。**生肌长肉，吐血，白癜疬疡，瘢疵痔瘘，瘿赘疣子。妇人粉刺，产后阴不能合。解酒酸，治酒毒，暖水脏，治气。**大明。**堕胎。**保升。**散血定痛，止水泻血痢，白带白淫，收脱肛阴挺，消积聚结核，贴口歪，黑须发。**时珍。

【发明】〔弘景曰〕石灰性至烈，人以度酒饮之，则腹痛下利。古今多以构冢，用捍水而辟虫。故古冢中水洗诸疮，皆即瘥。〔恭曰〕别录及今人用疗金疮，止血大效。若五月五日采繁缕、葛叶、鹿活草、槲叶、芍药、地黄叶、苍耳叶、青蒿叶，合石灰捣，为团如鸡卵，暴干末。以疗疮生肌，大妙神验。〔权曰〕止金疮血，和鸡子白、败船茹甚良。不入汤饮。〔颂曰〕古方多用合百草团末，治金疮殊胜。今医家或以腊月黄牛胆汁搜和，纳入胆中风干研用，更胜草药者。古方以诸草杂石灰熬煎，点疣痣黑子。丹灶家亦用之。〔时珍曰〕石灰，止血神品也。但不可着水，着水即烂肉。

古墓中石灰，名地龙骨。

【主治】顽疮瘰疬，脓水淋漓，敛诸疮口。棺下者尤佳。时珍。

舱船油石灰，名水龙骨。

【主治】金疮跌扑伤损，破皮出血，及诸疮瘘，止血杀虫。时珍

石面 （纲目）

【集解】〔时珍曰〕石面不常生，亦瑞物也。或曰饥荒则生之。唐玄宗天宝三载，武威番禾县醴泉涌出，石化为面，贫民取食之。宪宗元和四年，山西云、蔚、代三州山谷间，石化为面，人取食之。宋真宗祥符五年四月，慈州民饥，乡宁县山生石脂如面，可作饼饵。仁宗嘉祐七年三月，彭城地生面；五月，钟离县地生面。哲宗元丰三年五月，青州临朐、益都石皆化面，人取食之。搜集于此，以备食者考求云。

【气味】甘，平，无毒。

【主治】益气调中，食之止饥。时珍。

浮石 （日华）

海浮石

【校正】并入拾遗水花

【释名】海石纲目、水花。

【集解】〔时珍曰〕浮石，乃江海间细沙、水沫凝聚，日久结成者。状如水沫及锺乳石，有细孔如蛀窠，白色，体虚而轻。今皮作家用磨皮垢甚妙。海中者味咸，入药更良。〔抱朴子云〕烧泥为瓦，燔木为炭，水沫为浮石，此皆去其柔脆，变为坚刚也。交州记云：海中有浮石，轻虚可以磨脚，煮水饮之止渴。即此也。

【气味】咸，平，无毒。〔时珍曰〕不寒。

【主治】煮汁饮，止渴，治淋，杀野兽毒。大明。止咳。弘景。**去目翳。**宗奭。**清金降火，消积块，化老痰。**震亨。**消瘤瘿结核疝气，下气，消疮肿。**时珍。

【发明】〔藏器曰〕水花主远行无水止渴，和苦栝楼为丸，每旦服二十丸，永无渴也。〔震亨曰〕海石治老痰积块，咸能软坚也。〔时珍曰〕浮石乃水沫结成，色白而体轻，其质玲珑，肺之象也。气味咸寒，润下之用也。故入肺除上焦痰热，止咳嗽而软坚。清其上源，故又治诸淋。按余琰席上腐谈云：肝属木，当浮而反沈；肺属金，当沈而反浮，何也？肝实而肺虚也。故石入水则沈，而南海有浮水之石；木入水则浮，而南海有沈水之香。虚实之反如此。

【附录】**晕石**拾遗。〔藏器曰〕生海底，状如姜石，紫褐色，极紧似石，是咸水结成，自然

生晕。味咸，寒，无毒。主石淋，磨汁饮之，亦烧赤投酒中饮。

石芝（纲目）

【集解】〔葛洪曰〕芝有石、木、草、菌、肉五类，各近百种。道家有石芝图。石芝者，石象芝也。生于海隅名山岛屿之涯，有积石处。其状如肉，有头尾四足如生物，附于大石。赤者如珊瑚，白者如截肪，黑者如泽漆，青者如翠羽，黄者如紫金，皆光明洞彻。大者十余斤，小者三四斤，须斋祭取之，捣末服。其类有七明九光芝，生临水高山石崖之间，状如盘碗，不过径尺，有茎连缀之，起三四寸。有七孔者名七明，九孔者名九光，光皆如星，百步内夜见其光。常以秋分伺之，捣服方寸匕，入口则翕然身热，五味甘美。得尽一斤，长生不老，可以夜视也。玉脂芝，生于有玉之山。玉膏流出，百千年凝而成芝。有鸟兽之形，色无常彩，多似玄玉、苍玉及水精。得而末之，以无心草汁和之，须臾成水。服至一升，长生也。石蜜芝生少室石户中。有深谷不可过，但望见石蜜从石户上入石偃盖中，良久辄有一滴。得服一升，长生不老也。石桂芝生石穴中，有枝条似桂树，而实石也。高尺许，光明而味辛。〔时珍曰〕神仙之说，渺茫不知有无。然其所述之物，则非无也。贵州普定分司署内有假山，山间有树，根干枝条皆石，而中有叶如榴，袅袅茂翠，开花似桂微黄。嘉靖丁巳，佥事焦希程赋诗纪之，以比康干断松化石之事，而不知其名。时珍按图及抱朴子之说，此乃石桂芝也。海边有石梅，枝干横斜，石柏，叶如侧柏，亦是石桂之类云。

【主治】诸芝捣末，或化水服，令人轻身长生不老。葛洪。

第十卷石部目录

石之四 （石类下三十九种）

砭石_{纲目} 石砮附

越砥石_{别录}（即磨刀石）

姜石_{唐本}

麦饭石_{图经}

水中白石_{拾遗}

河砂_{拾遗}

杓上砂_{纲目}

石燕_{唐本}

石蟹_{开宝}

石_{图经}

石蚕_{开宝}

石鳖_{纲目}

蛇黄_{唐本}

霹雳砧_{拾遗}

雷墨_{纲目}

上附方旧二十五，新九十五

第十卷石部

石之四 <small>（石类下三十九种）</small>

阳起石 <small>（本经中品）</small>

【释名】羊起石别录、**白石**本经、**石生**别录。〔时珍曰〕以能命名。

【集解】〔别录曰〕阳起石生齐山、山谷及琅琊或云山，云母根也。采无时。〔普曰〕生太山。〔弘景曰〕此所出与云母同，而甚似云母，但厚异尔。今从乃出益州，与矾石同处，色小黄黑。但矾石、云母根未知何者是？俗用乃稀，仙经服之。〔恭曰〕此石以白色肌理似殷蘖，仍夹带云母滋润者为良，故本经一名白石。今用纯黑如炭者，误矣。云母之黑者名云胆，服之损人，则黑阳起石亦必恶矣。今齐山在齐州西北，无阳起石。石乃在齐山西北六七里卢山出之。本经云山或卢字讹也。太山、沂州惟有黑者，白者独出齐州。〔珣曰〕太山所出黄者绝佳，邢州鹊山出白者亦好。〔颂曰〕今惟出齐州，他处不复有。齐州惟一土山，石出其中，彼人谓之阳起山。其山常有温暖气，虽盛冬大雪遍境，独此山无积白，盖石气熏蒸使然也。山惟一穴，官中常禁闭。至初冬则州发丁夫，遣人监取。岁月积久，其穴益深，镵凿他石，得之甚难。以白色明莹若狼牙者为上，亦有挟他石作块者不堪。每岁采择上供之余，州中货之，不尔无由得也。货者虽多，而精好者亦难得。旧说是云母根，其中犹带云母，今不复见此矣。古方服食不见用者，今补下药多使之。〔时珍曰〕今以云头雨脚轻松如狼牙者为佳，其铺茸苗角者不佳。王建平典术乃云：黄白而赤重厚者佳，云母之根也。庚辛玉册云：阳起，阳石也。齐州拣金山出者胜，其尖似箭镞者力强，如狗牙者力微，置大雪中倏然没者为真。

【修治】〔大明曰〕凡入药烧后水煅用之，凝白者佳。〔时珍曰〕凡用火中煅赤，酒淬七次，研细水飞过，日干。亦有用烧酒浸过，同樟脑入罐升炼，取粉用者。

【气味】咸，微温，无毒。〔普曰〕神农、扁鹊：酸，无毒。桐君、雷公、岐伯：咸，无毒。李当之：小寒。〔权曰〕甘，平。〔之才曰〕桑螵蛸为之使，恶泽泻、菌桂、雷丸、石葵、蛇蜕皮，畏菟丝子，忌羊血，不入汤。

【主治】崩中漏下，破子脏中血，癥瘕结气，寒热腹痛，无子，阴痿不起，补不足。本经。**疗男子茎头寒，阴下湿痒，去臭汗，消水肿。久服不饥，令人有子。**别

阳起石

录。**补肾气精乏，腰疼膝冷湿痹，子宫久冷，冷癥寒瘕，止月水不定。**甄权。**治带下温疫冷气，补五劳七伤。**大明。**补命门不足。**好古。**散诸热肿。**时珍。

【发明】〔宗奭曰〕男子妇人下部虚冷，肾气乏绝，子脏久寒者，须水飞用之。凡石药冷热皆有毒，亦宜斟酌。〔时珍曰〕阳起石，右肾命门气分药也，下焦虚寒者宜用之，然亦非久服之物。张子和儒门事亲云：喉痹，相火急速之病也，相火，龙火也，宜以火逐之。一男子病缠喉风肿，表里皆①，药不能下。以凉药灌入鼻中，下十余行。外以阳起石烧赤、伏龙肝等分细末，日以新汲水调扫百遍。三日热始退，肿始消。此亦从治之道也。

慈石（本经中品）

【释名】玄石本经、**处石**别录、**铁石**衍义、**吸针石**〔藏器曰〕慈石取铁，如慈母之招子，故名。〔时珍曰〕石之不慈者，不能引铁，谓之玄石，而别录复出玄石于后。

【集解】〔别录曰〕慈石生太山川谷及慈山山阴，有铁处则生其阳。采无时。〔弘景曰〕今南方亦有好者。能悬吸铁，虚连三为佳。仙经丹房黄白术中多用之。〔藏器曰〕出雄州北山。〔颂曰〕今慈州、徐州及南海傍山中皆有之，慈州者岁贡最佳，能吸铁虚连十数铁，或一二斤刀器，回转不落者，尤良。采无时。其石中有孔，孔中黄赤色，其上有细毛，功用更胜。按甫州异物志云：涨海崎头水浅而多慈石，徼外大舟以铁叶固之者，至此皆不得过。以此言之，海南所出尤多也。〔敦曰〕凡使勿误用玄中石并中麻石。此二石惧以慈石，只是吸铁不得。而中麻石心有赤，皮粗，是铁山石也。误服令人生恶疮，不可疗。真慈石一片，四面吸铁一斤者，此名延年沙；四面只吸铁八两者，名续采石；四面吸五两者，名慈

石。〔宗奭曰〕慈石其毛轻紫，石上颇涩，可吸连铁，俗谓之炒铁石。其玄石，即慈石之黑色者。慈磨铁锋，则能指南，然常偏东，不全南也。其法取新纩中独缕，以半芥子许蜡，缀于铁腰，无风处垂之，则针常指南。以针横贯灯心，浮水上，亦指南。然常偏丙位，盖丙为大火，庚辛受其制，物理相感尔。〔土宿真君曰〕铁受太阳之气，始生之初，石产焉。一百五十年而成慈石，又二百年孕而成铁。

【修治】〔敦曰〕凡修事一斤，用五花皮一镒，地榆一镒，故绵十五两，二件并锉。于石上捶，碎作二三十块。将石入瓷瓶中，下草药，以东流水煮三日夜，漉出拭干，布裹再捶细，乃碾如尘，水飞过再碾用。〔宗奭曰〕入药须火烧醋淬，研末水飞。或醋煮三日夜。

【气味】辛，寒，无毒。〔权曰〕咸，有小毒。〔大明曰〕甘，涩，平。〔藏器曰〕性温，云寒误也。〔之才曰〕柴胡为之使，杀铁毒，消金，恶牡丹、莽草，畏黄石脂。〔独孤滔曰〕伏丹砂，养汞，去铜晕。

【主治】周痹风湿，肢节中痛，不可持物，洗洗酸消，除大热烦满及耳聋。本经。**养肾脏，强骨气，益精除烦，通关节，消痈肿鼠瘘，颈核喉痛，小儿惊痫，炼**

---

① 皆：张子和《儒门事亲》卷三，此后有"作"字。此处恐引抄有误。

水饮之，亦令人有子。别录。补男子肾虚风虚，身强，腰中不利，加而用之。甄权。治筋骨羸弱，补五劳七伤，眼昏，除烦躁。小儿误吞针铁等，即研细末，以筋肉莫令断，与末同吞，下之。大明。明目聪耳，止金疮血。时珍。

【发明】〔宗奭曰〕养肾气，填精髓，肾虚耳聋目昏者皆用之。〔藏器曰〕重可去怯，慈石、铁粉之类是也。〔时珍曰〕慈石法水，色黑而入肾，故治肾家诸病而通耳明目。一士子频病目，渐觉昏暗生翳。时珍用东垣羌活胜风汤加减法与服，而以磁朱丸佐之。两月遂如故。盖慈石入肾，镇养真精，使神水不外移；朱砂入心，镇养心血，使邪火不上侵；而佐以神曲，消化滞气，生熟并用，温养脾胃发生之气，乃道家黄婆媒合婴姹之理，制方者宜窥造化之奥乎？方见孙真人十金石神曲丸，但云明目，百岁可读细书，而未发出药微义也，孰谓古方不可治今病耶？独孤滔云：慈石乃坚顽之物，无融化之气，止可假其而服食，不可久服渣滓，必有大患。夫药以治病，中病则止，砒硇犹可饵服，何独慈石不可服耶？慈石既炼末，亦非坚顽之物，惟在用者能得病情而中的尔。淮南万毕术云：慈石悬井，亡人自归。注云：以亡人衣裹慈石悬于井中，逃人自反也。

慈石毛

【气味】咸，温，无毒。

【主治】补绝伤，益阳道，止小便白数，治腰脚，去疮瘘，长肌肤，令人有子，宜入酒。〔藏器曰〕本经言石不言毛，毛、石功状殊也。

玄石 （别录中品）

【释名】玄水石别录、处石〔时珍曰〕玄以色名。

【集解】〔别录曰〕玄石生太山之阳，山阴有铜。铜者雌，铁者雄。〔弘景曰〕本经慈石一名玄石。别录又出玄石，一名处石。名既同，疗体又相似，而寒温铜铁畏恶有异。俗方不用，亦无识者，不知与慈石相类否？〔恭曰〕此物，铁液也。慈石中有细孔，孔中黄赤色，初破好者能拾铁吸铁。其无孔而光泽纯黑者，玄石也。不能拾，疗体亦劣于慈石。〔颂曰〕今北番以慈石作礼物，其块多光泽，吸铁无力，疑即此玄石也。医方罕用。〔时珍曰〕慈石生山之阴有铁处，玄石生山之阳有铜处，虽形相似，性则不同，故玄石不能吸铁。

【气味】咸，温，无毒。〔之才曰〕畏松脂、柏实、菌桂。

【主治】大人小儿惊痫，女子绝孕，小腹冷痛，少精身重。服之令人有子。别录。

代赭石 （本经下品）

【释名】须丸本经、血师别录、土朱纲目、铁朱〔别录曰〕出代郡者名代赭，出姑幕者名须丸。〔时珍曰〕赭，赤色也；代，即雁门也。今俗呼为土朱、铁朱。管子云：山上有赭，其下有铁。铁朱之名或缘此，不独因其形色也。

代赭石

【集解】〔别录曰〕代赭生齐国山谷，赤红青色如鸡冠，有泽染爪甲不渝者良。采无时。〔弘景曰〕是代郡城门下赤土也。江东久绝，俗用乃疏，而为仙方之要，与戎盐、卤碱皆是急须。〔恭曰〕此石多从代州来，云山中采得，非城门下土也。今齐州亭山出赤石，其色有赤红青者。其赤者亦如鸡冠且润泽，土人惟采以丹楹柱，而紫色且暗，与代州出者相似，古来用之。今灵州鸣沙县界河北，平地掘深四五尺得者，皮上赤滑，中紫如鸡肝，大胜齐、代所出者。〔颂曰〕今河东汴东山中亦有之。古方紫丸治小儿用代赭，云无真，以左顾牡蛎代使，乃知真者难得。今医家所用，多择取大块，其上文头有如浮沤丁者为胜，谓之丁头代赭。北山经云：少阳之山，中多美赭。西山经云：石脆之山，灌水出焉。中有流赭，以涂牛马无病。郭璞注云：赭，赤土也。今人以涂牛角，云辟恶。〔时珍曰〕赭石处处山中有之，以西北出者为良。宋时虔州岁汞万斤。崔昉外丹本草云：代赭，阳石也。与太乙余粮并生山峡中，研之作朱色，可点书，又可罨金益色赤。张华以赤土拭宝剑，倍益精明，即此也。

【修治】〔敩曰〕凡使研细，以腊水重重飞过，水面上有赤色如薄云者去之。乃用细茶脚汤煮一伏时，取出又研一万匝。以净铁铛烧赤，下白蜜蜡一两，待化投新汲水冲之，再煮一二十沸，取出晒干用。〔时珍曰〕今人惟煅赤以醋淬三次或七次，研，水飞过用，取其相制，并为肝经血分引用也。相感志云：代赭以酒醋煮之，插铁钉于内，扇之成汁。

【气味】苦，寒、无毒。〔别录曰〕甘。〔权曰〕甘，平。〔之才曰〕畏天雄、附子。干姜为之使。

【主治】鬼疰贼风蛊毒，杀精物恶鬼，腹中毒邪气，女子赤沃漏下。本经。带下百病，产难胞不出，堕胎，养血气，除五脏血脉中热，血痹血瘀。大人小儿惊气入腹，及阴痿不起。别录。安胎健脾，止反胃吐血鼻衄，月经不止，肠风痔瘘，泻痢脱精，遗溺夜多，小儿惊痫疳疾，金疮长肉。辟鬼魅。大明。

【发明】〔好古曰〕代赭入手少阴、足厥阴经。怯则气浮，重所以镇之。代赭之重，以镇虚逆。故张仲景治伤寒汗吐下后心下痞硬，噫气不除者，旋覆代赭汤主之。用旋覆花三两，代赭石一两，人参二两，生姜五两，甘草三两，半夏半斤，大枣十二枚。水一斗，煮六升，去滓，再煎三升，温服一升，日三服。〔时珍曰〕代赭乃肝与包络二经血分药也，故所主治皆二经血分之病。昔有小儿泻后眼上，三日不乳，目黄如金，气将绝。有名医曰：此慢肝惊风也，宜治肝。用水飞代赭石末，每服半钱，冬瓜仁煎汤调下，果愈。

【附录】赫石①〔藏器曰〕出淄川北海山谷土石中，如赤土代赭之类，土人以当朱，呼为赤石，一名零陵，恐是代赭之类。味甘、平、温，无毒。主惊恐，身热邪气，镇心。久服令人眼明悦泽。〔时珍曰〕此亦他方代赭耳，故其功效不甚相远也。

禹余粮（本经上品）

【释名】白余粮别录。〔时珍曰〕石中有细粉如面，故曰余粮，俗呼为太一禹余粮。见太一

---

① 赤石：原脱，据本卷"石部目录·石之四"补入。

下。〔承曰〕会稽山中出者甚多。彼人云昔大禹会稽于此，余粮者本为此余。

【集解】〔别录曰〕禹余粮生东海池泽，及山岛中或池泽中。〔弘景曰〕今多出东阳，形如鹅鸭卵，外有壳重叠，中有黄细末如蒲黄，无沙者佳。近年茅山凿地大得之，极精好，状如牛黄，重重甲错。其佳处乃紫色靡靡如面，嚼之无复唅，仙经服食之。南人又呼平泽中一种藤，叶如菝葜，根作块有节，似菝葜而色赤，味似薯蓣，谓之禹余粮，此与生池泽者复有仿佛。或疑今石即是太一也。〔颂曰〕今惟泽州、潞州有之。旧说形如鹅鸭卵，外有壳。今图上者全是山石之形，都不作卵状，与旧说小异。采无时。张华博物志言：扶海州上有蒒草，其实食之如大麦，名自然谷，亦名禹余粮，世傅禹治水弃其所余食于江中而为药。则蒒草与此异物同名，抑与生池泽者同种乎？〔时珍曰〕禹余粮乃石中黄粉，生于池泽；其生山谷者，为太一余粮。本文明白。陶引藤生禹余粮，苏引草生禹余粮，虽名同而实不同，殊为迂远。详太一余粮下。

【修治】〔弘景曰〕凡用，细研水洮，取汁澄之，勿令有沙土也。〔敩曰〕见太一下。

【气味】甘，寒，无毒。〔别录曰〕平。〔权曰〕咸。〔之才曰〕牡丹为之使。伏五金，制三黄。

【主治】咳逆寒热烦满，下赤白，血闭癥瘕，大热，炼饵服之，不饥轻身延年。本经。疗小腹痛结烦疼。别录。主崩中。甄权。治邪气及骨节疼，四肢不仁，痔瘘等疾。久服耐寒暑。大明。催生，固大肠。时珍。

【发明】〔成无己曰〕重可去怯，禹余粮之重，为镇固之剂。〔时珍曰〕禹余粮手足阳明血分重剂也。其性涩，故主下焦前后诸病。李知先诗曰：下焦有病人难会，须用余粮赤石脂。抱朴子云：禹余粮丸日再服，三日后令人多气力，负担远行，身轻不极。其方药多不录。

太一余粮（本经上品）

【释名】石脑本经、禹哀吴普。〔藏器曰〕太一者，道之宗源。太者大也，一者道也。大道之师，即理化神君，禹之师也。师尝服之，故有太一之名。张司空云：还魂石中黄子，鬼物禽兽守之，不可妄得。会稽有地名蓼，出余粮。土人掘之，以物请买，所请有数，依数必得。此犹有神，岂非太一乎？

【集解】〔别录曰〕太一余粮生太山山谷，九月采。〔普曰〕生太山。上有甲，甲中有白，白中有黄，如鸡子黄色。采无时。〔弘景曰〕本草有太一余粮、禹余粮两种，治体相同。而今世惟有禹余粮，不复识太一。登真隐诀：长生西镇丸云，太一禹余粮，定六府，镇五脏。合其二名，莫辨何者的是？今人亦总呼为太一禹余粮。有人于铜官采空青于石坎，大得黄赤色石，极似今之余粮，而色过赤好，疑此是太一也。彼人呼为雌黄，涂物正如雄色。〔恭曰〕太一余粮及禹余粮，乃一物而以精粗为名尔。其壳若瓷，方圆不定。初在壳中未凝结，犹是黄水，名石中黄子。久凝乃有数色，或青或白，或赤或黄。年多变赤，因赤渐紫。紫及赤者，俱名太一。其诸色通谓禹余粮。今太山不见采得，而会稽、王屋、泽潞州诸山皆有。陶云黄赤色，疑是太一。然无壳裹，殊非的称。〔敩曰〕凡使，勿误用石中黄并卵石黄，二石真相似。其石中黄向里赤黑黄，味淡微咀。卵石黄味酸，个个印印，内有子一块，不堪用。若误饵之，令人肠干。太一余粮看即如石，轻敲便碎如粉，兼重重如叶子雌黄也。〔宗奭曰〕太一余粮，是用其壳也，故入药须火烧醋淬。石中黄是壳中干者及细末者。石中黄水，是未成余粮黄浊水也。〔时珍曰〕按别录言，禹余粮生东海池泽及山岛，太一余粮生太山山谷，石中黄出余粮处有之，乃壳中未成余粮黄浊水也。据此则三者一物也。生于池泽者为禹余粮，生于山谷者为太一余粮，其中水黄浊者为石中黄水，其凝结如粉者为余粮，凝干如石者为石中黄。其说本明，而注者臆度，反致义晦。晋宋以来，不分山谷、池泽所产，故通呼为太一禹余粮。而苏恭复以紫赤色者为太一，诸色为禹余粮。皆由未加详究本文也。寇宗奭及医方乃用石壳为禹余粮，殊不察未成余粮黄浊水之文也。其壳粗顽不入药。庚辛玉册云：太一禹余粮，阴石也，所在有之。片片层叠，深紫色。中有黄土，各曰石黄。其性最热，冬月有余粮处，其雪先消。云林石谱云：鼎州祈阁山出石，石中有黄土，目之为太一余粮。色紫黑，礓块大小圆扁，外多粘缀碎石，涤去黄土，即空虚可贮水为砚。滴丹方鉴云：五色余粮及石中黄，皆可干汞，出金色。

【修治】〔敩曰〕凡修事，用黑豆五合，黄精五合，水二斗，煮取五升，置瓷锅中，下余粮四两煮之，旋添，汁尽为度，其药气自然香如新米，捣了，又研一万杵，方用。

【气味】甘，平，无毒。〔普曰〕神农、岐伯、雷公：甘，平。李当之：小寒。扁鹊：甘，无毒。〔之才曰〕杜仲为之使。畏贝母、菖蒲、铁落。

【主治】咳逆上气，癥瘕血闭漏下，除邪气，肢节不利。久服耐寒暑不饥，轻身飞行千里，神仙。本经。治大饱绝力身重。别录。益脾，安脏气。雷敩。定六腑，镇五脏。弘景。

【发明】〔时珍曰〕禹余粮、太一余粮、石中黄水，性味功用皆同，但入药有精粗之等尔。故服食家以黄水为上，太一次之，禹余粮又次之。列仙传言，巴戎赤斧上华山，饵禹余粮，即此。

石中黄子 (唐本草)

【释名】〔宗奭曰〕子当作水。既云黄浊水，焉得名子？

【集解】〔恭曰〕此禹余粮壳中，未成余粮黄浊水也。出余粮处有之。〔颂曰〕今惟河中府中条山谷出之。其石形如面剂，紫黑色。石皮内黄色者，谓之中黄。葛洪抱朴子云：石中黄子所在有之，沁水山尤多。在大石中，其石常润湿不燥，打其石有数十重，见之赤黄溶溶，如鸡子之在壳中也。即当未坚时饮之。不尔，便渐坚凝如石，不中服也。破一石中，多者有一升，少者数合，可顿服之。〔机曰〕石中干者及细末者，当名余粮，不当名石中黄，详本文"未成余粮四字"可见。〔时珍曰〕余粮乃石中已凝细粉也，石中黄则坚凝如石者也，石中黄水则未凝者也。故雷敩云，用余粮勿用石中黄，是矣。

【气味】甘，平，无毒。

【主治】久服轻身延年不老。唐本。

空青（本经上品）

【释名】杨梅青〔时珍曰〕空言质，青言色，杨梅言似也。

【集解】〔别录曰〕空青生益州山谷，及越，内设嶲山有铜处。铜精熏则生空青，其腹中空。三月中采，亦无时。能化铜铁铅锡作金。〔弘景曰〕越嶲属益州，益州诸郡无复有，恐久不采之故也。今出铜官者色最鲜深，出始兴者弗如，凉州高平郡有空青山亦甚多。今空青但圆实如铁珠，无空腹者，皆凿土石中取之。而以合丹成，则化铅为金，诸石药中，惟此最贵。医方乃稀用之，而多充画色，殊为可惜。〔恭曰〕出铜处兼有诸青，但空青为难得。今出蔚州、兰州、宣州、梓州。宣州者最好，块段细，时有腹中空者。蔚州、兰州者片块大，色极深，无空腹者。陶氏所谓圆实如铁珠者，乃白青也。〔大明曰〕空青大者如鸡子，小者如相思子，其青厚如荔枝壳，其内有浆酸甜。〔藏器曰〕铜之精华，大者即空绿，次即空青也。〔颂曰〕今饶、信州亦时有之，状若杨梅，故名杨梅青。其腹中空、破之有浆者，绝难得。〔宗奭曰〕真宗常诏取空青中有水者，久而方得。其杨梅青，信州穴山而取，极难得，治医[1]极有功，中亦或有水者，用与空青同，第有优劣尔。〔时珍曰〕张果玉洞要诀云：空青似杨梅，受赤金之精，甲乙阴灵之气，近泉而生，久而含润。新从坎中出，钻破中有水，久即干如珠，金星灿灿。庚辛玉册云：空青，阴石也。产上饶，似钟乳者佳，大片含紫色有光采。次出蜀严道及北代山，生金坎中，生生不已，故青为之丹。有如拳大及卵形者，中空有水如油，治盲立效。出铜坑者亦佳，堪画。又有杨梅青、石青，皆是一体，而气有精粗。点化以曾青为上、空青次之，杨梅青又次之。造化指南云：铜得紫阳之气而生绿，绿二百年而生石绿，铜始生其中焉。曾、空二青，则石绿之得道者，均谓之矿。又二百年得青阳之气，化为鍮石。观此诸说，则空青有金坑、铜坑二种。或大如拳卵，小如豆粒，或成片块，或若杨梅，虽有精粗之异，皆以有浆为上，不空无浆者为下也。方家以药涂铜物生青，刮下伪作空青者，终是铜青，非石绿之得道者也。

【气味】甘，酸，寒，无毒。〔别录曰〕大寒。〔权曰〕畏菟丝子。酒浸醋拌制过，乃可变化。

【主治】青盲[2]耳聋，明目，利九窍，通血脉，养精神，益肝气。久服轻身延年。本经。**疗目赤痛，去肤翳，止泪出，利水道，下乳汁，通关节，破坚积。令人不忘，志高神仙。**别录。**治头风，镇肝。瞳人破者，得再见物。**甄权。**钻孔取浆，点多年青盲内障翳膜，养精气。其壳摩翳。**大明。**中风口㖞不正，以豆许含咽，甚效。**时珍。出范汪方。

【发明】〔保升曰〕空青法木，故色青而主肝。〔颂曰〕治眼翳障为最要之药。〔时珍曰〕东方甲乙，是生肝胆，其气之清者为肝血，其精英为胆汁。开窍于目，血五脏之英，皆因而注之为

神。胆汁充则目明，汁减则目昏。铜亦青阳之气所生，其气之清者为绿，犹肝血也；其精英为空青之浆，犹胆汁也。其为治目神药，盖亦以类相感应耳。石中空者，埋土中三五日，自有浆水。

曾青 （本经上品）

【释名】〔时珍曰〕曾音层。其青层层而生，故名。或云其生从实至空，从空至层，故曰曾青也。

【集解】〔别录曰〕曾青生蜀中山谷及越嶲，采无时。能化金铜。〔普曰〕生蜀郡石山。其山有铜处，曾青出其阳。青者铜之精。〔弘景曰〕旧说与空青同山，疗体亦相似。今铜官更无曾青，惟出始与。形累累如黄连相缀，色理相类空青，甚难得而贵，仙经少用之。化金之事，法同空青。〔恭曰〕出蔚州者好，鄂州者次之，余州并不任用。〔时珍曰〕但出铜处，年古即生。形如黄连相缀，又如蚯蚓屎，方棱，色深如波斯青黛，层层而生，打之如金声者为真。造化指南云：层青生铜矿中，乃石绿之得道者。肌肤得东方正色，可以合炼大丹，点化与三黄齐驱。衡山记云：山有层青冈，出层青，可合仙药。

曾　青

【修治】〔敩曰〕凡使勿用夹石及铜青。每一两要紫背天葵、甘草、青芝草三件，干湿各一镒，细锉，放瓷锅内，空青于中。东流水二镒，缓缓煮之，五昼夜，勿令水火失时。取出以东流水浴过，研乳如粉用。

【气味】酸，小寒，无毒。〔之才曰〕畏菟丝子。〔独孤滔云〕曾青住火成膏，可结汞，制丹砂，盖含金气所生也。须酒醋渍煮用。〔葛洪曰〕曾青涂铁，色赤如铜。

【主治】目痛，止泪出，风痹，利关节，通九窍，破癥坚积聚。久服轻身不老。本经。养肝胆，除寒热，杀白虫，疗头风脑中寒，止烦渴，补不足，盛阴气。别录。

【发明】〔时珍曰〕曾青治目，义同空青。古方辟邪太乙神精丹用之，扁鹊治积聚留饮有层青丸，并见古今录验方，药多不录。

绿青 （别录上品）

【释名】石绿唐本、大绿纲目。

【集解】〔别录曰〕绿青生山之阴穴中，色青白。〔弘景曰〕此即用画绿色者，亦出空青中，相挟带。今画工呼为碧青，而呼空青作绿青，正相反矣。〔恭曰〕绿青即扁青也，画工呼为石绿。其碧青即白青也，不入画用。〔颂曰〕旧不著所出州土，且云生山之阴穴中。次空青条上云，生益州山谷及越嶲山有铜处，此物当是生其山之阴尔。今出韶州、信州。其色青白，画工用为绿色者，极有大块，其中青白花文可爱。信州人琢为腰带器物，及妇人服饰。其入药，当用颗块如乳香者佳。〔宗奭曰〕其色黑绿色者佳。〔时珍曰〕石绿，阴石也。生铜坑中，乃铜之祖气也。铜得紫阳之气而生绿，绿久则成石，谓之石绿，而铜生于中，与空青、曾青同一根源也。今人呼为大绿。范成大桂海志云：石绿，铜之苗也，出广西右江有铜处。生石中，质如石者，名石绿。一种脆烂如碎土者，名泥绿，品最下。大明会典云：青绿每①矿，淘净绿一十一两四钱。暗色绿每矿一斤，淘净绿一十两八钱。硇砂一斤，烧造硇砂绿一十五两五钱。

【气味】〔时珍曰〕有小毒。

【主治】益气，止泄痢，疗蚘鼻。别录。吐风痰甚效。苏颂。

【发明】〔颂曰〕今医家多用吐风痰。其法拣上色精好者研筛，水飞再研。如风痰眩闷，取二三钱同生龙脑三四豆许研匀，以生薄荷汁合酒温调服之。偃卧须臾，涎自口角流出乃愈。不呕吐，其功速于他药，今人用之比比皆效，故著之。〔宗奭曰〕同硇砂作吐上涎药，验则验矣，亦能损心。〔时珍曰〕痰在上宜吐之，在下宜利之，亦须观人之虚实强弱而察其脉，乃可投之，初虞世有金虎、碧霞之戒，正此意也。金虎丹治风痰，用天雄、腻粉诸药者。

扁青（本经上品）

【释名】石青纲目、大青〔时珍曰〕扁以形名。

【集解】〔别录曰〕扁青生朱崖山谷、武都、朱提，采无时。〔弘景曰〕朱提音殊匙，在南海中。仙经、俗方都无用者。〔普曰〕生蜀都。〔恭曰〕此即绿青也。朱崖已南及林邑、扶南舶上来者，形块大如拳，其色又青，腹中亦时有空者。武昌者，片块小而色更佳。简州、梓州者，形扁作片而色浅。〔时珍曰〕苏恭言即绿青者非也，今之石青是矣。绘画家用之，其色青翠不渝，俗呼为大青，楚、蜀诸处亦有之。而今货石青者，有天青、大青、西夷回回青、佛头青，种种不同，而回青尤贵。本草所载扁青、层青、碧青、白青，皆其类耳。

【气味】甘，平，无毒。〔普曰〕神农、雷公：小寒，无毒。

【主治】目痛明目，折跌痈肿，金疮不瘳，破积聚，解毒气，利精神。久服轻身不老。本经。去寒热风痹，及丈夫茎中百病，益精。别录。治丈夫内绝，令人有子。吴普。吐风痰癫痫，平肝。时珍。

白青（本经上品）

【释名】碧青唐本、鱼目青。

【集解】〔别录曰〕白青生豫章山谷，采无时，可消为铜剑，辟五兵。〔弘景曰〕医方不用，市无卖者，仙经三十六水方中时有须处。铜剑之法，在九元子术中。〔恭曰〕此即陶氏所云空青，圆如铁珠，色白而腹不空者，是也。研之色白如碧，亦谓之碧青，不入画用。无空青时亦用之，名鱼目青，以形似鱼目故也。今出简州、梓州者好。〔时珍曰〕此即石青之属，色深者为石青，

---

① 每：张本作“石”。

淡者为碧青也。今绘彩家亦用。范子计然云：白青出弘农、豫章、新淦，青色者善。淮南万毕术云：白青得铁，即化为铜也。

【气味】甘、酸、咸，平，无毒。〔普曰〕神农：甘，平。雷公：咸，无毒。

【主治】明目，利九窍，耳聋，心下邪气，令人吐，杀诸毒三虫。久服通神明轻身。本经。

【附录】绿肤膏〔别录曰〕味辛、咸，平，无毒。主蛊毒及蛇菜肉诸毒，恶疮。不可久服，令人瘦。一名推青，一名推石。生益州山谷。〔弘景曰〕俗方、仙经无用，人亦不识。碧石青〔别录曰〕味甘，无毒。主明目益精，去白癣，延年。

石胆（本经上品）

【释名】胆矾纲目、黑石本经、毕石本经、君石当之、铜勒吴普、立制石〔时珍曰〕胆以色味命名，俗因其似矾，呼为胆矾。

【集解】〔别录曰〕石胆生秦州羌道山谷大石间，或羌里句青山。二月庚子、辛丑日采。其为石也，青色多白文，易破，状似空青。能化铁为铜，合成金银。〔弘景曰〕仙经时用，俗方甚少，此药殆绝。今人时有采者，其色青绿，状如琉璃而有白文，易破折。梁州、信都无复有，俗乃以青色矾当之，殊无仿佛。〔恭曰〕此物出铜处有之，形似曾青，兼绿相间，味极酸苦，磨铁作铜色，此是真者。出蒲州虞卿县东亭谷窟及薛集窟中，有块如鸡卵者为真。陶云似琉璃者，乃绛矾也。比来人亦以充之，又以醋揉青矾为之，并伪矣。〔颂曰〕今惟信州铅山县有之。生于铜坑中，采得煎炼而成。又有自然生者，尤为珍贵。并深碧色。今

南方医人多使之，又著其说云：石胆最上出蒲州，大者如拳，小者如桃栗，击之纵横解皆成叠文，色青，见用久则绿，击破其中亦青。其次出上饶、曲江铜坑间者，粒细有廉棱，如钗股米粒。本草言，伪者以醋揉青矾为之。全不然，但取粗恶石胆合消石销溜而成之。块大色浅，浑浑无脉理，击之则碎无廉棱者，是也。亦气挟石者，乃削取石胆床，溜造时投消石中，及凝则相著也。〔时珍曰〕石胆出蒲州山穴中鸭嘴色者为上，俗呼胆矾；出羌里者色少黑，次之；信州者又次之。此物乃生于石，其经煎炼者，即多伪也。但以火烧之成汁者，必伪也。涂于铁及铜上烧之红者，真也。又以铜器盛水，投少许入中，及不青碧，数日不异者，真也。玉洞要诀云：石胆，阳石也。出嵩岳及蒲州中条山。禀灵石异气，形如瑟瑟，其性流通，精感入石，能化五金，变化无穷。沈括笔谈载：铅山有苦泉，流为涧，挹水熬之，则成胆矾。所熬之釜，久亦化为铜也。此乃煎熬作伪，非真石胆也，不可入药。

【气味】酸、辛，寒，有毒。〔普曰〕神农：酸，小寒。李当之：大寒。桐君：辛，有毒。扁鹊：苦，无毒。〔大明曰〕酸、涩，无毒。〔权曰〕有大毒。〔之才曰〕水英为之使。畏牡桂、菌桂、芫花、辛夷、白微。

【主治】明目目痛，金疮诸痫痉，女子阴蚀痛，石淋寒热，崩中下血，诸邪毒气，令人有子。炼饵服之，不老。久服，增寿神仙。本经。散癥积，咳逆上气，及

鼠瘘恶疮。别录。治虫牙，鼻内息肉。大明。带下赤白，面黄，女子脏急。苏恭。入吐风痰药最快。苏颂。

【发明】〔时珍曰〕石胆气寒，味酸而辛，入少阳胆经。其性收敛上行，能涌风热痰涎，发散风木相火，又能杀虫，故治咽喉口齿疮毒有奇功也。周密齐东野语云：密过南浦，有老医授治喉痹极速垂死方，用真鸭嘴胆矾末，醋调灌之，大吐胶痰数升，即瘥。临汀一老兵妻苦此，绝水粒三日矣，如法用之即瘥。屡用无不立验，神方也。又周必大阴德录云：治蛊胀及水肿秘方，有用蒲州、信州胆矾明亮如翠琉璃似鸭嘴者，米醋煮以君臣之药，服之胜于铁砂、铁蛾。盖胆矾乃铜之精液，味辛酸，入肝胆制脾块故也。安城魏清臣肿科黑丸子，消肿甚妙，不传，即用此者。

礜石 (本经下品)

【释名】白里石、太白石别录、立制石本经、青介石本经、固羊石本经、石盐别录、泽乳吴普、鼠乡吴普。〔时珍曰〕礜义不解。许氏说文云：礜，毒石也。西山经云：皋涂之山，有白石，其名曰礜，可以毒鼠。郭璞注云：鼠食则死，蚕食而肥。则鼠乡之意以此。

【集解】〔别录曰〕礜石生汉中山谷及少室，采无时。〔当之曰〕或生少室，或生魏兴，十二月采。〔弘景曰〕今蜀汉亦有，而好者出南康南野溪及彭城界中、汶阳县南堃，又湖东新宁及零陵皆有。白礜石，能柔金。以黄泥包，炭火烧之，一日一夕则解，可用。丹房及黄白术多用之。〔恭曰〕此石能拒火，久烧但解散，不可脱其坚。今市人乃取洁白理石当之，烧即为灰也。今汉川武当西辽坂名礜石谷，即是真出处。少室有粒细理，不如汉中者。〔颂曰〕今潞州、阶州亦有之。〔时珍曰〕详见特生礜石下。

【气味】辛，大热，有毒。〔别录曰〕甘，生温、熟热。〔普曰〕神农、岐伯：辛，有毒。桐君、黄帝：甘，有毒。〔权曰〕甘，有小毒。铅丹为之使。恶羊血。不入汤。〔之才曰〕得火良。棘针为之使。恶马目毒公、鹜屎、虎掌、细辛，畏水。

【主治】寒热鼠瘘，蚀死肌风痹，腹中坚癖邪气。本经。除热明目，下气，除膈中热，止消渴，益肝气，破积聚，痼冷腹痛，去鼻中息肉。久服令人筋挛。火炼百日，服一刀圭。不炼服，则杀人及百兽。别录。除胸膈间积气，去冷湿风痹瘙痒积年者。甄权。

【发明】〔弘景曰〕常取生礜石纳水，令水不冰，如此则生者性亦大热矣。〔张仲景云〕生用，破人心肝。〔恭曰〕此药攻击积冷之病为良。若以余物代之，疗病无效，正为此也。〔宗奭曰〕治久积及久病腹冷有功，直须慎用，其毒不可试也。〔时珍曰〕礜石性气与砒石相近，盖亦其类也。古方礜石、矾石常相浑书，盖二字相似，故误耳。然矾石性寒无毒，礜石性热有毒，不可不审。陆农师云：礜石之力，十倍钟乳。按洪容斋随笔云：王子敬静息帖，言礜石深是可疑，凡喜散者辄发痈。盖散者，寒食散也，古人多服之，中有礜石，性热有毒，故云深可疑也。刘表在荆州，与王粲登郙山，见一冈不生百草。粲曰：此必古冢，其人在世，服生礜石，热不出外，

礜 石

特生礜石

故草木焦灭。表掘之，果有礜石满莹。又今洛水不冰，下亦有礜石，人谓之温洛是也。取此石安瓮中，水亦不冰。文鹩伏卵，取石置巢中，以助温气。其性如此，岂可服？予兄文安公镇金陵，秋暑减食。医者汤三益教服礜石丸。已而饮啖日进，遂加意服之。越十月而毒作，衄血斗余。自是数数不止，竟至精液皆竭而死。时珍窃谓洪文安之病，未必是礜石毒发。盖亦因其健啖自恃，厚味房劳，纵恣无忌，以致精竭而死。夫因感食而服石，食既进则病去，药当止矣。而犹服之不已，恃药妄作，是果药之罪欤？

特生礜石（别录下品）

【释名】苍礜石、苍白别录、**鼠毒**〔恭曰〕特生礜石一名苍礜石。梁州礜石亦有青者，汉中人亦以毒鼠，不入方用。〔宗奭曰〕礜石、特生礜石止是一物，但以特生、不特生为异用。所谓特生者，不附著他石为特尔。今用者绝少。〔时珍曰〕礜石有苍、白二种，而苍者多特生，故此云一名苍礜石，则别录苍石系重出矣。其功疗皆相同，今并为一。

【集解】〔别录曰〕特生礜石一名苍礜石，生西域，采无时。〔又曰〕苍礜石生西域，采无时。〔弘景曰〕旧说鹊巢中者佳。鹊常入水冷，故取以壅卵令热。今不可得。惟出汉中者，其外形紫赤色，内白如霜，中央有白，状形如齿者佳。又出荆州新城郡房陵县缥白赤者为好。亦先以黄土包烧一日，亦可纳斧孔中烧之，合玉壶诸丸。仙经不言特生，止是白礜石耳。〔恭曰〕陶说中如齿白形者正是。今出梁州，北马道戍涧中亦有之。形块小于白礜石，而肌粒大数倍，乃如小豆许。其白礜粒细如粟米耳。今房陵、汉川、均州、荆州与白礜石同处，有色青者，是也。〔宗奭曰〕博物志言，鹊伏卵，取礜石入巢助暖，方家得此石乃真。陶氏以注特生礜石，则二石是一物明矣。但屡检鹤巢无此石，况礜石焉得处处有之？若鹊入水冷故取此石，则鸧鹕之类皆食于水，亦自然生化繁息。此则乃俗士之言，未尝究其实而穷其理也。〔时珍曰〕礜石有数种，白礜石、苍礜石、紫礜石、红皮礜石、桃花礜石、金星礜石、银星礜石、特生礜石俱是一物，但以形色立名。其性皆热毒，并可毒鼠制汞，惟苍、白二色入药用。诸礜生于山，则草木不生，霜雪不积；生于水则水不冰冻，或有温泉，其气之热可知矣。庚辛玉册云：礜，阳石也，生山谷。水中灌出似矾，有文理横截在中者为佳。伏火，制砂汞。其状颇与方解石相似，但投水不冰者为真。其出金穴中者，名握雪礜石。

【气味】甘，温，有毒。〔之才曰〕火炼之良，畏水。

【主治】明目利耳，腹内绝寒，破坚结及鼠瘘，杀百虫恶兽。久服延年。别录。**苍石：主寒热下气瘘蚀，杀禽兽。**别录。

【发明】〔时珍曰〕别录言，礜石久服令人筋挛，特生礜石久服延年。丹书亦云，礜石化为水，能伏水银，炼入长生药。此皆方士谬说也，与服砒石、汞长生之义同，其死而无悔者乎？

握雪礜石（唐本草）

【集解】〔恭曰〕握雪礜石出徐州宋里山。入土丈余，于烂土石间得之。细散如面，黄白色。

土人号为握雪礜石，一名化公石，一名石脑，云服之长生。〔时珍曰〕谨按独孤滔丹房鉴源云：握雪礜石出曲滩泽，盛寒时有髓生于石上，可采。一分结汞十两。又按：南宫从岣嵝神书云：石液，即丹矾之脂液也。此石出襄阳曲滩泽中，或在山，或在水，色白而粗糯。至冬月有脂液出其上，且则见日而伏。当于日未出时，以铜刀刮置器内，火煅令赤，取出，楮汁为丸，其液沾处便如铁色。以液一铢，制水银四两，器中火之立干。但此液亦不多得，乃神理所惜，采时须用白鸡、清酒祭之。此石华山、嵩山皆出，而有脂液者，惟此曲滩。又熊太古冀越集亦言：丹山矾十两，可干汞十两。此乃人格物之精，发天地之秘也。据三书所引，则握雪礜石乃石之液，非土中石脑也。苏恭所说，自是石脑。其说与别录及陶弘景所注石脑相合，不当复注于此。又按：诸书或作礜石，或作矾石，未知孰是？古书二字每每讹混。以理推之，似是矾石。礜石有毒，矾石无毒故也。

【气味】 甘，温，无毒。

【主治】 痼冷积聚，轻身延年，多食令人热。唐本。治大风疮。时珍。

砒石 （宋开宝）

【释名】 信石、人言纲目、生者名砒黄。炼者名砒霜。〔时珍曰〕砒，性猛如貔，故名。惟出信州，故人呼为信石，而又隐信字为人言。

【集解】 〔颂曰〕砒霜不著所出郡县，今近铜出处亦有之，惟信州者佳。其块有甚大者，色如鹅子黄，明澈不杂。此类本处自是难得之物，一两大块真者，人竞作之，不啻千金。古服食方中亦载用之，必得此类，乃可入药。其市肆所畜片如细屑，亦来土石，入药服之，为害不浅。〔承曰〕信州玉山有砒井，官中封禁甚严。生不夹石者，色赤甚于雄黄，以冷水磨，解热毒，近火即杀人，所谓不啻金价者此也。今市货者，取山中夹砂石者，烧烟飞作白霜，乃碎屑而芒刺，其伤火多者，块大而微黄，所谓如鹅子色明澈者此也。古方并不入药，惟烧炼丹石家用之。近人多以治疟，但以疟本伤暑，而此物生者能解热毒也。今俗医不究其理，即以所烧霜服之，必大吐下，因此幸有安者，遂为所损极多，不可不慎。初烧霜时，人在上风十余丈外立，下风所近草水皆死；又以和饭毒鼠，死鼠猫犬食之亦死，毒过于射罔远矣。衡山所出一种，力差劣于信州者〔宗奭曰〕今信凿坑井下取之，其坑常封锁。坑中有浊绿水，先绞水尽，然后下凿取。生砒谓之砒黄，色如牛肉，或有淡白路，谓石非石，谓土非土。磨酒饮，治积气。有火便有毒，不可造次服也。取法：将生砒就置火上，以器覆之，令烟上飞，着器凝结。累然下垂如乳尖者入药为胜，平短者次之，大块乃是下等，片如细屑者极下也。〔时珍曰〕此乃锡之苗，故新锡器盛酒日久能杀人者，为有砒毒也。生砒黄以赤色者为良，熟砒霜以白色者为良。

砒石

生砒

砒霜

【修治】 〔敩曰〕凡使用，以小瓷瓶盛，后入紫背天葵、石龙芮二味，火煅从巳至申，便用甘从水浸，从申至子，出拭干，入瓶再煅，别研三万下用。〔时珍曰〕医家皆言生砒轻见火则毒甚，而雷氏治法用火煅，今所用多是飞炼者，盖皆欲求速效，不惜其毒也，曷若用生者为愈乎？

【气味】 苦、酸，暖，有毒。〔时珍曰〕辛、酸，大热，有大毒。〔大明曰〕畏绿豆、冷水、醋。入药，醋煮杀毒用。〔土宿真君曰〕砒石用草制，炼出金花，成汁化铜干汞。青盐、鹤顶草、硝石、蒜、水蓼、常山、益母、独帚、木律、菖蒲、三角酸、鹅不食草、菠棱、莴苣，皆能伏砒。

【主治】 砒黄：治疟疾肾气，带之辟蚤虱。大明。冷水磨服，解热毒，治痰壅。陈承。磨服，治癖积气。宗奭。除齁喘积痢，烂肉，蚀瘀腐瘰疬。时珍。砒霜：疗诸疟，风痰在胸膈，可作吐药。不可久服，伤人。开宝。治妇人血气冲心痛，落胎。大明。蚀痈疽败肉，枯痔杀虫，杀人及禽兽。时珍。

【发明】 〔宗奭曰〕砒霜疟家用，或过剂，则吐泻兼作，须煎绿豆汁兼冷水饮之。〔徐纯曰〕疟丹多用砒霜大毒之药，本草谓主诸疟风痰在胸膈，可作吐药。盖以性之至烈，大能燥痰也。虽有燥痰之功，大伤胸气，脾胃虚者，切宜戒之。〔时珍曰〕砒乃大热大毒之药，而砒霜之毒尤烈。鼠雀食少许即死，猫犬食鼠雀亦殆，人服至一钱许亦死。虽钩吻、射罔之力，不过如此，而宋人著本草不甚言其毒，何哉？此亦古者礜石之一种也，若得酒及烧酒，则腐烂肠胃，顷刻杀人，虽绿豆冷水亦难解矣。今之收瓶酒者，往往以砒烟熏瓶，则酒不坏，其亦嗜利不仁者哉？饮酒潜受其毒者，徒归咎于酒耳。此物不入汤饮，惟入丹丸。凡痰疟及齁喘用此，真有劫病立地之效。但须冷水吞之，不可饮食杯勺之物，静卧一日或一夜，亦不作吐，少物引发，即作吐也。其燥烈纯热之性，与烧酒、焰消同气，寒疾湿痰被其劫而怫郁顿开故也。今烟火家用少许，则爆声更大，急烈之性可知矣。此药亦止宜于山野藜藿之人。若嗜酒膏粱者，非其所宜，疾亦再作，不慎口欲故尔。凡头疮及诸疮见血者，不可用，此其毒入经必杀人。李楼奇方云：一妇病心痛数年不愈。一医用人言半分，茶末一分，白汤调下，吐瘀血一块而愈。得日华子治妇人血气心痛之旨乎？

土黄 (纲目)

【修治】 〔时珍曰〕用砒石二两，木鳖子仁、巴豆仁各半两，硇砂二钱，为末，用木鳖子油、石脑油和成一块，油裹，埋土坑内，四十九日取出，劈作小块，瓷器收用。

【气味】 辛、酸，热，有毒。〔独孤滔曰〕土黄制雄黄。

【主治】 枯瘤赘痔，乳食瘰疬并诸疮恶肉。时珍。

金星石 (宋嘉祐) 附银星石

【集解】 〔颂曰〕金星石、银星石并出濠州、并州，采无时。二石主疗大体相似。〔宗奭曰〕二石治大风疾，别有法，须烧用之。金星石生于苍石内，外有金色麸片，银星石有银色麸片。又一种深青色坚润，中有金色如麸片者，不入药用，工人碾为器，或妇人首饰用。〔时珍曰〕金星有数种。苏颂所说二石，武当山亦有之。或云金星出胶东，银星出雁门，盖亦礜石之类也。寇宗奭所说二石治大风者，今考圣惠方大风门，皆作金星礜石、银星礜石，则似是礜石之类。方房鉴源客石篇中，亦载二石名，似与苏说者不同。且金星、银星无毒，主热涎血病，礜石则有毒，主风癫疾。观此，则金星、银星入药，各有二种矣。又歙州砚石，亦有金星、银星者。琼州亦出金星石，皆可作砚。翡翠石能屑金，亦名金星石。此皆名同物异也。刘河间宣明方点眼药方中用金精石、银精石，不知即此金星、银星否也？

金 星 石

【气味】甘，寒，无毒。

【主治】脾肺壅毒，及肺损吐血嗽血，下热涎，解众毒。嘉祐。水磨少许服，镇心神不宁，亦治骨哽。时珍。

银星石

【附录】金石拾遗。〔藏器曰〕味甘，温，无毒。主久羸瘦，不能食，无颜色，补腰脚冷，令人健壮，益阳，有暴热脱发，飞炼服之。生五台山清凉寺石中，金屑作赤褐色也。

婆娑石（宋开宝）

【释名】摩挲石〔时珍曰〕姚西溪丛话云：舶船过产石山下，爱其石，以手扪之，故曰摩挲。不知然否？

婆 娑 石

【集解】〔志曰〕婆挲石生南海，胡人采得之。其石绿色，无斑点，有金星，磨成乳汁者为上。又有豆斑石，虽亦解毒，而功力不及。复有鄂绿，有文理，磨铁成铜色，人多以此为之，非真也。验法，以水磨点鸡冠热血，当化成水是也。〔宗奭曰〕石如淡色石绿，间微有金星者佳。又有豆斑石，亦如此石，但有黑斑点，无金星。〔颂曰〕胡人尤珍贵之，以金装饰作指驱带之。每欲食及食罢，辄含咂数次以防毒。今人有得指面许块，则价值百金也。〔时珍曰〕庚辛玉册云：摩挲石，阳石也。出三佛齐。海南有山，五色耸峙，其石有光焰。其水下滚如箭，船过其下，人以刀斧击取。烧之作硫黄气。以形如黄龙齿而坚重者为佳。匮五金，伏三黄，制铅贡。

【气味】甘、淡，无毒。

【主治】解一切药毒，瘴疫热闷头痛。开宝。

礞石（宋嘉祐）

【释名】青礞石〔时珍曰〕其色濛濛然，故名。

青 礞 石

【集解】〔时珍曰〕礞石，江北诸山往往有之，以礞山出者为佳。有青、白二种，以青者为佳。坚细而青黑，打开中有白星点，煅后则星黄如麸金。其无星点者，不入药用。通城县一山产之，工人以为器物。

【修治】〔时珍曰〕用大坩锅一个，以礞石四两打碎，入硝石四两拌匀。炭火十五斤簇定，煅至消尽，其石色如金为度。取出研末，水飞去消毒，晒干用。

【气味】甘、咸，平，无毒。

【主治】食积不消，留滞脏腑，宿食癥块久不瘥。小儿食积羸瘦，妇人积年食癥，攻刺心腹。得巴豆、硇砂、大黄、荆三棱作丸服良。嘉祐。治积痰惊痫，咳嗽喘急。时珍。

【发明】〔时珍曰〕青礞石气平味咸，其性下行，阴也沉也，乃厥阴之药，肝经风木太过，来制脾土，气不运化，积滞生痰，壅塞上中二焦，变生风热诸病，故宜此药重坠。制以消石，其性疏快，使木平气下，而痰积通利，诸证自除。汤衡婴孩宝鉴，言礞石乃治惊利痰之圣药。吐痰在水上，以石末糁之，痰即随水而下，则其沉坠之性可知。然止可用之救急，气弱脾虚者，不宜久服。杨士瀛谓其功能利痰，而性非胃家所好。如慢惊之类，皆宜佐以木香。而王隐君则谓痰为百病，不论虚实寒热，概用滚痰丸通治百病，岂理也哉？朱丹溪言：一老人忽病目盲，乃大虚证，一医与礞石药服之，至夜而死。吁！此乃盲医虚虚之过，礞石岂杀人者乎？况目盲之病，与礞石并不相干。

花乳石 （宋嘉祐）

【释名】花蕊石〔宗奭曰〕黄石中间有淡白点，以此得花之名。图经作花蕊石，是取其色黄也。

【集解】〔禹锡曰〕花乳石出陕、华诸郡。色正黄，形之大小方圆无定。〔颂曰〕出陕州阌乡，体至坚重，色如硫黄，形块有极大者，陕西人镂为器用，采无时。〔时珍曰〕玉册云：花乳石，阴石也。生代州山谷中，有五色，可代丹砂匮药。蜀中汶山、彭县亦有之。

【修治】〔时珍曰〕凡入丸散，以罐固济，顶火煅过，出火毒，研细水飞晒干用。

【气味】酸、涩，平，无毒。

【主治】金疮出血，刮末敷之即合，仍不作脓。又疗妇人血运恶血。嘉祐。治一切失血伤损，内漏目翳。时珍。

【发明】〔颂曰〕花蕊石古方未有者。近世以合硫黄同银研末，敷金疮，其效如神。人有疮，卒中金刃，不及煅治者，但刮末敷之亦效。〔时珍曰〕花蕊石旧元气味。今尝试之，其气平，其味涩而酸，盖厥阴经血分药也。其功专于止血，能使血化为水，酸以收之也。而又能下死胎，落胞衣，去恶血，恶血化则胎与胞无阻滞之患矣。东垣所谓胞衣不出，涩剂可以下之，故赤石脂亦能下胞胎，与此同义。葛可久治吐血出斗，有花蕊石散；和剂局方治诸血及损伤金疮胎产，有花蕊石散，皆云能化血为水。则此石之功，盖非寻常草木之比也。

花乳石

白羊石

黑羊石

白羊石 （宋图经）

【集解】〔颂曰〕先兖州白羊山，春中掘地采之，以白莹者为良。又有黑羊石，生兖州宫山之西，亦春中掘地采之，以黑色、有墙壁、光莹者为上。

【气味】淡，生凉、熟热，无毒。

【主治】解药毒。黑羊石同。苏颂。

金牙石（别录下品）

【释名】黄牙石〔时珍曰〕象形。

【集解】〔别录曰〕金牙生蜀郡，如金色者良。〔弘景曰〕今出蜀汉，似粗金，大如棋子而方。又有铜牙亦相似，但外黑、内色小浅，不入药用。〔恭曰〕金牙离本处，入土水中，久皆黑色，不可谓之铜牙也。此出汉中金牙湍，湍两岸石间打出者，内即金色，岸颓入水久者皆黑。近南山溪谷、茂州、维州亦有，胜于汉中者。〔颂曰〕今壅州亦有之。〔时珍曰〕崔昉本草云：金牙石，阳石也。生川、陕山中，似蜜粟子，有金点形者妙。圣济经治疠风大方中，用金牙石、银牙石。银牙恐即金牙石之白色者尔，方书并无言及者，姑阙之。

金牙石

【修治】〔大明曰〕入药烧赤，去粗乃用。

【气味】咸，平，无毒。〔大明曰〕甘，平。

【主治】鬼疰毒蛊诸疰。别录。治一切冷风气，筋骨挛急，腰脚不遂，烧浸酒服。甄权。暖腰膝，补水脏，惊悸，小儿惊痫。大明。

【发明】〔弘景曰〕金牙惟酒、散及五疰丸用之，余方少用。〔颂曰〕葛洪肘后方，治风毒厥。有大小金牙酒，但浸其汁饮之。孙思邈千金方，治风毒及鬼疰、南方瘴气、传尸等，各有大小金牙散之类是也。小金牙酒主风疰百病，虚劳湿冷，缓弱不仁，不能行步，近人用之多效，故著其法云。金牙、细辛、莽草、防风、地肤子、地黄、附子、茵蓣、续断、蜀椒、蒴藋根各四两，独活一斤，十二物。金牙捣末，别盛练囊，余皆薄切，同入一大囊，以清酒四两渍之，密器泥口，四宿酒成。温服二合，日二次取效。

金刚石（纲目）

【释名】金刚钻〔时珍曰〕其砂可以钻玉补瓷，故谓之钻。

【集解】〔时珍曰〕金刚石出西番天竺诸国。葛洪抱朴子云：扶南出金刚，生水底石上，如锺乳状，体似紫石英，可以刻玉。人没水取之，虽铁椎击之亦不能伤。惟羚羊角扣之，则灌然冰泮。丹房鉴源云：紫背铅能碎金刚钻。周密齐东野语云：玉人攻玉，以恒河之砂，以金刚钻镂之，其形如鼠矢，青黑色如石如铁。相传出西域及回纥高山顶上，鹰隼粘带食入腹中，遗粪于河北砂碛间。未知然否？玄中记云：大秦国出金刚，一名削玉刀，大者长尺许，小者如稻黍，着环中，可以刻玉。观此则金刚有甚大者，番僧以充佛牙是也。欲辨真伪，但烧赤淬醋中，如故不酥碎者为真。若觉钝，则煅赤，冷定即锐也。故西方以金刚喻佛性，羚羊角喻烦恼。十洲记载西海流砂有昆吾石，治之则剑如铁，光明如水精，割玉如泥，此亦金刚之大者之。又兽有貘及啮铁、狡兔，皆能食铁，其粪俱可为兵切玉，详见兽部貘下。

【主治】磨水涂汤火伤。作钗镮服佩，辟邪恶毒气。时珍。

金 刚 石

砭石 （音边 纲目）

【释名】针石

【集解】〔时珍曰〕案东山经云，高氏之山，凫丽之山，皆多针石。郭璞注云：可为砭针也。素问异法方宜论云：东方之域，鱼盐之地，海滨傍水，其病为疮疡，其治宜砭石，故砭石亦从东方来。王冰注云：砭石如玉，可以为针。盖古者以石为针，季世以针代石，今人又以瓷针刺病，亦砭之遗意也。但砭石无识者，岂即石砮之属为之欤？

【附录】石砮〔时珍曰〕石砮出肃慎。国人以枯木为矢，青石为镞，施毒，中人即死。石生山中。禹贡荆州、梁州皆贡砮，即此石也。又南方藤州，以青石为刀剑，如铜铁，妇人用作环块。琉璃国人垦田，以石为刀，长尺余。皆此类也。

【主治】刺百病痈肿。

越砥 （别录中品）

【释名】磨刀石藏器、羊肝石纲目、砺石〔时珍曰〕尚书：荆州厥贡砥砺。注云：砥以细密为名，砺以粗粝为称。俗称者为羊肝石，因形色也。〔弘景曰〕越砥，今细砺石也。出临平。

越 砥

【气味】甘，无毒。

【主治】目盲，止痛，除热瘼。本经。麻汁点目，除障翳。烧赤投酒饮，破血瘕痛切。藏器。

砺石

砺石**【主治】**破宿血，下石淋，除结瘕，伏鬼物恶气，烧赤投酒中饮之。人言踏之患带下，未知所由。藏器。

磨刀婆一名龙白泉粉。

【主治】敷蠼螋尿疮，有效。藏器。涂瘰疬结核。时珍。

姜石 （唐本草）

【释名】砺石〔时珍曰〕姜石以形名。或作礓砾，邵伯温云，天有至戾，地有至幽，石类得之则为礓砾是也。俗作破门而硪砺。

【集解】〔恭曰〕姜石所在有之，生土石间，状如姜，有五种，以色白而烂不碜者良，齐城历城东者好，采无时。〔宗奭曰〕所在皆有，须不见日色旋取，微白者佳。

【气味】咸，寒，无毒。

【主治】热豌豆疮，疔毒等肿。唐本。

麦饭石（宋图经）

【释名】〔时珍曰〕象形。

【集解】〔时珍曰〕李迅云：麦饭石处处出溪中有之。其石大小不等，或如拳，或如鹅卵，或如盏，或如饼，大略状如握聚一团麦饭，有粒点如豆如米，其色黄白，但于溪间麻石中寻有此状者即是。古方云，曾作磨者佳，误矣。此石不可作磨。若无此石，但以旧面磨近齿处石代之，取其有麦性故耳。

【气味】甘，温，无毒。

【主治】一切痈疽发背。时珍。

【发明】〔颂曰〕大凡石类多主痈疽。世传麦饭石膏，治发背疮甚效，乃中岳山人吕子华秘方。裴员外咯之以名第，河南尹胁之以重刑，吕宁绝荣望，守死不传其方。取此石碎如棋子，炭火烧赤，投米醋中浸之，如此十次，研末筛细，入乳钵内，用数人更碾五七日，要细腻如面，四两。鹿角一具，要生取连脑骨者，其自脱者不堪用，每二三寸截之，炭火烧令烟尽即止，为末研细，二两。白蔹生研末，二两。用三年米醋入银石器内，煎令鱼目沸，旋旋入药内，竹杖子不住搅，熬一二时久，稀稠得所，颂在盆内，待冷以纸盖收，勿令尘入。用时，以鹅翎指膏，于肿上四周赤处尽涂之，中留钱大泄气。如未有脓即内消，已作头即撮小，已溃即排脓如湍水。若病久肌肉烂落，见出筋骨者，即涂细布上贴之，干即易，逐日疮口收敛。但片隔不穴者，即无不瘥。已溃者，用时先以猪蹄汤洗去脓血，故帛挹干，乃用药。其疮切忌手触动，嫩肉仍不可以口气吹风，及腋气、月经、有孕人见之，合药亦忌此等。初时一日一洗一换，十日后二日一换。此药要极细，方有效；若不细，涂之即极痛也。此方孙真人千金月令已有之，但不及此详悉耳。又北齐马嗣明治杨遵彦背疮，取粗黄石如鹅卵大者，猛火烧赤，纳浓醋中，当有屑落醋中，再烧再淬，石至尽，取屑日干捣筛极细末，和醋涂之，立愈。刘禹锡传信方。谓之炼石法，用傅疮肿无不验。

水中白石（拾遗）

【集解】〔时珍曰〕此石处处溪涧中有之。大者如鸡子，小者如指头，有黑白二色，入药用白小者。

【主治】食鱼鲙多，胀满成瘕，痛闷，日渐羸弱。取数十枚，烧赤投五升水中，七遍，热饮。如此三五度，当利出瘕也，又烧淬水中，纳盐三合，洗风瘙瘾疹。藏器。治背上忽肿如盘，不识名者。取一二碗，烧热投水中，频洗之，立瘥。苏颂。

水中白石

【发明】〔时珍曰〕昔人有煮石为粮法，即用此石也。其法用胡葱汁或地榆根等煮之，即熟如芋，谓之石羹。抱朴子云：洛阳道士董威辟谷方：用防风子、甘草之属十许种为散，先服三方寸匕，乃吞石子如雀卵十二枚。足百日，不食，气力颜色如故。欲食，则饮葵汤，下去石子。又有赤龙血、青龙膏，皆司煮石。又有引石散，投方寸匕，司煮白石子一斗，立熟如芋，可食。

河砂 (拾遗)

【释名】砂，小石也。字从少石，会意。

【主治】石淋，取细白沙三升炒热。以酒三升淋汁，服一合，日再服。又主绞肠沙痛，炒赤，冷水淬之，澄清服一二合。时珍。风湿顽痹不仁，筋骨挛缩，冷风瘫缓，血脉断绝。六月取河砂，烈日曝令极热，伏坐其中，冷即易之。取热彻通汗，随病用药。切忌风冷劳役。藏器。

勺上砂 (纲目)

【集解】〔时珍曰〕此淘米杓也。有木杓、瓢杓，皆可用。

【主治】面上风粟，或青或黄赤，隐暗涩痛，及人唇上生疮者，本家杓上刮去唇砂一二粒，即安。又妇人吹乳，取砂七枚，温酒送下，更以炊帚枝通乳孔。此皆莫解其理。时珍。

石燕 (唐本草)

【集解】〔李勣曰〕石燕出零陵。〔恭曰〕永州祁阳县西北一十五里有土冈上，掘深丈余取之。形似蚶而小，坚重如石也。俗云，因雷雨则自石穴中出，随雨飞堕者，妄也。〔颂曰〕祁阳县江畔沙滩上有之。或云生洞中，凝僵似石者佳，采无时。〔宗奭曰〕石燕如蚬蛤之状，色如土，坚重如石。既无羽翼，焉能飞出？其言近妄。〔时珍曰〕石燕有二：一种是此，乃石类也，状类燕而有文，圆大者为雄，长小者为雌；一种是钟乳穴中石燕，似蝙蝠者，食乳汁能飞，乃禽类也，见禽部。禽石燕食乳，食之补助，与钟乳同功，故方书助阳药多用之。俗人不知，往往用此石为助阳药，刊于方册，误矣。

石　　燕

【气味】甘，凉，无毒。

【主治】淋疾，煮汁饮之。妇人难产，两手各把一枚，立验。唐本。疗眼目障翳，诸般淋沥，久患消渴，脏腑频泻，肠风痔瘘，年久不瘥，面色虚黄，饮食无味，妇人月水湛浊，赤白带下多年者，每日磨汁饮之。一枚用三日，以此为准。亦可为末，水飞过，每日服半钱至一钱，米饮服。至一月，诸疾悉平。时珍。

【发明】〔时珍曰〕石燕性凉，乃利窍行湿热之物。宋人修本草，以食钟乳禽石燕，混收入此石燕下。故世俗误传此石能助阳，不知其正相反也。

石蟹 <small>（宋开宝）</small>

【集解】〔志曰〕石蟹生南海，云是寻常蟹尔，年月深久，水沫相着，因化成石，每遇海潮即漂①出。又有一种入洞穴年深者亦然。皆细研水飞，入诸药相助用之。〔颂曰〕近海州郡皆有之，体质石也。而都与蟹相似，但有泥与粗石相着尔。〔时珍曰〕按顾玠海槎录云：崖州榆林港内半里许，土极细腻最寒，但蟹入则不能运动，片时成石矣。人获之名石蟹，置之几案，云能明目也。复有石虾似虾，出海边；石鱼似鱼，出湘出县。石鱼、虾②并不入药用。一统志言，凤翔汧阳县西有山鱼陇，掘地破石得之，云可辟蛊也。

【气味】咸，寒，无毒。

【主治】青盲目淫，肤翳丁翳，漆疮。开宝。解一切药毒并蛊毒，天行热疾，催生落胎，疗血运，并熟水磨服。大明。醋摩傅痛肿。熟水磨服，解金石毒。苏颂。

石蛇 <small>（宋图经）</small>

【集解】〔颂曰〕石蛇出南海水旁山石间，其形盘屈如蛇，无首尾，内空，红紫色，以左盘者良。又似车螺，不知何物所化？大抵与石蟹同类，功用亦相近。〔宗奭曰〕石蛇色如古墙上土，盘结如查梨大，空中，两头巨细一等。不与石蟹同类，蟹则真蟹所化，蛇非真蛇。今人用之绝少。〔时珍曰〕按姚宽西溪丛话云：南恩州海边有石山觜，每蟹过之则化为石，蛇过亦然。此说不知果否？若然，则石蛇亦真蛇所化。

【气味】咸，平，无毒。

【主治】解金石毒。苏颂。

---

① 漂：原作"飘"，联系文义，据张本改。
② 虾：原作"山"，联系文义，据张本改。

石蚕 （宋开宝）

【释名】石僵蚕纲目

【集解】〔志曰〕石蚕生海岸石旁，状如蚕，其实石也。

【气味】苦，热，无毒。〔药诀曰〕苦，热，有毒。〔独孤滔曰〕制丹砂。

【主治】金疮止血生肌，破石淋血结，磨服，当下碎石。开宝。

石鳖 （纲目）

【集解】〔时珍曰〕石鳖生海边，形状大小俨如䗪虫，盖亦化成者。䗪虫俗名土鳖。

【气味】甘，凉，无毒。

【主治】淋疾血病，磨水服。时珍。

蛇黄 （唐本草）

【集解】〔恭曰〕蛇黄出岭南，蛇腹中得之，圆重如锡，黄黑青杂色。〔志曰〕蛇黄色多赤白，有吐出者，野人或得之。〔颂曰〕今越州、信州亦有之。今医所用，云是蛇冬蛰时所含土，到春发蛰吐之而去，大如弹丸，坚如石，外黄内黑色，二月采之。与旧说不同，未知孰是？〔时珍曰〕蛇黄生腹中，正如牛黄之意。世人因其难得，遂以蛇含石代之，以其同出于蛇故尔。广西平南县有蛇黄冈，土人九月掘下七八尺，始得蛇黄，大者如鸡子，小者如弹丸，其色紫。庚辛玉册云：蛇含自是一种石，云蛇入蛰时，含土一块，起蛰时化作黄右，不稽之言也。有人掘蛇窟寻之。并无此说。

【修治】〔大明曰〕入药烧赤醋淬三四次，研末水飞用。

【气味】冷，无毒。

【主治】，心痛疰忤，石淋，小儿惊痫，妇人产难，以水煮研服汁。唐本。镇心。大明。磨汁，涂肿毒。时珍。

霹雳砧 （拾遗）

【释名】雷楔〔时珍曰〕旧作针及屑，误矣。

【集解】〔藏器曰〕此物伺候震处，掘地三尺得之。其形非一，有似斧刀者，锉刀者，有安二孔者。一云出雷州，并河东山泽间，因雷震后得者。多似斧色，青黑斑文，至硬如玉。或言是人间石造，纳与天曹，不知事实。〔时珍曰〕按雷书云：雷斧如斧，铜铁为之。雷砧似砧，乃石也，紫黑色。雷锤重数斤，雷钻长尺余，皆如钢铁，雷神以劈物击物者。雷环如玉环，乃雷神所珮遗落者。雷珠乃神龙所含遗下者，夜光满室。又博物志云：人间往往见细石形如小斧，名霹雳斧，一名霹雳楔。玄中记云：玉门之西有一国，山上立庙，国人年年出钻，以给雷用。此谬言也。雷虽阴阳二气激薄有声，实有神物司之。故亦随万物启蛰，斧钻砧锤皆实物也。若日在天成象，在地成形，如星陨为石。则雨金石、雨粟麦、雨毛血及诸异物者，亦在地成形者乎？必太虚中有神物使然也。陈时苏绍雷锤重九斤。宋时沈括于震木之下得雷楔，似斧而无孔。鬼神之道幽微，诚不可究极。

【主治】 无毒。主大惊失心，恍惚不识人，并石淋，磨汁服。亦煮服。作枕，除魔梦不祥。藏器。刮末服，主瘵疾，杀劳虫。下蛊毒，止泄泻。置箱簧间，不生蛀虫。诸雷物佩之。安神定志，治惊邪之疾。时珍。出雷书。

雷墨（纲目）

【集解】〔时珍曰〕按雷书云：凡雷书木石，谓木札，入二三分，青黄色。或云：雄黄、青黛、丹砂合成，以雷楔书之。或云：蓬莱山石脂所书。雷州每雷雨大作，飞下如沙石，大者如块，小者如指，坚硬如右，黑色光艳至重。刘恂岭表录云：雷州骤雨后，人于野中得石如鳖石，谓之雷公墨，扣之铮然，光莹可爱。又李肇国史补云：雷州多雷，秋则伏蛰，状如人，掘取食之。观此，则雷果有物矣。

【主治】 小儿惊痫邪魅诸病，以桃符汤磨服即安。时珍。

第十一卷石部目录

石之五

（卤石类二十种，附录二十七种）

本草纲目第十一卷石部

石之五

（卤石类二十种，附录二十七种）

食盐 （别录中品）

【校正】〔志曰〕元在米部，今移入此。〔时珍曰〕并入本经大盐。

【释名】**差**音磋。〔时珍曰〕盐字象器中煎卤之形。礼记：盐曰咸蹉卤。尔雅云：天生曰卤，人生曰盐。许慎说文云：盐，咸也。东方谓之斥，西方谓之卤，河东谓之卤。黄帝之臣宿沙氏，初煮海水为盐。本经大盐，即今解池颗盐也。别录重出食盐，今并为一。方士呼盐为海砂。

【集解】〔别录曰〕大盐出邯郸及河东池泽。〔恭曰〕大盐即河东印盐也，人之常食者，形粗于食盐。〔弘景曰〕有东海盐、北海盐、南海盐、河东盐池、梁益盐井、西羌山盐、胡中树盐，色类不同，以河东者为胜。东海盐官盐白草粒细，北海盐黄草粒粗。以作鱼酢及咸菹，乃言北胜，而藏茧必用盐官者。蜀中盐小淡，广州盐咸苦，不知其为疗体复有优劣否？〔藏器曰〕四海之内何处无之，惟西南诸夷稍少，人皆烧竹及木盐当之。〔颂曰〕并州末盐，乃刮碱煎炼者，不甚佳，所谓卤碱是也。大盐生河东池泽，粗于末盐，即今解盐也。解州安邑两池取盐，于池旁耕地，沃以池水，每得南风急，则宿夕成盐满畦，彼人谓之种盐，最为精好。东海、北海、南海盐者，今沧、密、楚、秀、温、台、明、泉、福、广、琼、化诸州，煮海水作之，谓之泽盐，医方谓之海盐。海边掘坑，上布竹木，覆以蓬茅，积沙于上。每潮汐冲沙，则卤碱淋于坑中。水退则以炎炬照之，卤气冲火皆灭。因取海卤贮盘中煎之，顷刻而就。其煮盐之器，汉谓之牢盆，今或鼓铁为之，南海人编竹为之，上下周以蜃灰，横丈深尺，平底，置于灶背，谓之盐盘。梁益盐井者，今归州及四川诸郡皆有盐井，汲其水以煎作盐，如煮海法。又滨州有土盐，煎炼草土而成，其色最粗黑，不堪入药。通、泰、海州并有停夕刮碱煎盐输官，如并州末盐之类，而味更优，以供给江湖，极为饶衍。〔时珍曰〕盐品甚多：海盐取海卤煎炼而成，今辽冀、山东、两淮、闽浙、广南所出是也。井盐取井卤煎炼而成，今四川、云南所出是也。池盐出河东安邑，西夏灵州，今惟解州种之。疏卤地为畦陇，而堑围之。引清水注入，久则色赤。待夏秋南风大起，则一夜结成，谓之盐南风。如南风不

石　盐

起，则盐失利。亦忌浊水淤淀盐脉也。海丰、深州者，亦引海水入池晒成。

并州、河北所出，皆碱盐也，刮取碱土，煎炼而成。阶、成、凤川所出，皆崖盐也，生于土崖之间，状如白矾，亦名生盐。此五种皆食盐也，上供国课，下济民用。海盐、井盐、碱盐三者出于人，池盐、崖盐二者出于天。周礼云：盐人掌盐之政令。祭祀供其苦盐、散盐，宾客供其形盐，王之膳羞，供其饴盐。苦盐，即颗盐也，出于池①，其盐为颗，未炼治，其味咸苦。散盐，即末盐，出于海及井，并煮炼而成者，其盐皆散末也。形盐，即印盐，或以盐刻作虎形也，或云积卤所结，其形如虎也。饴盐，以饴拌成者；或云生于戎地，味甜而美也。此外又有崖盐生于山崖，戎盐生于土中，伞子盐生于井，石盐生于石，木盐生于树，蓬盐生于草。造化生物之妙，诚难殚知也。

【修治】〔时珍曰〕凡盐，人多以矾，硝、灰、石之类杂之。入药须以水化，澄去脚滓，煎炼白色，乃良。

大盐

【气味】甘，咸，寒，无毒。〔别录曰〕食盐咸，温，无毒。多食伤肺，喜咳。〔权曰〕有小毒。〔时珍曰〕咸、微辛，寒，无毒。〔保升曰〕多食令人失色肤黑，损筋力。〔之才曰〕漏芦为之使。〔敩曰〕敝箅淡卤，乌贼骨亦淡卤。

【主治】**肠胃结热喘逆，胸中病，令人吐。**本经。**伤寒寒热，吐胸中痰癖，止心腹卒痛，杀鬼蛊邪疰毒气，下部䘌疮，坚肌骨。**别录。**除风邪，吐下恶物，杀虫，去皮肤风毒，调和脏腑，消宿物，令人壮健。**藏器。**助水脏，及霍乱心痛，金疮，明目，止风泪邪气，一切虫伤疮肿火灼疮，长肉补皮肤，通大小便，疗疝气，滋五味，**大明。**空心揩齿，吐水洗目，夜见小字。**甄权。**解毒，凉血润燥，定痛止痒，吐一切时气风热、痰饮关格诸病。**时珍。

【发明】〔弘景曰〕五味之中，惟此不可缺。西北方人食不耐咸，而多寿少病好颜色；东南方人食绝欲咸，而少寿多病，便是损人伤肺之效。然以浸鱼肉，则能经久不败，以沾布帛，则易致朽烂，所施各有所宜也。〔宗奭曰〕素问云：咸走血。故东方食鱼盐之人多黑色，走血之验可知。病喘嗽人及水肿者，宜全禁之。北狄用以淹尸，取其不坏也。其烧剥金银熔汁作药，仍须解州大盐为佳。〔时珍曰〕洪范：水曰润下作咸。素问曰：水生咸。此盐之根源也。夫水周流于天地之间，润下之性无所不在，其味作咸，凝结为盐，亦无所不在。在人则血脉应之。盐之气味咸腥，人之血亦咸腥。咸走血，血病无多食咸，多食则脉凝泣而变色，从其类也。煎盐者用皂角收之，故盐之味微辛。辛走肺，咸走肾。喘嗽水肿消渴者，盐为大忌。或引痰吐，或泣血脉，或助水邪故也。然盐为百病之主，百病无不用之。故服补肾药用盐汤者，咸归肾，引药气入本脏也。补心药用炒盐者，心苦虚，以咸补之也。补脾药用炒盐者，虚则补其母，脾乃心之子也。治积聚结核用之者，咸能软坚也。诸痈疽眼目及血病用之者，咸走血也。诸风热病用之者，寒胜热也。大小

井 盐

---

① 池：原脱，联系文义，据江西本及张本补入。

便病用之者，咸能润下也。骨病齿病用之者，肾主骨，咸入骨也。吐药用之者，咸引水聚也。能收豆腐与此同义。诸蛊及虫伤用之者，取其解毒也。〔颂曰〕唐柳柳州纂救三死方云：元和十一年一月，得霍乱，上不可吐，下不可利，出冷汗三大斗许，气即绝。河南房伟传此方，入口即吐，绝气复通。其法用盐一大匙，熬令黄，童子小便一升，合和温服，少顷吐下，即愈也。

戎盐 （本经下品）

【释名】**胡盐**别录、**羌盐**日华、**青盐**纲目、**秃登盐**唐本、**阴土盐**〔大明曰〕西番所食者，故号戎盐、羌盐。〔恭曰〕戎盐，即胡盐也。

戎　盐

沙州名秃登盐，廓州名为阴土盐，生河岸山坂之阴土石间，故名。

【集解】〔别录曰〕戎盐生胡盐山，及西羌北地，酒泉福禄城东南角。北海青，南海赤。十月采。〔当之曰〕戎盐味苦臭，是海潮水浇山石，经久盐凝着石，取之北海者青，南海者赤。〔弘景曰〕史书言房中盐有九种：白盐、食盐，常食者；黑盐，主腹胀气满；胡盐，主耳聋目痛；柔盐，主马脊疮；又有赤盐、驳盐、臭盐、马齿盐四种，并不入食。马齿即大盐，黑盐疑是卤碱，柔盐疑是戎盐，而此戎盐又名胡盐，二三相乱。今戎盐房中甚有，从凉州来，亦从敦煌来。其形作块片，或如鸡鸭卵，或如菱米，色紫白，味不甚咸，口尝气臭正如以鳖鸡子臭者乃真。又河南盐池泥中，自有凝盐如石片，打破皆青黑色，善疗马脊疮，又疑此是戎盐。又巴东朐䏰县北崖有盐井，盐水自凝，生伞子盐，方一二寸，中央突张如伞形，亦有方如石膏、博棋者。〔恭曰〕戎盐即胡盐，生河崖山坂之阴土石间，大小不常，坚白似石，烧之不鸣炪也。〔宗奭曰〕戎盐成垛，裁之如枕，细白，味甘、咸。〔颂曰〕陶氏所说九种，今人不能遍识。医家治眼及补下药多用青盐，恐即戎盐也。本草云：北海青，南海赤。今青盐从西羌来者，形块方棱，明莹而青黑色，最奇。北海来者，作大块而不光莹，又多孔窍，若蜂窠状，色亦浅于西盐，彼人谓之盐枕，入药差劣。北胡又有一种盐，作片屑，如碎白石，彼人亦谓之青盐，缄封于匣，与盐枕并作礼赞，不知是何色类？〔时珍曰〕本草戎盐云，北海青，南海赤。而诸注乃用白盐，似与本文不合。按凉州异物志云：姜赖之墟，今称龙城。刚卤千里，蒺藜之形。其下有盐，累棋而生。出于胡国，故名戎盐。赞云：盐山二岳，二色为质。赤者如丹，黑者如漆。小大从意，镂之为物。作兽辟恶，佩之为吉。或称戎盐，可以疗疾。此说与本草本文相合，亦惟赤、黑二色，不言白者。盖白者乃光明盐，而青盐、赤盐则戎盐也。故西凉记云：青盐池出盐，正方半寸，其形如石，甚甜美。真腊记云：山间有石，味胜于盐，可琢为器。梁杰公传言：交河之间，掘碛下数尺，有紫盐，如红如紫，色鲜而甘。其下丈许，有璺珀。北户录亦言：张掖池中出桃花盐，色如桃花，随月盈缩。今宁夏近凉州地，盐井所出青盐，四方皎洁如石。山丹卫即张掖地，有池产红盐，红色。此二盐，即戎盐之青、赤二色者。医方但用青盐，而不用红盐，不知二盐皆名戎盐也。所谓南海、北海者，指西海之南北而言，非炎方之南海也。张果玉洞要诀云：赤戎盐出西戎，禀启然水土之气，结而成质。其地水土之气黄赤，故盐亦随土气而生。味淡于石盐，力能伏阳精。但于火中烧汁红赤，凝定色转益者，即真也，亦名绛盐。抱朴子书有作赤盐法。又岭南一种红盐，乃染成者，皆非真红盐也。又丹房镜源云：蛮盐可伏雌雄，红盐为上。

【气味】咸，寒，无毒。〔宗奭曰〕甘、咸。〔大明曰〕平。〔独孤滔曰〕戎盐，赤、黑二色，能累卵，干汞，制丹砂。

【主治】**明目目痛，益气，坚肌骨，去毒蛊。**本经。**心腹痛，溺血吐血，齿舌血出。**别录。**助水脏，益精气，除五脏癥结，心腹积聚，痛疮疥癣。**大明。**解芫青、斑蝥毒。**时珍。

【发明】〔宗奭曰〕戎盐甘咸，功在却血、入肾，治目中瘀赤涩昏。〔时珍曰〕戎盐功同食盐，不经煎炼，而味咸带甘，入药似胜。周礼注云，饴盐味甜，即戎盐，不知果否？或云以饴拌盐也。

光明盐 （唐本草）

光 明 盐

【释名】**石盐**唐本、**圣石**蜀本、**水晶盐**纲目。〔时珍曰〕雷敩炮炙论序云：圣石开盲，明目而如云离日。则光明者，乃兼形色与功而名也。

【集解】〔恭曰〕光明盐生盐州五原，盐池下凿取之。大者如升，皆正方光彻。〔颂曰〕今阶州出一种石盐，生山石中，不由煎炼，自然成盐，色甚明莹，彼人甚贵之，云即光明盐也。〔时珍曰〕石盐有山产、水产二种。山产者即崖盐也，一名生盐，生山崖之间，状如白矾，出于阶、成、陵、凤、永、康诸处。水产者生池底，状如水晶、石英，出西域诸处。吴录云：天竺有新淘水，味甘美，下有石盐，白如水晶。又波斯出自然白盐，如细石子。金幼孜北征录云：北虏有盐海子，出白盐，莹洁如水晶。又有盐池盐，色或青或白，军士采食之。此皆水产者也。梁四公子传云：高昌国烧羊山出盐，大者如斗，状白如玉。月望收者，其文理粗，明澈如冰；非月望收者，其文理密。金楼子云：胡中白盐，产于崖，映月光明洞澈如水晶。胡人以供国厨，名君王盐，亦名玉华盐。此则山产者也。皆自然之盐，所谓天成者也。益州记云：汶山有咸石，以水渍而煎之成盐。此亦石盐之类，而稍不同者。

【气味】咸、甘，平，无毒。

【主治】**头痛诸风，目赤痛，多眵泪。**唐本。

【发明】〔时珍曰〕光明盐得清明之气，盐之至精者也，故入头风眼目诸药尤良，其他功同戎盐，而力差次之。

卤碱 （本经下品）

【释名】**卤盐**寒石吴普**石碱**补遗。〔时珍曰〕音有二：音咸者，润下之味；音减者，盐土之名，后人作碱，作鹻，是矣。许慎说文云：卤，西方碱地也。故字从西省文，象盐形。东方谓之斥，西方谓之卤，河东谓之碱。传云，兑为泽，其于地也为刚卤，亦西方之义。

【集解】〔别录曰〕卤碱生河东池泽。〔弘景曰〕今俗不复见卤碱，疑是黑盐。又云：是煎盐釜下凝滓。二说未详。〔恭曰〕卤碱生河东，河东盐不釜煎，明非凝滓，又疑是黑盐，皆不然。

此是硇土也，今人熟皮用之，于碱地掘取。〔颂曰〕并州人刮碱煎炼，不甚佳，即卤碱也。〔机曰〕卤碱，即卤水也。〔时珍曰〕说文既言卤碱皆斥地之名，则谓凝滓及卤水之说皆非矣。卤盐与卤硇不同。山西诸州平野，及太谷，榆次高亢处，秋间皆生卤，望之如水，近之如积雪。土人刮而熬之为盐，微有苍黄色者，即卤盐也。尔雅所谓天生曰卤、人生曰盐者是矣。凡盐未经滴去苦水，则不堪食，苦水即卤水也。卤水之下，澄盐凝结如石者，即卤硇也。丹溪所谓石硇者，乃灰硇也，见土类。吴普本草谓卤碱，一名卤盐者，指卤水之盐，非卤地之盐也，不妨同名。

卤　硇

【气味】苦，寒，无毒。〔别录曰〕苦、咸，寒。〔独孤滔曰〕卤盐制四黄，作焊药。同硇砂罨铁，一时即软。

【主治】**大热消渴狂烦，除邪，及下蛊毒，柔肌肤。**本经。**去五脏肠胃留热结气，心下坚，食已呕逆喘满，明目目痛，**别录。

凝水石（本经中品）

【释名】**白水石**本经、**寒水石**、**凌水石**别录、**盐精石**、**泥精**、**盐枕**纲目、**盐根**〔时珍曰〕拆片投水中，与水同色，其水凝动；又可夏月研末，煮汤入瓶，倒悬井底，即成凌冰，故有凝水、白水、寒水、凌水诸名。生于积盐之下，故有盐精以下诸名。石膏亦有寒水之名，与此不同。

【集解】〔别录曰〕凝水右，色如云母可析者，盐之精也。生常山山谷、中水县及卵[1]郸。

〔弘景曰〕常山即恒山，属并州。中水属河间。邯郸属赵郡。此处地皆碱卤，故云盐精，而碎之亦似朴硝。此石末置水中，夏月能为冰者佳。〔时珍曰〕别录言凝水，盐之精也。陶氏亦云卤地所生，碎之似朴硝。范子计然云：出河东。河东，卤地也。独孤滔丹房鉴[2]源云：盐精出盐池，状如水精。据此诸说，则凝水即盐精石也，一名泥精，昔人谓之盐枕，今人谓之盐根。生于卤地积盐之下，精液渗入土中，年久至泉，结而成石，大块有齿棱，如马牙消。清莹如水精，亦有带青黑色者，皆至暑月回润，入水浸久亦化。陶氏注戎盐，谓盐池泥中自有凝盐如石片，打破皆方，而色青黑者，即此也。苏颂注玄精石，谓解池有盐精石，味更咸苦，乃玄精之类；又注食盐，谓盐枕作精块，有孔窍，若蜂窠，可缄封化礼赞者，皆此物也。唐宋诸医不识此石，而以石膏、方解石为注，误矣。今正之于下。

凝水石

【正误】〔恭曰〕凝水石有纵理、横理两种，色清明者为上。或云纵理为寒水石，横理为凝水石。今出同州韩城，色青横理如云母为良；出澄州者，斜理文色白为劣也。〔颂曰〕今河东汾、隰州及德顺军亦有之，三月采。又有一种冷油

---

① 郸：原作"卵"，联系文意，据张本及江西本改。
② 鉴：江西本作"镜"。

石，全与此相类，但投沸油铛中，油即冷者，是也。此石性冷有毒，误服令人腰以下不能举。〔宗奭曰〕凝水石文理通澈，人或磨刻为枕，以备暑月之用。入药须烧过。或市人末入轻粉以乱真，不可察。陶氏言夏月能为冰者佳，如此则举世不能得矣。〔阎孝忠曰〕石膏，洁白坚硬，有墙壁。寒水石软烂，可以手碎，外微青黑，中有细文。〔王隐君曰〕寒水石，坚白晶洁，状若明矾、蓬砂之质。或有碎之、粒粒大小皆四方，故又名方解石，今人谓之硬石膏者是也。〔时珍曰〕寒水石有二：一是软石膏，一是凝水石。惟陶弘景所注，是凝水之寒水石，与本文相合。苏恭、苏颂、寇宗奭、阎孝忠四家所说，皆是软石膏之寒水石。王隐君所说，则是方解石。诸家不详本文盐精之说，不得其说，遂以石膏、方解石指为寒水石。唐宋以来相承其误，通以二石为用，而盐精之寒水，绝不知用，此千载之误也。石膏之误近千载，朱震亨氏始明；凝水之误，非时珍深察，恐终于绝响矣。

【修治】〔敩曰〕凡使，须用生姜自然汁煮干研粉用。每十两，用生姜一镒①也。

【气味】辛，寒，无毒。〔别录曰〕甘，大寒。〔普曰〕神农：辛。岐伯、医和、扁鹊：甘，无毒。李当之：大寒。〔时珍曰〕辛、咸。〔之才曰〕解巴豆毒，畏地榆。〔独孤滔曰〕制丹砂，伏玄精。

【主治】**身热，腹中积聚邪气，皮中如火烧，烦满，水饮之。久服不饥。**本经。**除时气热盛，五脏伏热，胃中热，止渴，水肿，小腹痹。**别录。**压丹石毒风，解伤寒劳复。**甄权。**治小便白，内痹，凉血降火，止牙疼，坚牙明目。**时珍。

【发明】〔时珍曰〕凝水石禀积阴之气而成，其气大寒，其味辛咸，入肾走血除热之功，同于诸盐。古方所用寒水石是此石，唐宋诸方寒水石是石膏，近方寒水石则是长石、方解石，俱附各条之下，用者详之。

玄精石 （宋开宝）

【释名】**太乙玄精石、阴精石**纲目、**玄英石**〔时珍曰〕此石乃碱卤至阴之精凝结而成，故有诸名。

【集解】〔颂曰〕玄精石出解州解池，及通、泰州积盐仓中亦有之。其色青白龟背者佳，采无时。又解池有盐精石，味更咸苦，亦玄精之类也。〔恭曰〕近地亦有之，色亦青白，片大不佳。〔时珍曰〕玄精是碱卤津液流渗入土，年久结成石片，片状如龟背之形。蒲解出者，其色青白通彻；蜀中赤盐之液所结者，色稍红光。沈存中笔谈云：太阴玄精生解州盐泽大卤，沟渠土内得之。大者如杏叶，小者如鱼鳞，悉皆尖角，端正如龟甲状。其裙襴小堕，其前则剡，其后则上剡，正如穿山甲相掩之处，前是龟甲，更无异也。色绿而莹彻，叩之则直理而拆，莹如明鉴，拆处亦六角，如柳叶大。烧过则悉解拆，薄如柳叶，片片相离，白如霜雪，平洁可爱。此乃禀积阴之气凝结，故皆六角，今天下所用玄精，乃绛州山中所出绛石，非玄精也。

【气味】**咸，温，无毒。**〔时珍曰〕甘、咸，寒。〔独孤滔曰〕制硫黄、丹砂。

【主治】除风冷邪气湿痹，益精气，妇人痼冷漏下，心腹积聚冷气，止头痛，解肌。开宝。主阴证伤寒，指甲面色青黑，心下胀满结硬，烦渴，虚汗不止，或时狂言，四肢逆冷，咽喉不利肿痛，脉沉细而疾，宜佐他药服之。又合大药，涂大风疮。宗奭。

玄精石

【发明】〔颂曰〕古方不见用，近世补药及伤寒多用之。其著者，治伤寒正阳丹出汗也。〔时珍曰〕玄精石禀太阴之精，与盐同性，其气寒而不温，其味甘咸而降，同硫黄、消石治上盛下虚，救阴助阳，有扶危拯逆之功。故铁瓮申先生来复丹用之，正取其寒，以配硝、硫之热也。开宝本草言其性温，误矣。

绿盐（唐本草）

【气味】盐绿、石绿纲目。

【集解】〔恭曰〕绿盐出焉耆国，水中石下取之，状若扁青、空青，为眼药之要。今人以光明盐、硇砂、赤铜屑，酿之为块，绿色，以充之。〔珣曰〕出波斯国，生石上，舶上将来，谓之石绿，装色久而不变。中国以铜、醋造者，不堪入药，色亦不久。〔时珍曰〕方家言波斯绿盐色青，阴雨中干而不湿者为真。又造盐绿法：用热铜器盛取浆水一升，投青盐一两在内，浸七日取出，即绿色。以物刮末，入浆水再浸一七日或二七取出。此非真绿盐也。

【气味】咸、苦、辛，平，无毒。

【主治】目赤泪出，肤翳眵暗。唐本。点目，明目消翳。疗小儿无辜疳气。李珣。

盐药（拾遗）

【集解】〔藏器曰〕生海西南雷、罗诸州山谷。似芒硝，末细，入口极冷。南人少有服者，恐极冷入腹伤人，宜慎之。

【气味】咸，冷，无毒。

【主治】眼赤眦烂风赤，细研水和点之。又水研服，去热烦痰满头痛，明目镇心。又主蛇虺恶虫毒，药箭镞毒，疥癣痈肿瘰疬，并摩傅之，甚者水化服之。又解独自草箭毒。藏器。

【附录】悬石〔保升曰〕人若常服炼石者，至殁，冢中生悬石，若芒消，其冷如雪，杀火毒。

朴消（本经上品）

【校正】并入别录芒消、嘉祐马牙消。

【释名】消石朴别录、盐消纲目、皮消〔志曰〕消是本体之名，石乃坚白之号，朴者未化之义也。以其芒硝、英硝皆从此出，故曰消石朴也。〔时珍曰〕此物见水即消，又能消化诸物，故谓之消。生于盐卤之地，状似末盐，凡牛马诸皮须此治熟，故今俗有盐消、皮消之称。煎炼入盆，凝结在下，精朴者为朴消，在上有芒者为芒硝，有牙者为马牙硝。神农本经止有朴消、消石，名医别录复出芒消，宋嘉祐本草又出马牙消。盖不知硝石即是火硝，朴消即是芒硝、马牙硝，一物有精粗之异尔。诸说不识此，遂致纷纭也。今并芒硝、牙消于一云。

【集解】〔别录曰〕朴硝生益州山谷有咸水之阳，采无时。色青白者佳，黄者伤人，赤者杀人。又曰：芒硝，生于朴硝。〔敦曰〕朴消中炼出，形似麦芒，号曰芒消。〔志曰〕以暖水淋朴硝，取汁炼之，令减半，投于盆中，经宿乃有细芒生，故谓之芒消也。又有英硝者，其状若白石英，作四五棱，莹澈可爱，主疗与芒硝同，亦出于朴硝，其煎炼自别有法，亦呼为马牙硝。〔宗奭曰〕朴硝是初采得一煎而成者，未经再炼，故曰朴硝。可以熟生牛马皮，乃治金银有伪。芒硝是朴消淋汁再炼者。〔时珍曰〕消有三品：生西蜀者，俗呼川消，最胜；生河东者，俗呼盐消，次之；生河北、青、齐者，俗呼土消。皆生于斥卤之地，彼人刮扫煎汁，经宿结成，状如末盐，犹有沙土猥杂，其色黄白，故别录云，朴消黄者伤人，赤者杀人。须再以水煎化，澄去滓脚，入萝卜数枚同煮熟，去萝卜倾入盆中，经宿则结成白消，如冰如蜡，故俗呼为盆硝。齐、卫之消则底多，而上面生细芒如锋，别录所谓芒硝者是也。川、晋之消则底少，而上面生牙如圭角，作六棱，纵横玲珑，洞澈可爱，嘉祐本草所谓马牙硝者是也。状如白石英，又名英硝。二硝之底，则通名朴消也。取芒硝、英硝，再三以萝卜煎炼去咸味，即为甜硝。以二硝置之风日中吹去水气，则轻白如粉，即为风化硝。以朴消、芒硝、英硝同甘草煎过，鼎罐升煅，则为玄明粉。陶弘景及唐宋诸人皆不知诸消是一物，但有精粗之异，因名迷实，谬猜乱度，殊无指归。详见硝石正误下。

朴消芒消

朴消本经

【气味】苦，寒，无毒。〔别录曰〕苦、辛，大寒，无毒。炼白如银，能寒能热，能滑涩，能辛能成能酸，入地千年不变。〔权曰〕苦、咸，有小毒。〔时珍曰〕别录所列神化之说，乃消石之功。详见消石下。〔之才曰〕石韦为之使，恶麦句姜。〔张从正曰〕畏三棱。

【主治】百病，除寒热邪气，逐六腑积聚，结固留癖。能化七十二种石。炼饵服之，轻身神仙。本经。胃中食饮热结，破留血闭绝，停痰痞满，推陈致新。别录。疗热胀，养胃消谷。皇甫谧。治腹胀，大小便不通。女子月候不通。甄权。通泄五脏百病及癥结，治天行热疾，头痛，消肿毒，排脓，润毛发。大明。

芒消别录

【气味】辛、苦、大寒，无毒。〔权曰〕咸，有小毒。

【主治】五脏积聚，久热胃闭，除邪气，破留血，腹中痰实结搏，通经脉，利大小便及月水，破五淋，推陈致新。别录。下瘰疬黄疸病，时疾壅热，能散恶血，堕胎，敷漆疮。甄权。

马牙消宋嘉祐

【气味】甘，大寒，无毒。〔时珍曰〕咸、微甘。即英消也。

【主治】除五脏积热伏气。甄权。末筛点眼赤，去赤肿障翳涩泪痛，亦入点眼药中用。大明。**功同芒消。**时珍。

【发明】〔成无己曰〕内经云：咸味下泄为阴。又云：咸以软之。热淫于内，治以咸寒。气坚者以咸软之，热盛者以寒消之。故张仲景大陷胸汤、大承气汤、调胃承气汤皆用芒消，以软坚去实热。结不至坚者不可用也。〔好古曰〕本草云，朴消味辛，是辛以润肾燥也。今人不用辛字，只用咸字，咸能软坚也。其义皆是。本草言芒消利小便而堕胎，然伤寒娠妊可下者用此，兼大黄引之，直入大腹，润燥软坚泻热，而母子俱安。经云，有故无殒，亦无殒也，此之谓欤？以在下言之，则便溺俱阴。以前后言之，则前气后血。以肾言之，总主大小便难。溺涩秘结，俱为水少火盛。经云，热淫于内，治以咸寒，佐之以苦，故用芒消、大黄相须为使也。〔元素曰〕芒消气薄味厚，沉而降，阴也。其用有三：去实热，一也；涤肠中宿垢，二也；破坚积热块，三也。孕妇惟三四月及七八月不可用，余皆无妨。〔宗奭曰〕朴消是初得一煎而成者，其味酷涩，所以力紧急而不和，治食鲙不消，以此荡逐之。芒消是朴消淋过炼成，故其性和缓，故今多用治伤寒。〔时珍曰〕朴消澄下，消之粗者也，其质重浊。芒消、牙消结于上，消之精者也，其质清明。甜消、风化消，则又芒消、牙消之去气味而甘缓轻爽者也。故朴消止可施于卤莽之人，及傅涂之药；若汤散服饵，必须芒消、牙消为佳。张仲景伤寒论只用芒消，不用朴消，正此义也。消禀太阴之精，水之子也。气寒味咸，走血而润下，荡涤三焦肠胃实热阳强之病，乃折治火邪药也。唐时，腊日赐群臣紫雪、红雪、碧雪，皆用此消炼成者，通治积热诸病有神效，贵在用者中的尔。

风化消

【修治】〔时珍曰〕以芒消于风日中消尽水气，自成轻飘白粉也。或以瓷瓶盛，挂檐下，待消渗出瓶外，刮下收之。别有甜瓜盛消渗出刮收者，或黄牯牛胆收消刮取，皆非甜消也。

【主治】**上焦风热，小儿惊热膈痰，清肺解暑。以人乳和涂，去眼睑赤肿，及头面暴热肿痛。煎黄连，点赤目。**时珍。

【发明】〔时珍曰〕风化消甘缓轻浮，故治上焦心肺痰热，而不泄利。

玄明粉 （药性）

【释名】**白龙粉**〔时珍曰〕玄，水之色也。明，莹澈也。御药院方谓之白龙粉。

【修治】〔时珍曰〕制法，用白净朴消十斤，长流水一石，煎化去滓，星月下露一夜，去水取消。每一斗，用萝卜一斤切片，同煮熟滤净，再露一夜取出。每消一斤，用甘草一两，同煎去滓，再露一夜取出。以大沙罐一个，筑实盛之，盐泥固济厚半寸，不盖口，置炉中，以炭火十斤，从文至武煅之。待沸定，以瓦一片盖口，仍前固济，再以十五斤顶火煅之。放冷一伏时，取出，隔纸安地上，盆覆三日出火毒，研末。每一斤，入生甘草末一两，炙甘草末一两，和匀，瓶收用。

【气味】**辛、甘，冷，无毒。**

【主治】**心热烦躁，并五脏宿滞癥结。**甄权。**明目，退膈上虚热，消肿毒。**大明。

【发明】〔杲曰〕玄明粉，沉也，阴也。其用有二：去胃中之实热，荡肠中之宿垢。大抵用此以代盆消耳。〔玄明粉传曰〕唐明皇帝闻终南山道士刘玄真服食多寿，乃诏而问之。玄真曰：

臣按仙经，修炼朴消，号玄明粉，止服此方，遂无病长生。其药无滓性温，阴中有阳，能除一百二十种疾。生饵尚能救急难性命，何况修炼长服。益精壮气，助阳证阴。不拘丈夫妇人，幼稚襁褓，不问四时冷热，一切热毒风冷，痃癖气胀满，五劳七伤，骨蒸传尸，头痛烦热，五内气塞，大小肠不通，三焦热淋，痤疖，咳嗽呕逆，口苦舌干，咽喉闭塞，惊悸健忘，营卫不调，中酒中鲙，饮食过度，腰漆冷痛，手足酸痹，久冷久热，四肢壅塞，背膊拘急，目昏眩运，久视无力，肠风痔病，血瀝不调，妇人产后，小儿疳气，阴毒伤寒，表里疫疬，此药久服，令人悦泽，开关健脾，驻颜明目，轻身延寿，功效不可具载。但用一两，分为十二服，临时酌量加减。似觉壅热伤寒，头痛鼻塞，四肢不举，饮食不下，烦闷气胀，须通泻求安者，即看年纪高下，用药二钱半或半两，以桃花煎汤下为使，最上；次用葱汤下；如未通，以沸汤投之即效。或食诸鱼藕菜饮食诸毒药，用葱白汤调服二钱，毒物立泄下。若女人身怀六甲，长服安胎生子，亦无疮肿疾病。老要微畅不闭塞，但长服之，稍稍得力，朝服夕应，不搜刮人五脏，怡怡自泰。其药初服时，每日空腹，酒饮茶汤任下二钱匕，良久更下三钱匕。七日内常微泄利黄黑水涎沫等，此是搜淘诸疾根本出去，勿用畏之。七日后渐知腹内暖，消食下气，长服除故养新，气血日安。用大麻子汤下为使，惟忌苦参。详载太阴经中。〔好古曰〕玄明粉治阴毒一句，非伏阳在内不可用。若用治真阴毒，杀人甚速。〔震亨曰〕玄明粉火煅而成，其性当温。日长服久服，轻身固胎，驻颜益寿，大能补益，岂理也哉？予亲见一二朋友，不信予言而亡，故书以为戒。〔时珍曰〕神农本草言朴消炼饵服之，轻身神仙，盖方士窜入之言。后人因此制为玄明粉，煅炼多偏，佐以甘草，去其成寒之毒。遇有三焦肠胃实热积滞，少年气壮者，量与服之，亦有速效。若脾胃虚冷，及阴虚火动者服之，是速其咎矣。

消石 （本经上品）

【释名】芒消别录、**苦消**甄权、**焰消**土宿、**火消**纲目、**地霜**蜀本、**生消**宋本、**北帝玄珠**〔志曰〕以其消化诸石，故名消石。初煎炼时有细芒，而状若朴消，故有芒消之号。不与朴消及别录芒消同类。〔宗奭曰〕消石是再煎炼时取去芒消凝结在下者，精英既去，但余滓如石而已。入药功力亦缓，惟能发烟火。〔权曰〕芒消一作苦消，言其味苦也。〔时珍曰〕消石，丹炉家用制五金八石，银工家用化金银，兵家用作烽燧火药，得火即焰起，故有诸名。狐刚子炼粉圆①谓之北帝玄珠。开宝本草重出生消、芒消，今并为一，并详下文。

【集解】〔别录曰〕消石生益州山谷及武都、陇西、西羌，采无时。〔弘景曰〕消石疗病与朴消相似，仙经用此消化诸石，今无真识此者。或云与朴消同山，所以朴消一名消石朴也。又云一名芒消，今芒消乃是炼朴消作之。并未核研其验。有人得一种物，色与朴消大同小异，朏朏如握盐雪不冰，烧之紫青烟起，云是真消石也。今宕昌以北诸山有碱土处皆有之。〔志曰〕此即地霜也。所在山泽，冬月地上有霜，扫取以水淋汁，后乃煎炼而成，状如钗脚，好者长五分以来。陶说多端，盖由不的识之故也。〔又曰〕生消石茂州西山岩石间，形块大小不定，色青白，采无时。〔时珍曰〕一消石，诸卤地皆产之。而河北庆阳诸县及蜀中尤多。秋冬间遍地生白，扫取煎炼而

---

① 炼粉圆：本书卷一引据经史百家书目作"粉圆"；张本作"炼粉圆"。

成。货者苟且，多不洁净，须再以水煎化，倾盆中，一夜结成。澄在下者，状如朴消，又名生消，谓炼过生出之消也。结在上者，或有锋芒如芒消，如有圭棱或①马牙消，故消石亦有芒消、牙消之名，与朴消之芒、牙同称，而水火之性则异也。崔昉外丹本草云：消石，阴石也。此非石类，乃碱卤煎成，今呼焰消。河北商城及怀、卫界，沿河人家，刮卤淋汁炼就，与朴消小异，南地不产也。升玄子伏汞图云：消石生乌场国，其色青白，用白石英炙热点上，便消入石中者为真。其石出处，气极秽恶，飞鸟不能过其上。人或单衣过之，身上诸虫悉化为水。能消金石，为水服之长生，以形若鹅管者佳。谨按升玄子所说，似与今之消石不同，而姚宽西溪丛话以其说为真正消石，岂外国所产与中国异耶？抑别一种耶？当俟博物者订正。

消　石　焰消

【正误】〔弘景曰〕神农本经无芒消，只有消石，一名芒消。名医别录乃出芒消，疗与消石同，疑即消石也。旧出宁州，黄白粒大，味极辛苦。今医家多用煮炼作色者，全白粒细，而味不甚烈。皇甫士安言：无朴消可用消石。消石生山之阴，盐之胆也。取石脾与消石以水煮之，以斛得三斗，正白如雪，以水投中即消，故名消石。其味苦无毒，主消渴热中，止烦满，三月采于赤山。朴消者，亦生山之阴，有盐咸苦之水，则朴消生于其阳。其味苦无毒，其色黄白，主疗热，腹中饮胀，养胃谷消，去邪气，亦得水而消，其疗与消石小异。按如此说，是取芒消合煮，更成为真消石，但不知石脾是何物也？以朴消作芒消者，用暖汤淋汁煮之，着木盆中，经宿即成矣。今益州人复炼矾石作消石，绝柔白，而味犹是矾尔。〔又曰〕朴消今出益州北部汶山郡西川、蚕陵二县界，生山崖上，色多青白，亦杂黑斑。土人择取白软者，以当消石用之，当烧令汁沸出，状如矾石也。〔藏器曰〕石脾、芒消、消石，并出西戎卤地，碱水结成。〔恭曰〕朴消有纵理、缦理二种，用之无别。其白软者，朴消苗也，虚软少力。炼为消石，所得不多；以当消石，功力大劣也。〔又曰〕消石即是芒消，朴消一名消石朴。今炼粗恶朴消，取汁煎作芒消，即是消石。别录复出芒消，误矣。晋宋古方，多用消石，少②用芒消；近代诸医，但用芒消，鲜③言消石。理既明白，不合重出。〔颂曰〕旧说朴消、芒消、消石三物同种。初采得苗，以水淋汁煎成者为朴消，一名消石朴。又炼朴消或地霜而成，坚白如石者，为消石，一名芒消。又取朴消淋汁炼煎结成有细芒者，为芒消。虽一体异名，而修炼之法既殊，则主治之功亦别。然本经所载，疑是二种。今医方所用，亦不能究。但以未炼成块微青色者为朴消；炼成盆中有芒者为芒消，亦谓之盆消；芒消之底澄凝者，为消石。朴消力紧，芒消次之，消石更缓。未知孰是？苏恭言，晋宋古方，多用消石，少用芒消。按张仲景伤寒论，承气、陷胸皆用芒消。葛洪肘后方，伤寒时气亦多用芒消，惟治食鲙不化云，无朴消，用芒消代之。是晋宋以前通用朴消、芒消矣。胡洽方，十枣汤用芒消，大五饮丸用消石，并云无消石用芒消。是梁隋间通用芒消、消石矣。以此言之，朴消、消石为精，芒消为粗。故陶氏引皇甫士安之言为证，是消石当时已难得其真，故方书通以相传矣。又古方金石凌法，用朴消、消石、芒消、马牙消四种相参，次第下之。方出唐世，不知当时如何分别也？又南方医人著消说云：本草有朴消、消石、芒消、而无马牙消。诸家所注，三种

---

① 　或：张本作"如"。

② 　少：原作"火"。江西本、张本均作"少"，联系文义，据改。

③ 　鲜：原作"勘"。江西本作"鲜"，张本作"少"，联系文义及字形，据江西本改。

竟无断决。或言芒消、消石是一物，不合重出。或言煎炼朴消，经宿盆中有细芒为芒消。或言马牙消自是一物。今诸消之体各异，理亦易明，而惑乃如此。朴消味苦而微咸，出蜀郡者，莹白如冰雪，内地者小黑，皆苏脆易碎，风吹之则结霜，泯泯如粉，熬之烊沸，亦可熔铸。以水合甘草、猪胆煮至减半，投大盆中，又下凝水石屑，同渍一宿，则凝结如白石英者，芒消也。扫地霜煎炼而成，试竹上如解盐，而味辛苦，烧之成焰都尽者，消石也，能消金石，又性畏火，而能制诸石使拒火，亦天地之神物也。牙消，即是芒消也。又有生消，不因煮炼而成，亦出蜀道，类朴消而小坚也。其论虽辨，然与古人所说殊别，亦未可全信也。〔好古曰〕消石者，消之总名也。但不经火者，谓之生消；朴消经火者，谓之芒消、盆消。〔时珍曰〕诸消，自晋唐以来，诸家皆执名而猜，都无定见。惟马志开宝本草，以消石为地霜炼成，而芒消、马牙消是朴消炼出者，一言足破诸家之惑矣。诸家盖因消石一名芒消，朴消一名消石朴，之名相混，遂致费辨不决。而不知消有水火二种，形质虽同，性气迥别也。惟神农本经朴消、消石二条为正。其别录芒消、嘉祐马牙消、开宝生消，俱系多出，今并归并之。神农所列朴消，即水消也，有二种，煎炼结出细消，结出马牙者为牙消，其凝底成块者通为朴消，其气味皆咸而寒。神农所列消石，即火消也，亦有二种，煎炼结出细芒者亦名芒消，结出马牙者亦名牙消，又名生消，其凝底成块者其为消石，其气味皆辛苦而大温。二消皆有芒消、牙消之称，故古方有相代之说。自唐宋以下，所用芒消、牙消，皆是水消也。南医所辨虽明，而以凝水石、猪胆煎成者为芒消，则误矣。今通正其误。其石脾一名消石者，造成假消石也。见后石脾下。

【修治】〔大明曰〕真消石，柳枝汤煎三周时，如汤少，即加热者，伏火即止。〔敩曰〕凡使消石，先研如粉，用鸡肠菜、柏子仁共二十五个，和作一处，丸如小帝珠子，以瓷瓶子于五斤火中煅赤，投消石四两于瓶内，连投药丸入瓶，自然伏火也。〔抱朴子曰〕能消柔五金，化七十二石为水。制之须用地莲子、猪牙皂角、苦参、南星、巴豆、汉防己、晚蚕砂。〔时珍曰〕熔化，投甘草入内，即伏火。

消石

【气味】苦，寒，无毒。〔别录曰〕辛，大寒，无毒。〔普曰〕神农：苦。扁鹊：甘。〔权曰〕咸，有小毒。〔时珍曰〕辛、苦、微咸，有小毒，阴中之阳也。得陈皮，性疏爽。〔之才曰〕火为之使，恶苦参、苦菜，畏女菀、杏仁、竹叶。

【主治】五脏积热，胃胀闭，涤去蓄结饮食，推陈致新，除邪气。炼之如膏，久服轻身。本经。疗五脏十二经脉中百二十疾，暴伤寒，腹中大热，止烦满消渴，利小便，及瘘蚀疮。天地至神之物，能化七十二种石。别录。破积散坚，治腹胀，破血，下瘰疬，泻得根出。甄权。含咽，治喉闭。大明。治伏暑伤冷，霍乱吐利，五种淋疾，女劳黑疸，心腹疗痛，赤眼，头痛牙痛。时珍。

生消

【气味】苦，大寒，无毒。〔时珍曰〕辛、苦，大温，无毒。

【主治】风热癫痫，小儿惊邪瘛疭，风眩头痛，肺壅耳聋，口疮喉痹咽塞，牙颔肿痛，目赤热痛，多眵泪。开宝。

【发明】〔土宿真君曰〕消石感海卤之气所产，乃天地至神之物，能寒能热，能滑能涩，能辛能苦，能酸能咸，入地千年，其色不变，七十二石，化而为水，制服草木，柔润五金，制炼八石，虽大丹亦不舍①此也。〔时珍曰〕土宿所说，乃消石神化之妙。别录列于朴消之下，误矣。朴消属水，味咸而气寒，其性下走，不能上升，阴中之阴也。故惟荡涤肠胃积滞，折治三焦邪火。消石属火，味辛带苦微咸，而气大温，其性上升，水中之火也。故能破积散坚，治诸热病，升散三焦火郁，调和脏腑虚寒。与硫黄同用，则配类二气，均调阴阳，有升降水火之功，治冷热缓急之病。煅制礞石，则除积滞痰饮。盖硫黄之性暖而利，其性下行；消石之性暖而散，其性上行。礞石之性寒而下，消石之性暖而上。一升一降，一阴一阳，此制方之妙也。今兵家造烽火铳机等物，用消石者，直入云汉，其性升可知矣。雷公炮炙论序云，脑痛欲死，鼻投消末，是亦取其上升辛散，乃从治之义。本经言其寒，别录言其大寒，正与龙脑性寒之误相似。凡辛苦物未有大寒者，况此物得火则焰生，与樟脑、火酒之性同，安有性寒、大寒之理哉？史记仓公传云：淄川王美人怀子不乳，来召淳于意。意往以饮莨菪药一撮，以酒饮之，旋乳。意复诊其脉躁，躁者有余病，即饮以消石一剂，出血，豆比五六枚而安。此去血②结之验也。

硇砂（硇音饶　唐本草）

【释名】碙砂音硇、狄盐日华、北庭砂四声、气砂图经、透骨将军土宿。〔时珍曰〕硇砂性毒。服之使人硇乱，故曰硇砂。狄人以当盐食。土宿本草云：硇性透物，五金借之以为先锋，故号为透骨将军。〔炳曰〕生北庭者为上，人呼为北庭砂。

【集解】〔恭曰〕硇砂出西戎，形如牙硝，光净者良。〔颂曰〕今西凉夏国及河东、陕西近边州郡亦有之。然西戎来者颗块光明，大者有如拳，重三五两，小者如指面，入药最紧。边界出者，杂碎如麻豆粒，又夹砂石，用之须水飞澄去土石讫，亦无力，彼人谓之气砂。〔时珍曰〕硇砂亦消石之类，乃硇液所结，出于青海，与月华相射而生，附盐而成质，房人采取淋炼而成。状如盐块，以白净者为良。其性至透，用黝罐盛悬火上则常干，或加干姜同收亦良。若近冷及得湿，即化为水或渗失也。一统志云：临洮兰县有洞出硇砂。张匡邺行程记云：高昌北庭山中，常有烟气涌起而无云雾，至夕光焰若炬火，照见禽鼠皆赤色，谓之火焰山。采硇砂者，乘木屐取之，若皮底即焦矣。北庭即今西城火州也。

【修治】〔宗奭曰〕凡用须水飞过，去尘秽，入瓷器中，重汤煮干，则杀其毒。〔时珍曰〕今时人多用水飞净，醋煮干如霜，刮下用之。

【气味】咸、苦、辛，温，有毒。〔恭曰〕不宜多服。柔金银，可为焊药。〔权曰〕酸、咸，有大毒。能消五金八石，腐坏人肠胃。生食之，化入心为血。中其毒者，生绿豆研汁，饮一二升解之。畏浆水，忌羊血。〔大明曰〕辛、酸、暖，无毒。畏一切酸。凡修治，用黄丹、石灰作柜，煅赤使用，并无毒。世人自疑烂肉，而人被刀刃所伤，以之罨傅，当时生痂。〔藏器曰〕其性大热，服之有暴热损发，云温者误也。〔抱朴子曰〕伏硇药甚多：牡蛎、海螵蛸、脱蚕砂、羊胴骨、河豚鱼胶、鱼腥草、萝卜、独帚、卷柏、羊蹄、商陆、冬瓜、羊踯躅、苍耳、乌梅。〔敩

---

① 舍：原作"拾"，张本作"捨"，即舍。联系文义，据改。

② 血：原作"自"，联系文意，据张本改。

曰〕硇遇赤须，汞留金鼎。

【主治】积聚，破结血，止痛下气，疗咳嗽宿冷，去恶肉，生好肌，烂胎。亦入驴马药用。唐本。主妇人丈夫羸瘦积病，血气不调，肠鸣，食饮不消，腰脚痛冷，痃癖痰饮，喉中结气，反胃吐水。令人能食肥健。藏器。除冷病，大益阳事。甄权。补水脏，暖子宫，消瘀血，宿食不消，食肉饱胀，夜多小便，丈夫腰胯酸重，四肢不任，妇人血气疼疼，气块痃癖，及血崩带下，恶疮息肉。敷金疮生肉。大明。去目翳弩肉。宗奭。消肉积。好古。治噎膈癥瘕，积痢骨哽，除痣黡疣赘。时珍。

【发明】〔藏器曰〕一飞为酸砂，二飞为伏翼，三飞为定精，色如鹅儿黄。入诸补药为丸服之，有暴热。〔颂曰〕此药近出唐世，而方书著古人单服一味伏火作丸子，亦有兼硫黄、马牙消辈合饵者，不知方出何时？殊非古去[①]。此物本攻积聚，热而有毒，多服腐坏人肠胃，生用又能化人心为血，固非平居可饵者。而西土人用淹肉炙以当盐，食之无害，盖积习之久，自不毒也。〔宗奭曰〕金银有伪，投硇砂锅中，伪物尽消化，况人腹中有久积，岂不腐溃？〔元素曰〕硇砂破坚癖，不可独用，须人群队药中用之。〔时珍曰〕硇砂大热有毒之物，噎膈反胃积块内瘤之病，用之则有神功。盖此疾皆起于七情饮食所致，痰气郁结，遂成有形，妨凝道路，吐食痛胀，非此物化消，岂能去之？其性善烂金银铜锡，庖人煮硬肉，入硇砂少许即烂，可以类推矣。所谓化入心为血者，亦甚言其不可多服尔。张果玉洞要诀云：北庭砂禀阴石之气，含阳毒之精，能化五金八石，去秽益阳，其功甚著，力并硫黄。独孤滔丹房鉴源云：硇砂性有大毒，为五金之贼，有沉冷之疾，则可服之，疾减便止，多服则成拥塞痈肿。二说甚明，而唐宋医方乃有单服之法，盖欲得其助阳以纵欲，而不虞损阴以发祸也。其方唐慎微已收附本草后，今亦存之，以备考者知警。

蓬砂 (日华)

【释名】鹏砂日华、盆砂〔时珍曰〕名义未解。一作硼砂。或云：炼出盆中结成，谓之盆砂，如盆消之义也。

【集解】〔颂曰〕硼砂出南海，其状甚光莹，亦有极大块者。诸方稀用，可焊金银。〔宗奭曰〕南番者，色重褐，其味和，入药其效速；西戎者，其色白，其味焦，入药其功缓。〔时珍曰〕硼砂生西南番，有黄白二种。西者白如明矾，南者黄如桃胶，皆是炼结成，如硇砂之类。西者柔物去垢，杀五金，与消石同功，与砒石相得也。

【气味】苦、辛，暖，无毒。〔颂曰〕温、平。〔时珍曰〕甘、微咸，凉，无毒。〔独孤滔曰〕制汞，哑铜，结砂子。〔土宿真君曰〕知母、鹅不食草、芸苔、紫苏、甑带、何首乌，皆能伏硼砂。同砒石煅过，有变化。

【主治】消痰止嗽，破癥结喉痹。大明。上焦痰热，生津液，去口气，消障翳，除噎膈反胃，积块结瘀肉，阴㿗骨哽，恶疮，口齿诸

---

① 去：江西本作"法"。

病。时珍。

【发明】〔颂曰〕今医家用硼砂治咽喉，最为要切。〔宗奭曰〕含化咽津，治喉中肿痛，膈上痰热。初觉便治，不能成喉痹，亦缓取①效可也。〔时珍曰〕硼砂，味甘微咸而气凉，色白而质轻，故能去胸膈上焦之热。素问云，热淫于内，治以咸寒，以甘缓之，是也。其性能柔五金而去垢腻，故治噎膈积聚、骨哽结核、恶肉阴癀用之者，取其柔物也；治痰热、眼目障翳用之者，取其去垢也。洪迈夷坚志云：鄱阳汪友良，因食误吞一骨，哽于咽中，百计不下。恍惚梦一朱衣人曰：惟南蓬砂最妙。逐取一块含化咽汁，脱然而失。此软坚之征也。日华言其苦辛暖，误矣。

【附录】特蓬杀拾遗。〔藏器曰〕味苦，寒，无毒。主折伤内损瘀血烦闷欲死者，酒消服之。南人毒箭中人，及深山大蝮伤②人，速将病者顶上十字厘之，出血水，药末傅之，并傅伤处，当上下出黄水数升，则闷解。俚人重之，以竹筒盛，带于腰，以防毒箭。亦主恶疮、热毒痈肿、赤白游风、瘘蚀等疮，并水和傅之。出贺州山内石上，似碎石、砌砂之类。

石硫黄 （本经中品）

【释名】硫黄吴普、黄硇砂药性、黄牙阳侯纲目、将军〔时珍曰〕硫黄秉纯阳火石之精气而结成，性质通流，色赋中黄，故名硫黄。含其猛毒，为七十二石之将，故药品中号为将军。外家谓之阳侯，亦曰黄牙，又曰黄硇砂。

【集解】〔别录曰〕石硫黄生东海牧羊山谷中，及大行、河西山，矾石液也。〔普曰〕或生易阳，或生河西，或五色黄是潘水石液也。烧金有紫焰，八月、九月采。〔弘景曰〕东海郡属北徐州，而箕山亦有。今第一出湖南林邑，色如鹅子初出壳者，名昆仑黄。次出外国，从蜀中来，色深而煌煌。此云矾石液，今南方则无矾色，恐不必尔。〔珣曰〕广州记云：生昆仑国及波斯国西方明之境，颗块莹净，不夹石者良。蜀中雅州亦出之，光腻甚好，功力不及舶上来者。〔颂曰〕今惟出南海诸番。岭外州郡或有，而不甚佳。鹅黄者名昆仑黄，赤色者名石亭脂，青色者名冬结石，半白半黑者名神惊石，并不堪入药。又有一种水流黄，出广南及资州，溪涧水中流出，以茅收取熬出，号真珠黄，气腥臭，止入疮药，亦可煎炼成汁，以模写作器，亦如鹅子黄色。〔时珍曰〕凡产石硫黄之处，必有温泉，作硫黄气。魏书云：盘盘国有火山，山旁皆焦熔，流数十里乃凝坚，即石硫黄也。张华博物志云：西域硫黄出且弥山。去高昌八百里，有山高数十丈，昼则孔中状如烟，夜则如灯光。庚辛玉册云：硫黄有二种：石硫黄，生南海琉球山中；土硫黄，生于广南。以嚼之无声者为佳，舶上倭硫黄亦佳。今人用配消石作烽燧烟火，为军中要物。

【修治】〔敩曰〕凡使勿用青赤色及半白半青、半赤半黑者。自有黄色，内莹净似物命者，贵也。凡用四两。先以龙尾蒿自然汁、东流水三镒，紫背天葵汁、粟逐子茎汁一镒，四件合之搅令匀。入坩锅内用六乙泥固济底下，将硫黄碎之，入锅中，以前汁旋旋添人，火煮汁尽为度。再以百部末十两，柳蛀末二斤，一簇草二斤，细锉，以东流水同硫黄煮二伏时。取出，去诸药，用

---

① 取：原作"别"，联系文意，据张本改。

② 伤：原脱，联系文义，据张本补入。

熟甘草汤洗了，入钵研二万匝用。〔时珍曰〕凡用硫黄，入丸散用，须以萝卜剜空，人流在内，合定，稻糠火煨熟，去其臭气；以紫背浮萍同煮过，消其火毒；以皂荚汤淘之，去其黑浆。一法：打碎，以绢袋盛，用无灰酒煮三伏时用。又消石能化流为水，以竹筒盛流埋马粪中一月亦成水，名硫黄液。

石流黄

【气味】酸，温，有毒。〔别录曰〕大热。〔普曰〕神农、黄帝、雷公：咸，有毒。医和、扁鹊：苦，无毒。〔权曰〕有大毒，以黑锡煎汤解之，及食冷猪血。〔珣曰〕人能制伏归本色，服之能除百病。如有发动，宜猪肉、鸭羹、余甘子汤并解之。〔葛洪曰〕四黄惟阳侯为尊，金石煅炼者不可用，惟草木制伏者堪入药用。桑灰、益母、紫荷、菠棱、天盐、桑白皮、地骨皮、车前、马鞭草、黄柏、乌首乌、石韦、荞麦、独帚、地榆、蛇床、菟丝、蓖麻、蚕沙，或灰或汁，皆可伏之。〔之才曰〕曾青为之使，畏细辛、飞廉、朴消、铁、醋。〔玄寿先生曰〕硫是矾之液，矾是铁之精，慈石是铁之母。故铁砂慈石制，入硫黄立成紫粉。〔独孤滔曰〕硫能干汞，见五金而黑，得水银则色赤也。

【主治】妇人阴蚀疽痔恶血，坚筋骨，除头秃。能化金银铜铁奇物。本经。疗心腹积聚，邪气冷痛在胁，咳逆上气，脚冷疼弱无力，及鼻衄恶疮，下部蛋疮，止血，杀疥虫。别录。治妇人血结。吴普。下气，治腰肾久冷，除冷风顽痹，寒热。生用治疥癣，炼服主虚损泄精。甄权。壮阳道，补筋骨劳损，风劳气，止嗽，杀脏虫邪魅。大明。长肌肤，益气力，老人风秘，并宜炼服。李珣。主虚寒久痢，滑泄霍乱，补命门不足，阳气暴绝，阴毒伤寒，小儿慢惊。时珍。

【发明】〔弘景曰〕俗方用治脚弱及痼冷甚效。仙经颇用之，所化奇物，并是黄白术及合丹法。〔颂曰〕古方未有服饵硫黄者。本经所用，止于治疮蚀、攻积聚、冷气脚弱等，而近世逐火炼治为常服丸散。观其治炼服食之法，殊无本源，非若乳石之有论议节度。故服之其效虽紧，而其患更速，可不戒之？土硫黄辛热腥臭，止可治疥杀虫，不可服。〔宗奭曰〕今人治下元虚冷，元气将绝，久患寒泄，脾胃虚弱，垂命欲尽，服之无不效。中病当便已，不可尽剂。世人盖知用而为福，而不知其为祸，此物损益兼行故也。如病势危急，可加丸数服，少则不效，仍加附子、干姜、桂。〔好古曰〕如太白丹、来复丹，皆用硫黄佐以消石，至阳佐以至阴，与仲景白通汤佐以人尿、猪胆汁大意相同乙所以治内伤生冷、外冒暑热、霍乱诸病，能去格拒之寒，兼有伏阳，不得不尔。如无伏阳，只是阴虚，更不必以阴药佐之。何也？硫黄亦号将军，功能破邪归正，返滞还清，挺出阳精，消阴化魄。〔时珍曰〕硫黄秉纯阳之精，赋大热之性，能补命门真火不足，且其性虽热而疏利大肠，又与躁涩者不同，盖亦救危妙药也。但炼制久服，则有偏胜之害。况服食者，又皆假此纵欲，自速其咎，于药何责焉？按孙升谈圃云：硫黄，神仙药也。每岁三伏日饵百粒，去脏腑积滞有验。但硫黄伏生于石下，阳气溶液凝结而就，其性大热，火炼服之，多发背疽。方勺泊宅编云：金液丹，乃硫黄炼成，纯阳之物，有痼冷者所宜。今夏至人多服之，反为大患。韩退之作文戒服食，而晚年服硫黄而死，可不戒乎？夏英公有冷病，服硫黄、钟乳，莫之纪极，竟以寿终，此其禀受与人异也。洪迈夷坚志云：唐与正亦知医，能以意治疾。吴巡检病不得溲，卧则微通，立则不能涓滴，遍用通利药不效。唐问其平日自制黑锡丹常服，因悟曰：此必结砂时，硫飞去，铅不死。铅砂入膀胱，卧则偏重，犹可溲；立则正塞水道，故不通。取金液丹三百粒，分为十服，煎瞿麦汤下。铅得硫气则化，累累水道下，病逐愈。硫之化铅，载在经方，苟无通变，岂能臻妙？类编云：仁和县一吏，早衰齿落不已。一道人令以生硫黄入猪脏中煮熟捣丸，或入蒸饼丸梧子大，随意服。饮啖倍常，步履轻捷，年逾九十，犹康健。后醉牛血，逐洞泄如金水，尪悴而死。内医官管范云：猪肪能制硫黄，此用猪脏尤妙。王枢使亦常服之。

石硫赤 （别录有名未用）

【释名】石亭脂图经、**石硫丹**弘景、**石硫芝。**

【集解】〔别录曰〕理如石香，生山石间。〔普曰〕生羌道山谷。〔时珍曰〕此即硫黄之多赤者，多石亭脂，而近世通呼硫黄为石亭脂，亦未考此也。按抱朴子云：石硫丹，石之赤精，石硫黄之类也。浸溢于涯岸之间，其濡湿者可丸服，坚结者可散服。五岳皆有，而箕山为多，许由、巢父服之，即石硫芝是矣。

【气味】苦，温，无毒。

【主治】妇人带下，止血。轻身长年。别录。壮阳除冷，治疮杀虫，功同硫黄。时珍。

石硫青 （别录有名未用）

【释名】冬结石〔别录曰〕生武都山石间，青白色，故名。〔时珍曰〕此硫黄之多青色者。苏颂图经言石亭脂、冬结石并不堪入药，未深考此也。

【气味】酸，温，无毒。

【主治】疗泄，益肝气，明目。轻身长年。别录。治疮杀虫，功同硫黄。时珍。

【附录】硫黄香拾遗。〔藏器曰〕味辛，温，无毒。去恶气，杀虫。似硫黄而香。云出都昆国，在扶南南三千里。

矾石 （本经上品）

【校正】并入海药波斯矾，嘉祐柳絮矾。

【释名】涅石纲目、**羽涅**本经、**羽泽**别录。**煅枯者名巴石，轻白者名柳絮矾。**〔时珍曰〕矾者，燔也，燔石而成也。山海经云：女床之山，其阴多涅石。郭璞注云：矾石也，楚人名涅石，秦人名为羽涅。

【集解】〔别录曰〕矾石生河西山谷，及陇西武都、石门，采无时。能使铁为铜。〔弘景曰〕今出益州北部西川，从河西来。色青白，生者名马齿矾。炼成纯白名白矾，蜀人以当消石。其黄黑者名鸡屎矾，不入药用，惟堪镀作以合熟铜。投苦酒中，涂铁皆作铜色。外虽铜色，内质不变。〔恭曰〕矾石有五种：白矾多入药用；青、黑二矾，疗疳及疮；黄矾亦疗疮生肉，兼染皮；绛矾本来绿色，烧之乃赤，故名绛矾。〔颂曰〕矾石初生皆石也，采得烧碎煎炼，乃成矾也。凡有五种，其色各异，白矾、黄矾、绿矾、黑矾、绛矾也。今白矾出晋州、慈州、无为州，入药及染人所用甚多。黄矾丹灶家所须，亦入药。黑矾惟出西戎，亦谓之皂矾，染须鬓药用之，亦染皮用。绿矾人咽喉口齿药及染色。绛矾烧之则赤，今亦稀见。又有矾精、矾蝴蝶、巴石、柳絮矾，皆是白矾也。炼白矾时，候其极沸，盘心有溅溢，如物飞出，以铁匕接之，作虫形者，矾蝴蝶也。但成块光莹如水精者，矾精也。二者入药，力紧于常矾。其煎炼而成，轻虚如绵絮者，柳絮矾也。其烧汁至尽，色白如雪者，谓之巴石。〔珣曰〕波斯、大秦所出白矾，色白而莹净，内有束针文，入丹灶家，功力逾于河西、石门者，近日文州诸番往往有之。波斯又出金线，打破内有金线文者为上，多人烧炼家用。〔时珍曰〕矾石折而辨之，不止于五种也。白矾，方士谓之白君，出晋地者上，青州、吴中者次之。洁白者为雪矾；光明者为明矾，亦名云母矾；文如束针，状如粉扑者，为波斯白矾，并入药为良。黑矾，铅矾也，出晋地，其状如黑泥者，为昆仑矾；其状如赤石脂有金星者，为铁矾；其状如紫石英，火引之成金线，画刀上即紫赤色者，为波斯紫矾，并不入服饵药，惟丹灶及疮家用之。绿矾、绛矾、黄矾俱见本条。其杂色者，则有鸡屎矾、鸭屎矾、鸡毛矾、粥矾，皆下品，亦入外丹家用。

【修治】〔敩曰〕凡使白矾石，以瓷瓶盛，于火中煅令内外通赤，用钳揭起盖，旋安石蜂巢入内烧之。每十两用巢六两，烧尽为度。取出放冷，研粉，以纸裹，安五寸深土坑中一宿，取用。又法：取光明如水晶，酸、咸、涩味全者，研粉。以瓷瓶用六一泥泥之，待干，入粉三升于内，旋旋入五方草，紫背天葵各自然汁一镒，待汁干，盖了瓶口，更泥上下，用火一百斤煅之。从巳至未，去火取出，其色如银，研如轻粉用。〔时珍曰〕今人但煅干汁用，谓之枯矾，不煅者为生矾。若人服食，须循法度。按九鼎神丹秘诀，炼矾石入服食法：用新桑合檠一具。于密室净扫，以火烧地令热，洒水于上，或洒苦酒于上，乃布白矾于地上，以檠覆之，四面以灰拥定。一日夜，其石精皆飞于檠上，扫取收之。未尽者，更如前法，数遍乃止，此为矾精。若欲作水，即以扫下矾精一斤，纳三年苦酒一斗中清之，号曰矾华，百日弥佳。若急用之，七日亦可。

【气味】酸，寒，无毒。〔普曰〕神农、岐伯：酸。久服伤人骨。扁鹊：咸。雷公：酸，无毒。〔权曰〕涩，凉，有小毒。〔之才曰〕甘草为之使，恶牡蛎，畏麻黄。〔独孤滔曰〕红心灰藋制矾。

【主治】寒热，泄痢白沃，阴蚀恶疮，目痛，坚骨齿。炼饵服之，轻身不老增年。本经。除固热在骨髓，去鼻中息肉。别录。除风去热，消痰止渴，暖水脏，治中风失音。和桃仁、葱汤浴，可出汗。大明。生含咽津，治急喉痹。疗鼻衄齆鼻，鼠漏瘰疬疥癣。甄权。枯矾贴嵌甲，牙缝中血出如衄。宗奭。吐下痰涎饮澼，燥湿解毒追涎，止血定痛，食恶肉，生好肉，治痈疽疔肿恶疮，癫痫疸疾，通大小便，口齿眼目诸病，虎犬蛇蝎百虫伤。时珍。

波斯白矾海药

【气味】酸、涩，温，无毒。

【主治】赤白漏下阴蚀，泄痢疮疥，解一切毒蛇虫等，去目赤暴肿齿痛，火炼之良。李珣。

柳絮矾嘉祐

【气味】同矾石。

【主治】消痰止渴，润心肝。大明。

【发明】〔弘景曰〕俗中合药，火熬令燥，以疗齿痛，多则坏齿，即伤骨之说也。而经云坚骨齿，诚为可疑。〔宗奭曰〕不可多服，损心肺，却水故也。水化书纸上，干则水不能濡，故知其性却水也。治膈下涎药多用者，此意尔。〔时珍曰〕矾石之用有四：吐利风热之痰涎，取其酸苦涌泄也；治诸血痛脱肛阴挺疮疡，取其酸涩而收也；治痰饮泄痢崩带风眼，取其收而燥湿也；治喉痹痈疽中蛊蛇虫伤螫，取其解毒也。按李迅痈疽方云：凡人病痈疽发背，不问老少，皆宜服黄矾丸。服至一两以上，无不作效，最止疼痛，不动脏腑，活人不可胜数。用明亮白矾一两生研，以好黄蜡七钱溶化，和丸梧子大。每服十丸，渐加至二十丸，熟水送下。如未破，则内消，已破即便合。如服金石发疮者，引以白矾末一二匙，温酒调下，亦三五服见效。有人遍身生疮，状如蛇头，服此亦效。诸方俱称奇效，但一日中服近百粒，则有力。此药不惟止痛生肌。能防毒气内攻，护膜止泄，托里化脓之功甚大，服至半斤尤佳，不可欺其浅近，要知白矾大能解毒也。今人名为蜡矾丸，用之委有效验。

绿矾（日华）

【释名】皂矾纲目、青矾、煅赤者名绛矾唐本、矾红〔时珍曰〕绿矾可以染皂色，故谓之皂矾，又黑矾亦名皂矾，不堪服食，惟疮家用之。煅赤者俗名矾红，以别朱红也。【集解】〔颂曰〕绿矾出隰州温泉县、池州铜陵县，并煎矾处生焉。初生皆石也，煎炼乃成。其形似朴消而绿色，取置铁板上，聚炭烧之，矾沸流出，色赤如金汁者，是真也。沸定时，汁尽，则色如黄丹。又有皂荚矾，或云即矾也。〔恭曰〕绿矾新出窟未见风者，正如琉璃色，人以为石胆。烧之赤色，故名绛矾。出瓜州者良。〔时珍曰〕绿矾晋地、河内、西安、沙州皆出之，状如焰消。其中拣出深青莹净者，即为青矾；煅过变赤，则为绛矾。入坑堨及漆匠家多用之，然货者亦杂以沙土为块。昔人往往以青矾为石胆，误矣。

绿 矾

【气味】酸，凉，无毒。

【主治】疳及诸疮。苏恭。喉痹虫牙口疮，恶疮疥癣。酿鲫鱼烧灰服，疗肠风泻血。大明。消积滞，燥脾湿，化痰涎，除胀满黄肿疟利，风眼口齿诸病。时珍。

【发明】〔时珍曰〕绿矾酸涌涩收，燥湿解毒化涎之功与白矾同，而力差缓。按张三丰仙传方载伐木丸云：此方乃上清金蓬头祖师所传。治脾土衰弱，肝木气盛，大来克土，病心腹中满，或黄肿如土色，服此能助土益元。用苍术二斤，米泔水浸二宿，同黄酒面曲四两炒赤色，皂矾一斤，醋拌晒干，入瓶火煅，为末，醋糊丸梧子大。每服三四十丸，好酒、米汤任下，日二三服。时珍常以此方加平胃散，治一贱役中满腹胀，果有效验。盖此矾色绿味酸，烧之则赤，既能入血分伐木，又能燥湿化涎，利小便，消食积，故胀满黄肿疟痢痔疾方往往用之，其源则自张仲景用矾石消石治女劳黄疸方中变化而来。〔颂曰〕刘禹锡传信方治喉痹，用皂荚矾，入好米醋同研含之，咽汁立瘥。此方出于李谟，甚奇妙。皂荚矾，即绿矾也。

黄矾 (纲目)

【集解】〔恭曰〕黄矾，丹灶家所须，亦入染皮用。〔时珍曰〕黄矾出陕西瓜州、沙州及舶上来者为上，黄色状如胡桐泪。人于绿矾中拣出黄色者充之，非真也。波斯出者，打破中有金丝文，谓之金线矾，磨刀剑显花文。丹房鉴源云：五色山脂，吴黄矾也

【气味】酸、涩、咸，有毒。

【主治】疗疮生肉。苏恭。野鸡瘘痔，恶疮疥癣。李珣。治阳明风热牙疼。李杲。

汤瓶内硷 (纲目)

【集解】〔时珍曰〕此煎汤瓶内，澄结成水硷，如细砂者也。

【主治】止消渴，以一两为末，粟米烧饭丸梧子大，每人参汤下二十丸。又小儿口疮，卧时以醋调末书十字两足心，验。时珍。

附录诸石 (二十七种)

〔时珍曰〕别录有名未用诸石，及诸家所列而不详，难以类附者，通附于此云。

石脾〔别录有名未用曰〕味甘，无毒。主胃中寒热，益气，令人有子。一名胃石，一名膏石，一名消石。生隐蕃山谷石间，黑如大豆，有赤文，色微黄，而轻薄如棋子，采无时。〔弘景曰〕皇甫士安言消石，取石脾与消石以水煮之，一斛得三斗，正白如雪，以水投中即消，故名消石。按此说，是取消石合煮成为真消石，不知石脾是何物？本草有石脾、石肺，人无识者。〔藏器曰〕石脾生西戎卤地，碱水结成者。〔时珍曰〕石脾乃生成者，陶氏所说是造成者。按九鼎神丹经云：石脾乃阴阳结气，五盐之精，因矾而成，峨嵋山多有之，俗无识者，故古人作成代用。其法用白矾、戎盐各一斤为末，取苦参水二升，铛中煮五沸，下二物煎减半，去滓熬干，色白如雪，此为石脾也。用石脾、朴消、芒消各一斤为末，苦参水二斗，铜铛煎十沸，入三物煮减半，去滓煎，着器中，冷水渍一夜，即成消石。可化诸石为水，此与焰消之消石不同，皆非真也。

石肺〔别录曰〕味辛，无毒。主疠咳寒久痿，益气明目。生水中，状如覆肺，黑泽有赤文，出水即干。〔弘景曰〕今浮石亦疗咳，似肺而不黑泽，非此也。

石肝〔别录曰〕味酸，无毒。主身痒，令人色美。生常山，色如肝。

石肾〔别录曰〕味酸。主泄痢，色白如珠。

紫石华〔别录曰〕味甘，平，无毒。主渴，去小肠热。一名茈石华。生中牟山阴，采无时。

白石华〔别录曰〕味辛，无毒。主瘅消渴，膀胱热。生液北乡北邑山，采无时。

黄石华〔别录曰〕味甘，无毒。主阴痿消渴，膈中热，去百毒。生液北山，黄色，采无时。

黑石华〔别录曰〕味甘，无毒。主阴痿消渴，去热，疗月水不利。生弗其劳山阴石间，采无时。

陵石〔别录曰〕味甘，无毒。主益气耐寒，轻身长年。生华山，其形薄泽。〔时珍曰〕按圣济录云：汗后耳聋，用陵石，有窍如银眼者，为末。每服一钱，冷水下。

终石〔别录曰〕味甘，无毒。主阴痿痹，小便难，益精气。生陵月，采无时。

封石〔别录曰〕味甘，无毒。主消渴热中，女子疽蚀。生常山及少室，采无时。〔时珍曰〕虎尾之山，游戏之山，婴侯之山，丰山，服山，多封石，即此。

遂石〔别录曰〕味甘，无毒。主消渴伤中，益气。生太山阴，采无时。

五羽石〔别录曰〕主轻身长年。一名金黄，生海水中蓬葭山中，黄如金。

紫佳石〔别录曰〕味酸，无毒。主痹血气。一名赤英，一名石血。生邯郸，石如爵茈，二月采。〔弘景曰〕三十六水方，呼为紫贺石。

火药纲目。〔时珍曰〕味辛。酸，有小毒。主疮癣，杀虫，辟湿气温疫。乃焰消、硫黄、杉木炭所合，以为烽燧铳机诸药考。

石耆〔别录曰〕味甘，无毒。主咳逆气。生石间，色赤如铁脂，四月采。

马肝石纲目。〔时珍曰〕按郭宪洞冥记云：郅支国进马肝石百片，青黑如马肝，以金函盛水银养之。用拭白发，应手皆黑。云和九转丹吞一粒，弥年不饥。亦可作砚。

猪牙石纲目。〔时珍曰〕明目去翳。出西番，文理如象牙，枣红色。

碧霞石纲目。〔时珍曰〕明目，去翳障。

龙涎石纲目。〔时珍曰〕主大风疠疮。出齐州。一名龙仙石。

铅光石纲目。〔时珍曰〕主哽骨。

太阳石纲目。〔时珍曰〕刘守真宣明方：治远年近日一切目疾方：用太阳石、太阴石、碧霞石、猪牙石、河洛石、寒水石、紫石英、代赭石、菩萨石、金精石、银精石、禹余石、矾矿石、云母石、炉甘石、井泉石、阳起石、滑石、乌贼骨、青盐、铜青各一两，硇砂半两，蜜陀僧一两，鹏砂三钱，乳香二钱，麝香、脑子一钱，轻粉一钱半，黄丹四两，各为末，熊胆一斤，白砂蜜二斤，井华水九碗，同熬至四碗，点水内不散为度，滤净收点。此方所用太阳石、太阴石等，多无考证，姑附于此。

朵梯牙纲目。〔时珍曰〕周定王普济方，眼科去翳，用水飞朵梯牙，火煅大海螺，碗糖霜，为末，日点。又方：用可铁刺一钱，阿飞勇一钱，李子树胶四钱，白雪粉八钱，为末，鸡子白调作锭，每以乳女儿汁磨点之。又方：安咱芦，出回回地面，黑丁香（即蜡粪），海螵蛸，各为末，日点。所谓朵梯牙、碗糖霜、安咱芦、可铁刺、阿飞勇，皆不知何物也？附录于此以俟。

白狮子石拾遗。〔藏器曰〕主白虎病，江东人呼为历节风是也，置此于病者前自愈，亦厌伏之意也。白虎，粪神名，状如猫。扫粪置门下，令人病此。疗法：以鸡子揩病人痛处，咒愿，送于粪堆之头上，勿反顾。

镇宅大石拾遗。〔藏器曰〕主灾异不起。荆楚岁时记：十二水暮日，掘宅四角，各埋一大石为镇宅。又鸿宝万毕术云：埋丸石于宅四隅，捶桃核七枚，则鬼无能殃也。

神丹拾遗。〔藏器曰〕味辛，温，有小毒。主万病，有寒温。飞金石及诸药合成，服之长生神仙。

烟药拾遗。〔藏器曰〕味辛，温，有毒。主瘰疬五痔瘘瘿瘤，疮根恶肿。乃石黄、空青、桂心并四两，干姜一两，为末，置铁片上烧之。以猪脂涂碗覆之，待药飞上，如此五度。随疮大小，以鼠屎大纳孔中，面封之，三度根出也。无孔，针破纳之。

第十二卷草部一目录

李时珍曰：天造地化而草木生焉。刚交于柔而成根荄，柔交于刚而成枝干。叶萼属阳，华实属阴。由是草中有木，木中有草。得气之粹者为良，得气之戾者为毒。故有**五形**焉，金、木、水、火、土。**五气**焉，香、臭、臊、腥、膻。**五色**焉，青、赤、黄、白、黑。**五味**焉，酸、苦、甘、辛、咸。**五性**焉，寒、热、温、凉、平。**五用**焉，升、降、浮、沉、中。炎农尝而辨之，轩岐述而著之，汉、魏、唐、宋明贤良医代有增益。但三品虽存，淄渑交混，诸条重出，泾渭不分，苟不察其精微，审其善恶，其何以权七方、衡十剂而寄死生耶？于是剪繁去复，绳缪补遗，析族区类，振纲分目。除谷、菜外，凡得草属之可供医药者六百一十种，分为十类：曰山，曰芳，曰隰，曰毒，曰蔓，曰水，曰石，曰苔，曰杂，曰有名未用。旧本草部上中下三品，共四百四十七种。今并入三十一种，移二十三种入菜部，三种入谷部，四种入果部，二种入木部，自木部移并一十四种，蔓草二十九种，菜部移并一十三种，果部移并四种，外类有名未用共二百四十七种。

〔附注〕宋·雷敩《炮炙论》

北齐·徐之才《药对》

唐·杨损之《删繁》

唐·孙思邈《千金》

蜀·韩保升《重注》

南唐·陈士良《食性》

宋·寇宗奭《衍义》

唐·慎微《证类》

陈承《别说》

金·张元素《珍珠囊》

元·王好古《汤液》

吴瑞《日用》

明·汪颖《食物》

王纶《集要》

陈嘉谟《蒙筌》

定王《救荒》

宁原《食鉴》

草之一 （山草类上三十一种）

甘草本经

黄耆本经

人参本经

沙参本经

荠苨别录

桔梗本经

长松拾遗

黄精别录

萎蕤本经　鹿药　委蛇附

知母本经

肉苁蓉本经

列当开宝

锁阳补遗

赤箭天麻本经

术本经

上附方旧八十六，新二百六十。

本草纲目第十二卷草部一

草之一 （山草类三十一种）

甘草 （本经上品）

【释名】**蜜甘**别录、**蜜草**别录、**美草**别录、**蕗草**别录、**灵通**记事珠、**国老**别录〔弘景曰〕此草最为众药之主，经方少有不用者，犹如香中有沉香也。国老即帝师之称，虽非君而为君所宗，是以能安和草石而解诸毒也。〔甄权曰〕诸药中甘草为君，治七十二种乳石毒，解一千二百般草木毒，调和众药有功，故有国老之号。

甘草

【集解】〔别录曰〕甘草生河西川谷积沙山及上郡。二月、八月除日采根，暴干，十日成。〔陶弘景曰〕河西上郡今不复通市。今出蜀汉中，悉从汶山诸地中来。赤皮断理，看之坚实者，是抱罕草，最佳。抱罕乃西羌地名。亦有火炙干者，理多虚疏。又有如鲤鱼肠者，被刀破，不复好。青州间有而不如。又有紫甘草，细而实，乏时亦可用。〔苏颂曰〕今陕西、河东州郡皆有之。春生青苗，高一二尺，叶如槐叶，七月开紫花似奈冬，结实作角子如毕豆。根长者三四尺，粗细不定，皮赤色，上有横梁，梁下皆细根也。采得去芦头及赤皮，阴干用。今甘草有数种，以坚实断理者为佳。其轻虚纵理及细韧者不堪，惟货汤家用之。谨按尔雅云：蘦，大苦。郭璞：蘦似地黄。又诗唐风云：采苓采苓，首阳之巅，是也。蘦与苓通用。首阳之山在河东蒲坂县，乃今甘草所生处相近，而先儒所说苗叶与今全别，岂种类有不同者乎？〔李时珍曰〕按沈括笔谈云：本草注引尔雅蘦大苦之注为甘草者，非矣。郭璞之注，乃黄药也，其味极苦，故谓之大苦，非甘草也。甘草枝叶悉如槐，高五六尺，但叶端微尖而糙涩，似有白毛，结角如相思角，作一本生，至熟时角拆，子扁如小豆，极坚，齿啮不破，今出河东西界。寇氏衍义亦取此说，而不言大苦非甘草也，以理度之，郭说形状殊不相类，沈说近之。今人惟以大径寸而结紧断纹者为佳，谓之粉草。其轻虚细小者，皆不及之。刘绩霏雪录言，安南甘草大者如柱，土人以架屋，不识果然否也？

根

【修治】〔雷敩曰〕凡使须去头尾尖处，其头尾吐人。每用切长三寸，擘作六七片，入瓷器中盛，用酒浸蒸，从巳至午，取出暴干锉细用。一法：每斤用酥七两涂炙，酥尽为度。又法：先炮令内外赤黄用。〔时珍曰〕方书炙甘草皆用长流水蘸湿炙之，至熟刮去赤皮，或用浆水炙熟，未有酥炙、酒蒸者。大抵补中宜炙用，泻火宜生用。

【气味】甘，平，无毒。〔寇宗奭曰〕生则微凉，味不佳；炙则温。〔王好古曰〕气薄味厚，升而浮，阳也。入足太阴厥阴经。〔时珍曰〕通入手足十二经。〔徐之才曰〕术、苦参、干漆为之使，恶远志，反大戟、芫花、甘遂、海藻。〔权曰〕忌猪肉。〔时珍曰〕甘草与藻、戟、遂、芫四物相反，而胡洽居士治痰癖，以十枣汤加甘草、大黄，乃是痰在膈上，欲令通泄，以拔去病根也。东垣李杲治项下结核，消肿溃坚汤加海藻。丹溪朱震亨治劳瘵，莲心饮用芫花。二方俱有甘草，皆本胡居士之意也。故陶弘景言古方亦有相恶相反①，并乃不为害。非妙达精微者，不知此理。

【主治】五脏六腑寒热邪气，坚筋骨，长肌肉，倍气力，金疮尰，解毒。久服轻身延年。本经。尰音时勇切，肿也。温中下气，烦满短气，伤脏咳嗽，止渴，通经脉，利血气，解百药毒，为九土之精，安和七十二种石，一千二百种草。别录。主腹中冷痛，治惊痫，除腹胀满，补益五脏，肾气内伤，令人阴不痿，主妇人血沥腰痛，凡虚而多热者加用之。甄权。安魂定魄，补五劳七伤，一切虚损，惊悸烦闷健忘，通九窍，利百脉，益精养气，壮筋骨。大明。生用泻火热，熟用散表寒，去咽痛，除邪热，缓正气，养阴血，补脾胃，润肺。李杲。吐肺痿之脓血，消五发之疮疽。好古。解小儿胎毒惊痫，降火止痛。时珍。

稍

【主治】生用治胸中积热，去茎中痛，加酒煮玄胡索、苦楝子尤妙。元素。

头

【主治】生用能行足厥阴、阳明二经污浊之血，消肿导毒。震亨。主痈肿，宜入吐药。时珍。

【发明】〔震亨曰〕甘草味甘，大缓诸火，黄中通理，厚德载物之君子也。欲达下焦，须用梢子。〔杲曰〕甘草气薄味厚，可升可降，阴中阳也。阳不足者，补之以甘。甘温能除大热，故生用则气平，补脾胃不足而大泻心火；炙之则气温，补三焦元气而散表寒，除邪热，去咽痛，缓正气，养阴血。凡心火乘脾，腹中急痛，腹皮急缩者，宜倍用之。其性能缓急，而又协和诸药，使之不争。故热药得之缓其热，寒药得之缓其寒，寒热相杂者用之得其平。〔好古曰〕五味之用，苦泄辛散，酸收咸软，甘上行而发，而本草言甘草下气何也？盖甘草主中，有升降浮沉，可上可下，可外可内，有和有缓，有补有泄，居中之道尽矣。张仲景附子理中汤用甘草，恐其僭上也；调胃承气汤用甘草，恐其速下也，皆缓之之意。小柴胡汤有柴胡、黄芩之寒，人参、半夏之温，而用甘草者，则有调和之意。建中汤用甘草，以，补中而缓脾急也；凤髓丹用甘草，以缓肾急而生元气也，乃甘补之意。又曰：甘者令人中满，中满者勿食甘，甘缓而壅气，非中满所宜也。凡不满而用炙甘草为之补，若中满而用生甘草为之泻，能引诸药直至满所，甘味入脾，归其所喜，

---

① 相反：原作"相相反"，联系文意，据江西本，张本删去一"相"字。

此升降浮沉之理也。经云，以甘补之，以甘泻之，以甘缓之，是矣。〔时珍曰〕甘草外赤中黄，色兼坤离；味浓气薄，资全土德。协和群品，有元老之功；普治百邪，得王道之化。赞帝力而人不知，敛神功而己不与，可谓药中之良相也。然中满、呕吐、酒客之病，不喜其甘；而大戟、芫花、甘遂、海藻，与之相反。是亦迂缓不可以救昏昧，而君子尝见嫉于宵人之意欤？〔颂曰〕按孙思邈千金方论云：甘草解百药毒，如汤沃雪。有中乌头、巴豆毒，甘草入腹即定，验如反掌。方称大豆汁解百药毒，予每试之不效，加入甘草为甘豆汤，其验乃奇也。又葛洪肘后备急方云：席辩刺史尝言：岭南俚人解蛊毒药，并是常用之物，畏人得其法，乃言三百头牛药，或言三百两银药。久与亲狎，乃得其详。凡饮食时，先取炙熟甘草一寸，嚼之咽汁，若中毒随即吐出。仍以炙甘草三两，生姜四两，水六升，煮二升，日三服。或用都淋藤、黄藤二物，酒煎温常服，则毒随大小溲出。又常带甘草数寸，随身备急。若经含甘草而食物不吐者，非毒物也。三百头牛药，即土常山也。三百两银药，即马兜铃藤也。详见各条。

黄耆（本经上品）

【释名】 黄芪纲目、戴糁本经、戴椹别录（又名独椹）、芰草别录（又名蜀脂）、百本别录、王孙药性论。〔时珍曰〕耆，长也。黄耆色黄，为补药之长，故名。今俗通作黄芪。或作蓍者非矣，蓍乃蓍龟之蓍，音尸。王孙与牡蒙同名异物。

【集解】〔别录曰〕黄耆生蜀郡山谷、白水、汉中，二月、十月采，阴干。〔弘景曰〕第一出陇西洮阳，色黄白甜美，今亦难得。次用黑水宕昌者，色白肌理粗，新者亦甘而温补。又有蚕陵白水者，色理胜蜀中者而冷补。又有赤色者，可作膏贴。俗方多用，道家不须。〔恭曰〕今出原州及华原者最良，蜀汉不复采用。宜州、宁州者亦佳。〔颂曰〕今河东、陕西州郡多有之。根长二三尺以来。独茎，或作丛生，枝干去地二三寸。其叶扶疏作羊齿状，又如蒺藜苗。七月中开黄紫花。其实作荚子，长寸许。八月中采根用。其皮折之如绵，谓之绵黄耆。然有数种，有白水耆、赤水耆、木耆，功用并同，而力不及白水耆。木耆，短而理横。今人多以苜蓿根假作黄耆，折皮亦似绵，颇能乱真。但苜蓿根坚而脆，黄耆至柔韧，皮微黄褐色，肉中白色，此为异耳。〔承曰〕黄耆本出绵上者为良，故名绵黄耆，非谓其柔韧如绵也。今图经所绘宪州者，地与绵上相邻也。〔好古曰〕绵上即山西沁州，白水在陕西同州。黄耆味甘，柔软如绵，能令人肥；苜蓿根，味苦而坚脆，俗呼为土黄耆，能令人瘦。用者宜审。〔嘉谟曰〕绵上，沁州乡名，今有巡检司，白水、赤水二乡，俱属陇西。〔时珍曰〕黄耆叶似槐叶而微尖小，又似蒺藜叶而微阔大，青白色。开黄紫花，大如槐花。结小尖角，长寸许。根长二三尺，以紧实如箭笴者为良。嫩苗亦可煤淘茹食。其子收之，十月下种，如种菜法亦可。

【修治】〔敩曰〕凡使勿用木耆草，真相似，只是生时叶短并根横也。须去头上皱皮，蒸半日，擘细，于槐砧上锉用。〔时珍曰〕今人但捶扁，以蜜水涂炙数次，以熟为度。亦有以盐汤润透，器盛，于汤瓶蒸熟切用者。

根

【气味】 甘，微温，无毒。本经。白水者冷，补。别录。〔元素曰〕味甘，气温、平。气薄味厚，可升可降，阴中阳也。入手足太阴气分，又入手少阳、足少阴命门。〔之才曰〕茯苓为之使，恶龟甲、白鲜皮。

【主治】痈疽久败疮，排脓止痛，大风癞疾，五痔鼠瘘，补虚，小儿百病。本经。妇人子脏风邪气，逐五脏间恶血，补丈夫虚损，五劳羸瘦，止渴，腹痛泄痢，益气，利阴气。别录。主虚喘，肾衰耳聋，疗寒热，治发背，内补。甄权。助气壮筋骨，长肉补血，破癥癖，瘰疬瘿赘，肠风血崩，带下赤白痢，产前后一切病，月候不匀，痰嗽，头风热毒赤目。日华。治虚劳自汗，补肺气，泻肺火心火，实皮毛，益胃气，去肌热及诸经之痛。元素。主太阴疟疾，阳维为病苦寒热，督脉为病逆气里急。好古。

黄耆

【发明】〔弘景曰〕出陇西者温补，出白水者冷补。又有赤色者，可作膏用，消痈肿。〔藏器曰〕虚而客热，用白水黄耆；虚而客冷，用陇西黄耆。〔大明曰〕黄耆药中补益，呼为羊肉。白水耆凉无毒，排脓治血，及烦闷热毒骨蒸劳。赤水耆凉无毒，治血退热毒，余功并同。木耆凉无毒，治烦排脓之力，微于黄耆，遇阙即倍用之。〔元素曰〕黄耆甘温纯阳，其用有五，补诸虚不足，一也；益元气，二也；壮脾胃，三也；去肌热，四也；排脓止痛，活血生血，内托阴疽，为疮家圣药，五也。又曰：补五脏诸虚，治脉弦自汗，泻阴火，去虚热，无汗则发之，有汗则止之。〔好古曰〕黄耆治气虚盗汗，并自汗及肤痛，是皮表之药；治咯血，柔脾胃，是中州之药；治伤寒尺脉不至，补肾脏元气，是里药，乃上中下内外三焦之药也。〔杲曰〕灵枢云：卫气者，所以温分肉而充皮肤，肥腠理而司开阖。黄耆既补三焦，实卫气，与桂同功，特比桂甘平，不辛热为异耳。但桂则通血脉，能破血而实卫气，耆则益气也。又黄耆与人参、甘草三味，为除躁热肌热之圣药。脾胃一虚，肺气先绝，必用黄耆温分肉，益皮毛，实腠理，不令汗出，以益元气而补三焦。〔震亨曰〕黄耆补元气，肥白而多汗者为宜；若面黑形实而瘦者服之，令人胸满，宜以三拗汤泻之。〔宗奭曰〕防风、黄耆，世多相须而用。唐许胤宗初仕陈为新蔡王外兵参军时，柳太后病风不能言，脉沉而口噤。胤宗曰：既不能下药，宜汤气蒸之，药入腠理，周时可瘥。乃造黄耆防风汤数斛，置于床下，气如烟雾，其夕便得语也。〔杲曰〕防风能制黄耆，黄耆得防风其功愈大，乃相畏而相使也。〔震亨曰〕人之口通乎地，鼻通乎天。口以养阴，鼻以养阳，天主清，故鼻不受有形而受无形；地主浊，故口受有形而兼乎无形。柳太后之病不言，若以有形之汤，缓不及事；今投以二物，汤气满室，则口鼻俱受。非智者通神，不可回生也。〔杲曰〕小儿外物惊，宜用黄连安神丸镇心药。若脾胃寒湿，吐腹痛，泻痢青白，宜用益黄散药。如脾胃伏火，劳役不足之证，及服巴豆之类，胃虚而成慢惊者，用益黄、理中之药，必伤人命。当于心经中，以甘温补土之源，更于脾土中，以甘寒泻火，以酸凉补金，使金旺火衰，风木自平矣。今立黄耆汤泻火补金益土，为神治之法。用炙黄耆二钱，人参一钱，炙甘草五分，白芍药五分，水一大盏，煎半盏，温服。〔机曰〕萧山魏直著博爱心鉴三卷，言小儿痘疮，惟有顺、逆、险三证。顺者为吉，不用药。逆者为凶，不必用药。惟险乃悔吝之象，当以药转危为安，宜用保元汤加减主之。此方原出东垣，治慢惊土虚火旺之法。今借而治痘，以其内固营血，外护卫气，滋助阴阳，作为脓血，其证虽异，其理则同。去白芍药，加生姜，改名曰保元汤。炙黄耆三钱，人参二钱，炙甘草一钱，生姜一片，水煎服之。险证者，初出圆晕干红少润也，浆长光泽顶陷不起也，既出虽起惨色不明也，浆行色灰不荣也，浆定光润不消也，浆老湿润不敛也，结痂而胃弱内虚也，痂落而口渴不食也，痂后生痈肿也，痈肿溃而敛迟也。凡有诸证，并宜此汤。或加芎藭，加官桂，加糯米以助之。详见本书。〔嘉谟曰〕人参补中，黄耆实表。凡内伤脾胃，发热恶寒，吐泄怠卧，胀满痞塞，神短脉微者，当以人参为君，黄耆为臣；若表虚自汗亡阳，溃疡痘疹阴疮者，当以黄耆为君，人参为臣，不可执一也。

茎叶

【主治】 疗渴及筋挛，痈肿疽疮。别录。

人参 （本经上品）

【释名】 人薓**参**（或省作薓）、**黄参**吴普、**血参**别录、**人衔**本经、**鬼盖**本经、**神草**别录、**土精**别录、**地精**广雅、**海腴**、**皱面还丹**广雅。〔时珍曰〕人薓年深，浸渐长成者，根如人形，有神，故谓之人薓、神草。薓字从薓，亦浸渐之义。薓即浸字，后世因字文繁，遂以参星之字代之，从简便尔。然承误日久，亦不能变矣，惟张仲景伤寒论尚作薓字。别录一名人微，微乃薓字之讹也。其成有阶级，故曰人衔。其草背阳向阴，故曰鬼盖。其在五参，色黄属土，而补脾胃，生阴血，故有黄参、血参之名。得地之精灵，故有土精、地精之名。广五行记云：隋文帝时，上党有人宅后每夜闻人呼声，求之不得。去宅一里许，见人参枝叶异常，掘之入地五尺，得人参，一如人体，四肢毕备，呼声遂绝。观此，则土精之名，尤可证也。礼斗威仪云：下有人参，上有紫气。春秋运斗枢云：摇光星散而为人参。人君废山渎之利，则摇光不明，人参不生。观此，则神草之名，又可证矣。

【集解】 〔别录曰〕人参生上党山谷及辽东，二月、四月、八月上旬采根，竹刀刮暴干，无令见风。根如人形者有神。〔普曰〕或生邯郸，三月生叶小锐，枝黑茎有毛，三月、九月采根，根有手足，面目如人者神。〔弘景曰〕上党在冀州西南，今来者形长而黄，状如防风，多润实而甘。俗乃重百济者，形细而坚白，气味薄于上党者。次用高丽者，高丽即是辽东，形大而虚软，不及百济，并不及上党者。其草一茎直上，四五叶相对生，花紫色。高丽人作人参赞云：三桠五叶，背阳向阴。欲来求我，椵树相寻。椵音贾，树似桐，甚大，阴广则多生，采作甚有法。今近山亦有，但作之不好。〔恭曰〕人参见用多是高丽百济者，潞州太行紫团山所出者，谓之紫团参。〔保升曰〕今沁州、辽州、泽州、箕州、平州、易州、檀州、幽州、妫州、并州并出人参，盖其山皆与太行连亘相接故也。〔珣曰〕新罗国所贡者，有手足，状如人形，长尺余，以杉木夹定，红丝缠饰之。又沙州参，短小不堪用。〔颂曰〕今河东诸州及泰山皆有之，又有河北榷场及闽中来者名新罗人参，俱不及上党者佳。春生苗，多于深山背阴，近椵漆下湿润处。初生小者三四寸许，一桠五叶；四五年后生两桠五叶，未有花茎；至十年后生三桠；年深者生四桠，各五叶。中心生一茎，俗名百尺杵。三月、四月有花，细小如粟，蕊如丝，紫白色。秋后结子，或七八枚，如大豆，生青熟红，自落。根如人形者神。泰山出者，叶干青，根白，殊别。江淮间出一种土人参，苗长一二尺，叶如匙而小，与桔梗相似，相对生，生五、七节。根亦如桔梗而柔，味极甘美。秋生紫花，又带青色。春夏采根，土人或用之。相传欲试上党参、但使二人同走，一含人参，一空口，度走三五里许，其不含人参者必大喘，含者气息自如，其人参乃真也。〔宗奭曰〕上党者根颇纤长，根下垂，有及一尺余者，或十歧者，其价与银等，稍为难得。土人得一窠，则置板上，以新彩绒饰之。〔嘉谟曰〕紫团参，紫大稍扁。百济参，白坚且圆，名白条参，俗名羊角参。辽东参，黄润纤长有须，俗名黄参，独胜。高丽参，近紫体虚。新罗参，亚黄味薄。肖人形者神，其类鸡腿者力洪。〔时珍曰〕上党，今潞州也。民以人参为地方害，不复采取。今所用者皆是辽参。其高丽、百济、新罗三国，今皆属于朝鲜矣。其参犹来中国互市。亦可收子，于十月下种，如种菜法。秋冬采者坚实，春夏采者虚软，非地产有虚实也。辽参连皮者黄润色如防风，去皮者坚白如粉，伪者皆以沙参、荠苨、桔梗采根造作乱之。沙参体虚无心而味淡，荠苨体虚无心，桔梗体坚有心而味苦。人参体实有心而味甘，微带苦，自有余味，俗名今井玉阑也。其似人形者，谓之孩儿参，尤多赝伪。宋苏颂图经本草所绘潞州者，三桠五叶，真人参也。其滁州者，乃沙参之苗叶。沁州、兖州者，皆荠苨之苗叶。其所云江淮土人参者，亦荠苨也。并失之详审。今潞州者尚不可得，则他处者尤不足信矣。近又有薄夫以人参先浸取汁自啜，乃晒干复售，谓之汤参，全不任用，不可不察。考月池翁讳言闻，字子郁，衔太医吏目。尝著人参传上下卷甚详，不能备录，亦略节要语于下条云耳。

【修治】〔弘景曰〕人参易蛀蚛，唯纳新器中密封，可经年不坏。〔炳曰〕人参频见风日则易蛀，惟用盛过麻油瓦罐，泡净焙干，入华阴细辛与参相间收之，密封，可留经年。一法：用淋过灶灰晒干罐收亦可。〔李言闻曰〕人参生时背阳，故不喜见风日。凡生用宜咬咀，熟用宜隔纸焙之，或醇酒润透咬咀焙熟用，并忌铁器。

　　根
　　【气味】甘，微寒，无毒。〔别录〕微温。〔普曰〕神农：小寒。桐君、雷公：苦。黄帝、岐伯：甘，无毒。〔元素曰〕性温，味甘、微苦，气味俱薄，浮而升，阳中之阳也。又曰：阳中微阴。〔之才曰〕茯苓、马蔺为之使，恶溲疏、卤碱，反藜芦。一云：畏五灵脂，恶皂荚、黑豆，动紫石英。〔元素曰〕人参得升麻引用，补上焦之元气，泻肺中之火；得茯苓引用，补下焦之元气，泻肾中之火。得麦门冬则生脉，得干姜则补气。〔杲曰〕得黄耆、甘草，乃甘温除大热，泻阴火，补元气，又为疮家圣药。〔震亨曰〕人参入手太阴，与藜芦相反，服参一两，入藜芦一钱，其功尽废也。〔言闻曰〕东垣李氏理脾胃，泻阴火，交泰丸内用人参、皂荚，是恶而不恶也。古方疗月闭四物汤加人参、五灵脂，是畏而不畏也。又疗痰在胸膈，以人参、藜芦同用而取涌越，是激其怒性也。此皆精微妙奥，非达权衡者不能知。

　　【主治】补五脏，安精神，定魂魄，止惊悸，除邪气，明目开心益智。久服轻身延年。本经。疗肠胃中冷，心腹鼓痛，胸胁逆满，霍乱吐逆，调中，止消渴，通血脉，破①坚积，令人不忘。别录。主五劳七伤，虚损痰弱，止呕哕，补五脏六腑，保中守神。消胸中痰，治肺痿及痫疾，冷气逆上，伤寒不下食，凡虚而多梦纷纭者加之。甄权。止烦躁，变酸水。李珣。消食开胃，调中治气，杀金石药毒。大明。治肺胃阳气不足，肺气虚促，短气少气，补中缓中，泻心肺脾胃中火邪，止渴生津液。元素。治男妇一切虚证，发热自汗，眩运头痛，反胃吐食，痎疟，滑泻久痢，小便频数淋沥，劳倦内伤，中风中暑，痿痹，吐血嗽血下血，血淋血崩，胎前产后诸病。

---

　　① 破：原作"补"，与文义不通，据张本改。

时珍。

【发明】〔弘景曰〕人参为药切要，与甘草同功。〔杲曰〕人参甘温，能补肺中元气，肺气旺则四脏之气皆旺，精自生而形自盛，肺主诸气故也。张仲景云，病人汗后身热亡血脉沉迟者，下痢身凉脉微血虚者，并加人参。古人血脱者益气，盖血不自生，须得生阳气之药乃生，阳生则阴长，血乃旺也。若单用补血药，血无由而生矣。素问言：无阳则阴无以生，无阴则阳无以化。故补气须用人参，血虚者亦须用之。本草十剂云：补可去弱，人参、羊肉之属是也。盖人参补气，羊肉补形，形气者，有无之象也。〔好古曰〕洁古老人言，以沙参代人参，取其味甘也。然人参补五脏之阳，沙参补五脏之阴，安得无异？虽云补五脏，亦须各用本脏药相佐使引之。〔言闻曰〕人参生用气凉，熟用气温；味甘补阳，微苦补阴。气主生物，本乎天；味主成物，本乎地。气味生成，阴阳之造化也。凉者，高秋清肃之气，天之阳①也，其性降；温者，阳春生发之气，天之阳①也，其性升。甘②者，湿土化成之味，地之阳也，其性浮；微苦者，火土相生之味，地之阴也，其性浓。人参气味俱薄。气之薄者，生降熟升；味之薄者，生升熟降。如土虚火旺之病，则宜生参，凉薄之气，以泻火而补土，是纯用其气也；脾虚肺怯之病，则宜熟参，甘温之味，以补土而生金，是纯用其味也。东垣以相火乘脾，身热而烦，气高而喘，头痛而渴，脉洪而大者，用黄柏佐人参。孙真人治夏月热伤元气，人汗大泄，欲成痿厥，用生脉散，以泻热火而救金水。君以人参之甘寒，泻火而补元气；臣以麦门冬之苦甘寒，清金而滋水源，佐以五味子之酸温，生肾精而收耗气。此皆补天元之真气，非补热火也。白飞霞云：人参炼膏服，回元气于无何有之乡。凡病后气虚及肺虚嗽者，并宜之。若气虚有火者，合天门冬膏对服之。

【正误】〔敩曰〕夏月少使人参，发心疮之患。〔好古曰〕人参甘温，补肺之阳，泄肺之阴。肺受寒邪，直此补之。肺受火邪，则反伤肺，宜以沙参代之。〔王纶曰〕凡酒色过度，损伤肺肾真阴，阴虚火动，劳嗽吐血咳血等证，勿用之。盖人参入手太阴能补火，故肺受火邪者忌之。若误服参、芪甘温之剂，则病日增；服之过多，则死不可治。盖用温助气，气属阳，阳旺则阴愈消；惟直苦甘寒之药，生血降火。世人不识，往往服参、芪为补而死者多矣。〔言闻曰〕孙真人云：夏月服生脉散、肾沥汤三剂，则百病不生。李东垣亦言生脉散、清暑益气汤，乃三伏泻火益金之圣药，而雷敩反谓发心疮之患，非矣。疮乃脐旁积气，非心病也。人参能养正破坚积，岂有发疮之理？观张仲景治腹中寒气上冲，有头足，上下痛不可触近，呕不能食者，用大建中汤，可知矣。又海藏王好古言人参补阳泄阴，肺寒宜用，肺热不宜用。节斋王纶因而和之，谓参、芪能补肺火，阴虚火动失血诸病，多服必死。二家之说皆偏矣。夫人参能补元阳，生阴血，而泻阴火，东垣李氏之说也明矣。仲景张氏言亡血血虚者，并加人参；又言肺寒者去人参加干姜，无令气壅。丹溪朱氏亦言虚火可补，参、芪之属；实火可泻，芩、连之属。二家不察三氏之精微，而谓人参补火，谬哉。夫火与元气不两立，元气胜则邪火退。人参既补元气而又补邪火，是反复之小人矣，何以与甘草、芩、术谓之四君子耶？虽然，三家之言不可尽废也。惟其语有滞，故守之者泥而执一，遂视人参如蛇蝎，则不可也。凡人面白面黄面青鬒悴者，皆脾肺肾气不足，可用也；面赤面黑者，气壮神强，不可用也。脉之浮而芤濡虚大迟缓无力，沉而迟涩弱细结代无力者，皆虚而不足，可用也；若弦长紧实滑数有力者，皆火郁内实，不可用也。洁古谓喘嗽勿用

---

①　阳：原作"阴"，与文义不通，据江西本改。

②　甘：原作"存"，联系文义，据张本改。

者，痰实气壅之喘也；若肾虚气短喘促者，必用也。仲景谓肺寒而咳勿用者，寒束热邪垂郁在肺之咳也；若自汗恶寒而咳者，必用也。东垣谓久病郁热在肺勿用者，乃火郁于内宜发不宜补也；若肺虚火旺气短自汗者，必用也。丹溪言诸痛不可骤用者，乃邪气方锐，宜散不宜补也；若里虚吐利及久病胃弱虚痛喜按者，必用也。节斋谓阴虚火旺勿用者，乃血虚火亢能食，脉弦而数，凉之则伤胃，温之则伤肺，不受补者也；若自汗气短肢寒脉虚者，必用也。如此详审，则人参之可用不可用，思过半矣。〔机曰〕节斋王纶之说，本于海藏王好古，但纶又过于矫激。丹溪言虚火可补，须用参、芪。又云阴虚潮热，喘嗽吐血，盗汗等证，四物加人参、黄柏、知母。又云好色之人，肺肾受伤，咳嗽不愈，琼玉膏主之。又云肺肾虚极者，独参膏主之。是知阴虚劳瘵之证，未尝不用人参也。节斋，私淑丹溪者也，而乃相反如此。斯言一出，印定后人眼目。凡遇前证，不同病之宜用不宜，辄举以借口。致使良工掣肘，惟求免夫病家之怨。病家亦以此说横之胸中，甘受苦寒，虽至上呕下泄，去死不远，亦不悟也。古今治劳莫过于葛可久，其独参汤、保真汤，何尝废人参而不用耶？节斋之说，诚未之深思也。〔杨起曰〕人参功载本草，人所共知。近因病者吝财薄医，医复算本惜费，不肯用参疗病，以致轻者至重、重者至危。然有肺寒、肺热、中满、血虚四证，只宜散寒、消热、消胀、补营，不用人参，其说近是；殊不知各加人参在内，护持元气，力助群药，其功更捷。若曰气元补法，则谬矣。古方治肺寒以温肺汤，肺热以清肺汤，中满以分消汤，血虚以养营汤，皆有人参在焉。所谓邪之所辏，其气必虚。又曰养正邪自除，阳旺则生阴血，贵在配合得宜。众庸医每谓人参不可轻用，诚哉庸也。好生君子，不可轻命薄医，医亦不可计利不用。书此奉勉，幸勿曰迂。

芦

【气味】 苦，温，无毒。

【主治】 吐虚劳痰饮。时珍。

【发明】 〔吴绶曰〕人弱者，以人参芦代瓜蒂。〔震亨曰〕人参入手太阴，补阳中之阴，芦则反能泻太阴之阳。亦如麻黄，苗能发汗，根则止汗。谷属金而糠之性热，麦属阳而麸之性凉。先儒谓物物具一太极，学者可不触类而长之乎？一女于性躁味厚，暑月因怒而病呃，每作则举身跳动，昏冒不知人。其形气俱实，乃痰因怒郁，气不得降，非吐不可。遂以人参芦半两，逆流水一盏半，煎一大碗饮之，大吐顽痰数碗，大汗昏睡一日血安。又一人作劳发疟，服疟药变为热病，舌短痰嗽，六脉洪数而滑，此痰蓄胸中，非吐不愈。以参芦汤加竹沥二服，涌出胶痰三块，次与人参、黄芪、当归煎服，半月乃安。

沙参 （本经上品）

【校正】 并入别录有名未用部羊乳。

【释名】 白参吴普、知母别录、羊乳别录、羊婆奶纲目、铃儿草别录、虎须别录、苦心别录（又名文希，一名识美，一名志取）。〔弘景曰〕此与人参、玄参、丹参、苦参是为五参，其形不尽相类，而主疗颇同，故皆有参名。又有紫参，乃牡蒙也。〔时珍曰〕沙参白色，宜于沙地，故名。其根多白汁，俚人呼为羊婆奶，别录有名未用。羊乳，即此。此物无心味淡，而别录一名苦心，又与知母同名，不知所谓也。铃儿草，象花形也。

【集解】〔别录曰〕沙参生河内川谷及冤句般阳续山，二月、八月采根暴干。又曰：羊乳一名地黄，三月采，立夏后母死。〔恭曰〕出华山者为善。〔普曰〕二月生苗，如葵，叶青色，根白，实如芥，根大如芜菁，三月采。〔弘景曰〕今出近道，丛生，叶似枸杞，根白实者佳。〔保升曰〕其根若葵根，其花白色。〔颂曰〕今淄、齐、潞、随、江、淮、荆、湖州郡皆有之。苗长一二尺以来，丛生崖壁间，叶似枸杞而有叉，七月开紫花，根如葵根，大如指许，赤黄色。中正白实者佳，二月、八月采根。而土生者叶有细有大，花白，瓣上仍有白粘，此为小异。〔藏器曰〕羊乳根如荠苨而圆，大小如拳，上有角节，折之有白汁，人取根当荠苨。苗作蔓，折之有白汁。〔时珍曰〕沙参处处山原有之。二月生苗，叶如初生小葵叶，而团扁不光。八九月抽茎，高一二尺。茎上之叶，则尖长如枸杞叶，而小有细齿。秋月叶间开小紫花，长二三分，状如铃铎，五出，白蕊，亦有白花者。并结实，大如冬青实，中有细子。霜后苗枯。其根生沙地者长尺余，大一虎口，黄土地者则短而小。根茎皆有白汁。八九月采者，白而实；春月采者，微黄而虚。小人亦往往紫蒸压实以乱人参，但体轻松，味淡而短耳。

沙 参

根

【气味】苦，微寒，无毒。〔别录曰〕羊乳，温，无毒。〔普曰〕沙参，岐伯：咸。神农、黄帝、扁鹊：无毒。〔李当之〕大寒。〔好古曰〕甘、微苦。〔之才曰〕恶防己，反藜芦。

【主治】**血结惊气，除寒热，补中，益肺气。**本经。**疗胸痹心腹痛，结热邪气头痛，皮间邪热，安五脏。久服利人。又云：羊乳，主头肿痛，益气，长肌肉。**别录。**去皮肌浮风，疝气下坠，治常欲眠，养肝气，宣五脏风气。**甄权。**补虚，止惊烦，益心肺，并一切恶疮疥癣及身痒，排脓，消肿毒。**大明。**清肺火，治久咳肺痿。**时珍。

【发明】〔元素曰〕肺寒者，用人参；肺热者，用沙参代之，取其味甘也。〔好古曰〕沙参味甘微苦，厥阴本经之药，又为脾经气分药。微苦补阴，甘则补阳，故洁古取沙参代人参。盖人参性温，补五脏之阳；沙参性寒，补五脏之阴。虽云补五脏，亦须各用本脏药相佐，使随所引而相辅之可也。〔时珍曰〕人参甘苦温，其体重实，专补脾胃元气，因而益肺与肾，故内伤元气者宜之。沙参甘淡而寒，其体轻虚，专补肺气，因而益脾与肾，故金能受火克者宜之。一补阳而生阴，一补阴而制阳，不可不辨之也。

荠苨 <small>（音齐尼，并上声 别录中品）</small>

【校正】并入图经杏参。

【释名】**杏参**图经、**杏叶沙参**救荒苨苨（苨音底）尔雅、**甜桔梗**纲目、**白面根**救荒、**苗名隐忍**〔时珍曰〕荠苨多汁，有济泚之状，故以名之。济泚，浓露也。其根如沙参而叶如杏，故河南人呼为杏叶沙参。苏颂图经杏参，即此也。俗谓之甜桔梗。尔雅云：苨，苨苨也。郭璞云：即荠苨也。隐忍，说见下文。

【集解】〔弘景曰〕荠苨根茎都似人参，而叶小异，根味甜绝，能杀毒。以其与毒药共处。毒皆自然歇，不正入方家用也。又曰：魏文帝言荠苨乱人参，即此也。荠苨叶甚似桔梗，但叶下光明滑泽无毛为异，又不如人参相对耳。〔恭曰〕人参苗似五加而阔短，茎圆有三四桠，桠头有五叶，陶引荠苨乱人参，误矣。且荠苨、桔梗又有叶差互者，亦有叶三四对者，皆一茎直上，叶既相乱，惟以根有心为别尔。〔颂曰〕今川蜀、江浙皆有之。春生苗茎，都似人参，而叶小异，根似桔梗，但无心为异。润州、陕州尤多，人家收以为果，或作脯啖，味甚甘美，兼可寄远，二月、八月采根暴干。〔承曰〕今人多以蒸过压扁乱人参，但味淡尔。〔宗奭曰〕陶以根言，故云荠苨乱人参；苏以苗言，故以陶为误也。〔机曰〕荠苨

苗茎与桔梗相似，其根与人参相乱。今言苗茎都似人参，近于误也。当以人参、荠苨、桔梗三注参看自明矣。〔时珍曰〕荠苨苗似桔梗，根似沙参，故奸商往往以沙参、荠苨通乱人参。苏颂图经所谓杏参，周定王救荒本草所谓杏叶沙参，皆此荠苨也。图经云：杏参生淄州田野，根如小菜根。土人五月采苗叶，治咳嗽上气。救荒本草云：杏叶沙参，一名白面根。苗高一二尺，茎色青白。叶似杏叶而小，微尖而背白，边有叉芽。杪间开五瓣白碗子花。根形如野胡萝卜，颇肥，皮色灰黝，中间白毛，味甜微寒。亦有开碧花者。嫩苗炸熟水淘，油盐拌食。根换水煮，亦可食，人以蜜煎充果。又陶弘景注桔梗，言其叶名隐忍，可煮食之，治蛊毒。谨按尔雅云：蒡，隐忍也。郭璞注云：似苏，有色。江东人藏以为殖，亦可渝食。葛洪肘后方云：隐忍草，苗似桔梗，人皆食之，捣汁饮，治蛊毒。据此则隐忍非桔梗，乃荠苨苗也。荠苨苗甘可食，桔梗苗苦不可食，尤为可证。神农本经无荠苨，止有桔梗一名荠苨，至别录始出荠苨。盖荠苨、桔梗乃一类，有甜、苦二种，则其苗亦可呼为隐忍也。

根

【气味】甘，寒，无毒。

【主治】解百药毒。别录。杀蛊毒，治蛇虫咬，热狂温疾，署毒箭。大明。利肺气，和中明目止痛，蒸切作羹粥食，或作菹菹食。昝殷。食之，压丹石发动。孟诜。主咳嗽消渴强中，疮毒丁肿，辟沙虱短狐毒。时珍。

【发明】〔时珍曰〕荠苨寒而利肺，甘而解毒，乃良品也，而世不知用，惜哉。按葛洪肘后方云：一药而兼解众毒者，惟荠苨汁浓饮二升，或煮嚼之，亦可作散服。此药在诸药中，毒皆自解也。又张鹭朝野佥载云：各医言虎中药箭，食清泥而解；野猪中药箭堕荠苨而食。物犹知解毒，何况人乎？又孙思邈千金方，治强中为病，茎长兴盛，不交精出，消渴之后，发为痈疽，有荠苨丸、猪肾荠苨汤方，此皆本草所未及者。然亦取其解热解毒之功尔，无他义。

隐忍叶

【气味】甘、苦、寒，无毒。

【主治】蛊毒腹痛，面目青黄，林露骨立，煮汁一二升饮。时珍。主腹脏风壅，咳嗽上气。苏颂。

桔梗 （本经下品）

【释名】白药别录、梗草别录、荠苨本经。〔时珍曰〕此草之根结实而梗直，故名。吴普

本草一名利如，一名符蔰，一名房图，方书并无见，盖亦庾辞尔。桔梗、荠苨乃一类，有甜、苦二种，故本经桔梗一名荠苨，而今俗呼荠苨为甜桔梗也。至别录始出荠苨条，分为二物，然其性味功用皆不同，当以别录为是。

【集解】〔别录曰〕桔梗生嵩高山谷及宛句，二月采根暴干。〔普曰〕叶如荠苨，茎如笔管，紫赤色，二月生苗。〔弘景曰〕近道处处有，二三月生苗，可煮食之。桔梗疗蛊毒甚验，俗方用此，乃名荠苨。今别有荠苨，能解药毒，可乱人参，叶甚相似。但荠苨叶下光明滑泽无毛为异，叶生又不如人参相对耳。〔恭曰〕荠苨、桔梗，叶有差互者，亦有叶三四对者，皆一茎直上，叶既相乱，惟以根有心为别耳。〔颂曰〕今在处有之。根如指大，黄白色。春生苗，茎高尺余。叶似杏叶而长椭，四叶相对而生，嫩时亦可煮食。夏开小花紫碧色，颇似牵牛花，秋后结子。八月采根，其根有心，若无心者为荠苨。关中所出桔梗，根黄皮，似蜀葵根。茎细，青色。叶小，青色，似菊叶也。

桔梗

根

【修治】〔敩曰〕凡使勿用木梗，真似桔梗，只是咬之腥涩不堪。凡用桔梗，须去头上尖硬二三分已来，并两畔附枝。于槐砧上细锉，用生百合捣膏，投水中浸一伏时滤出，缓火熬令干用。每桔梗四两，用百合二两五钱。〔时珍曰〕今但刮去浮皮，米泔水浸一夜，切片微炒用。

【气味】辛，微温，有小毒。〔普曰〕神农、医和：苦，无毒。黄帝、扁鹊：辛、咸。岐伯、雷公：甘，无毒。〔李当之〕大寒。〔权曰〕苦、辛。〔时珍曰〕当以苦、辛、平为是。〔之才曰〕节皮为之使。畏白及、龙胆草，忌猪肉。得牡蛎、远志，疗恚怒。得消石、石膏，疗伤寒。白粥解其签味[①]。〔时珍曰〕伏砒。徐之才所云节皮，不知何物也。

【主治】胸胁痛如刀刺，腹满肠鸣幽幽，惊恐悸气。本经。利五脏肠胃，补血气，除寒热风痹，温中消谷，疗喉咽痛，下蛊毒。别录。治下痢，破血，积气，消聚痰涎，去肺热气促嗽逆，除腹中冷痛，主中恶及小儿惊痫。甄权。下一切气，止霍乱转筋，心腹胀痛，补五劳，养气，除邪辟温，破癥瘕肺痈，养血排脓，补内漏及喉痹。大明。利窍，除肺部风热，清利头目咽嗌，胸膈滞气及痛，除鼻塞。元素。治寒呕。李杲。主口舌生疮，赤目肿痛。时珍。

【发明】〔好古曰〕桔梗气微温，味苦辛，味厚气轻，阳中之阴，升也。入手太阴肺经气分及足少阴经。〔元素曰〕桔梗清肺气，利咽喉，其色白，故为肺部引经。与甘草同行，为舟楫之剂。如大黄苦泄峻下之药，欲引至胸中至高之分成功，须用辛甘之剂升之。譬如铁石入江，非舟楫不载。所以诸药有此一味，不能下沉也。〔时珍曰〕朱肱活人书治胸中痞满不痛，用桔梗、枳壳，取其通肺利膈下气也。张仲景伤寒论治寒实结胸，用桔梗、贝母、巴豆，取其温中消谷破积也。又治肺痈唾脓，用桔梗、甘草，取其苦辛清肺，甘温泻火，又能排脓血、补内漏也。其治少阴证二三日咽痛，亦用桔梗、甘草。取其苦辛散寒，甘平除热，合而用之，能调寒热也。后人易名甘桔汤，通治咽喉口舌诸病。宋仁宗加荆芥、防风、连翘，遂名如圣汤，极言其验也。按王好古医垒元戎载之颇详，云失音加诃子，声不出加半夏，上气加陈皮，涎嗽加知母、贝母，咳渴加

---

① 签味：张本作"砒味"。刘衡如点校本作"痉毒"。

五味子，酒毒加葛根，少气加人参，呕加半夏、生姜，唾脓血加紫菀，肺痿加阿胶，胸膈不利加枳壳，心胸痞满加枳实，目赤加栀子、大黄，面肿加茯苓，肤痛加黄芪，发斑加防风、荆芥，疫毒加鼠粘子、大黄，不得眠加卮子。〔震亨曰〕干咳嗽，乃痰火之邪郁在肺中，宜苦梗以开之。痢疾腹痛，乃肺金之气郁在大肠，亦宜苦梗开之，后用痢药。此药能开提气血，故气药中宜用之。

芦头

【主治】吐上膈风热痰实，生研末，白汤调服一二钱，探吐。时珍。

长松（拾遗）

【释名】仙茆〔时珍曰〕其叶如松，服之长年，功如松脂及仙茆，故有二名。

【集解】〔藏器曰〕长松生关内山谷中，叶似松，叶上有脂，山人服之。〔时珍曰〕长松生古松下，根色如荠苨，长三五寸，味甘微苦，类人参，清香可爱。按张天觉文集云：僧普明居五台山，患大风，眉发俱堕，哀苦不堪。忽遇异人，教服长松，示其形状。明采服之，旬余毛发俱生，颜色如故。今并、代间土人，多以长松杂甘草、山药为汤煎，甚佳①。然本草及方书皆不载，独释慧祥清凉传始叙其详如此。韩㲎医通云：长松产太行西北诸山，根似独活而香。

根

【气味】甘，温，无毒。

【主治】风血冷气宿疾，温中去风。藏器。治大风恶疾，眉发堕落，百骸腐溃。每以一两，入甘草少许，水煎服，旬日即愈。又解诸虫毒，补益长年。时珍。

黄精（别录上品）

【校正】并入拾遗救荒草。

【释名】黄芝瑞草经、戊己芝五符经、菟竹别录、鹿竹别录、仙人余粮弘景、救穷草别录、米铺蒙筌、野生姜蒙筌、重楼别录、鸡格别录、龙衔广雅、垂珠〔颂曰〕隋时羊公服黄精法云：黄精是芝草之精也，一名葳蕤，一名白及，一名仙人余粮，一名苟格，一名马箭，一名垂珠，一名菟竹。〔时珍曰〕黄精为服食要药，故别录列于草部之首，仙家以为芝草之类，以其得坤土之精粹，故谓之黄精。五符经云：黄精获天地之淳精，故名为戊己芝，是此义也。余粮、救穷，以功名也。鹿竹、菟竹，因叶似竹，而鹿兔食之也。垂珠，以子形也。陈氏拾遗救荒草即此也，今并为一。〔嘉谟曰〕根如嫩姜，俗名野生姜。九蒸九曝，可以代粮，又名米铺。

---

① 佳：原作"加"，联系文义，从张本改。

长 松

【集解】〔别录曰〕黄精生山谷，二月采根阴干。〔弘景曰〕今处处有之。二月始生，一枝多叶，叶状似竹而短。根似萎蕤，萎蕤根如荻根及菖蒲，概节而平直；黄精根如鬼臼、黄连，大节而不平。虽燥，并柔有脂润。俗方无用此，而为仙经所贵，根、叶、花、实皆可饵服，酒散随宜，具有断谷方中。其叶乃与钩吻相似，惟茎不紫、花不黄为异，而人多惑之。其类乃殊，遂致死生之反，亦为奇事。〔敩曰〕钩吻真似黄精，只是叶头尖有毛钩子二个，若误服之害人。黄精叶似竹也。〔恭曰〕黄精肥地生者，即大如拳；薄地生者，犹如拇指。萎蕤肥根，颇类其小者，肌理形色，大都相似。今以鬼臼、黄连为比，殊无仿佛。黄精叶似柳及龙胆、徐长卿辈而坚。其钩吻蔓生，叶如柿叶，殊非比类。〔藏器曰〕黄精叶偏生不对者名偏精，功用不如正精。正精叶对生。钩吻乃野葛之别名，二物殊不相似，不知陶公凭何说此？〔保升曰〕钩吻一名野葛，陶说叶似黄精者当是。苏说叶似柿者，当别是一物。〔恭曰〕黄精南北皆有，以嵩山、茅山者为佳。三月生苗，高一二尺以来。叶如竹叶而短，两两相对。茎梗柔脆，颇似桃枝，本黄末赤。四月开青白花，状如小豆花。结子白如黍粒，亦有无子者。根如嫩生姜而黄色，二月采，蒸过暴干用。今遇八月果，山中入九蒸九暴作果卖，黄黑色而甚甘美。其苗初生时，人多采为菜茹，谓之笔菜，味极美。江南人说黄精苗叶稍类钩吻，但钩吻叶头极尖而根细，而苏恭言钩吻蔓生，恐南北所产之异耳。〔时珍曰〕黄精野生山中，亦可劈根长二寸，稀种之，一年后极稠，子亦可种。其叶似竹而不尖，或两叶、三叶、四五叶，俱对节而生。其根横行，状如萎蕤，俗采其苗炸熟，淘去苦味食之，名笔管菜。陈藏器本草言青粘是萎蕤，见萎蕤发明下。又黄精、钩吻之说，陶弘景、雷敩、韩保升皆言二物相对。苏恭、陈藏器皆言不相似。苏颂复设两可之辞。今考神农本草、吴普本草，并言钩吻是野葛，蔓生，其茎如箭，与苏恭之说相合。张华博物志云：昔黄帝问天老曰：天地所生，有食之令人不死者乎？天老曰：太阳之草名黄精，食之可以长生；太阴之草名钩吻，不可食之，入口立死。人信钩吻杀人，不信黄精之益寿，不亦惑乎？按此但以黄精、钩吻相对待而言，不言其相似也。陶氏因此遂谓二物似，与神农所说钩吻不合。恐当以苏恭所说为是，而陶、雷所说别一毒物，非钩吻也。历代本草惟陈藏器辨物最精审，尤当信之。余见钩吻条。

根

【修治】〔敩曰〕凡采得以溪水洗净蒸之，从巳至子，薄切暴干用。〔颂曰〕羊公服黄精法：二月、三月采根，入地八九寸为上。细切一石，以水二石五斗，煮去苦味，漉出，囊中压取汁，澄清再煎，如膏乃止。以炒黑黄豆末，相和得所，捏作饼子，如钱大。初服二枚，日益之。亦可焙干筛末，水服。〔诜曰〕饵黄精法：取瓮子去底，釜内安置得所，入黄精令满，密盖，蒸至气溜，即暴之。如此九蒸九暴。若生则刺人咽喉。若服生者，初时只可一寸半，渐渐增之，十日不食，服止三尺五寸，三百日后，尽见鬼神，久必升天。根、叶、花、实皆可食之，但以相对者是正，不对者名偏精也。

【气味】甘，平，无毒。〔权曰〕寒。〔时珍曰〕忌梅实，花、叶、子并同。

【主治】补中益气，除风湿，安五脏。久服轻身延年不饥。别录。补五劳七伤，助筋骨，耐寒暑，益脾胃，润心肺。单服九蒸九暴食之，驻颜断谷。大明。补诸虚，止寒热，填精髓，下三尸虫。时珍。

【发明】〔时珍曰〕黄精受戊己之淳气，故为补黄宫之胜品。土者万物之母，母得其养，则水火既济，木金交合，而诸邪自去，百病不生矣。神仙芝草经云：黄精宽中益气，使五脏调良，肌肉充盛，骨髓坚强，其力增倍，多年不老，颜色鲜明，发白更黑，齿落更生。又能先下三尸虫：上尸名彭质，好宝货，百日下；中尸名彭娇，好五味，六十日下；下尸名彭居，好五色，三十日下，皆烂出也。根为精气，花实为飞英，皆可服食。又按雷氏炮炙论序云：驻色延年，精煎神锦。注云：以黄精自然汁拌研细神锦，于柳木甑中蒸七日，以木蜜丸服之。木蜜，枳椇也。神锦不知是何物，或云朱砂也。〔禹锡曰〕按抱朴子云：黄精服其花胜其实，服其实胜其根。但花难得，得其生花十斛，干之才可得五六斗尔，非大有力者不能办也。日服三合，服之十年，乃得其益。其断谷不及术。术饵令人肥健，可以负重涉险，但不及黄精甘美易食，凶年可与老少代粮，谓之米脯[1]也。〔慎微曰〕徐铉稽神录云：临川土家一婢，逃入深山中，久之见野草枝叶可爱，取根食之，久久不饥。夜息大树下，闻草中动，以为虎攫，上树避之。及晓下地，其身欻然凌空而去，若飞鸟焉。数岁家人采薪见之，捕之不得，临绝壁下网围之，俄而腾上山顶。或云此婢安有仙骨，不过灵药服食尔。遂以酒饵置往来之路，果来，食讫，遂不能去，擒之，具述其故。指所食之草，即是黄精也。

萎蕤（音威绣　本经上品）

【释名】女萎本经、**葳蕤**吴普、**萎莎**（音威移）、**委萎**尔雅、**萎香**纲目、**荧**尔雅（音行）、**玉竹**别录、**地节**别录。〔时珍曰〕按黄公绍古今韵会云：葳蕤，草木叶垂之貌。此草根长多须，如冠缨下垂之缕而有威仪，故以名之。凡羽盖旌旗之缨绥，皆象葳蕤，是矣。张氏瑞应图云：王者礼备，则葳蕤生于殿前。一名萎香，则威仪之义，于此可见。别录作萎蕤，省[2]文也。说文作萎蕤，音相近也。尔雅作委萎，字相近也。其叶光莹而象竹，其根多节，故有荧及玉竹、地节诸名。吴普本草又有乌女、虫蝉之名。宋本一名马熏，即乌萎之讹者也。

【正误】〔弘景曰〕本经有女萎无萎蕤，别录无女萎有萎蕤，而功用正同，疑女萎即萎蕤，惟名异尔。〔恭曰〕女萎功用及苗蔓与萎蕤全别。今本经朱书是女萎功效，故别录墨书乃萎蕤功效也。〔藏器曰〕本草女萎、委萎同传。陶云是一物。苏云二物不同，于中别出女萎一条。然其主霍乱泄痢肠鸣，正与上品女萎相合，则是更非二物矣。〔颂曰〕观古方书所用，胡洽治时气洞下有女萎丸，治伤寒冷下结肠丸中用女萎，治虚劳下痢小黄耆酒中加女萎，详此数方所用，乃似中品女萎，缘其性温主霍乱泄痢故也。又治贼风手足枯痹四肢拘挛茵蓣酒中用女萎，初虞世治身体癞疡斑驳有女萎膏，乃似上品本经朱书女萎，缘其主中风不能动摇及去肝好色故也。又治伤寒七八日不解续命鳖甲汤，及治脚弱鳖甲汤，并用萎蕤，及延年方治风热项急瘖四肢骨肉烦热有萎蕤饮，又主虚风热发即头痛有萎蕤，乃似上品别录墨书萎蕤，缘其主虚热温毒腰痛故也。三者既白，则非一物明矣。且萎蕤甘平，女萎甘温，

萎　　蕤

---

①　米脯：按本药"释名"，似当作"米铺"。
②　省：原作"有"，联系文义，据张本改。

安得为一物？〔时珍曰〕本经女萎，乃尔雅委萎二字，即别录萎蕤也，上古钞写讹为女萎尔。古方治伤寒风虚用女萎者，即萎蕤也，皆承本草之讹而称之。诸家不察，因中品有女萎名字相同，遂致费辩如此。今正其误，只依别录书萎蕤为纲，以便寻检。其治泄痢女萎，乃蔓草也，见本条。

【集解】〔别录曰〕萎蕤生太山山谷及丘陵，立春后采，阴干。〔普曰〕叶青黄色，相值如姜叶，二月、七月采。〔弘景曰〕今处处有之。根似黄精，小异。服食家亦用之。〔颂曰〕今滁州、舒州及汉中、均州皆有之。茎干强直，似竹箭杆，有节。叶狭而长，表白里青，亦类黄精而多须，大如指，长一二尺。或云可啖。三月开青花，结圆实。〔时珍曰〕处处山中有之。其根横生似黄精，差小，黄白色，性柔多须，最难燥。其叶如竹，两两相值。亦可采根种之，极易繁也。嫩叶及根，并可煮淘食茹。

根

【修治】〔敩曰〕凡使勿用黄精并钩吻，二物相似。萎蕤节上有须毛，茎斑，叶尖处有小黄点，为不同。采得以竹刀刮去节皮，洗净，以蜜水浸一宿，蒸了焙干用。

【气味】甘，平，无毒。〔普曰〕神农：苦。桐君、雷公、扁鹊：甘，无毒。黄帝：辛。〔之才曰〕畏卤碱。

【主治】女萎：主中风暴热，不能动摇，跌筋结肉，诸不足。久服去面黑䵟，好颜色润泽，轻身不老。本经。萎蕤：主心腹结气，虚热湿毒腰痛，茎中寒，及目痛眦烂泪出。别录。时疾寒热，内补不足，去虚劳客热。头痛不安，加而用之，良。甄权。补中益气。萧炳。除烦闷，止消渴，润心肺，补五劳七伤虚损，腰脚疼痛。天行热狂，服食无忌。大明。服诸石人不调和者，煮汁饮之。弘景。主风温自汗灼热，及劳疟寒热，脾胃虚乏，男子小便频数，失精，一切虚损。时珍。

【发明】〔杲曰〕萎蕤能升能降，阳中阴也。其用有四：主风淫四末，两目泪烂，男子湿注腰痛，女子面生黑䵟。〔时珍曰〕萎蕤性平味甘，柔润可食。故朱肱南阳活人书，治风温自汗身重，语言难出，用萎蕤汤，以之为君药。予每用治虚劳寒热痁疟，及一切不足之证，用代参、耆，不寒不燥，大有殊功，不止于去风热湿毒而已，此昔人所未阐者也。〔藏器曰〕陈寿魏志樊阿传云：青粘一名黄芝，一名地节。此即萎蕤，极似偏精。本功外，主聪明，调血气，令人强壮。和漆叶为散服，主五脏益精，去三虫，轻身不老，变白，润肌肤，暖腰脚，惟有热不可服。晋嵇绍有胸中寒疾，每酒后苦唾，服之得愈。草似竹，取根花叶阴干用。昔华陀入山见仙人所服，以告樊阿，服之寿百岁也。〔颂曰〕陈藏器以青粘即葳蕤。世无识者，未敢以为信服。〔时珍曰〕苏颂注黄精，疑青粘是黄精，与此说不同。今考黄精，萎蕤性味功用大抵相近，而萎蕤之功更胜。故青粘一名黄芝，与黄精同名；一名地节，与萎蕤同名。则二物虽通用亦可。

【附录】鹿药开宝。〔志曰〕鹿药甘，温，无毒。主风血，去诸冷，益老起阳，浸酒服之。生姑藏已西，苗根并似黄精，鹿好食其根。〔时珍曰〕胡洽居士言鹿食九种解毒之草，此其一也。或云即是萎蕤，理亦近之。姑附以俟。

【附录】委蛇，音威贻。〔别录曰〕味甘，平，无毒。主消渴少气，令人耐寒。生人家园中，大枝长须，多叶而两两相值，子如芥子。〔时珍曰〕此亦似是萎蕤，并俟考访。

知母（本经中品）

【释名】蚳母本经（音迟，说文作芪）、**连母**本经、**蝭母**（蝭音匙，又音提，或作菦）、**货母**本经、**地参**本经、**水参**（又名水须、水浚）、**蕁尔雅**（音覃）、**茪藩茪**（音沈烦）、**苦心**别录、**儿草**别录。又名儿踵草、女雷、女理、鹿列、韭逢、东根、野蓼、昌支。〔时珍曰〕宿根之旁，初生子根，状如蚳虻之状，故谓之蚳母，讹为知母、蝭母也。余多未详。

【集解】〔别录曰〕知母生河内川谷，二月、八月采根暴干。〔弘景曰〕今出彭城。形似菖蒲而柔润，叶至难死，掘出随生，须枯燥乃止。〔禹锡曰〕按范子云：提母出三辅，黄白者善。郭璞释尔雅云：蕁，蝭母也。生山上，叶如韭。〔颂曰〕今濒河怀、卫、彰德诸郡及解州、滁州亦有之。四月开青花如韭花，八月结实。

根

【修治】〔敩曰〕凡使，先于槐砧上锉细，烧干，木臼杵捣，勿犯铁器。〔时珍曰〕凡用，拣肥润里白者，去毛切。引经上行则用酒浸焙干，下行则用盐水润焙。

知　母

【气味】苦，寒，无毒。〔大明曰〕苦、甘。〔权曰〕平。〔元素曰〕气寒，味大辛、苦。气味俱厚，沉而降，阴也。又云：阴中微阳，肾经本药。入足阳明、手太阴经气分。〔时珍曰〕得黄檗及酒良，能伏盐及蓬砂。

【主治】消渴热中，除邪气，肢体浮肿，下水，补不足，益气。本经。**疗伤寒久疟烦热，胁下邪气，膈中恶，及风汗内疸。多服令人泄。**别录。**心烦躁闷，骨热劳往来，产后蓐劳，肾气劳，憎寒虚烦。**甄权。**热劳传尸疰痛，通小肠，消痰止嗽，润心肺，安心，止惊悸。**大明。**凉心去热，治阳明火热，泻膀胱、肾经火，热厥头痛，下痢腰痛，喉中腥臭。**元素。**泻肺火，滋肾水，治命门相火有余。**好古。**安胎，止子烦。辟射工、溪毒。**时珍。

【发明】〔权曰〕知母治诸热劳，患人虚而口干者，加用之。〔杲曰〕知母入足阳明、手太阴。其用有四：泻无根之肾火，疗有汗之骨蒸，止虚劳之热，滋化源之阴。仲景用此入白虎汤治不得眠者，烦躁也。烦出于肺，躁出于肾。君以石膏，佐以知母之苦寒，以清肾之源；缓以甘草、粳米，使不速下也。又凡病小便闭塞而渴者，热在上焦气分，肺中伏热不能生水，膀胱绝其化源，宜用气薄味薄淡渗之药，以泻肺火清肺金而滋水之化源。若热在下焦血分而不渴者，乃真水不足，膀胱干涸，乃无阴则阳无以化，法当用黄柏、知母大苦寒之药，以补肾与膀胱，使阴气行而阳自化，小便自通。方法详载木部黄柏下。〔时珍曰〕肾苦燥，宜食辛以润之。肺苦逆，宜食辛以泻之。知母之辛苦寒凉，下则润肾燥而滋阴，上则清肺金而泻火，乃二经气分药也。黄柏则是肾经血分药。故二药必相须而行，昔人譬之虾与水母，必相依附。补阴之说，详黄柏条。

肉苁蓉 （本经上品）

【释名】**肉松容**吴普、**黑司命**吴普。〔时珍曰〕此物补而不峻，故有从容之号。从容，和缓之貌。

肉苁蓉

【集解】〔别录曰〕肉苁蓉生河西山谷及代郡雁门，五月五日采，阴干。〔普曰〕生河西山阴地，丛生，二月至八月采。〔弘景曰〕代郡雁门属并州，多马处便有之，言是野马精落地所生。生时似肉，以作羊肉羹补虚乏极佳，亦可生啖。河南间至多。今第一出陇西，形扁广，柔润多花而味甘。次出北地者形短而少花。巴东建平间亦有，而不嘉也。〔恭曰〕此乃论草苁蓉也，陶未见肉者。今人所用亦草苁蓉刮去花，代肉苁蓉，功力稍劣。〔保升曰〕出肃州福禄县沙中。三月、四月掘根，长尺余，切取中央好者三四寸，绳穿阴干，八月始好，皮有松子鳞甲。其草苁蓉四月中旬采，长五、六寸至一尺以来，茎圆紫色。〔大明曰〕生焆落树下，并土堑上，此即非马交之处，陶说误尔。又有花苁蓉，即暮春抽苗者，力较微尔。〔颂曰〕今陕西州郡多有之，然不及西羌界中来者，肉厚而力紧。旧说是野马遗沥所生，今西人云大木间及土堑垣中多生，乃知自有种类尔。或疑其初生于马沥，后乃滋殖，如茜根生于人血之类是也。五月采取，恐老不堪，故多三月采之。〔震亨曰〕河西混一之后，今方识其真形，何尝有所谓鳞甲者？盖苁蓉罕得，人多以金莲根用盐盆制而为之，又以草苁蓉充之，用者宜审。〔嘉谟曰〕今人以嫩松梢盐润伪之。

【修治】〔敩曰〕凡使先须清酒浸一宿，至明以棕刷去沙土浮甲，劈破中心，去白膜一重，如竹丝草样。有此，能隔人心前气不散，令人上气也。以甑蒸之，从午至酉取出，又用酥炙得所。

【气味】**甘，微温，无毒**。〔别录曰〕酸、咸。〔普曰〕神农、黄帝：咸。雷公：酸。〔李当之〕小温。

【主治】**五劳七伤，补中，除茎中寒热痛，养五脏，强阴，益精气，多子，妇人癥瘕。久服轻身**。本经。**除膀胱邪气腰痛，止痢**。别录。**益髓，悦颜色，延年，大补壮阳，日御过倍，治女人血崩**。甄权。**男子绝阳不兴，女子绝阴不产，润五脏，长肌肉，暖腰膝，男子泄精尿血遗沥，女子带下阴痛**。大明。

【发明】〔好古曰〕命门相火不足者，以此补之，乃肾经血分药也。凡服苁蓉以治肾，必妨心。〔震亨曰〕峻补精血。骤用，反动大便滑也。〔敩曰〕强筋健髓，以苁蓉、鳝鱼二味为末，黄精汁丸服之，力可十倍。此说出乾宁记。〔颂曰〕西人多用作食。只刮去鳞甲，以酒浸洗去黑汁，薄切，合山芋、羊肉作羹，极美好，益人，胜服补药。〔宗奭曰〕洗去黑汁，气味皆尽矣。然嫩者方可作羹，味苦。入药少则不效。

列当 （宋开宝）

【释名】**栗当**开宝、**草苁蓉**开宝、**花苁蓉**日华。

【集解】〔志曰〕列当生山南岩石上，如藕根，初生掘取阴干。〔保升曰〕原州、秦州、渭州、灵州皆有之。暮春抽苗，四月中旬采取，长五、六寸至一尺以来，茎圆白色，采取压扁日干。〔颂曰〕草苁蓉根与肉苁蓉极相类，刮去花压扁以代肉者，功力殊劣，即列当也。

根

【气味】甘，温，无毒。

【主治】男子五劳七伤，补腰肾，令人有子，去风血，煮酒浸酒服之。开宝。

锁阳（补遗）

【集解】〔时珍曰〕锁阳出肃州。按陶九成辍耕录云：锁阳生鞑靼田地，野马或与蛟龙遗精入地，久之发起如笋，上丰下俭，鳞甲栉比，筋脉连络，绝类男阳，即肉苁蓉之类。或谓里之淫妇，就而合之，一得阴气，勃然怒长。土人掘取洗涤，去皮薄切晒干，以充药货，功力百倍于苁蓉也。时珍疑此自有种类，如肉苁蓉、列当，亦未必尽是遗精所生也。

【气味】甘，温，无毒。

【主治】大补阴气，益精血，利大便。虚人大便燥结者，啖之可代苁蓉，煮粥弥佳。不燥结者勿用。震亨。润燥养筋，治痿弱。时珍。

赤箭（本经上品）天麻（宋开宝）

【校正】天麻系宋本重出，今并为一。

【释名】**赤箭芝**药性、**独摇芝**抱朴子、**定风草**药性、**离母**本经、**合离草**抱朴子、**神草**吴普、**鬼督邮**本经。〔弘景曰〕赤箭亦是芝类。其茎如箭杆，赤色，叶生其端。根如大魁，又云如芋，有十二子为卫。有风不动，无风自摇。如此，亦非俗所见。而徐长卿亦名鬼督邮。又有鬼箭，茎有羽，其主疗并相似，而益大乖异，并非此赤箭也。〔颂曰〕按抱朴子云，仙方有合离草，一名独摇芝，一名离母。所以谓之合离、离母者，此草下根如芋魁，有游子十二枚周环之，以仿十二辰也。去大魁数尺，皆有细根如白发，虽相须而实不相连，但以气相属尔。如菟丝之草，下有伏菟之根。无此则丝不得上，亦不相属也。然则赤箭之异，陶隐居已云非俗所见；菟丝之下有伏菟①，亦不闻有见者，殆其种类时有神异者而如此尔。〔时珍曰〕赤箭以状而名，独摇、定风以性异而名，离母、合离以根异而名，神草、鬼督邮以功而名。天麻即赤箭之根，开宝本草重出一条，详后集解下。

赤箭天麻

【集解】〔别录曰〕赤箭生陈仓川谷、雍州及太山少室，三月、四月、八月采根暴干。〔弘景曰〕陈仓今属雍州扶风郡。〔志曰〕天麻生郓州、利州、太山、劳山诸处，五月采根暴干。叶如芍药而小，当中抽一茎，直上如箭杆。茎端结实，状若续随子。至叶枯时，子黄熟。其根连一十二枚，犹如天门冬之类。形如黄瓜，亦有芦菔，大小不定。彼人多生啖，或蒸煮食之。今多用郓州者佳。〔恭曰〕赤箭是芝类。茎似箭杆，赤色。端有花，叶赤色，远看如箭有羽。四月开花，结实似苦楝子，核作五、六棱，中有肉如面，日暴则枯萎。其根皮肉汁。大类天门冬，惟无心脉尔，去根五六寸，有十余子卫之，似芋，可生啖之，无干服之法。〔颂曰〕赤箭今江湖间亦有之，然不中药用。其苗如苏恭所说。但本经云三月、四月、八月采根，不言用苗。而今方家乃三月、四月采苗，七月、八月、九月采根，与本经参差不同，难以兼著，故但从今法。又曰：天麻今汴京东西、湖南、淮南州郡皆有之。春生苗，初出若芍药，独抽一茎直上，高三四尺，如箭杆状，青赤色，故名赤箭芝。茎中空，依半以上，贴茎微有尖小叶。梢头生成穗，开花结子，如豆粒大。其子至夏不落，却透虚入茎中，潜生土内。其根形如黄瓜，连生一二十枚，大者至重半斤，或五六两。其皮黄白色，名曰龙皮。肉名天麻，二月、三月、五月、八月内采，初得乘润刮去皮，沸汤略煮过，暴干收之。嵩山，衡山人，或取生者蜜煎作果食，甚珍之。〔宗奭曰〕赤箭，天麻苗也。与天麻治疗不同，故后人分为二条。〔承曰〕今医家见用天麻，即是赤箭根。开宝本草又于中品出天麻一条，云出郓州。今之赤箭根苗，皆自齐郓而来者为上。苏颂图经所载天麻之状，即赤箭苗之未长大者也。赤箭用苗，有自表入里之功；天麻用根，有自内达外之理。根则抽苗径直而上，苗则结子成熟而落，返从杆中而下，至土而生，此粗可识其外内主治之理。今翰林沈括最为博识，尝云：古方用天麻不用赤箭，用赤箭不用天麻，则天麻、赤箭本为一物明矣。〔机曰〕赤箭、天麻一物也，经分为二，以根与苗主治不同也。产不同地者，各有所宜也。〔时珍曰〕本经止有赤箭，后人称为天麻。甄权药性论云，赤箭芝一名天麻，本自明白。宋人马志重修本草，重出天麻，遂致分辩如此。沈括笔谈云：神农本草明言赤箭采根，后人谓其茎如箭，疑当用茎，盖不然也。譬如鸢尾、牛膝，皆因茎叶相似，其用则根，何足疑哉？上品五芝之外，补益上药，赤箭为第一。世人惑于天麻之说，遂止用之治风。良可惜哉。沈公此说虽是，但根茎并皆可用。天麻子从茎中落下，俗名还筒子。其根暴干，肉色坚白，如羊角色，呼羊角天麻，蒸过黄皱如干瓜者，俗呼酱瓜天麻，皆可用者。一种形尖而空，薄如玄参状者，不堪用。抱朴子云：独摇芝生高山深谷之处，所生左右无草。其茎大如手指，赤如丹素。叶似小苋。根有大魁如斗，细者如鸡子十二枚绕之。人得大者，服之延年。按此乃天麻中一种神异者，如人参中之神参也。〔敩曰〕凡使天麻勿用御风草，二物相似，只是叶茎不同。御风草根茎斑，叶背白有青点。使御风草即勿使天麻。若同用，令人有肠结之患。

【正误】〔藏器曰〕天麻生平泽，似马鞭草，节节生紫花。花中有子，如箱子，子性寒，作

饮去热气。茎叶捣傅痈肿。〔承曰〕藏器所说，与赤箭不相干，乃别一物也。〔时珍曰〕陈氏所说，乃一种天麻草，是益母草之类是也。嘉祐本草误引入天麻下耳。今正其误。

【修治】〔斅曰〕修事天麻十两，锉安于瓶中。用蒺藜子一镒，缓火熬焦，盖于天麻上，以三重纸封系，从巳至未取出。蒺藜炒过，盖系如前，凡七遍。用布拭上气汗，刀劈焙干，单捣用。若用御风草，亦同此法。〔时珍曰〕此乃治风痹药，故如此修事也。若治肝经风虚，惟洗净，以湿纸包，于煻火中煨熟，取出切片，酒浸一宿，焙干用。

赤箭

【气味】辛，温，无毒。〔志曰〕天麻，辛、平、无毒。〔大明曰〕甘，暖。〔权曰〕赤箭芝一名天麻。味甘，平，无毒。〔好古曰〕苦，平，阴中之阳也。

【主治】杀鬼精物，蛊毒恶气。久服益气力，长阴肥健。本经。轻身增年，消痈肿，下支满，寒疝下血。别录。天麻，主诸风湿痹，四肢拘挛，小儿风痫惊气，利腰膝，强筋力。久服益气，轻身长年。开宝。治冷气瘪痹，瘫缓不随，语多恍惚，善惊失志。甄权。助阳气，补五劳七伤，鬼疰，通血脉，开窍。服食无忌。大明。治风虚眩运头痛。元素。

【发明】〔杲曰〕肝虚不足者，宜天麻、芎藭以补之。其用有四：疗大人风热头痛，小儿风痫惊悸，诸风麻痹不仁，风热语言不遂。〔时珍曰〕天麻乃肝经气分之药。素问云：诸风掉眩，皆属于木。故天麻入厥阴之经而治诸病。按罗天益云：眼黑头旋，风虚内作，非天麻不能治。天麻乃定风草，故为治风之神药。今有久服天麻药，遍身发出红丹者，是其祛风之验也。〔宗奭曰〕天麻须别药相佐使，然后见其功，仍须加而用之。人或蜜渍为果，或蒸煮食，当深思则得矣。

还筒子

【主治】定风补虚，功同天麻。时珍。

术（直律切　本经上品）

【释名】山蓟本经、杨枹（音孚）、枹蓟尔雅、马蓟纲目、**山姜**①录、**山连**别录、**吃力伽**日华。〔时珍曰〕按六书本义，术字篆文，象其根干枝叶之形。吴普本草一名山芥，一名天蓟，因其叶似蓟，而味似姜、芥也。西域谓之吃力伽，故外台秘要有吃力伽散。扬州之域多种白术，其状如枹，故有杨枹及枹蓟之名，今人谓之吴术是也。枹乃鼓槌之名。古方二术通用，后人始有苍、白之分，详见下。

【集解】〔别录曰〕术生郑山山谷、汉中、南郑，二月、三月、八月、九月采根暴干。〔弘景曰〕郑山，即南郑也。今处处有，以蒋山、白山、茅山者为胜。十一月、十二月采者好，多脂膏而甘。其苗可作饮，甚香美。术有两种：白术叶大有毛而作桠，根甜而少膏，可作丸散用；赤术叶细元桠，根小苦而多膏，可作煎用。东境术大而无气烈，不任用。今市人卖者，皆以米粉涂令白，非自然矣，用时宜刮去之。〔颂曰〕术今处处有之，以茅山、嵩山者为佳。春生苗，青色无

---

① 尔雅：原脱，据张本补，与《尔雅·释草》合。

椏。茎作蒿干状，青赤色，长三二尺以来。夏开花，紫碧色，亦似刺蓟花，或有黄白色者。入伏后结子，至秋而苗枯。根似姜而旁有细根，皮黑，心黄白色，中有膏液紫色。其根干湿并通用。陶隐居言术有二种，则尔雅所谓枹蓟，即白术也。今白术生杭、越、舒、宣州高山岗上，叶叶相对，上有毛，方茎，茎端生花，淡紫碧红数色，根作椏生。二月、三月、八月、九月采暴干用，以大块紫花为胜。古方所用术者，皆白术也。〔宗奭曰〕苍术长如大小指，肥实，皮色褐，其气味辛烈，须米泔浸洗去皮用。白术粗促，色微褐，其气亦微辛苦而不烈。古方及本经止言术，不分苍、白二种，亦宜两审。〔时珍曰〕苍术，山蓟也，处处山中有之。苗高二三尺，其叶抱茎而生，梢间叶似棠梨叶，其脚下叶有三五叉，皆有锯齿小刺。根如老姜之状，苍黑色，肉白有油膏。白术，枹蓟也，吴越有之。人多取根栽莳，一年即稠。嫩苗可茹，叶梢大而有毛。根如指大，状如鼓槌，亦有大如拳者。彼人剖开暴干，谓之削术，亦曰片术。陈自良言白而肥者，是浙术；瘦而黄者，是幕阜山所出，其力劣。昔人用术不分赤白。自宋以来，始言苍术苦辛气烈，白术苦甘气和，各自施用，亦颇有理。并以秋采者佳，春采者虚软易坏。嵇含南方草木状云：药有吃力伽，即术也。濒海所产，一根有至数斤者，采饵尤良。〔嘉谟曰〕浙术俗名云头术，种平壤，颇肥大，由粪力也，易润油。歙术俗名狗头术，虽瘦小，得土气充也，甚燥白，胜于浙术。宁国、昌化、池州者，并同歙术，境相邻也。

术白术也。

【气味】 甘，温，无毒。〔别录曰〕甘。〔权曰〕甘、辛。〔杲曰〕味苦而甘，性温，味厚气薄，阳中阴也，可升可降。〔好古曰〕入手太阳、少阴，足太阴、阳明、少阴、厥阴六经。〔之才曰〕防风、地榆为之使。〔权曰〕忌桃、李、菘菜、雀肉、青鱼。〔嘉谟曰〕咀后人乳汁润之，制其性也。脾病以陈壁土炒过，窃土气以助脾也。

【主治】 风寒湿痹，死肌痉疸，止汗除热消食。作煎饵久服，轻身延年不饥。本经。主大风在身面，风眩头痛目泪出，消痰水，逐皮间风水结肿，除心下急满，霍乱吐下不止，利腰脐间血，益津液，暖胃消谷嗜食。别录。治心腹胀满，腹中冷痛，胃虚下利，多年气痢，除寒热，止呕逆。甄权。反胃，利小便，主五劳七伤，补腰膝，长肌肉，治冷气，痃癖气块，妇人冷癥瘕。大明。除湿益气，和中补阳，消痰逐水，生津止渴，止泻痢，消足胫湿肿，除胃中热，肌热。得枳实，消痞满气分。佐黄芩，安胎清热。元素。理胃益脾，补肝风虚，主舌本强，食则呕，胃脘痛，身体重，心下急痛，心下水痞。冲脉为病，逆气里急，脐腹痛。好古。

【发明】 〔好古曰〕本草无苍、白术之名。近世多用白术，治皮间风，止汗消痰，补胃和中，利腰脐间血，通水道。上而皮毛，中而心胃，下而腰脐，在气主气，在血主血，无汗则发，有汗则止，与黄芪同功。〔元素曰〕白术除湿益燥，和中补气。其用有九：温中，一也；去脾胃中湿，二也；除胃中热，三也；强脾胃，进饮食，四也；和胃生津液，五也；止肌热，六也；四肢困倦，嗜卧，目不能开，不思饮食，七也；止渴，八也；安胎，九也。凡中焦不受湿不能下利，必须白术以逐水益脾。非白术不能去湿，非枳实不能消痞，故枳术丸以之为君。〔机曰〕脾恶湿，湿胜则气不得施化，津何由生？故曰膀胱者津液之府。气化则能出焉。用白术以除其湿，则气得周流而津液生矣。

白　术

苍术

【释名】**赤术**别录、**山精**抱朴、**仙术**纲目、**山蓟**〔时珍曰〕异术言者术山之精也，服之令人长生辟谷，致神仙，故有山精、仙术之号。术有赤、白二种，主治虽近，而性味止发不同。本草不分苍、白，亦未可据。今将本经并别录、甄权、大明四家所说功用。参考分别，各自附方，庶使用者有所依凭。

【修治】〔大明曰〕用术以米泔浸一宿，入药。〔宗奭曰〕苍术辛烈，须米泔浸洗，再换泔浸二日，去上粗皮用。〔时珍曰〕苍术性燥，故以糯米泔浸去其油，切片焙干用。亦有用脂麻同炒，以制其燥者。

【气味】**苦、温，无毒**。〔别录曰〕甘。〔权曰〕甘、辛。〔时珍曰〕白术甘而微苦，性温而和。赤术甘而辛烈，性温而燥，阴中阳也，可升可降，入足太阴、阳明、手太阴、阳阴、太阳之经。忌同白术。

【主治】**风寒湿痹，死肌痉疸。作煎饵久服，轻身延年不饥**。本经。**主头痛，消痰水，逐皮间风水结肿，除心下急满及霍乱吐下不止，暖胃消谷嗜食**。别录。**除恶气，弭灾诊**。弘景。**主大风痼痹，心腹胀痛，水肿胀满，除寒热，止呕逆下泄冷痢**。甄权。**治筋骨软弱，痃癖气块，妇人冷气癥瘕，山岚瘴气温疾**。大明。**明目，暖水脏**。刘完素。**除湿发汗，健胃安脾，治痿要药**。李杲。**散风益气，总解诸郁**。震亨。**治湿痰留饮或挟瘀血成窠囊，及脾湿下流，浊沥带下，滑泻肠风**。时珍。

苍 术

【发明】〔宗奭曰〕苍术气味辛烈，白术微辛苦而不烈。古方及本经止言术，未分苍、白。只缘陶隐居言术有两种，自此人多贵白者，往往将苍术置而不用。如古方平胃散之类，苍术为最要药，功效尤速。殊不详本草原无白术之名。嵇康曰：闻道人遗言，饵术、黄精，令人久寿。亦无白字，用宜两审。〔杲曰〕本草但言术，不分苍、白。而苍术别有雄壮上行之气，能除湿，下安太阴，使邪气不传入脾也。以其经泔浸火炒，故能出汗，与白术止汗特异，用者不可以此代彼。盖有止发之殊，其余主治则同。〔元素曰〕苍术与白术主治同，但比白术气重而体沉。若除上湿发汗，功最大；若补中焦，除脾胃湿，力少不如白术。腹中窄狭者，须用之。〔震亨曰〕苍术治湿，上中下皆有可用。又能总解诸郁。痰、火、湿、食、气、血六郁，皆因传化失常，不得升降，病在中焦，故药必兼升降。将欲升之，必先降之；将欲降之，必先升之。故苍术为足阳明经药，气味辛烈，强胃强脾，发谷之气，能径入诸经，疏泄阳明之湿，通行敛涩。香附乃阴中快气之药，下气最速。一升一降，故郁散而平。〔杨士瀛曰〕脾精不禁，小便漏浊淋不止，腰背酸疼，宜用苍术以敛脾精，精生于谷故也。〔弘景曰〕白术少膏，可作丸散；赤术多膏，可作煎用。昔刘涓子接取其精而丸之，名守中金丸，可以长生。〔颂曰〕服食多单饵术，或合白茯苓，或合石菖蒲，并捣末，旦日水服，晚再进，久久弥佳。斫取生术，去土水浸，再三煎如饴糖，酒调饮之，更善。今茅山所造术煎，是此法也。陶隐居言取其精丸之，今乃是膏煎，恐非真也。〔慎微曰〕梁庾肩吾答陶隐居赍术煎启云：绿叶抽条，紫花标色。百邪外御，六府内充。山精见书，华神在录。木荣火谢，尽采撷之难；启旦移申，穷淋漉之剂。又谢术蒸启云：味重金浆，芳逾玉液。足使坐致延生，伏深铭感。又葛洪抱朴子内篇云：南阳文氏，汉末逃难壶山中，饥困欲死。有人教之食术，遂不饥。数十年乃还乡里，颜色更少，气力转胜。故术一名山精，神农药经所谓必欲长生，常服山精，是也。〔时珍曰〕按吐纳经云：紫微夫人术序云：吾察草木之胜速益于己者，并不及术之多验也。可以长生久视，远而更灵。山林隐逸得服术者，五岳比肩。又神仙传云：陈子皇得饵术要方，其妻姜氏得疲病，服之自愈，颜色气力如二十时也。时珍谨按已上诸说，皆似苍术，不独白术。今服食家亦呼苍术为仙术，故皆列于苍术之后。又张仲景辟一切恶气，用赤术同猪蹄甲烧烟。陶隐居亦言术能除恶气，饵灾诊。故今病疫及岁旦，人家往往烧苍术以辟邪气。类编载越民高氏妻，病恍惚谵语，亡夫之鬼凭。其家烧苍术烟，鬼遽求去。夷坚志载江西一士人，为女妖所染。其鬼将别曰：君为阴气所浸，必当暴泄，但多服平胃散为良，中有苍术能去邪也。许叔微本事方云：微患饮癖三十年。始因少年夜坐写文，左向伏几，是以饮食多堕左边。中夜必饮酒数杯，又向左卧。壮时不觉，三五年后，觉酒止从左下有声，胁痛食减嘈杂，饮酒半杯即止。十数日，必呕酸水数升。暑月止右边有汗，左边绝无。遍访名医及海上方，间或中病，止得月余复作。其补如天雄、附子、矾石辈，利如牵牛、甘遂、大戟，备尝之矣。自揣必有僻囊，如潦水之有科曰，不盈科不行。但清者可行，而浊者停滞，无路以决之，故积至五、七日必呕而去。脾土恶湿，而水则流湿，莫若燥脾以去湿，崇土以填科曰。乃悉屏诸药，只以苍术一斤，去皮切片为末，生油麻半两，水二钱，研滤汁，大枣五十枚，煮去皮核，捣和丸梧子大，每日空腹温服五十丸，增至一二百丸。忌桃、李、雀肉。服三月而疾除。自此常服，不呕不痛，胸膈宽利，饮啖如故，暑月汗亦周身，灯下能书细字，皆术之力也。初服时必觉微燥，以山栀子末沸汤点服解之，久服亦自不燥矣。

苗

【主治】作饮甚香，去水。弘景。亦止自汗。

狗脊（本经中品）

【释名】强膂别录、扶筋别录、百枝本经、狗青吴普。〔恭曰〕此药苗似贯众，根长多歧，状如狗之脊骨，而肉作青绿色，故以名之。〔时珍曰〕强膂、扶筋，以功名也。别录又名扶盖，乃扶筋之误。本经狗脊一名百枝，别录草薢一名赤节，而吴普本草谓百枝为草薢，赤节为狗脊，皆似误也。

【集解】〔别录曰〕狗脊生常山川谷，二月、八月采根暴干。〔普曰〕狗脊如草薢，茎节如竹有刺，叶圆赤，根黄白，亦如竹根，毛有刺。岐伯经云：茎无节，叶端圆青赤，皮白有赤脉。〔弘景曰〕今山野处处有之，与菝葜相似而小异。其茎叶小肥，其节疏，其茎大直，上有刺，叶圆有赤脉，根凸凹嵲岈如羊角强细者是。〔颂曰〕今太行山、淄、温、眉州亦有之。苗尖细碎青色，高一尺以来，无花。其茎叶似贯众而细，其根黑色，长三四寸，多歧，似狗之脊骨，大有两指许。其肉青绿色。春秋采根暴干。今方亦有用金毛者。陶氏所说乃有刺草薢，非狗脊也，今江左俗犹用之。〔敩曰〕凡使狗脊，勿用透山形根，形状一般，只是入顶苦，不可饵也。〔时珍曰〕狗脊有二种：一种根黑色，如狗脊骨；一种有金黄毛，如狗形，皆可入药。其茎细而叶花，两两对生，正似大叶蕨，比贯众叶有齿，面背皆光。其根大如拇指，有硬黑发簇之。吴普、陶弘景所说根苗，

狗　脊

皆是菝葜；苏恭、苏颂所说，即真狗脊也。按张揖广雅云：菝葜，狗脊也。张华博物志云：菝葜与草薢相乱，一名狗脊。观此则昔人以菝葜为狗脊，相承之误久矣。然菝葜、草薢、狗脊三者，形状虽殊，而功用亦不甚相远。

根

【修治】〔敩曰〕凡修事，火燎去须，细锉了，酒浸一夜，蒸之，从巳至申，取出晒干用。〔时珍曰〕今人惟锉炒去毛须用。

【气味】苦，平，无毒，〔别录曰〕甘，微温。〔普曰〕神农：苦。桐君、黄帝、岐伯、雷公、扁鹊：甘，无毒。李当之：小温。〔权曰〕苦、辛，微热。〔之才曰〕草薢为之使，恶败酱、莎草。

【主治】腰背强，关机缓急，周痹寒湿膝痛，颇利老人。本经。疗失溺不节，男子脚弱腰痛，风邪淋露，少气目暗，坚脊利俯仰，女子伤中关节重。别录。男子女人毒风软脚，肾气虚弱，续筋骨，补益男子。甄权。强肝肾，健骨，治风虚。时珍。

贯众 (本经下品)

【释名】贯节本经、贯渠本经、百头本经（又名虎卷、扁府）、草鸱头别录、黑狗脊纲目、凤尾草图经。〔时珍曰〕此草叶茎如凤尾，其根一本而众枝贯之，故草名凤尾，根名贯众、贯节、贯渠。渠者，魁也。吴普本草作贯中，俗作贯仲、管仲者，皆谬称也。尔雅云：泺（音灼），贯众，即此也。别录一名伯萍，一名药藻，皆字讹也。金星草一名凤尾草，与此同名，宜互考之。〔弘景曰〕近道皆有之。叶如大蕨，其根形色毛芒，全似老鸱头，故呼为草鸱头。

【集解】〔别录曰〕贯众生玄山山谷及冤句少室山，二月、八月采根阴干，〔普曰〕叶青黄色，两两相对。茎有黑毛丛生，冬夏不死。四月花白，七月实黑，聚相连卷旁生。三月、八月采根，五月采叶。〔保升曰〕苗似狗脊，状如雉尾，根直多枝，皮黑肉赤，曲者名草鸱头，所在山谷阴处则有之。〔颂曰〕今陕西、河东州郡及荆、襄间多有之，而少有花者。春生苗，赤，叶大如蕨，茎干三棱，叶绿色似鸡翎，又名凤尾草。其根紫黑色，形如大瓜，下有黑须毛，又似老鸱。郭璞注尔雅云：叶员锐，茎毛黑，布地，冬不死，广雅谓之贯节是矣。〔时珍曰〕多生山阴近水处。数根丛生，一根数茎，茎大如箸，其涎滑。其叶两两对生，如狗脊之叶而无锯齿，青黄色，面深背浅。其根曲而有尖嘴，黑须丛族，亦似狗脊根而大，状如伏鸱。

根

【气味】苦，微寒，有毒。〔之才曰〕藋菌、赤小豆为之使，伏石钟乳。

【主治】腹中邪热气，诸毒，杀三虫。本经。去寸白，破癥瘕，除头风，止金疮。别录。为末，水服一钱，止鼻血有效。苏颂。治下血崩中带下，产后血气胀痛，斑疹毒，漆毒，骨哽。解猪病。时珍。

【发明】〔时珍曰〕贯众大治妇人血气，根汁能制三黄，化五金，伏钟乳，结砂制汞，且能解毒软坚。王海藏治夏月痘出不快，快斑散用之。云贯众有毒，而能解腹中邪热之毒。病因内感而发之于外者多效，非古法之分经也。又黄山谷煮豆帖，言荒年以黑豆一升拣净，入贯众一斤，锉如骰子大，同以水煮，文火斟酌至豆熟，取出日干，覆令展尽余汁，簸去贯众。每日空心兄啗豆五七粒，能食百草木枝叶有味可饱。又王璆百一选方，言滁州蒋教授，因食鲤鱼玉蝉羹，为肋肉所哽，凡药皆不效。或令以贯众浓煎汁一盏，分三服，连进至夜，一咯而出。亦可为末，水服一钱。观此可知其软坚之功，不但治血治疮而已也。

花

【主治】恶疮，令人泄。别录。

巴戟天（本经上品）

【释名】不凋草日华、三蔓草〔时珍曰〕名义殊不可晓。

【集解】〔别录曰〕巴戟天生巴郡及下邳山谷，二月、八月采根阴干。〔弘景曰〕今亦用建平、宜都者，根状如牡丹而细，外赤内黑，用之打去心。〔恭曰〕其苗俗名三蔓草。叶似茗，经冬不枯。根如连珠，宿根青色，嫩根白紫，用之亦同，以连珠多肉厚者为胜。〔大明曰〕紫色如小念珠，有小孔子，坚硬难捣。〔宗奭曰〕巴戟天本有心，于缩时偶自落，或抽去，故中心或空，非自有小孔也。今人欲要中间紫色，则多伪以大豆汁沃之，不可不察。〔颂曰〕今江淮、河东州郡亦有，但不及蜀州者佳，多生山林内。内地生者，叶似麦门冬而厚大，至秋结实。今方家多以紫色为良。蜀人云：都无紫色者。采时或用黑豆同煮，欲其色紫，殊失气味，尤宜辨之。又有一种山葎根，正似巴戟，但色白。土人采得，以醋水煮之，乃以杂巴戟，莫能辨也。但击破视之，中紫而鲜洁者，伪也；其中虽紫，又有微白，糁有粉色，而理小暗者，真也。真巴戟嫩时亦白，干时亦煮治使紫，力劣弱耳。

巴戟天

根

【修治】〔敩曰〕凡使须用枸杞子汤浸一宿，待稍软漉出，再酒浸一伏时，漉出，同菊花熬焦黄，去菊花，以布拭干用。〔时珍曰〕今法：惟以酒浸一宿，锉焙入药。若急用，只以温水、浸软去心也。

【气味】辛、甘，微温，无毒。〔大明曰〕苦。〔之才曰〕覆盆子为之使，恶雷丸、丹参、朝生。

【主治】大风邪气，阴痿不起，强筋骨。安五脏，补中增志益气，本经。疗头面游风，小腹及阴中相引痛，补五劳，益精，利男子。别录。治男子夜梦鬼交精泄，强阴下气，治风癞。甄权。治一切风，疗水胀。日华。治脚气，去以[①]疾，补血海。时珍。出仙经。

【发明】〔好古曰〕巴戟天，肾经血分药也。〔权曰〕病人虚损，加而用之。〔宗奭曰〕有人

———————
① 以：张本作"风"。

嗜酒，日须五七杯，后患脚气甚危。或教以巴戟半两，糯米同炒，米微转色，去米不用，大黄一两，锉炒，同为末，熟蜜丸，温水服五七十丸，仍禁酒，遂愈。

【附录】巴棘〔别录曰〕味甘，有毒。主恶疥疮出虫。生高地，叶白有刺，根连数十枚。一名女木。

远志（本经上品）

【释名】苗名小草本经、细草本经、棘菀本经、葽绕本经。〔时珍曰〕此草服之能益智强志，故有远志之称。世说载谢安云：处则为远志，出则为小草。记事珠谓之醒心杖。

【集解】〔别录曰〕远志生太山及冤句川谷，四月采根阴干。〔弘景曰〕冤句属兖州济阴郡，今此药犹从彭城北兰陵来。用之去心取皮，一斤止得三两尔。亦入仙方用。小草状似麻黄而青。〔志曰〕茎叶似大青而小。比之麻黄，陶不识也。〔禹锡曰〕按尔雅云：葽绕，棘菀。郭璞注云：今远志也。似麻黄，赤华，叶锐而黄。其上谓之小草。〔颂曰〕今河、陕、洛西州郡亦有之。根形如蒿根，黄色，苗似麻黄而青，又如毕豆。叶亦有似大青而小者。三月开白花，根长及一尺。泗州出者花红，根叶俱大于他处。商州出者根又黑色。俗传夷门出者最佳。四月采根晒干。古方通用远志、小草。今医但用远志，稀用小草。〔时珍曰〕远志有大叶、小叶二种：陶弘景所说者小叶也，马志所说者大叶也，大叶者花红。

远　志

小草

根

【修治】〔敩曰〕凡使须去心，否则令人烦闷。仍用甘草汤浸一宿，暴干或焙干用。

【气味】苦，温，无毒。〔之才曰〕远志、小草，得茯苓、冬葵子、龙骨良。畏珍珠、藜芦、蜚蠊、齐蛤。〔弘景曰〕药无齐蛤，恐是百合也。〔权曰〕是蛴螬也。〔恭曰〕药录下卷有齐蛤，陶说非也。

【主治】咳逆伤中，补不足，除邪气，利九窍，益智慧，耳目聪明，不忘，强志倍力。久服轻身不老。本经。利丈夫，定心气，止惊悸，益精，去心下膈气，皮肤中热，面目黄。别录。杀天雄、附子、乌头毒，煎汁饮之。之才。治健忘，安魂魄，令人不迷，坚壮阳道。甄权。长肌肉，助筋骨，妇人血噤失音，小儿客忤。日华。肾积奔豚。好古。治一切痈疽。时珍。

叶

【主治】益精补阴气，止虚损梦泄。别录。

【发明】〔好古曰〕远志，肾经气分药也。〔时珍曰〕远志入足少阴肾经，非心经药也。其功专于强志益精，治善忘。盖精与志，皆肾经之所藏也。肾精不足，则志气衰，不能上通于心，故迷惑善忘。灵枢经云：肾藏精，精合志。肢盛怒而不止则伤志，志伤则喜忘其前言，腰脊不可以俯仰屈伸，毛悴色夭。又云：人之善忘者，上气不足，下气有余，肠胃实而心肺虚。虚则营卫留于下，久之不以时上，故善忘也。陈言三因方，远志酒治痈疽，云有奇功，盖亦补肾之力尔。葛洪抱朴子云：陵阳子仲服远志二十年，有子三十七人，能坐在立亡也。

百脉根 <small>（唐本草）</small>

【集解】〔恭曰〕出肃州、巴西。叶似苜蓿，花黄，根如远志。二月、八月采根日干。〔时珍曰〕按唐书作柏脉根，肃州岁贡之。千金、外台大方中亦时用之。今不复闻此，或者名称又不同也。

根

【气味】苦，微寒，无毒。

【主治】下气止渴去热，除虚劳，补不足。酒浸或水煮，丸散兼用。唐本。

淫羊藿 <small>（本经中品）</small>

【释名】**仙灵脾**唐本、**放杖草**日华、**弃杖草**日华、**千两金**日华、**干鸡筋**日华、**黄连祖**日华、**三枝九叶草**图经、**刚前**本经。〔弘景曰〕服之使人好为阴阳。西川北部有淫羊，一日百遍合，盖食此藿所致，故名淫羊藿。〔时珍曰〕豆叶曰藿，此叶似之，故亦名藿。仙灵脾、千两金、放杖、刚前，皆言其功力也。鸡筋、黄连祖，皆因其根形也。柳子原文作仙灵毗，入脐曰毗，此物补下，于理尤通。

淫羊藿

【集解】〔别录曰〕淫羊藿生上郡阳山山谷。〔恭曰〕所在皆有。叶形似小豆而圆薄，茎细亦坚，俗名仙灵脾是也。〔颂曰〕江东、陕西、泰山、汉中、湖湘间皆有之。茎如粟秆，叶青似杏，叶上有刺，根紫色有须。四月开白花，亦有紫花者，碎小独头子。五月采叶晒干。湖湘出者，叶如小豆，枝茎紧细，经冬不凋，根似黄连。关中呼为三枝九叶草，苗高一二尺许，根、叶俱堪用。蜀本草言生处不闻水声者良。〔时珍曰〕生大山中。一根数茎，茎粗如线，高一二尺。一茎三桠，一桠三叶。叶长二三寸，如杏叶及豆藿，面光背淡，甚薄而细齿，有微刺。

根叶

【修治】〔敩曰〕凡使时呼仙灵脾，以夹刀夹去叶四畔花枝，每一斤用羊脂四两拌炒，待脂尽为度。

【气味】辛，寒，无毒。〔普曰〕神农、雷公：辛。李当之：小寒。〔权曰〕甘，平。可单用。〔保升曰〕性温。〔时珍曰〕甘、香、微辛，温。〔之才曰〕薯蓣、紫芝为之使，得酒良。

【主治】阴痿绝伤，茎中痛，利小便，益气力，强志。本经。坚筋骨，消瘰疬赤痛，下部有疮，洗出虫，丈夫久服，令人无子。别录。〔机曰〕无子字误，当作有子。丈夫绝阳无子，女人绝阴无子，老人昏耄，中年健忘，一切冷风劳气，筋骨挛急，四肢不仁，补腰膝，强心力。大明。

【发明】〔时珍曰〕淫羊藿味甘气香，性温不寒，能益精气，乃手足阳明、三焦、命门药也，真阳不足者宜之。

仙茅 （宋开宝）

【释名】独茅开宝、**茅爪子**开宝、**婆罗门参**〔珣曰〕其叶似茅，久服轻身，故名仙茅。梵音呼为河轮勒陀。〔颂曰〕其根独生。始因西域婆罗门僧献方于唐玄宗，故今江南呼为婆罗门参，言其功补如人参也。

【集解】〔珣曰〕仙茅生西域。叶似茅，其根粗细有筋，或如笔管，有节文理，黄色多延①。自武城来，蜀中诸州亦皆有之。今大庾岭、蜀川、江湖、两浙诸州亦有之。叶青如茅而软，且略阔，面有纵文。又似初生棕榈秧，高尺许。至冬尽枯，春初乃生。三月有花如栀子花，黄色，不结实。其根独茎而直，大如小指，下有短细肉根相附，外皮稍粗褐色，内肉黄白色。二月、八月采根暴干用。衡山出者花碧，五月结黑子。〔时珍曰〕苏颂所说详尽得之。但四五月中抽茎四五寸，开小花深黄色六出，不似栀子。处处大山中有之，人惟取梅岭者用，而会典成都岁贡仙茅二十一斤。

根

仙茅

【修治】〔教曰〕采得以清水洗，刮去皮，于槐砧上用铜刀切豆许大，以生稀布袋盛，于乌豆水中浸一宿，取出用酒拌湿蒸之，从巳至亥，取出暴干。勿犯铁器及牛乳，斑人鬓须。〔大明曰〕彭祖单服法：以竹刀刮切，糯米泔浸去赤汁出毒，后无妨损。

【气味】辛，温，有毒，〔珣曰〕甘，微温，有小毒。又曰：辛，平，宣而复补，无大毒，有小热、小毒。

【主治】心腹冷气不能食，腰脚风冷挛痹不能行，丈夫虚劳，老人失溺无子，益阳道。久服通神强记，助筋骨，益肌肤，长精神，明目。开宝。**治一切风气，补暖腰脚，清安五脏。久服轻身，益颜色。丈夫五劳七伤，明耳目，填骨髓。**李珣。**开胃消食下气，益房事不倦。**大明。

【发明】〔颂曰〕五代唐筠州刺史王颜著续传信方，因国书编录西域婆罗门僧服仙茅方，当时盛行。云五劳七伤，明目益筋力，宣而复补。云十斤乳石不及一斤仙茅，表其功力也。本西域道人所传。开元元年婆罗门僧进此药，明皇服之有效，当时禁方不传。天宝之乱，方书流散，上都僧不空三藏始得此方，传与司徒李勉、尚书路嗣供、给事齐杭、仆射张建封服之，皆得力。路公久服金石无效，得此药，其益百倍。齐给事守晋云，日少气力，风疹继作，服之遂愈。八九月采得，竹刀刮去黑皮，切如豆粒，米泔浸两宿，阴干捣筛，熟蜜丸梧子大，每旦空心酒饮任便下二十丸。忌铁器，禁食牛乳及黑牛肉，大减②药力。〔机曰〕五台山有仙茅，患大风者，服之多

---

① 延：张本作"涎"。

② 减：原作"咸"。张本作"减"。《大观本草》卷十一仙茅条亦作"减"，据改。

瘶。〔时珍曰〕按许真君书云：仙茅久服长生。其味甘能养肉，辛能养节，苦能养气，咸能养骨，滑能养肤，酸能养筋，宜和苦酒服之，必效也。又范成大虞衡志云：广西英州多仙茅，其羊食之，举体悉化为筋，不复有血肉，食之补人，名乳羊。沈括笔谈云：夏文庄公禀赋异于人，但睡则身冷如逝者，既觉须令人温之，良久乃能动。常服仙茅、钟乳、硫黄，莫知纪极。观此则仙茅盖亦性热，补三焦命门之药也，惟阳弱精寒、禀赋素怯者宜之。若体壮相火炽盛者服之，反能动火。按张杲医说云：一人中仙茅毒，舌胀出口，渐大与肩齐。口以小刀赘之，随破随合，赘至百数，始有血一点出，曰可救矣。煮大黄、朴消与服，以药渗之，应时消缩。此皆火盛性淫之人过服之害也。弘治间东海张弼梅岭仙茅诗，有"使君昨日才待去，今日人来乞墓铭"之句。皆不知服食之理，惟借药纵恣以速其生者，于仙茅何尤？

玄参（本经中品）

【释名】黑参纲目、**玄台**吴普、**重台**本经、**鹿肠**吴普、**正马**别录、**逐马**药性、**馥草**开宝、**野脂麻**纲目、**鬼藏**吴普。〔时珍曰〕玄，黑色也。别录一名端，一名咸，多未详。〔弘景曰〕其茎微似人参，故得参名。〔志曰〕合香家用之，故俗呼馥草。

【集解】〔别录曰〕玄参生河间川谷及冤句，三月、四月采根①曝干。〔普曰〕生冤句山阳。二月生苗。其叶有毛，四四相值，似芍药。黑茎，茎方，高四五尺。叶亦生枝间。四月实黑。〔弘景曰〕今出近道，处处有之。茎似人参而长大。根甚黑，亦微香，道家时用，亦以合香。〔恭曰〕玄参根苗并臭，茎亦不似人参，未见合香。〔志曰〕其茎方大，高四五尺，紫赤色而有细毛。叶如掌大而尖长。根生青白，干即紫黑。新者润腻。陶云茎似人参，苏言根苗并臭，似未深识。〔颂曰〕二月生苗。叶似脂麻对生，又如槐柳而尖长有锯齿。细茎青紫色。七月开花青碧色。八月结子黑色。又有白花者，茎方大。紫赤色而有细毛，有节若竹者，高五六尺。其根一根五七枚，三月、八月采暴干。或云蒸过日干。〔时珍曰〕今用玄参，正如苏颂所说。其根有腥气，故苏恭以为臭也。宿根多地蚕食之，故其中空。花有紫白二种。

玄参

根

【修治】〔敩曰〕凡采得后，须用蒲草重重相隔，入甑蒸两伏时，晒干用。勿犯铜器，饵之噎人喉，丧人目。

【气味】苦，微寒，无毒。〔别录曰〕咸。〔普曰〕神农、桐君、黄帝、雷公：苦，无毒。岐伯：寒。〔元素曰〕足少阴肾经君药也，治本经须用。〔之才曰〕恶黄芪、干姜、大枣、山茱萸、反藜芦。

【主治】腹中寒热积聚，女子产乳余疾，补肾气，令人明目。本经。**主暴中风伤寒，身热支满，狂邪忽忽不知人，温疟洒洒，血瘕。下寒血，除胸中气，下水止烦**

---

① 根：原作"干"，联系文义，据张本改。

渴，散颈下核，痈肿，心腹痛，坚癥，定五脏。久服补虚明目，强阴益精。别录。热风头痛，伤寒劳复，治暴结热，散瘤瘰癧疬。甄权。治游风，补劳损，心惊烦躁，骨蒸传尸邪气，止健忘，消肿毒。大明。滋阴降火，解斑毒，利咽喉，通小便血滞。时珍。

【发明】〔元素曰〕玄参乃枢机之剂，管领诸气上下，清肃而不浊，风药中多用之。故活人书治伤寒阳毒，汗下后毒不散，及心下懊憹，烦不得眠，心神颠倒欲绝者，俱用玄参。以此论之，治胸中氤氲之气，无根之火，当以玄参为圣剂也。〔时珍曰〕肾水受伤，真阴失守，孤阳无根，发为火病，法宜壮水以制火，故玄参与地黄同功。其消瘰癧亦是散火，刘守真言结核是火病。

地榆 <small>（本经中品）</small>

【校正】并入别录有名未用酸赭。

【释名】玉豉、酸赭〔弘景曰〕其叶似榆而长，初生布地，故名。其花子紫黑色如豉，故又名玉豉。〔时珍曰〕按外丹方言地榆一名酸赭，其味酸、其色赭故也。今蕲州俚人呼地榆为酸赭，又讹赭为枣，则地榆、酸赭为一物甚明，其主治之功亦同，因别录有名未用酸赭为一云。

【集解】〔别录曰〕地榆生桐柏及冤句山谷，二月、八月采根暴干。又曰：酸赭生昌阳山，采无时。〔颂曰〕今处处平原川泽皆有之。宿根三月内生苗，初生布地，独茎直上，高三四尺，对分出叶。叶似榆叶而稍狭，细长作锯齿状，青色。七月开花如椹子，紫黑色。根外黑里红，似柳根。〔弘景曰〕其根亦入酿酒。道方烧作灰，能烂石，故煮石方用之。其叶山人乏茗时，采作饮亦好，又可炸茹。

根

【气味】苦，微寒，无毒。〔别录曰〕甘、酸。〔权曰〕苦，平。〔元素曰〕气微寒，味微苦，气味俱薄，其体沉而降，阴中阳也，专主下焦血。〔杲曰〕味苦、酸，性微寒，沉也，阴也。〔之才曰〕得发良，恶麦门冬，伏丹砂、雄黄、硫黄。

地榆

【主治】妇人乳产痓痛七伤，带下五漏，止痛止汗，除恶肉，疗金疮。本经。止脓血，诸瘘恶疮热疮，补绝伤，产后内塞，可作金疮膏，消酒，除渴，明目。别录。止冷热用宿痢，极效。开宝。止吐血鼻衄肠风，月经不止，血崩，产前后诸血疾，并水泻。大明。治胆气不足。李杲。汁酿酒治风痹，补脑。捣汁涂虎犬蛇虫伤。时珍。酸赭：味酸。主内漏、止血、不足。别录。

【发明】〔颂曰〕古者断下多用之。〔炳曰〕同樗皮治赤白痢。〔宗奭曰〕其性沉寒，入下焦。若热血痢则可用。若虚寒人及水泻白痢，即未可轻使。〔时珍曰〕地榆除下焦热，治大小便血证。止血取上截切片炒用。其梢则能行血，不可不知。杨士瀛云：诸疮，痛者加地榆，痒者加黄芩。

叶

【主治】作饮代茶，甚解热。苏恭。

丹参 （本经上品）

【释名】**赤参**别录、**山参**日华、**郄蝉草**本经、**木羊乳**吴普、**逐马**弘景、**奔马草**〔时珍曰〕五参五色配五脏。故人参入脾曰黄参，沙参入肺曰白参，玄参入肾曰黑参，牡蒙入肝曰紫参，丹参入心曰赤参。其苦参则右肾命门之药也。

古人舍紫参而称苦参，未达此义尔。〔炳曰〕丹参治风软脚，可逐奔马，故名奔马草，曾用实有效。

【集解】〔别录曰〕丹参生桐柏山川谷及太山，五月采根暴干。〔弘景曰〕此桐柏在义阳，是淮水发源之山，非江东临海之桐柏也，今近道处处有之。茎方有毛，紫花，时人呼为逐马。〔普曰〕茎叶小房如荏有毛，根赤色，四月开紫花，二月、五月采根阴干。〔颂曰〕今陕西、河东州郡及随州皆有之。二月生苗，高一尺许。茎方有棱，青色。叶相对，如薄荷而有毛。三月至九月开花成穗，红紫色，似苏花。根赤色，大者如指，长尺余，一苗数根。〔恭曰〕冬采者良，夏采者虚恶。〔时珍曰〕处处山中有之。一枝五叶，叶如野苏而尖，青色皱毛。小花成穗如蛾形，中有细子。其根皮丹而肉紫。

根

【气味】苦，微寒，无毒。〔普曰〕神农、桐君、黄帝、雷公：苦，无毒。岐伯：咸。〔李当之〕大寒。〔弘景曰〕久服多眼赤，故应性热，今云微寒，恐谬也。〔权曰〕平。〔之才曰〕畏碱水，反藜芦。

【主治】心腹邪气，肠鸣幽幽如走水，寒热积聚，破癥除瘕，止烦满，益气。本经。养血，去心腹痼疾结气，腰脊强脚痹，除风邪留热。久服利人。别录。渍酒饮，疗风痹足软。弘景。主中恶及百邪鬼魅，腹痛气作，声音鸣吼，能定精。甄权。养神定志，通利关脉，治冷热劳，骨节疼痛，四肢不遂，头痛赤眼，热温狂闷，破宿血，生新血，安生胎，落死胎，止血崩带下，调妇人经脉不匀，血邪心烦，恶疮疥癣，瘿赘肿毒丹毒，排脓止痛，生肌长肉。大明。活血，通心包络，治疝痛。时珍。

【发明】〔时珍曰〕丹参色赤味苦，气平而降，阴中之阳也。入手少阴、厥阴之经，心与包络血分药也。按妇人明理论云：四物汤治妇人病，不问产前产后，经水多少，皆可通用。惟一味丹参散，主治与之相同。盖丹参能破宿血，补新血，安生胎，落死胎，止崩中带下，调经脉，其功大类当归、地黄、芎劳故也。

紫参 （本经中品）

【释名】**牡蒙**本经、**重肠**别录、**马行**别录、**众戎**别录、**五鸟花**纲目。〔时珍曰〕紫参、玉孙，并有牡蒙之名。古方所用牡蒙，多是紫参也。按钱起诗集云：紫参，幽芳也。五菂连萼，状如飞禽羽举，故俗名五鸟花。

【集解】〔别录曰〕紫参生河西及冤句山谷，三月采根，火炙使紫色。〔普曰〕紫参一名牡蒙，生河西或商山。圆聚生根，黄赤有文，皮黑中紫。五月花紫赤，实黑大如豆。〔弘景曰〕今方家皆呼为牡蒙，用之亦少。〔恭曰〕紫参叶似羊蹄，紫花青穗。其根皮紫黑，肉红白，肉浅皮深。所在有之。长安见用者，出蒲州。牡蒙乃王孙也，叶似及己而大，根长尺余，皮肉亦紫色，根苗不相似。〔颂曰〕今河中、晋、解、齐及淮、蜀州郡皆有之。苗长一二尺，茎青而细。其叶青似槐叶，亦有似羊蹄者。五月开花白色，似葱花，亦有红紫而似水葒者。根淡紫黑色，如地黄状，肉红白色，肉浅而皮深。三月采根，火炙紫色。又云：六月采，晒干用。〔时珍曰〕紫参根干紫黑色，肉带红白，状如小紫草。范子计然云：紫参出三辅，有三色，以青赤色为善。

紫 参

根

【气味】苦、寒，无毒。〔别录曰〕微寒。〔普曰〕牡蒙，神农、黄帝：苦。〔李当之〕小寒。〔之才曰〕畏辛夷。

【主治】心腹积聚，寒热邪气，通九窍，利大小便。本经。疗肠胃大热，唾血衄血，肠中聚血，痈肿诸疮，止渴益精。别录。治心腹坚胀，散瘀血，治妇人血闭不通。甄权。主狂疟瘟疟，鼽血汗出。好古。治血痢。好古。牡蒙：治金疮，破血，生肌肉，止痛，赤白痢，补虚益气，除脚肿，发阴阳。苏恭。

【发明】〔时珍曰〕紫参色紫黑，气味俱厚，阴也，沉也。入足厥阴之经，肝脏血分药也。故治诸血病，及寒热疟痢痈肿积块之属厥阴者。古方治妇人肠覃病乌啄丸，所用牡蒙，即此物也。唐苏恭注王孙，引陈延之小品方牡蒙所主之证，正是紫参。若王孙则止治风湿痹证，不治血病。故今移附于此。

王孙 (本经中品)

【校正】并入拾遗旱藕。

【释名】牡蒙弘景、黄孙别录、黄昏别录、旱藕〔普曰〕楚名王孙，齐名长孙，又名海孙。吴名白功草，又名蔓延。〔时珍曰〕紫参一名牡蒙，木部合欢一名黄昏，皆与此名同物异。

【集解】〔别录曰〕王孙生海西川谷，及汝南城郭垣下。〔普曰〕蔓延赤文，整延①相当。〔弘景曰〕今方家皆呼为黄昏，云牡蒙，市人少识者。〔恭曰〕按陈延之小品方，述本草牡蒙一名王孙。徐之才药对有牡蒙无王孙。此则一物明矣。牡蒙叶似及己而大，根长尺余，皮肉皆紫色。〔藏器曰〕旱藕生太行山中，状如藕。〔时珍曰〕王孙叶生巅顶，似紫河车叶。按神农及吴普本草，紫参一名牡蒙。陶弘景亦曰，今方家呼紫参为牡蒙，其王孙并无牡蒙之名。而陶氏于王孙下

---

① 整延：《太平御览》九九三王孙条引《吴氏本草》作"茎叶"。

乃云，又名牡蒙，且无形状。唐苏恭始以紫参、牡蒙为二物，谓紫参叶似羊蹄，王孙叶似及己。但古方所用牡蒙，皆为紫参；后人所用牡蒙，乃王孙非紫参也。不可不辨。唐玄宗时隐民姜抚上言：终南山有旱藕，饵之延年，状类葛粉。帝取作汤饼，赐大臣。右骁骑将军甘守城曰：旱藕者，牡蒙也，方家久不用，抚易名以神之尔。据此牡蒙乃王孙也。盖紫参止治血证积聚疟痢，而王孙主五脏邪气痹痛疗百病之文，自可推也。苏恭引小品方牡蒙所主之证，乃紫参，非王孙，故今移附紫参之下。

根

【气味】苦，平，无毒。〔普曰〕神农、雷公：苦，无毒。黄帝：甘。〔藏器曰〕旱藕：甘，平，无毒。

【主治】五脏邪气，寒湿痹，四肢疼酸，膝冷痛。本经。疗百病，益气。别录。旱藕：主长生不饥，黑毛发。藏器。

紫草（本经中品）

【释名】**紫丹**别录、**紫芙**（音袄）、**茈萸**广雅（音紫戾）、**藐**尔雅（音邈）、**地血**吴普、**鸦衔草**〔时珍曰〕此草花紫根紫，可以染紫，故名。尔雅作茈草。猺、僮人呼为鸦衔草。

【集解】〔别录曰〕紫草生砀山山谷及楚地，三月采根阴干。〔弘景曰〕今出襄阳，多从南阳新野来，彼人种之，即是今染紫者，方药都不复用。博物志云：平氏阳山紫草特好。魏国者染色殊黑。比年东山亦种之，色小浅于北者。〔恭曰〕所在皆有，人家或种之。苗似兰香，茎赤节青，二月开花紫白色，结实白色，秋月熟。〔时珍曰〕种紫草，三月逐垄下子，九月子熟时刈草，春社前后采根阴干，其根头有白毛如茸。未花时采，则根色鲜明；花过时采，则根色黯恶。采时以石压扁曝干。收时忌人溺及驴马粪并烟气，皆令草黄色。

根

【修治】〔敩曰〕凡使，每一斤用蜡三两溶水拌蒸之，待水干，取去头并两畔髭，细锉用。

【气味】苦，寒，无毒。〔权曰〕甘，平。〔元素曰〕苦，温。〔时珍曰〕甘、咸，寒。入手、足厥阴经。

【主治】心腹邪气，五疸，补中益气，利九窍。本经。通水道，疗腹肿胀满痛。以合膏，疗小儿疮，及面皯。别录。治恶疮瘑癣。甄权。治斑疹痘毒，活血凉血，利大肠。时珍。

【发明】〔颂曰〕紫草古方稀用。今医家多用治伤寒时疾发疮疹不出者，以此作药，使其发出。韦宙独行方，治豌豆疮，煮紫草汤饮，后人相承用之，其效尤速。〔时珍曰〕紫草味甘咸而气寒，入心包络及肝经血分。其功长于凉血活血，利大小肠。故痘疹欲出未出，血热毒盛，大便闭涩者，宜用之。已出而紫黑便闭者，亦可用。若已出而红活，及白陷大便利者切宜忌之。故杨士瀛直指方云：紫草治痘，能导大便，使发出亦轻。得木香、白术佐之，尤为有益。又曾世荣活幼心书云：紫草性寒，小儿脾气实者犹可用，脾气虚者反能作泻。古方惟用茸，取其初得阳气，以类触类，所以用发痘疮。今人不达此理，一概用之，非矣。

白头翁 （本经下品）

白头翁

【释名】野丈人本经、**胡王使者**本经、**奈何草**别录。〔弘景曰〕处处有之。近根处有白茸，状似白头老翁，故以为名。〔时珍曰〕丈人、胡使、奈何，皆状老翁之意。

【集解】〔别录曰〕白头翁生高山山谷及田野，四月采。〔恭曰〕其叶似芍药而大，抽一茎。茎头一花，紫色，似木槿花。实大者如鸡子，白毛寸余，皆披下，似雚头，正似白头老翁，故名焉。陶言近根有白茸，似不识也。太常所贮蔓生者，乃是女萎。其白头翁根，似续断而扁。〔保升曰〕所在有之。有细毛，不滑泽，花蕊黄。二月采花，四月采实，八月采根，皆日干。〔颂曰〕处处有之。正月生苗，作丛生，状似白薇而柔细稍长。叶生茎头，如杏叶，上有细白毛而不滑泽。近根有白茸。根紫色，深如蔓菁。其苗有风则静，无风而摇，与赤箭、独活同也。陶注未述茎叶，苏注言叶似芍药，实如鸡子，白毛寸余者，皆误矣。〔宗奭曰〕白头翁生河南洛阳界，其新安山野中屡尝见之，正如苏恭所说。至今本处山中及人卖白头翁丸，言服之寿考，又失古人命名之义。陶氏所说，失于不审，宜其排呰也。〔机曰〕寇宗奭以苏恭为是，苏颂以陶说为是。大抵此物用根，命名取象，当准苏颂图经，而恭说恐别是一物也。

根

【气味】苦，温，无毒。〔别录曰〕有毒。〔吴绶曰〕苦、辛，寒。〔权曰〕甘、苦，有小毒。豚实为之使。〔大明曰〕得酒良。花、子、茎、叶同。

【主治】温疟狂狊寒热，癥瘕积聚瘿气，逐血止痛，疗金疮。本经。**鼻衄**。别录。**止毒痢**。弘景。**赤痢腹痛，齿痛，百节骨痛，项下瘤疬**。甄权。**一切风气，暖腰膝，明目消赘**。大明。

【发明】〔颂曰〕俗医合补下药甚验，亦冲人。〔杲曰〕气厚味薄，可升可降，阴中阳也。张仲景治热痢下重，用白头翁汤主之。盖肾欲坚，急食苦以坚之。痢则下焦虚，故以纯苦之剂坚之。男子阴疝偏坠，小儿头秃膻腥，鼻衄无此不效，毒痢有此获功。〔吴绶曰〕热毒下痢紫血鲜血者宜之。

花

【主治】疟疾寒热，白秃头疮。时珍。

白及 （本经下品）

【校正】并入别录白给。

【释名】连及草本经、甘根本经、白给〔时珍曰〕其根白色，连及而生，故曰白及。其味苦，而曰甘根，反言也。吴普作白根，其根有白，亦通。金光明经谓之罔达罗喝悉多。又别录有名未用白给，即白及也，性味功用皆同，系重出，今并为一。

【集解】〔别录曰〕白及生北山川谷及冤句及越山。又曰：白给生山谷，叶如藜芦，根白相连，九月采。〔普曰〕茎叶如生姜、藜芦，十月花，直上，紫赤色，根白连，二月、八月、九月采。〔弘景曰〕近道处处有之。叶似杜若，根形似菱米，节间有毛。方用亦稀，可以作糊。〔保升曰〕今出申州。叶似初生棕苗叶及藜芦。三四月抽出一苔，开紫花。七月实熟，黄黑色。冬凋。根似菱，有三角，白色，角头生芽。八月采根用。〔颂曰〕今江、淮、河、陕、汉、黔诸州皆有之，生石山上。春生苗，长一尺许。叶似枹桐，两指大，青色。夏开紫花。二月、七月采根。〔时珍曰〕韩保升所说形状正是，但一科止抽一茎。开花长寸许，红紫色，中心如舌。其根如菱米，有脐，如凫茈之脐，又如扁扁螺旋纹。性难干。

根

【气味】苦，平，无毒。〔别录曰〕辛，微寒。白给：辛，平，无毒。〔普曰〕神农：苦。黄帝：辛。李当之：大寒。雷公：辛，无毒。〔大明曰〕甘、辛。〔杲曰〕苦、甘，微寒，性涩，阳中之阴也。〔之才曰〕紫石英为之使，恶理石，畏李核、杏仁，反乌头。

【主治】痈肿恶疮败疽，伤阴死肌，胃中邪气，贼风鬼击，痱缓不收。本经。除白癣疥虫，结热不消，阴下痿，面上皯疮，令人肌滑。甄权。止惊邪血邪血痢，痫疾风痹，赤眼癥结，温热疟疾，发背瘰疬，肠风痔瘘，扑损，刀箭疮，汤火疮，生肌止痛。大明。止肺血。李杲。白给：主伏虫白癣肿痛。别录。

【发明】〔恭曰〕山野人患手足皲拆者，嚼以涂之有效。为其性粘也。〔颂曰〕今医家治金疮不瘥及痈疽方多用之。〔震亨曰〕凡吐血不止，宜加白及。〔时珍曰〕白及性涩而收，得秋金之令，故能入肺止血，生肌治疮也。按洪迈夷坚志云：台州狱吏悯一大囚。因感之，因言：吾七次犯死罪，遭讯拷，肺皆损伤，至于呕血。人传一方，只用白及为末，米饮日服，其效如神。后其囚凌迟，刽者剖其胸，见肺间窍穴数十处，皆白及填补，色犹不变也。洪贯之闻其说，赴任洋州，一卒忽苦咯血甚危，用此救之，一日即止也。摘玄云：试血法：吐在水碗内，浮者肺血也，沉者肝血也，半浮半沉者心血也。各随所见，以羊肺、羊肝、羊心煮熟，蘸白及末，日日食之。

三七 (纲目)

【释名】山漆纲目、金不换〔时珍曰〕彼人言其叶左三右四，故名三七，盖恐不然。或云本名山漆，谓其能合金疮，如漆粘物也，此说近之。金不换，贵重之称也。

【集解】〔时珍曰〕生广西南丹诸州番峒深山中，采根暴干，黄黑色。团结者，状略似白及；长者如老干地黄，有节。味微甘而苦，颇似人参之味。或云：试法，以末糁猪血中，血化为水者乃真。近传一种草，春生苗，夏高三四尺。叶似菊艾而劲厚，有歧尖。茎有赤棱。夏秋开黄花，蕊如金丝，盘纽可爱，而气不香，花干则吐絮如苦荬絮。根叶味甘，治金疮折伤出血，及上下血病甚效。云是三七，而根大如牛蒡根，与南中来者不类，恐是刘寄奴之属，甚易繁衍。

根

【气味】甘、微苦，温，无毒。【主治】止血散血定痛，金刃箭伤跌扑杖疮血出不止者，嚼烂涂，或为末掺之，其血即止。亦主吐血衄血，下血血痢，崩中经水不止，产后恶血不下，血运血痛，赤目痈肿，虎咬蛇伤诸病。时珍。

【发明】〔时珍曰〕此药近时始出，南人军中用为金疮要药，云有奇功。又云：凡杖扑伤损，瘀血淋漓者，随即嚼烂，罨之即止，青肿者即消散。若受杖时，先服一二钱，则血不冲心，杖后尤宜服之，产后服亦良。大抵此药气温，味甘微苦，乃阳明、厥阴血分之药，故能治一切血病，与骐𬴂竭、紫矿相同。

叶

【主治】折伤跌扑出血；敷之即止，青肿经夜即散，余功同根。时珍。

第十三卷草部二目录

草之二 （山草类下三十九种）

上附方旧七十一，新二百一十四

第十三卷草部二

草之二 （山草类下三十九种）

黄连 （本经上品）

【释名】**王连**本经、**支连**药性。〔时珍曰〕其根连珠而色黄，故名。

【集解】〔别录曰〕黄连生巫阳川谷及蜀郡太山之阳，二月、八月采根。〔弘景曰〕巫阳在建平。今西间者色浅而虚，不及东阳、新安诸县最胜。临海诸县者不佳。用之当布掇去毛，令如连珠。〔保升曰〕苗似茶，丛生，一茎生三叶，高尺许，凌冬不凋，花黄色。江左者，节高若连珠。蜀都者，节下不连珠。今秦地及杭州、柳州者佳。〔颂曰〕今江、湖、荆、夔州郡亦有，而以宣城九节坚重相擎有声者为胜，施、黔者次之，东阳、歙州、处州者又次之。苗高一尺以来，叶似甘菊，四月开花黄色，六月结实似芹子，色亦黄。江左者根黄连珠，其苗经冬不凋，叶如小雉尾草，正月开花作细穗，淡白微黄色。六七月根紧，始堪采。〔恭曰〕蜀道者粗大，味极浓苦，疗渴为最。江东者节如连珠，疗痢大善。澧州者更胜。〔时珍曰〕黄连，汉末李当之本草，惟取蜀郡黄肥而坚者为善。唐时以澧州者为胜。今虽吴、蜀皆有，惟以雅州、眉州者为良。药物之兴废不同如此。大抵有二种：一种根粗无毛有珠，如鹰鸡爪形而坚实，色深黄；一种无珠多毛而中虚，黄色稍淡。各有所宜。

黄连

根

【修治】〔敩曰〕凡使以布拭去肉毛，用浆水浸二伏时，漉出，于柳木火上焙干用。〔时珍曰〕五脏六腑皆有火，平则治，动则病，故有君火相火之说，其实一气而已。黄连入手少阴心经，为治火之主药：治本脏之火，则生用之；治肝胆之实火，则以猪胆汁浸炒；治肝胆之虚火，则以醋浸炒；治上焦之火，则以酒炒；治中焦之火，则以姜汁炒；治下焦之火，则以盐水或朴硝炒；治气分湿热之火，则以茱萸汤浸炒；治血分块中伏火，则以干漆水炒；治食积之火，则以黄土炒。诸法不独为之引导，盖辛热能制其苦寒，咸寒能制其燥性，在用者详酌之。

【气味】**苦，寒，无毒。**〔别录曰〕微寒。〔普曰〕神农、岐伯、黄帝、雷公：苦，无毒。李当之：小寒。〔之才曰〕黄芩、龙骨、理石为之使，恶菊花、玄参、白鲜皮、芫花、白僵蚕。畏款冬、牛膝，胜乌头，解巴豆毒。〔权曰〕忌猪肉，恶冷水。〔敩曰〕服此药至十两，不得食猪肉；

若服至三年，一生不得食也。〔时珍曰〕道书言服黄连犯猪肉令人泄泻，而方家有猪肚黄连丸、猪脏黄连丸，岂只忌肉而不忌脏腑乎？

【主治】热气，目痛眦伤泣出，明目，肠澼腹痛下痢，妇人阴中肿痛。久服令人不忘。本经。主五脏冷热，久下泄澼脓血，止消渴大惊，除水利骨，调胃厚肠益胆，疗口疮。别录。治五劳七伤，益气，止心腹痛，惊悸烦躁，润心肺，长肉止血，天行热疾，止盗汗并疮疥。猪肚蒸为丸，治小儿疳气，杀虫。大明。羸瘦气急。藏器。治郁热在中，烦躁恶心，兀兀欲吐，心下痞满。元素。主心病逆而盛，心积伏梁。好古。去心窍恶血，解服药过剂烦闷及巴豆、轻粉毒。时珍。

【发明】〔元素曰〕黄连性寒味苦，气味俱厚，可升可降，阴中阳也，入手少阴经。其用有六：泻心脏火一也，去中焦湿热二也，诸疮必用三也，去风湿四也，赤眼爆发五也，止中部见血六也。张仲景治九种心下痞，五等泻心汤，皆用之。〔成无己曰〕苦入心，寒胜热，黄连、大黄之苦寒，以导心下之虚热。蛔得甘则动，得苦则安，黄连、黄柏之苦，以安蛔也。〔好古曰〕黄连苦燥，苦入心，火就燥。泻心者其实泻脾也，实则泻其子也。〔震亨曰〕黄连去中焦湿热而泻心火，若脾胃气虚，不能转运者，则以茯苓、黄芩代之。以猪胆汁拌炒，佐以龙胆草，则大泻肝胆之火。下痢胃口热禁口者，用黄连、人参煎汤，终日呷之。如吐再强饮，但得一呷下咽便好。〔刘完素曰〕古方以黄连为治痢之最。盖治痢惟宜辛苦寒药，辛能发散开通郁结，苦能燥湿，寒能胜热，使气宣平而已。诸苦寒药多泄，惟黄连、黄柏性冷而燥，能降火去湿而止泻痢，故治痢以之为君。〔宗奭曰〕今人多用黄连治痢，盖执以苦燥之义。下俚但见肠虚渗泄，微似有血，便即用之，又不顾寒热多少，惟欲尽剂，由是多致危困。若气实初病，热多血痢，服之便止，不必尽剂。虚而冷者，慎勿轻用。〔杲曰〕诸痛痒疮疡，皆属心火。凡诸疮宜以黄连、当归为君，甘草、黄芩为佐。凡眼暴发赤肿，痛不可忍者，宜黄连、当归以酒浸煎之。宿食不消，心下痞满者，须用黄连、枳实。〔颂曰〕黄连治目方多，而羊肝丸尤奇异。今医家洗眼，以黄连、当归、芍药等分，用雪水或甜水煎汤热洗之。冷即再温，甚益眼目。但是风毒赤目花翳，用之无不神效。盖眼目之病，皆是血脉凝滞使然，故以行血药合黄连治之，血得热则行，故乘热洗也。〔韩悆曰〕火分之病，黄连为主，不但泻心火而与芩、柏诸苦药列称者此也。凡目疾人以人乳浸蒸，或点或服之。生用为君，佐以官桂少许，煎百沸，入蜜空心服之，能使心肾交于顷刻。入五苓、滑石，大治梦遗。以黄土、姜汁、酒、蜜四炒为君，以使君子为臣，白芍药酒煮为佐，广木香为使，治小儿五疳。以茱萸炒者，加木香等分，生大黄倍之，水丸，治五痢。此皆得制方之法也。〔时珍曰〕黄连治目及痢为要药。古方治痢：香连丸，用黄连、木香；姜连散，用干姜、黄连；变通丸，用黄连、茱萸；姜黄散，用黄连、生姜。治消渴，用酒蒸黄连。治伏暑，用酒煮黄连。治下血，用黄连、大蒜。治肝火，用黄连、茱萸。治口疮，用黄连、细辛。皆是一冷一热，一阴一阳。寒因热用，热因寒用，君臣相佐，阴阳相济，最得制方之妙，所以有成功而无偏胜之害也。〔弘景曰〕俗方多用黄连治痢及渴，道方服食长生。〔慎微曰〕刘宋王微黄连赞云：黄连味苦，左右相因。断凉涤暑，阐命轻身。缙云昔御，飞跸上曼。不行而至，吾闻其人。又梁江淹黄连颂云：黄连上草，丹砂之次。御孽辟妖，长灵久视。骖龙行天，驯马匹地。鸿飞以仪，顺道则利。〔时珍曰〕本经、别录并无黄连久服长生之说，惟陶弘景言道方久服长生。神仙传载封君达、黑穴公，并服黄连五十年得仙。窃谓黄连大苦大寒之药，用之降火燥湿，中病即当止。岂可久服，便肃杀之令常行，而伐其生发冲和之气乎？素问载岐伯言：五味入胃，各归所喜攻。久而增气，物化之常也。气增而久，夭之由也。王冰注云：酸入肝为温，苦入心为热，辛入肺为清，咸入肾为寒，甘入脾为至阴而四气兼之，皆增其味而益其气，故各从本脏之气为用。所以久服黄连、苦参反热，从火化也。余味皆然。久则脏气偏胜，即有偏绝，则有暴夭之道。是以绝粒服饵之人不暴亡者，无五味偏助也。又秦观与乔希圣论黄连书云：闻公以眼疾饵黄连，至十数两犹不已，殆不可也。医经有久服黄连、苦参反热之说。此虽大寒，其味至苦，入胃则先归于心，久而不已，心火偏胜则热，乃其理也。况眼疾本于肝热，肝与心为子母。心火也，肝亦火也，肾孤脏也，人患一水不胜二火。岂可久服苦药，使心有所偏胜，是以火救火，其可乎？秦公此书，盖因王公之说而推详之也。我明荆端王素多火病，医令服金花丸，乃芩、连、栀、柏四味，饵至数年，其火愈炽，遂至内障丧明。观此则寒苦之药，不但使人不能长生，久则气增偏胜，速夭之由矣。当以素问之言为法。陶氏道书之说，皆谬谈也。杨士瀛云：黄连能去心窍恶血。

胡黄连（宋开宝）

【释名】割孤露泽〔时珍曰〕其性味功用似黄连，故名。割孤露泽，胡语也。

【集解】〔恭曰〕胡黄连出波斯国，生海畔陆地。苗若夏枯草，根头似鸟嘴，折之内似鸲鹆眼者良。八月上旬采之。〔颂曰〕今南海及秦陇间亦有之。初生似芦，干则似杨柳枯枝，心黑外黄，不拘时月收采。折之尘出如烟者，乃为真也。

根

【气味】苦，平，无毒。〔恭曰〕大寒。恶菊花、玄参、白鲜皮，解巴豆毒。忌猪肉，令人漏精。

【主治】补肝胆，明目，治骨蒸劳热三消，五心烦热，妇人胎蒸虚惊，冷热泄痢，五痔，厚肠胃，益颜色。浸人乳汁，点目甚良。苏恭。**治久痢成疳，小儿惊痫寒热不下食，霍乱下痢，伤寒咳嗽温疟，理腰肾，去阴汗。**开宝。**去果子积。**震亨。

黄芩（本经中品）

【释名】腐肠本经、**空肠**别录、**内虚**别录、**妒妇**吴普、**经芩**别录、**黄文**别录、**印头**吴普、**苦督邮**记事、**内实者名子芩**弘景、**条芩**纲目、**豚尾芩**唐本、**鼠尾芩**〔弘景曰〕圆者名子芩，破者名宿草，其腹中皆烂，故名腐肠。〔时珍曰〕芩说文作菳，谓其色黄也。或云芩者黔也，黔乃黄黑之色也。宿芩乃旧根，多中空，外黄内黑，即今所谓片芩，故又有腐肠、妒妇诸名。妒妇心黯，故以比之。子芩乃新根，多内实，即今所谓条芩。或云西芩多中空而色黔，北芩多内实而深黄。

【集解】〔别录曰〕黄芩生秭归川谷及冤句，三月三日采根阴干。〔弘景曰〕秭归属建平郡。今第一出彭城，郁州亦有之。惟深色坚实者好。俗方多用，道家不须。〔恭曰〕今出宜州、鄜州、

胡黄连

泾州者佳。兖州大实亦好，名豚尾芩。〔颂曰〕今川蜀、河东、陕西近郡皆有之。苗长尺余，茎干粗如箸，叶从地四面作丛生，类紫草，高一尺许，亦有独茎者，叶细长青色，两两相对，六月开紫花，根如知母粗细，长四五寸，二月、八月采根暴干。吴普本草云：二月生赤黄叶，两两四四相值。其茎空中，或方圆，高三四尺。四月花紫红赤。五月实黑根黄。二月至九月采。与今所说有小异也。

黄　芩

根

【气味】苦，平，无毒。〔别录曰〕大寒。〔普曰〕神农、桐君、雷公：苦，无毒。李当之：小温。〔杲曰〕可升可降，阴也。〔好古曰〕气寒，味微苦而甘，阴中微阳，入手太阴血分。〔元素曰〕气凉，味苦、甘，气厚味薄，浮而升，阳中阴也，入手少阳、阳明经。酒炒则上行。〔之才曰〕山茱萸、龙骨为之使，恶葱实，畏丹砂、牡丹、藜芦。得厚朴、黄连，止腹痛。得五味子、牡蛎，令人有子。得黄芪、白蔹、赤小豆、疗鼠瘘。〔时珍曰〕得酒，上行。得猪胆汁，除肝胆火。得柴胡，退寒热。得芍药，治下痢。得桑白皮，泻肺火。得白术，安胎。

【主治】诸热黄疸，肠澼泄痢，逐水，下血闭，恶疮疽蚀火疡。本经。疗痰热胃中热，小腹绞痛，消谷，利小肠，女子血闭淋露下血，小儿腹痛。别录。治热毒骨蒸，寒热往来，肠胃不利，破拥气，治五淋，令人宣畅，去关节烦闷，解热渴。甄权。下气，主天行热疾，疗疮排脓，治乳痈发背。大明。凉心，治肺中湿热，泻肺火上逆，疗上热，目中肿赤，瘀血壅盛，上部积血，补膀胱寒水，安胎，养阴退阳。元素。治风热湿热头疼，奔豚热痛，火咳肺痿喉腥，诸失血。时珍。

【发明】〔杲曰〕黄芩之中枯而飘者，泻肺火，利气，消痰，除风热，清肌表之热；细实而坚者，泻大肠火，养阴退阳，补膀胱寒水，滋其化源。高下之分与枳实、枳壳同例。〔元素曰〕黄芩之用有九：泻肺热，一也；上焦皮肤风热风湿，二也；去诸热，三也；利胸中气，四也；消痰膈，五也；除脾经诸湿，六也；夏月须用，七也；妇人产后养阴退阳，八也；安胎，九也。酒炒上行，主上部积血，非此不能除。下痢脓血，腹痛后重，身热久不能止者，与芍药、甘草同用之。凡诸疮痛不可忍者，宜芩、连苦寒之药，详上下分身梢及引经药用之。〔震亨曰〕黄芩降痰，假其降火也。凡去上焦湿热，须以酒洗过用。片芩泻肺火，须用桑白皮佐之。若肺虚者，多用则伤肺，必先以天门冬保定肺气而后用之。黄芩、白术乃安胎圣药，俗以黄芩为寒而不敢用，盖不知胎孕宜清热凉血，血不妄行，乃能养胎。黄芩乃上中二焦药，能降火下行，白术能补脾也。〔罗天益曰〕肺主气，热伤气，故身体麻木。又五臭入肺为腥，故黄芩之苦寒，能泻火补气而利肺，治喉中腥臭。〔颂曰〕张仲景治伤寒心下痞满泻心汤，凡四方皆用黄芩，以其主诸热、利小肠故也。又太阳病下之利不止，喘而汗出者，有葛根黄芩黄连汤，及主妊娠安胎散，亦多用之。〔时珍曰〕洁古张氏言黄芩泻肺火，治脾湿；东垣李氏言片芩治肺火，条芩治大肠火；丹溪朱氏言黄芩治上中二焦火；而张仲景治少阴证小柴胡汤，太阳少阳合病下利黄芩汤，少阳证下后心下满而不痛泻心汤，并用之；成无己言黄芩苦而入心，泄痞热。是黄芩能入手少阴阳明、手足太阴少阳六经矣。盖黄芩气寒味苦，色黄带绿，苦入心，寒胜热，泻心火，治脾之湿热，一则金不受刑，一则胃火不流入肺，即所以救肺也。肺虚不宜者，苦寒伤脾胃，损其母也。少阳之证，寒热胸胁痞满，默默不欲饮食，心烦呕，或渴或否，或小便不利。虽曰病在半表半里，而胸胁痞满，实兼心肺上焦之邪。心烦喜呕，默默不欲饮食，又兼脾胃中焦之证。故用黄芩以治手足少阳相火，黄芩亦少阳本经药也。成无己注伤寒论，但云柴胡、黄芩之苦，以发传邪之热，芍药、黄芩之苦，以坚敛肠胃之气，殊味其治火之妙。杨士瀛直指方云：柴胡退热，不及黄芩。盖亦不知柴胡之退热，乃苦以发之，散火之标也；黄芩之退热，乃寒能胜热，折火之本也。仲景又云：少阳证腹中痛者，去黄芩，加芍药。心下悸，小便不利者，去黄芩，加茯苓。似与别录治少腹绞痛、利小肠之文不合。成氏言黄芩寒中，苦能坚肾，故去之，盖亦不然。至此当以意逆之，辨以脉证可也。若因饮寒受寒，腹中痛，及饮水心下悸，小便不利，而脉不数者，是里无热证，则黄芩不可用也。若热厥腹痛，肺热而小便不利者，黄芩其可不用乎？故善观书者，先求之理，毋徒泥其文。昔有人素多酒欲，病少腹绞痛不可忍，小便如淋，诸药不效。偶用黄芩、木通、甘草三味煎服，遂止。王海藏言有人因虚服附子药多，病小便秘，服芩、连药而愈。此皆热厥之痛也，学者其可拘乎？予年二十时，因感冒咳嗽既久，且犯戒，遂病骨蒸发热，肤如火燎，每日吐痰碗许，暑月烦渴，寝食几废，六脉浮洪。遍服柴胡、麦门冬、荆沥诸药，月余益剧，皆以为必死矣。先君偶思李东垣治肺热如火燎，烦躁引饮而昼盛者，气分热也。宜一味黄芩汤，以泻肺经气分之火。遂按方用片芩一两，水二钟，煎一钟，顿服。次日身热尽退，而痰嗽皆愈。药中肯綮，如鼓应桴，医中之妙，有如此哉。

子

【主治】肠澼脓血。别录。

秦艽（音交　本经中品）

【释名】秦糺唐本、秦爪萧炳。〔恭曰〕秦艽俗作秦胶，本名秦糺，与纠同。〔时珍曰〕秦艽出秦中，以根作罗绞文纠者佳，故名秦艽、秦糺。

【集解】〔别录曰〕秦艽生飞鸟山谷，二月、八月采根暴干。〔弘景曰〕今出甘松、龙洞、蚕陵，以根作罗纹相交长大黄白色者为佳。中多冲土，用宜破去。〔恭曰〕今出泾州、鄜州、岐州者良。〔颂曰〕今河陕州郡多有之。其根土黄色而相交纠，长一尺以来，粗细不等。枝干高五六寸。叶婆娑，连茎梗俱青色，如莴苣叶。六月中开花紫色，似葛花，当月结子。每于春秋采根阴干。

根

【修治】〔敩曰〕秦艽须于脚文处认取：左文列为秦，治疾；右文列为艽，即发脚气。凡用秦，以布拭去黄白毛，乃用还元汤浸一宿，日干用。〔时珍曰〕秦艽但以左文者为良，分秦与艽为二名，谬矣。

【气味】苦，平，无毒。〔别录曰〕辛，微温。〔大明曰〕苦，冷。〔元素曰〕气微温，味苦。辛，阴中微阳，可升可降，入手阳明经。〔之才曰〕菖蒲为之使，畏牛乳。

【主治】寒热邪气，寒湿风痹，肢节痛，下水利小便。本经。疗风无问久新，通身挛急。别录。传尸骨蒸，治疳及时气。大明。牛乳点服，利大小便，疗酒黄、黄疸，解酒毒，去头风。甄权。**除阳明风湿，及手足不遂，口噤牙痛口疮，肠风泻血，养血荣筋。**元素。**泄热益胆气。**好古。**治胃热虚劳发热。**时珍。

【发明】〔时珍曰〕秦艽，手足阳明经药也，兼入肝胆，故手足不遂，黄疸烦渴之病须之，取其去阳明之湿热也。阳明有湿，则身体酸疼烦热；有热，则日晡潮热骨蒸。所以圣惠方治急劳烦热，身体酸疼，用秦艽、柴胡一两，甘草五钱，为末，每服三钱，白汤调下。治小儿骨蒸潮热，减食瘦弱，用秦艽、炙甘草各一两，每用一二钱，水煎服之。钱乙加薄荷叶五钱。

茈胡（本经上品）

【释名】地熏本经、**芸蒿**别录、**山菜**吴普、**茹草**吴普。〔恭曰〕茈是古柴字。上林赋云茈姜及尔雅云茈草，并作此茈字。此草根紫色，今太常用茈胡是也。又以木代系，相承呼为柴胡。且检诸本草无名此者。〔时珍曰〕茈字有柴、紫二音，茈姜、茈草之茈皆音紫，茈胡之茈音柴。茈胡生山中，嫩则可茹，老则采而为柴，故苗有芸蒿、山菜、茹草之名，而根名柴胡也。苏恭之说殊欠明。古本张仲景伤寒论，尚作茈字也。

【集解】〔别录曰〕茈胡叶名芸蒿，辛香可食，生弘农川谷及冤句，二月、八月采根暴干。〔弘景曰〕今出近道，状如前胡而强。博物志云：芸蒿叶似邪蒿，春秋有白蒻，长四五寸，香美可食，长安及河内并有之。〔恭曰〕伤寒大小柴胡汤，为痰气之要。若以芸蒿根为之，大谬矣。〔颂曰〕今关陕江湖间近道皆有之，以银州者为胜。二月生苗甚香。茎青紫坚硬，微有细线。叶似竹叶而稍紧小，亦有似斜蒿者，亦有似麦门冬叶而短者。七月开黄花。根淡赤色，似前胡而强。生丹州者结青子，与他处者不类。其根似芦头，有赤毛如鼠尾，独窠长者好。〔敩曰〕茈胡出在平州平县，即今银州银县也。西畔生处，多有白鹤、绿鹤于此飞翔，是茈胡香直上云间，若有过往闻者，皆气爽也。〔承曰〕柴胡以银、夏者最良，根如鼠尾，长一二尺，香味甚佳。今图经所载，俗不识其真，市人以同、华者代之。然亦胜于他处者，盖银、夏地方多沙，同、华亦沙苑所出也。〔机曰〕解散用北柴胡，虚热用海阳软柴胡为良。〔时珍曰〕银州即今延安府神木县，五原城是其废迹。所产柴胡长尺余而微白且软，不易得也。北地所产者，亦如前胡而软，今人谓之此柴胡是也，入药亦良。南土所产者，不似前胡，正如蒿根，强硬不堪使用。其苗有如韭叶者，竹叶者，以竹叶者为胜。其如邪蒿者最下也。按夏小正月令云：仲春芸始生。仓颉解诂云：芸，蒿也。似邪蒿，可食。亦柴胡之类，入药不甚良，故苏恭以为非柴胡云。近时有一种，根似桔梗、沙参，白色而大，市人以伪充银柴胡，殊无气味，不可不辨。

韭叶柴胡

根

【修治】〔敩曰〕凡采得银州柴胡，去须及头，用银刀削去赤薄皮少许，以粗布拭净，锉用。勿令犯火，立便无效也。

【气味】苦，平，无毒。〔别录曰〕微寒。〔普曰〕神农、岐伯、雷公：苦，无毒。〔大明曰〕甘。〔元素曰〕气味俱轻，阳也，升也，少阳经药，引胃气上升。苦寒以发散表热。〔杲曰〕升也，阴中之阳，手足少阳厥阴四经引经药也。在脏主血，在经主气。欲上升，则用根，以酒浸；欲中及下降，则用梢。〔之才曰〕半夏为之使，恶皂荚，畏女菀、藜芦。〔时珍曰〕行手足少阳，以黄芩为佐；行手足厥阴，以黄连为佐。

【主治】心腹，肠胃中结气，饮食积聚，寒热邪气，推陈致新。久服轻身明目益精。*本经*。除伤寒心下烦热，诸痰热结实，胸中邪气，五脏间游气，大肠停积水胀，及湿痹拘挛，亦可作浴汤。*别录*。治热劳骨节烦疼，热气肩背疼痛，劳乏羸瘦，下气消食，宣畅气血，主时疾内外热不解，单煮服之良。*甄权*。补五劳七伤，除烦止惊，益气力，消痰止嗽，润心肺，添精髓，健忘。*大明*。除虚劳，散肌热，去早晨潮热，寒热往来，胆痹，妇人产前产后诸热，心下痞，胸胁痛。*元素*。治阳气下陷，平肝胆三焦包络相火，及头痛眩运，目昏赤痛障翳，耳聋鸣，诸疟，及肥气寒热，妇人热入血室，经水不调，小儿痘疹余热，五疳羸热。*时珍*。

【发明】〔之才曰〕茈胡得桔梗、大黄、石膏、麻子仁、甘草、桂，以水一斗，煮取四升，入消石三方寸匕，疗伤寒寒热头痛，心下烦满。〔颂曰〕张仲景治伤寒，有大小柴胡，及柴胡加龙骨，柴胡加芒消等汤，故后人治寒热，此为最要之药。〔杲曰〕能引清气而行阳道，伤寒外，诸有热则加之，无热则不加也。又能引胃气上行，升腾而行春令者，宜加之。又凡诸疟以柴胡为君，随所发时所在经分，佐以引经之药。十二经疮疽中，须用柴胡以散诸经血结气聚，功与连翘同也。〔好古曰〕柴胡能去脏腑内外俱乏，既能引清气上行而顺阳道，又入足少阳。在经主气，在脏主血。前行则恶热，却退则恶寒。惟气之微寒，味之薄者，故能行经。若佐以三棱、广茂、巴豆之类，则能消坚积，是主血也。妇人经水适来适断，伤寒杂病，易老，俱用小柴胡汤，加以四物之类，并秦艽、牡丹皮辈，为调经之剂。又言妇人产后血热必用之药也。〔宗奭曰〕柴胡本经并无一字治劳，今人治劳方中鲜有不用者。呜呼！凡此误世甚多。尝原病劳，有一种其脏虚损，复受邪热，因虚而致劳，故曰劳者牢也，当须斟酌用之，如经验方中治劳热青蒿煎之用柴胡，正合宜尔，服之无不效，热去即须急止。若或无热，得此愈甚，虽至死，人亦不怨，目击甚多。日华子又谓补五劳七伤，药性论亦谓治劳之羸瘦。若此等病，苟无实热，医者执而用之，不死何待？注释本草，一字亦不可忽。盖万世之后，所误无穷，可不谨哉？如张仲景治寒热往来如疟状，用柴胡汤，正合其宜也。〔时珍曰〕劳有五劳，病在五脏。若劳在肝、胆、心、及包络有热，或少阳经寒热者，则柴胡乃手足厥阴少阳必用之药。劳在脾胃有热，或阳气下陷，则柴胡乃引清气、退热必用之药。惟劳在肺、肾者，不用可尔。然东垣李氏言诸有热者宜加之，无热则不加。又言诸经之疟，皆以柴胡为君。十二经疮疽，须用柴胡以散结聚。则是肺疟、肾疟，十二经之疮，有热者皆可用之矣。但要用者精思病原，加减佐使可也。寇氏不分脏腑经络有热无热，乃谓柴胡不治劳乏，一概摈斥，殊非通论。如和剂局方治上下诸血，龙脑鸡苏丸，用银柴胡浸汁熬膏之法，则世人知此意者鲜矣。按庞元英谈薮云：张知阁久病疟，热时如火，年余骨立。医用茸、附诸药，热益甚。召医官孙琳诊之。琳投小柴胡汤一帖，热减十之九，三服脱然。琳曰：此名劳疟，热从髓出，加以刚剂，气血愈亏，安得不瘦？盖热有在皮肤、在脏腑、在骨髓，非柴胡不可。若得银柴胡，只须一服；南方者力减，故三服乃效也。观此则得用药之妙的矣。寇氏之说，可尽凭乎？

苗

【主治】卒聋，捣汁频滴之。*千金*。

竹叶柴胡

本草纲目

四四四

前胡（别录中品）

前 胡

【释名】〔时珍曰〕按孙愐唐韵作湔胡，名义未解。

【集解】〔别录曰〕前胡二月、八月采根暴干。〔弘景曰〕近道皆有，生下湿地，出吴兴者为胜。根似柴胡而柔软，为疗殆微同之，本经上品有茈胡而无此，晚来医乃用之。〔大明曰〕越、衢、婺、睦等处者皆好，七八月采之，外黑里白。〔颂曰〕今陕西、梁汉、江淮、荆襄州郡及相州、孟州皆有之。春生苗，青白色，似斜蒿。初出时有白芽，长三四寸，味甚香美，又似芸蒿。七月内开白花，与葱花相类。八月结实。根青紫色。今鄜延将来者，大与柴胡相似。但柴胡赤色而脆，前胡黄而柔软，为不同尔。一说：今诸方所用前胡皆不同。汴京北地者，色黄白，枯脆绝无气味。江东乃有三四种：一种类当归、皮斑黑，肌黄而脂润，气味浓烈。一种色理黄白，似人参而细短，香味都微。一种如草乌头，肤赤而坚，有两三歧为一本，食之亦戟人咽喉，中破以姜汁溃捣服之，甚下膈解痰实。然皆非真前胡也。今最上者出吴中。又寿春生者，皆类柴胡而大，气芳烈，味亦浓苦，疗痰下气，最胜诸道者。〔敩曰〕凡使勿用野蒿根，缘真似前胡，只是味粗酸。若误用之，令人反胃不受食。若是前胡，味甘微苦也。〔时珍曰〕前胡有数种，惟以苗高一二尺，色似斜蒿，叶如野菊而细瘦，嫩时可食，秋月开黪白花，类蛇床子花，其根皮黑肉白，有香气为真。大抵北地者为胜，故方书称北前胡云。

根

【修治】〔敩曰〕修事先用刀刮去苍黑皮并髭土了，细锉，以甜竹沥浸令润，日中晒干用。

【气味】苦，微寒，无毒。〔权曰〕甘。辛、平。〔之才曰〕半夏为之使，恶皂荚，畏藜芦。

【主治】痰满，胸胁中痞，心腹结气，风头痛，去痰，下气，治伤寒寒热，推陈致新，明目益精。别录。能去热实，及时气内外俱热，单煮服之。甄权。治一切气，破癥结，开胃下食，通五脏，主霍乱转筋，骨节烦闷，反胃呕逆，气喘咳嗽，安胎，小儿一切疳气。大明。清肺热，化痰热，散风邪。时珍。

【发明】〔时珍曰〕前胡味甘、辛，气微平，阳中之阴，降也。乃手足太阴阳明之药，与柴胡纯阳上升入少阳厥阴者不同也。其功长于下气，故能治痰热喘嗽痞膈呕逆诸疾，气下则火降，痰亦降矣，所以有推陈致新之绩，为痰气要药。陶弘景言其与柴胡同功，非矣。治证虽同，而所入所主则异。

防风（本经上品）

【释名】铜芸本经、回芸吴普、阿草别录、屏风别录、蕳根别录、百枝别录、百蜚吴普。〔时珍曰〕防者，御也。其功疗风最要，故名。屏风者，防风隐语也。曰芸、曰茴、曰蕳者，其花如茴香，其气如芸蒿。蕳，兰也。

【集解】〔别录曰〕防风生沙苑川泽及邯郸、琅琊、上蔡，二月、十月采根暴干。〔普曰〕正月生叶细圆，青黑黄白。五月黄花。六月结实黑色。〔弘景曰〕郡县无名沙苑。今第一出彭城兰陵，即近琅琊者。郁州百市亦有之。次出襄州、义阳县界，亦可用。惟以实而脂润，头节坚如蚯蚓头者为好。〔恭曰〕今出齐州龙山最善，淄州、兖州、青州者亦佳。叶似牡蒿、附子苗等。沙苑在同州南，亦出防风，轻虚不如东道者，陶云无沙苑误矣。〔颂曰〕今汴东、淮、浙州郡皆有之。茎叶俱青绿色，茎深而叶淡，似青蒿而短小。春初时嫩紫红色，江东宋亳人采作菜茹，极爽口。五月开细白花，中心攒聚作大房，似莳萝花。实似胡荽子而大。根土黄色，与蜀葵根相类。二月、十月采。关中生者，三月、六月采之，然轻虚不及齐州者良。又有石防风，出河中府，根如蒿根而黄，叶青花白，五月开花，六月采根暴干，亦疗头风胀痛。〔时珍曰〕江淮所产多是石防风，生于山石之间。二月采嫩苗作菜，辛甘而香，呼为珊瑚菜。其根粗丑，其子亦可种，吴绶云：凡使以黄色而润者为佳，白者多沙条，不堪。

防风

【气味】甘，温，无毒。〔别录曰〕辛，无毒。又头者令人发狂，又尾者发人痼疾。〔普曰〕神农、黄帝、岐伯、桐君、雷公、扁鹊：甘，无毒。〔李当之〕小寒。〔元素曰〕味辛而甘，气温，气味俱薄，浮而升，阳也。手足太阳经之本药。〔好古曰〕又行足阳明、太阴二经。为肝经气分药。〔吴曰〕防风能致黄芪，黄芪得防风其功愈大，乃相畏而相使者也。〔之才曰〕得葱白能行周身，得泽泻、藁本疗风，得当归、芍药、阳起石、禹余粮疗妇人子脏风。畏萆薢，杀附子毒，恶藜芦、白蔹、干姜、芫花。

【主治】大风，头眩痛恶风，风邪目盲无所见，风行周身，骨节疼痛，久服轻身。本经。烦满胁痛风，头面去来，四肢挛急，字乳金疮内痉。别录。治三十六般风，男子一切劳劣，补中益神，风赤眼，止冷泪及瘫痪，通利五脏关脉，五劳七伤，羸损盗汗，心烦体重，能安神定志，匀气脉。大明。治上焦风邪，泻肺实，散头目中滞气，经络中留湿，主上部见血。元素。搜肝气。好古。

叶

【主治】中风热汗出。别录。〔颂曰〕江东一种防风，茹其嫩苗，云动风，与此文相反，岂别是一物耶？

花

【主治】四肢拘急，行履不得，经脉虚羸，骨节间痛，心腹痛。甄权。

子

【主治】疗风更优，调食之。苏恭。

【发明】〔元素曰〕防风，治风通用，身半以上风邪用身，身半以下风邪用梢，治风去湿之仙药也。风能胜湿故尔。能泻肺实，误服泻人上焦元气。〔杲曰〕防风治一身尽痛，乃卒伍卑贱之职，随所引而至，乃风药中润剂也。若补脾胃，非此引用不能行。凡脊痛项强，不可回顾，腰似折，项似拔者，乃手足太阳证，正当用防风。凡疮在胸膈以上，虽无手足太阳证，亦当用之，为能散结，去上部风。病人身体拘倦者，风也。诸疮见此证亦须用之。钱仲阳泻黄散中倍用防风者，乃于土中泻木也。

独活（本经上品）

羌独活

独活大而节疏

【释名】羌活本经、羌青本经、独摇草别录、护羌使者本经、胡王使者吴普、长生草〔弘景曰〕一茎直上，不为风摇，故曰独活。〔别录曰〕此草得风不摇，无风自动，故名独摇草。〔大明曰〕独活，是羌活母也。〔时珍曰〕独活以羌中来者为良，故有羌活、胡王使者诸名，乃一物二种也。正如川芎、抚芎、白术、苍术之义，入用微有不同，后人以为二物者非矣。

【集解】〔别录曰〕独活生雍州川谷，或陇西南安①。二月、八月采根暴干。〔弘景曰〕此州郡县并是羌地。羌活形细而多节软润，气息极猛烈。出益州北都西川者为独活，色微白，形虚大，为用亦相似而小不如。至易蛀，宜密器藏之。〔颂曰〕独活、羌活今出蜀汉者佳。春生苗叶如青麻。六月开花作丛，或黄或紫。结实时叶黄者，是夹石上所生；叶青者，是土脉中所生。本经云二物同一类。今人以紫色而节密者为羌活，黄色而作块者为独活。而陶隐居言独活色微白，形虚大，用与羌活相似。今蜀中乃有大独活，类桔梗而大，气味亦不与羌活相类，用之微寒而少效。今又有独活，亦自蜀中来，类羌活，微黄而极大，收时寸解干之，气味亦芳烈，小类羌活，又有槐叶气者，今京下多用之，极效验，意此为真者。而市人或择羌活之大者为独活，殊未为当。大抵此物有两种：西蜀者，黄色，香如蜜；陇西者，紫色，秦陇人呼为山前独活。古方但用独活，今方既用独活而又用羌活，兹为谬矣。〔机曰〕本经独活一名羌活，本非二物。后人见其形色气味不同，故为异论。然物多不齐，一种之中自有不同。仲景治少阴所用独活，必紧实者；东垣治太阳所用羌活，必轻虚者。正如黄芩取枯飘者名片芩治太阴，条实者名子芩治阳明之义同也。况古方但用独活无羌活，今方俱用，不知病宜两用耶？抑未之考耶？〔时珍曰〕独活、羌活乃一类二种，以中国者为独活，西羌者为羌活，苏颂所说颇明。按王贶易简方云：羌活须用紫色有蚕头鞭节者，独活是极大羌活有白如鬼眼者。寻常皆以老宿前胡为独活者，非矣。近时江淮山中出一种土当归，长近尺许，白肉黑皮，气亦芬香，如白芷气，人亦谓之水白芷，用充独活，解散亦用之，不可不辨。

根

【修治】〔敩曰〕采得细锉，以淫羊藿拌，挹二日，暴干去藿，用免烦人心。〔时珍曰〕此乃服食家治法，寻常去皮或焙用尔。

【气味】苦、甘，平，无毒。〔别录曰〕微温。〔权曰〕苦、辛。〔元素曰〕独活微温，甘、苦、辛，气味俱薄，浮而升，阳也，足少阴行经气分之药。羌活性温，辛苦，气味俱薄，浮而升，阳也，手足太阳行经风药，并入足厥阴少阳经气分。〔之才曰〕豚实为之使。〔弘景曰〕药无豚实，恐是蠡实也。

【主治】风寒所击，金疮止痛，奔豚痫痓，女子疝瘕。久服轻身耐老。本经。疗

---

① 安：原本作"要"，张本作"安"。《大观本草》、《政和本草》卷六独活条均作"安"，据改。

诸贼风，百节痛风，无问久新。别录。独活：治诸中风湿冷，奔喘逆气，皮肤苦痒，手足挛痛劳损，风毒齿痛。羌活：治贼风失音不语，多痒，手足不遂，口面歪斜，遍身癥痹、血癞。甄权。羌、独活：治一切风并气，筋骨挛拳，骨节酸疼，头旋目赤疼痛，五劳七伤，利五脏及伏梁水气。大明。治风寒湿痹，酸痛不仁，诸风掉眩，颈项难伸。李杲。去肾间风邪，搜肝风，泻肝气，治项强，腰脊痛。好古。散痈疽败血。元素。

【发明】〔恭曰〕疗风宜用独活，兼水宜用羌活。〔刘宗素曰〕独活不摇风而治风，浮萍不沉水而利水，因其所胜而为制也。〔张元素曰〕风能胜湿，故羌活能治水湿。独活与细辛同用，治少阴头痛。头运目眩，非此不能除。羌活与川芎同用，治太阳、少阴头痛，透关利节，治督脉为病，脊强而厥。〔好古曰〕羌活乃足太阳、厥阴、少阴药，与独活不分二种。后人因羌活气雄，独活气细。故雄者治足太阳风湿相搏，头痛、肢节痛、一身尽痛者，非此不能除，乃却乱反正之主君药也。细者治足少阴伏风，头痛、两足湿痹、不能动止者，非此不能治，而不治太阳之证。〔时珍曰〕羌活、独活皆能逐风胜湿，透关利节，但气有刚劣不同尔。素问云：从下上者，引而去之。二味苦辛而温，味之薄者，阴中之阳，故能引气上升，通达周身，而散风胜湿。按文系曰：唐刘师贞之兄病风。梦神人曰：但取胡王使者浸酒服便愈。师贞访问皆不晓。复梦其母曰：胡王使者，即羌活也。求而用之，兄疾遂愈。〔嘉谟曰〕羌活本手足太阳表里引经之药，又入足少阴、厥阴。名列君部之中，非比柔懦之主，小无不入，大无不通，故能散肌表八风之邪，利周身百节之痛。

土①当归 （纲目）

土 当 归

根

【气味】辛，温，无毒。

【主治】除风和血，煎酒服之。闪拗手足，同荆芥、葱白煎汤淋洗之。时珍。出卫生易简方。

都管草 （宋图经）

都 管 草

【集解】〔颂曰〕都管草生宜州田野，根似羌活头，岁长一节，苗高一尺许，叶似土当归，有重台，二月、八月采根阴干。施州生者作蔓，又名香毯，蔓长丈余，赤色，秋结红实，四时皆有，采其根枝，淋洗风毒疮肿。〔时珍曰〕按范成大桂海志云：广西出之，一茎六叶。

根

【气味】苦、辛，寒，无毒。

① 土：原作"玉"。参照本卷目录，据江西本改。

【主治】风肿痛毒赤疣，以醋摩涂之。亦治咽喉肿痛，切片含之，立愈。苏颂。解蜈蚣、蛇毒。时珍。

升麻（本经上品）

【释名】周麻〔时珍曰〕其叶似麻，其性上升，故名。按张揖广雅及吴普本草并云，升麻一名周升麻。则周或指周地，如今人呼川升麻之义。今别录作周麻，非省①文，即脱误也。

升 麻

【集解】〔别录曰〕升麻生益州山谷，二月、八月采根日干。〔弘景曰〕旧出宁州者第一，形细而黑，极坚实。今惟出益州，好者细削，皮青绿色，谓之鸡骨升麻。北部亦有，而形虚大，黄色。建平亦有，而形大味薄，不堪用。人言是落新妇根，不然也。其形相似，气色非也。落新妇亦解毒，取叶挼作小儿浴汤，主惊忤。〔藏器曰〕落新妇今人多呼为小升麻，功用同于升麻，亦大小有殊也。〔志曰〕升麻，今嵩高出者色青，功用不如蜀者。〔颂曰〕今蜀汉、陕西、淮南州郡皆有之，以蜀川者为胜。春生苗，高三尺以来。叶似麻叶，并青色。四月、五月着花，似粟穗，白色。六月以后结实，黑色。根如蒿根，紫黑色，多须。

根

【修治】〔敩曰〕采得刮去粗皮，用黄精自然汁浸一宿，暴干，锉蒸再暴用。〔时珍曰〕今人惟取里白外黑而紧实者，谓之鬼脸升麻，去须及头芦，锉用。

【气味】甘、苦，平、微寒，无毒。〔元素曰〕性温，味辛微苦，气味俱薄，浮而升，阳也，为足阳明、太阴引经的药。得葱白、白芷，亦入手阳明、太阴。〔杲曰〕葱白，散手阳明风邪。引石膏，止阳明齿痛。人参、黄芪，非此引之，不得上行。〔时珍曰〕升麻，同柴胡，引生发之气上行；同葛根，能发阳明之汗。

【主治】解百毒，杀百精老物殃鬼，辟瘟疫瘴气邪气，蛊毒入口皆吐出，中恶腹痛，时气毒疠，头痛寒热，风肿诸毒，喉痛口疮。久服不夭，轻身长年。本经。安魂定魄，鬼附啼泣，痈肿，游风肿毒。大明。小儿惊痫，热壅不通，疗痈肿豌豆疮，水煎绵沾拭疮上。甄权。治阳明头痛，补脾胃，去皮肤风邪，解肌肉间风热，疗肺痿咳唾脓血，能发浮汗。元素。牙根浮烂恶臭，太阳鼽衄，为疮家圣药。好古。消斑疹，行瘀血，治阳陷眩运，胸胁虚痛，久泄下痢，后重遗浊，带下崩中，血淋下血，阴痿足寒。时珍。

【发明】〔元素曰〕补脾胃药，非此为引用不能取效。脾痹非此不能除。其用有四：手足阳明引经，一也；升阳气于至阴之下，二也；去至高之上及皮肤风邪，三也；治阳明头痛，四也。〔杲曰〕升麻发散阳明风邪，升胃中清气，又引甘温之药上升，以补卫气之散而实其表。故元气不足者，用此于阴中升阳，又缓带脉之缩急。此胃虚伤冷，郁遏阳气于脾土者，宜升麻、葛根以

① 省：原作"有"，联系文义，据张本改。

升散其火郁。〔好古曰〕升麻葛根汤，乃阳明发散药。若初病太阳证便服之，发动其汗，必传阳明，反成其害也。朱肱活人书言瘀血入里，吐血衄血者，犀角地黄汤，乃阳明经圣药。如无犀角，以升麻代之。二物性味相远，何以代之？盖以升麻能引地黄及余药同入阳明也。〔时珍曰〕升麻引阳明清气上行，柴胡引少阳清气上行。此乃禀赋素弱，元气虚馁，及劳役饥饱生冷内伤，脾胃引经最要药也。升麻葛根汤，乃发散阳明风寒药也。时珍用治阳气郁遏，及元气下陷诸病，时行赤眼，每有殊效，神而明之，方可执泥乎？一人素饮酒，因寒月哭母受冷，遂病寒中，食无姜、蒜，不能一啜。至夏酷暑，又多饮水，兼怀怫郁。因病右腰一点胀痛，牵引右胁，上至胸口，则必欲卧。发则大便里急后重，频欲登圊。小便长而数，或吞酸，或吐水，或作泻，或阳痿，或厥逆，或得酒少止，或得热稍正。但受寒食寒，或劳役，或入房，或怒或饥，即时举发。一止则诸证混然，如无病人，甚则日发数次。服温脾胜湿滋补消导诸药，皆微止随发。时珍思之，此乃饥饱劳逸，内伤元气，清阳陷遏，不能上升所致也。遂用升麻葛根汤合四君子汤，加柴胡、苍术、黄耆煎服，服后仍饮酒一二杯助之。其药入腹，则觉清气上行，胸膈爽快，手足和暖，头目精明，神采迅发，诸证如扫。每发一服即止，神验无比。若减升麻、葛根，或不饮酒，则效便迟。大抵人年五十以后，其气消者多，长者少；降者多，升者少；秋冬之令多，而春夏之令少。若禀受弱而有前诸证者，并宜此药活法治之。素问云：阴精所奉其人寿，阳精所降其人夭。千古之下，窥其奥而阐其微者，张洁古、李东垣二人而已。外此，则著参同契、悟真篇者，旨与此同也。又升麻能解痘毒，惟初发热时，可用解毒；痘已出后，气弱或泄泻者，亦可少用；其升麻葛根汤，则见斑后必不可用，为其解散也。本草以升麻为解毒、吐蛊毒要药，盖以其为阳明本经药，而性又上升故也。按范石湖文集云：李焘为雷州推官，鞫狱得治蛊方，毒在上用升麻吐之，在腹用郁金下之，或合二物服之，不吐则下。此方活人甚多也。

苦参 <small>（本经中品）</small>

【释名】苦蘵本经、**苦骨**纲目、**地槐**别录、**水槐**本经、**菟槐**别录、**骄槐**别录、**野槐**纲目、**白茎**别录。又名芩茎、绿白、陵郎、虎麻。〔时珍曰〕苦以味名，参以功名，槐以叶形名也。苦蘵与菜部苦蘵同名异物。

【集解】〔别录曰〕苦参生汝南山谷及田野，三月、八月、十月采根暴干。〔弘景曰〕近道处处有之。叶极似槐叶，花黄色，子作荚，根味至苦恶。〔颂曰〕其根黄色，长五七寸许，两指粗细。三五茎并生，苗高三四尺以来。叶碎青色，极似槐叶，春生冬凋。其花黄白色，七月结实如小豆子。河北生者无花子。五月、六月、十月采根暴干。〔时珍曰〕七八月结用如萝卜子，角内有子二三粒，如小豆而坚。

苦参

根

【修治】〔敩曰〕采根，用糯米浓泔汁浸一宿，其腥秽气并浮在水面上，须重重淘过，即蒸之，从巳至申，取晒切用。

【气味】苦，寒，无毒。〔之才曰〕玄参为之使，恶贝母、菟丝、漏芦，反藜芦。〔时珍曰〕伏汞，制雌黄、焰消。

【主治】心腹结气，癥瘕积聚，黄疸，溺有余沥，逐水，除痈肿，补中，明目止泪。本经。养肝胆气，安五脏，平胃气，令人嗜食轻身，定志益精，利九窍，除伏热肠澼，止渴醒酒，小便黄赤，疗恶疮、下部䘌。别录。渍酒饮，治疥杀虫。弘景。治恶虫、胫酸。苏恭。治热毒风，皮肌烦躁生疮，赤癞眉脱，除，大热嗜睡，治腹中冷痛，中恶腹痛。甄权。杀疳虫。炒存性，米饮服，治肠风泻血并热痢。时珍。

【发明】〔元素曰〕苦参味苦气沉纯阴，足少阴肾经君药也。治本经须用，能逐湿。〔颂曰〕古今方用治风热疮疹最多。〔宗奭曰〕沈存中笔谈，载其苦腰重久坐不能行，有一将佐曰：此乃病齿数年，用苦参揩齿，其气味入齿伤肾所致也。后有太常少卿舒昭亮，亦用苦参揩齿，岁久亦病腰。自后悉不用之，腰疾皆愈。此皆方书不载者。〔震亨曰〕苦参能峻补阴气，或得之而致腰重者，因其气降而不升也，非伤肾之谓也。其治大风有功，况风热细疹乎？〔时珍曰〕子午乃少阴君火对化，故苦参、黄柏之苦寒，皆能补肾，盖取其苦燥湿，寒除热也。热生风，湿生虫，故又能治风杀虫。惟肾水弱而相火胜者，用之相宜。若火衰精冷，真元不足，及年高之人，不可用也。素问云：五味入胃，各归其所喜攻，久而增气，物化之常也。气增而久，天之由也。王冰注云：入肝为温，入心为热，入肺为清，入肾为寒，入脾为至阴而兼四气，皆为增其味而益其气，各从本脏之气。故久服黄连、苦参而反热者，此其类也。气增不已，则脏气有偏胜，偏胜则脏有偏绝，故有暴夭。是以药不具五味，不备四气，而久服之，虽且获胜，久必暴夭。但人疏忽，不能精候尔。张从正亦云：凡药皆毒也。虽甘草、苦参，不可不谓之毒。久服则五味各归其脏，必有偏胜气增之患。诸药皆然，学者当触类而长之可也。至于饮食亦然。又按史记云：太仓公淳于意医齐大夫病龋齿，灸左手阳明脉，以苦参汤日漱三升，出入，其风五六日愈。此亦取其去风气湿热、杀虫之义。

实十月收采。

【气味】同根。

【主治】久服轻身不老，明目。饵如槐子法，有验。苏恭。

白鲜（音仙 本经中品）

【释名】白膻弘景、白羊鲜弘景、地羊鲜图经、金雀儿椒日华。〔弘景曰〕俗呼为白羊鲜。气息正似羊膻，故又名白膻。〔时珍曰〕鲜者，羊之气也。此草根白色，作羊膻气，其子累累如椒，故有诸名。

【集解】〔别录曰〕白鲜皮生上谷川谷及冤句，四月、五月采根阴干。〔弘景曰〕近道处处有，以蜀中者为良。〔恭曰〕其叶似茱萸，高尺余，根皮白而心实，花紫白色。根宜二月采，若四月、五月采，便虚恶矣。〔颂曰〕今河中、江宁府、滁州、润州皆有之。苗高尺余，茎青，叶稍白，如槐亦似茱萸。四月开花淡紫色，似小蜀葵花。根似小蔓青，皮黄白而心实。山人采嫩苗为菜茹。

根皮

【气味】苦，寒，无毒。〔别录曰〕咸。〔之才曰〕恶螵蛸、桔梗、茯苓、萆薢。

白鲜皮

【主治】头风黄疸，咳逆淋沥，女子阴中肿痛，湿痹死肌，不可屈伸起止行步。本经。疗四肢不安，时行腹中大热饮水，欲走大呼，小儿惊痫，妇人产后余痛。别录。治一切热毒风、恶风、风疮疥癣赤烂，眉发脱脆，皮肌急，壮热恶寒，解热黄、酒黄、急黄、谷黄、劳黄。甄权。通关节，利九窍及血脉，通小肠水气，天行时疾，头痛眼疼。其花同功。大明。治肺嗽。苏颂。

【发明】〔时珍曰〕白鲜皮气寒善行，味苦性燥，足太阴、阳明经去湿热药也。兼入手太阴、阳明，为诸黄风痹要药。世医止施之疮科，浅矣。

延胡索 (宋开宝)

【释名】玄胡索〔好古曰〕本名玄胡索，避宋真宗讳，改玄为延也。

【集解】〔藏器曰〕延胡索生奚国，从安东来，根如半夏，色黄。〔时珍曰〕奚乃东北夷也。今二茅山西上龙洞种之。每年寒露后栽，立春后生苗，叶如竹叶样，三月长三寸高，根丛生如芋卵样，立夏掘起。

延胡索

根

【气味】辛，温，无毒。〔珣曰〕苦、甘。〔杲曰〕甘、辛，温，可升可降，阴中阳也。〔好古曰〕苦、辛，温，纯阳，浮也，入手、足太阴经。

【主治】破血，妇人月经不调，腹中结块，崩中淋露，产后诸血病，血运，暴血冲上，因损下血。煮酒或酒磨服。开宝。除风治气，暖腰膝，止暴腰痛，破癥癖，扑损瘀血，落胎。大明。治心气小腹痛，有神。好古。散气，治肾气，通经络。李珣。活血利气，止痛，通小便。时珍。

【发明】〔珣曰〕主肾气，及破产后恶露或儿枕，与三棱、鳖甲、大黄为散甚良，虫蛀成末者尤良。〔时珍曰〕玄胡索味苦微辛，气温，入手足太阴厥阴四经，能行血中气滞，气中血滞，故专治一身上下诸痛，用之中的，妙不可言。荆穆王妃胡氏，因食荞麦面着怒，遂病胃脘当心痛，不可忍。医用吐下行气化滞诸药，皆入口即吐，不能奏功。大便三日不通。因思雷公炮炙论云：心痛欲死，速觅延胡。乃以玄胡索末三钱，温酒调下，即纳入，少顷大便行而痛遂止。又华老年五十余，病下痢腹痛垂死，已备棺木。予用此药三钱，米饮服之，痛即减十之五，调理而安。按方勺泊宅编云：一人病遍体作痛，殆不可忍。都下医或云中风，或云中湿，或云脚气，药悉不效。周离亨言：是气血凝滞所致。用玄胡索、当归、桂心等分，为末，温酒服三四钱，随量频进，以止为度，遂痛止。盖玄胡索能活血化气，第一品药也。其后赵待制霆因导引失节，肢体拘挛，亦用此数服而愈。

贝母 (本经中品)

【释名】䒷尔雅（音萌）、勤母别录、苦菜别录、苦花别录、空草别录、药实〔弘景曰〕形似聚贝子，故名贝母。〔时珍曰〕诗云言采其蝱，即此。一作虻，谓根状如虻也。苦菜、药实，与野苦荬、黄药子同名。

贝　母

【集解】〔别录曰〕贝母生晋地，十月采根暴干。〔恭曰〕其叶似大蒜。四月蒜熟时，采之良。若十月，苗枯根亦不佳也。出润州、荆州、襄州者最佳，江南诸州亦有。〔颂曰〕今河中、江陵府、郧、寿、随、郑、蔡、润、滁州皆有之。二月生苗，茎细，青色。叶亦青，似荞麦叶，随苗出。七月开花，碧绿色，形如鼓子花。八月采根，根有瓣子，黄白色，如聚贝子。此有数种。陆玑诗疏云：蝱，贝母也。叶如栝楼而细小。其子在根下，如芋子，正白，四方连累相着，有分解。今近道出者正类此。郭璞注尔雅言白花叶似韭，此种罕复见之。〔敩曰〕贝母中有独颗团不作两片无皱者，号曰丹龙精，不入药用。误服令人筋脉永不收，惟以黄精、小蓝汁服之，立解。

根

【修治】〔敩曰〕凡使，先于柳木灰中炮黄，擘去内口鼻中有米许大者心一颗，后拌糯米于鏊上同炒，待米黄，去米用。

【气味】辛。平，无毒。〔别录曰〕苦，微寒。〔恭曰〕味甘、苦，不辛。〔之才曰〕厚朴、白微为之使，恶桃花，畏秦艽、莽草、礜石，反乌头。

【主治】伤寒烦热，淋沥邪气疝瘕，喉痹乳难，金疮风痉。本经。疗腹中结实，心下满，洗洗恶风寒，目眩项直，咳嗽上气，止烦热渴，出汗，安五脏，利骨髓。别录。服之不饥断谷。弘景。消痰，润心肺。末和沙糖丸含，止嗽。烧灰油调，敷人畜恶疮，敛疮口。大明。主胸胁逆气，时疾黄疸。研末点目，去肤翳。以七枚作末酒服，治产难及胞衣不出。与连翘同服，主项下瘤瘿疾。甄权。

【发明】〔承曰〕贝母能散心胸郁结之气，故诗云，言采其蝱，是也。作诗者，本以不得志而言。今用治心中气不快、多愁郁者，殊有功，信矣。〔好古曰〕贝母乃肺经气分药也。仲景治寒实结胸外无热证者，三物小陷胸汤主之，白散亦可，以其内有贝母也。成元己云：辛散而苦泄，桔梗、贝母之苦辛，用以下气。〔机曰〕俗以半夏有毒，用贝母代之。夫贝母乃太阴肺经之药，半夏乃太阴脾经、阳明胃经之药，何可以代？若虚劳咳嗽、吐血咯血、肺痿肺痈、妇人乳痈痈疽及诸郁之证，半夏乃禁忌，皆贝母为向导，犹可代也；至于脾胃湿热，涎化为痰，久则生火，痰火上攻，昏愦僵仆塞涩诸证，生死旦夕，亦岂贝母可代乎？〔颂曰〕贝母治恶疮。唐人记其事云：江左尝有商人，左膊上有疮如人面，亦无他苦。商人戏以酒滴口中，其面赤色。以物食之，亦能食，多则膊内肉胀起。或不食，则一臂痹焉。有名医教其历试诸药，金石草木之类，悉无所苦。至贝母，其疮乃聚眉闭目。商人喜，因以小苇筒毁其口灌之，数日成痂遂愈，然不知何疾也。本经言主金疮，此岂金疮之类欤？

山慈姑（宋嘉祐）

【释名】金灯拾遗、鬼灯檠纲目、朱姑纲目、鹿蹄草纲目、无义草〔时珍曰〕根状如水慈姑，花状如灯笼而朱色，故有诸名。段成式酉阳杂俎云：金灯之花与叶不相见，人恶种之，谓之无义草。又有试剑草，亦名鹿蹄草，与此同名，见后草之五。

【集解】〔藏器曰〕山慈姑生山中湿地，叶似车前，根如慈姑。〔大明曰〕零陵间有一种团慈姑，根如小蒜，所主略同。〔时珍曰〕山慈姑处处有之。冬月生叶，如水仙花之叶而狭。二月中抽一茎，如箭杆，高尺许。茎端开花白色，亦有红色、黄色者，上有黑点，其花乃众花簇成一朵，如丝纽成可爱。三月结子，有三棱。四月初苗枯，即掘取其根，状如慈姑及小蒜，迟则苗腐难寻矣。根苗与老鸦蒜极相类，但老鸦根无毛，慈姑有毛壳包裹为异尔。用之，去毛壳。

山慈姑

根

【气味】甘、微辛、有小毒。

【主治】痈肿疮瘘瘰疬结核等，醋磨傅之。亦剥人面皮，除皯黯。藏器。主疔肿，攻毒破皮，解诸毒蛊毒，蛇虫狂犬伤。时珍。

叶

【主治】疮肿，入蜜捣涂疮口，候清血出，效。慎微。涂乳痈、便毒尤妙。时珍。

花

【主治】小便血淋涩痛，同地檗花阴干，每用三钱，水煎服。圣惠。

石蒜（宋图经）

【释名】乌蒜纲目、老鸦蒜救荒、蒜头草纲目、婆婆酸纲目、一枝箭纲目、水麻图经。〔时珍曰〕蒜以根状名，箭以茎状名。

【集解】〔颂曰〕水麻生鼎州、黔州，其根名石蒜，九月采之。或云金灯花根，亦名石蒜，即此类也。〔时珍曰〕石蒜处处下湿地有之，古谓之乌蒜，俗谓之老鸦蒜、一枝箭是也。春初生叶，如蒜秧及山慈姑叶，背有剑脊，四散布地。七月苗枯，乃于平地抽出一茎如箭杆，长尺许。茎端开花四五朵，六出红色，如山丹花状而瓣长，黄蕊长须。其根状如蒜，皮色紫赤，肉白色，此有小毒，而救荒本草言其可炸熟水浸过食，盖为救荒尔。一种叶如大韭，四五月抽茎，开花如小萱花黄白色者，谓之铁色箭，功与此同。二物并抽茎开花，后乃生叶，叶花不相见，与金灯同。

石蒜

根

【气味】辛、甘，温，有小毒。

【主治】敷贴肿毒。苏颂。疗疮恶核，可水煎服取汗，及捣敷之。又中溪毒者，酒煎半升服，取吐良。时珍。

水仙（会编）

【释名】金盏银台〔时珍曰〕此物宜卑湿处，不可缺水，故名水仙。金盏银台，花之状也。

【集解】〔机曰〕水仙花叶似蒜，其花香甚清。九月初栽于肥壤，则花茂盛，瘦地则无花。五月初收根，以童尿浸一宿，晒干，悬火暖处。若不移宿根更旺。〔时珍曰〕水仙丛生下湿处。其根似蒜及薤而长，外有赤皮裹之。冬月生叶，似薤及蒜。春初抽茎，如葱头。茎头开花数朵，大如簪头，状如酒杯，五尖上承，黄心，宛然盏样，其花莹韵，其香清幽。一种千叶者，花皱，下轻黄而上淡白，不作杯状，人重之，指为真水仙，盖不然，乃一物二种尔。亦有红花者。按段成式西阳杂俎云：捺祗出拂林国，根大如鸡卵，叶长三四尺，似蒜，中心抽条，茎端开花，六出红白色，花心黄赤，不结子，冬生夏死。取花压油，涂身去风气。据此形状，与水仙仿佛，岂外国名谓不同耶？

根

【气味】苦、微辛，滑，寒，无毒。〔土宿真君曰〕取汁伏汞，煮雄黄，拒火。

【主治】痈肿及鱼骨哽。时珍。

花

【主治】作香泽，涂身理发，去风气。又疗妇人五心发热，同干荷叶、赤芍药等分，为末，白汤每服二钱，热自退也。时珍。出卫生易简方。

白茅（本经中品）

【释名】根名茹根本经、**兰根**本经、**地筋**别录。〔时珍曰〕茅叶如矛，故谓之茅。其根牵连，故谓之茹。易曰：拔茅连茹，是也。有数种：夏花者为茅，秋花者为菅。二物功用相近，而名谓不同。诗云，白华菅兮，白茅束兮，是也。别录不分茅菅乃二种，谓茅根一名地菅、一名地筋，而有名未用又出地筋，一名菅根。盖二物之根状皆如筋，可通名地筋，不可并名菅也，正之。

【集解】〔别录曰〕茅根生楚地山谷田野，六月采根。〔弘景曰〕此即今白茅菅。诗云，露彼菅茅，是也。其根如渣芹甜美。〔颂曰〕处处有之。春生芽，布地如针，俗谓之茅针，亦可啖，甚益小儿。夏生白花茸茸然，至秋而枯。其根至洁白，六月采之。又有菅，亦茅类也。陆玑草木疏云：菅似茅而滑无毛，根下五寸中有白粉者，柔韧宜为索，沤之尤善。其未沤者名野菅，入药与茅功等。〔时珍曰〕茅有白茅、菅茅、黄茅、香茅、芭茅数种，叶皆相似。白茅短小，三四月开白花成穗，结细实。其根甚长，白软如筋而有节，味甘，俗呼丝茅，可以苫盖，及供祭祀苞苴之用，本经所用茅根是也。其根干之，夜视有光，故腐则变为萤火。菅茅只生山上，似白茅而长，入秋抽茎，开花成穗如荻花，结实尖黑，长

白 茅

分许，粘衣刺人。其根短硬如细竹根，无节而微甘，亦可入药，功不及白茅，尔雅所谓白华野菅是也。黄茅似菅茅，而茎上开叶、茎下有白粉、根头有黄毛，根亦短而细硬无节，秋深开花穗如菅，可为索绹，古名黄菅，别录所用菅根是也。香茅一名菁茅，一名琼茅，生湖南及江淮间，叶有三脊，其气香芬，可以包籍及缩酒，禹贡所谓荆州苞匦菁茅是也。芭茅丛生，叶大如蒲，长六七尺，有二种，即芒也。见后芒下。

茅根

【气味】甘，寒，无毒。

【主治】劳伤虚羸，补中益气，除瘀血血闭寒热，利小便。本经。下五淋，除客热在肠胃，止渴坚筋，妇人崩中。久服利人。别录。主妇人月经不匀，通血脉淋沥。大明。止吐衄诸血，伤寒哕逆，肺热喘急，水肿黄疸，解酒毒。时珍。

【发明】〔弘景曰〕茅根服食断谷甚良。俗方稀用，惟煎汁疗淋及崩中尔。〔时珍曰〕白茅根甘，能除伏热，利小便，故能止诸血哕逆喘急消渴，治黄疸水肿，乃良物也。世人因微而忽之，惟事苦寒之剂，致伤冲和之气，乌足知此哉？

茅针即初生苗也。拾遗。

【气味】甘，平，无毒。〔大明曰〕凉。

【主治】下水。别录。治消渴，能破血。甄权。通小便，治鼻衄及暴下血，水煮服之。恶疮痈肿、软疖未溃者，以酒煮服，一针一孔，二针二孔。生授，傅金疮止血。藏器。

花

【气味】甘，温，无毒。

【主治】煎饮，止吐血衄血，并塞鼻。又傅灸疮不合。署刀箭金疮，止血并痛。大明。

屋上败茅

【气味】苦，平，无毒。

【主治】卒吐血，锉三升，酒浸煮一升服。和酱汁研，敷斑疮及蚕啮疮。藏器。四角茅，主鼻洪。大明。

【发明】〔时珍曰〕按陈文中小儿方：治痘疮溃烂，难靥不干。多年墙屋上烂茅，择洗焙干，为末掺之。此盖取其性寒而解毒，又多受雨露霜雪之气，兼能燥湿也。

地筋菅茅

地筋（别录有名未用）

【释名】菅根别录、土筋同。

【集解】〔别录曰〕地筋生汉中，根有毛，三月生，四月实白，三月三日采根。〔弘景曰〕疑此即是白茅而小异也。〔藏器曰〕地筋如地黄，根叶并相似，而细多毛，生平泽，功用亦同地黄，李邕方中用之。〔时珍曰〕此乃黄菅茅之根也，功与白茅根相同，详见白茅下。陈藏器所说，别是一物，非菅根也。

【气味】甘，平，无毒。

【主治】益气止渴，除热在腹脐，利筋。别录。根，苗、花，功与白茅同。时珍。

芒（拾遗）

【校正】并入拾遗石芒、败芒箔。

【释名】杜荣尔雅、笆芒寰宇志、笆茅〔时珍曰〕芒，尔雅作芏。今俗谓之笆茅，可以为篱笆故也。

【集解】〔藏器曰〕尔雅：芏，杜荣。郭璞注云：草似茅，皮可为绳索履属也。今东人多以为箔。又曰：石芒生高山，如芒而节短，江西呼为折草，六七月生穗如荻。〔时珍曰〕芒有二种，皆丛生，叶皆如茅而大，长四五尺，甚快利，伤人如锋刃。七月抽长茎，开白花成穗，如芦苇花者，芒也；五月抽短茎，开花如芒者，石芒也。并于花将放时剥其箨皮，可为绳箔草履诸物，其茎穗可为扫帚也。

芒

茎

【气味】甘，平，无毒。

【主治】人畜为虎狼等伤，恐毒入内。取茎杂葛根浓煮汁服，亦生取汁服。藏器。煮汁服，散血。时珍。

败芒箔

【主治】产妇血满腹胀，血渴，恶露不尽，月闭，止好血，下恶血，去鬼气疰痛癥结，酒煮服之。亦烧末，酒下。弥久着烟者佳。藏器。

龙胆（本经中品）

【释名】陵游〔志曰〕叶如龙葵，味苦如胆，因以为名。

【集解】〔别录曰〕龙胆生齐朐山谷及冤句，二月、八月、十一月、十二月采根阴干。〔弘景曰〕今出近道，以吴兴者为胜。根状似牛膝，其味甚苦。〔颂曰〕宿根黄白色，下抽根十余条，类牛膝而短。直上生苗，高尺余。四月生叶如嫩蒜，细茎如小竹枝。七月开花，如牵牛花，作铃铎状，青碧色。冬后结子，苗便枯。俗呼草龙胆。又有山龙胆，味苦涩，其叶经霜雪不凋。山人用治四肢疼痛，与此同类而别种也。采无时候。

根

【修治】〔敩曰〕采得阴干。用时，铜刀切去须上头子，锉细，甘草汤浸一宿，漉出，暴干用。

【气味】苦、涩，大寒，无毒。〔敩曰〕空腹饵之，令人溺不禁。〔之才曰〕贯众、小豆为之使，恶地黄、防葵。

龙　胆

【主治】骨间寒热，惊痫邪气，续绝伤，定五脏，杀蛊毒。本经。除胃中伏热，时气温热，热泄下痢，去肠中小虫，益肝胆气，止惊惕。久服益智不忘，轻身耐老。别录。治小儿壮热骨热，惊痫入心，时疾热黄，痈肿口干。甄权。客忤疳气，热狂，明目止烦，治疮疥。大明。去目中黄及睛赤肿胀，瘀肉高起，痛不可忍。元素。退肝经邪热，除下焦湿热之肿，泻膀胱火。李杲。疗咽喉痛，风热盗汗。时珍。

【发明】〔元素曰〕龙胆味苦性寒，气味俱厚，沉而降，阴也，足厥阴、少阳经气分药也。其用有四：除下部风湿，一也；及湿热，二也；脐下至足肿痛，三也；寒湿脚气，四也。下行之功与防己同，酒浸则能上行，外行以柴胡为主，龙胆为使，治眼中疾必用之药。〔好古曰〕益肝胆之气而泄火。〔时珍曰〕相火寄在肝胆，有泻无补，故龙胆之益肝胆之气，正以其能泻肝胆之邪热也。但大苦大寒，过服恐伤胃中生发之气，反助火邪，亦久服黄连反从火化之义。别录久服轻身之说，恐不足信。

细辛（本经上品）

【释名】小辛本经、少辛〔颂曰〕华州真细辛。根细而味极辛，故名之曰细辛。〔时珍曰〕小辛、少辛皆此义也。按山海经云，浮戏之山多少辛。管子云，五沃之土，群药生少辛，是矣。

【集解】〔别录曰〕细辛生华阴山谷，二月、八月采根阴干。〔弘景曰〕今用东阳临海者，形段乃好，而辛烈不及华阴、高丽者。用之去其头节。〔当之曰〕细辛如葵赤黑，一根一叶相连。〔颂曰〕今处处有之，皆不及华阴者为真，其根细而极辛。今人多以杜衡为之。杜衡根似饭帚密闹，细长四五寸，微黄白色，江淮呼为马蹄香，不可误用。〔宗奭曰〕细辛叶如葵，赤黑色，非此则杜衡也。杜衡叶如马蹄之下，故俗名马蹄香。芦根似白前，又似细辛。按沈括梦溪笔谈云：细辛出华山，极细而直，柔韧，深紫色，味极辛，喻之习习如椒而更甚于椒。本草云，细辛水渍令直，是以杜衡伪为之也。东南所用细辛，皆杜衡也。杜衡黄白色，拳曲而脆，干则作团，又谓之马蹄。襄汉间又有一种细辛，极细而直，色黄白，乃是鬼督邮，亦非细辛也。〔时珍曰〕博物志言杜衡乱细辛，自古已然矣。沈氏所说甚详。大抵能乱细辛者，不止杜衡，皆当以根苗色味细辨之。叶似小葵，柔茎细根，直而色紫，味极辛者，细辛也。叶似马蹄，茎微粗，根曲而黄白色，味亦辛者，杜衡也。一茎直上，茎端生叶如伞，根似细辛，微粗直而黄白色，味辛微苦者，鬼督邮也。似鬼督邮而色黑者，及己也。叶似小桑，根似细辛，微粗长而黄色，味辛而有臊气者，徐长卿也。叶似柳而根似细辛，粗长黄白色而味苦者，白微也。似白微而白直味甘者，白前也。

细　辛

根

【修治】〔敩曰〕凡使细辛，切去头子，以瓜水浸一宿，暴干用。须拣去双叶者，服之害人。

【气味】辛，温，无毒。〔普曰〕神农、黄帝、雷公、桐君：小温。岐伯：无毒。李当之：

小寒。〔权曰〕苦、辛。〔之才曰〕曾青、枣根为之使。得当归、芍药、白芷、芎䓖、牡丹、藁本、甘草，共疗妇人。得决明、鲤鱼胆、青羊肝，共疗目痛。恶黄芪、狼毒、山茱萸。忌生菜、狸肉。畏硝石、滑石。反藜芦。

【主治】 咳逆上气，头痛脑动，百节拘挛，风湿痹痛死肌。久服明目利九窍，轻身长年。本经。温中下气，破痰利水道，开胸中滞结，除喉痹齆鼻不闻香臭，风痫癫疾，下乳结，汗不出，血不行，安五脏，益肝胆，通精气。别录。添胆气，治嗽，去皮风湿痒，风眼泪下，除齿痛，血闭，妇人血沥腰痛。甄权。含之，去口臭。弘景。润肝燥，治督脉为病，脊强而厥。好古。治口舌生疮，大便燥结，起目中倒睫。时珍。

【发明】 〔宗奭曰〕治头面风痛，不可缺此。〔元素曰〕细辛气温，味大辛，气厚于味，阳也，升也，入足厥阴、少阴血分，为手少阴引经之药。香味俱细，故入少阴，与独活相类。以独活为使，治少阴头痛如神。亦止诸阳头痛，诸风通用之。味辛而热，温少阴之经，散水气以去内寒。〔成无己曰〕水停心下不行，则肾气燥，宜辛以润之。细辛之辛，以行水气而润燥。〔杲曰〕胆气不足，细辛补之。又治邪气自里之表，故仲景少阴证，用麻黄附子细辛汤。〔时珍曰〕气之厚者能发热，阳中之阳也。辛温能散，故诸风寒风湿头痛痰饮胸中滞气惊痫者，宜用之。口疮喉痹齇齿诸病用之者，取其能散浮热，亦火郁则发之之义也。辛能泄肺，故风寒咳嗽上气者，宜用之。辛能补肝，故胆气不足，惊痫眼目诸病，宜用之。辛能润燥，故通少阴及耳窍，便涩者宜用之。〔承曰〕细辛非华阴者不得为真。若单用末，不可过一钱。多则气闷塞不通者死，虽死无伤。近年开平狱中尝治此，不可不记。非本有毒，但不识多寡耳。

杜衡 <small>（别录中品）</small>

【释名】 杜葵纲目、马蹄香唐本、土卤尔雅、土细辛纲目。〔恭曰〕杜衡叶似葵，形似马蹄，故俗名马蹄香。〔颂曰〕尔雅：杜又名土卤，然杜若亦名杜衡，或疑是杜若，而郭璞注云，似葵，当是杜衡也。

【集解】 〔别录曰〕杜衡生山谷，三月三日采根，熟洗暴干。〔弘景曰〕根叶都似细辛，惟气小异尔。处处有之。方药少用，惟道家服之。令人身衣香。〔恭曰〕生山之阴，水泽下湿地。叶似槐，形如马蹄。根似细辛、白前等。今俗以及己代之，谬矣。及己独茎，茎端四叶，叶间白花，殊无芳气。有毒，服之令人吐，惟疗疮疥，不可乱杜衡也。〔颂曰〕今江淮间皆有。春初于宿根上生苗，叶似马蹄下状，高二三寸，茎如麦蒿粗细，每窠上有五七叶，或八九叶，别无枝蔓。又于茎叶间罅内芦头上贴地生紫花，其花似见不见，暗结实如豆大，窠内有碎子，似天仙子。苗叶俱青，经霜即枯，其根成空，有似饭帚密闹，细长四五寸，粗于细辛，微黄白色，味辛，江淮俗呼为马蹄香。谨按山海经云：天帝之山有草焉，状如葵，其臭如蘼芜，名曰杜衡。可以走马，食之已瘿。郭璞注云：带之可以走马。或曰：马得之而健走也。〔宗奭曰〕杜衡用根似细辛，但根色白，叶如马蹄之下。市人往往以乱细辛，将二物相对，便见真伪。况细辛惟出华州者良。杜衡色黄，拳局而脆，干则作团。详细辛下。〔时珍曰〕按土宿本草云：杜细辛，叶圆如马蹄，紫背者良，江南、荆、湖、川、陕、闽、广俱有之。取自然汁，可伏硫、砒，制汞。

根

【气味】辛，温，无毒。

【主治】风寒咳逆。作浴汤，香人衣体。别录。**止气奔喘促，消痰饮，破留血，项间瘿瘤之疾。**甄权。**下气杀虫。**时珍。

【发明】〔时珍曰〕古方吐药往往用杜衡者，非杜衡也，乃及己也。及己似细辛而有毒，吐人。昔人多以及己当杜衡，杜衡当细辛，故尔错误也。杜衡则无毒，不吐人，功虽不及细辛，而亦能散风寒，下气消痰，行水破血也。

【附录】**木细辛**〔藏器曰〕味苦，温，有毒。主腹内结聚癥瘕，大便不利，推陈去恶，破冷气。未可轻服，令人利下至困。生终南山，冬月不凋，苗如大戟，根似细辛。

及己 （别录下品）

【释名】**獐耳细辛**〔时珍曰〕及己名义未详。二月生苗，先开白花，后方生叶三片，状如獐耳，根如细辛，故名獐耳细辛。【集解】〔恭曰〕及己生山谷阴虚软地。其草一茎，茎头四叶，隙着白花。根似细辛而黑，有毒。今人以当杜衡，非也。二月采根，日干。

根

【气味】苦，平，有毒。〔恭曰〕入口使人吐血。

【主治】**诸恶疮疥痂瘘蚀，及牛马诸疮。**唐本。**头疮白秃风瘙，皮肤虫痒，可煎汁浸并傅之。**大明。**杀虫。**时珍。

【发明】〔弘景曰〕今人以合疮疥膏，甚验。〔时珍曰〕今人不知及己，往往以当杜衡，却以杜衡当细辛，故杜衡诸方多是及己也。辩见细辛、杜衡二条。

鬼督邮 （唐本草）

【释名】**独摇草**唐本。〔时珍曰〕此草独茎而叶攒其端，无风自动，故曰鬼独摇草，后人讹为鬼督邮尔。因其专主鬼病，犹司鬼之督邮也。古者传舍有督邮之官主之。徐长卿、赤箭皆治鬼病，故并有鬼督邮之名，名同而物异。

【集解】〔恭曰〕鬼督邮所在有之。有必丛生，苗惟一茎，茎端生叶若伞状，根如牛膝而细黑。今人以徐长卿代之，非也。〔保升曰〕茎似细箭杆，高二尺以下。叶生茎端，状如伞。花生叶心，黄白色。根横生而无须，二月、八月采根。徐长卿、赤箭并有鬼督邮之名，而主治不同，宜审用之。〔时珍曰〕鬼督邮与及己同类，根苗皆相似。但以根如细辛而色黑者，为及己；根如细辛而色黄白者，为鬼督邮。

根

【修治】〔敩曰〕凡采得细锉，用生甘草水煮一伏时，日干用。

【气味】辛、苦，平，无毒。〔时珍曰〕有小毒。

【主治】鬼疰卒忤中恶，心腹邪气，百精毒。温疟疫疾，强腰脚，益膂力。唐本。

【发明】〔时珍曰〕按东晋深师方，治上气咳嗽，邪嗽、鳢嗽、冷嗽，四满丸，用鬼督邮同蜈蚣、芫花、踯躅诸毒药为丸，则其有毒可知矣。非毒药不能治鬼症邪恶之病，唐本云无毒，盖不然。

徐长卿 （本经上品）

【校正】今据吴氏本草，并入石下长卿。

【释名】鬼督邮本经、别仙踪苏颂。〔时珍曰〕徐长卿，人名也，常以此药治邪病，人遂以名之。名医别录于有名未用复出石下长卿条，云一名徐长卿。陶弘景注云：此是误尔。方家无用，亦不复识。今考二条功疗相似。按吴普本草云：徐长卿一名石下长卿。其为一物甚明，但石间生者为良。前人欠审，故尔差舛。〔弘景曰〕鬼督邮之名甚多。今俗用徐长卿者，其根正如细辛，小短扁扁尔，气亦相似。今狗脊散用鬼督邮者，取其强悍宜腰脚，故知是徐长卿，而非鬼箭、赤箭。

【集解】〔别录曰〕徐长卿生泰山山谷及陇西，三月采。又曰。石下长卿生陇西山谷池泽，三月采。〔恭曰〕所在川泽有之。叶似柳，两叶相当，有光泽。根如细辛，微粗长，黄色而有臊气。今俗以代鬼督邮，非也。鬼督邮自有本条。〔保升曰〕生下湿川泽之间。苗似小桑，两叶相对。三月苗青，七月、八月着子，似萝藦子而小。九月苗黄，十月凋，八月采根，日干。〔颂曰〕今淄齐淮泗间皆有之，三月、四月采，谓之别仙踪。〔时珍曰〕鬼督邮、及己之乱杜衡，其功不同，苗亦不同也。徐长卿之乱鬼督邮，其苗不同，其功同也。杜衡之乱细辛，则根苗功用皆仿佛，乃弥近而大乱也。不可不审。

徐 长 卿

　　根

【修治】〔敩曰〕凡采得粗杵，拌少蜜令遍，以瓷器盛，蒸三伏时，日干用。

【气味】辛，温，无毒。〔别录曰〕石下长卿：咸、平，有毒。〔普曰〕徐长卿一名石下长卿。神农、雷公：辛。〔时珍曰〕治鬼之药多有毒，当从别录。

【主治】鬼物百精益毒，疫疾邪恶气，温疟。久服强悍轻身。本经。益气延年。又曰：石下长卿，主鬼疰精物邪恶气，杀百精益毒，老魅注易，亡走啼哭，悲伤恍惚。别录。

【发明】〔时珍曰〕抱朴子言上古辟瘟疫有徐长卿散，良效。今人不知用此。

白微 （本经中品）

【释名】薇草别录、白幕别录、春草别录荪（音尾）、骨美〔时珍曰〕微，细也。其根细而白也。按尔雅：葞，春草也。微、葞音相近，则白微又葞音之转也。别录以葞为莽草之名，误矣。

【集解】〔别录曰〕白微生平原川谷，三月三日采根阴干。〔弘景曰〕近道处处有之。〔颂曰〕今陕西诸郡及舒、滁、润、辽州亦有之。茎叶俱青，颇类柳叶。六七月开红花，八月结实。其根黄白色，类牛膝而短小，今人八月采之。

根

【修治】〔敦曰〕凡采得，以糯米泔汁浸一宿，取出去髭，于槐砧上细锉，蒸之从申至巳，晒干用。〔时珍曰〕后人惟以酒洗用。

【气味】苦、咸，平，无毒。〔别录曰〕大寒。〔之才曰〕恶黄芪、大黄、大戟、干姜、大枣、干漆、山茱萸。

【主治】**暴中风身热肢满，忽忽不知人，狂惑邪气，寒热酸疼，温疟洗洗，发作有时。**本经。**疗伤中淋露，下水气，利阴气，益精。久服利人。**别录。**惊邪风狂痉病，百邪鬼魅。**弘景。**风温灼热多眠，及热淋遗尿，金疮出血。**时珍。

【发明】〔好古曰〕古方多用治妇人，以本草有疗伤中淋露之故也。〔时珍曰〕白微古人多用，后世罕能知之。按张仲景治妇人产中虚烦呕逆，安中益气，竹皮丸方中，用白微同桂枝一分，竹皮、石膏三分，甘草七分，枣肉为大丸，每以饮化一丸服。云有热者倍白微，则白微性寒，乃阳明经药也。徐之才药对言白微恶大枣，而此方又以枣肉为丸，盖恐诸药寒凉伤脾胃尔。朱肱活人书治风温发汗后，身犹灼热，自汗身重多眠，鼻息必鼾，语言难出者，萎蕤汤中亦用之。孙真人千金方，有诏书发汗白微散焉。

白前 (别录中品)

【释名】**石蓝**唐本、**嗽药**同上。〔时珍曰〕名义未详。

【集解】〔弘景曰〕白前出近道，根似细辛而大，色白不柔易折，气嗽方多用之。〔恭曰〕苗高尺许，其叶似柳，或似芫花，根长于细辛，白色。生州渚沙碛之上，不生近道。俗名石蓝，又名嗽药。今用蔓生者味苦，非真也。〔志曰〕根似白微、牛膝辈，二月、八月采，阴干用。〔嘉谟曰〕似牛膝，粗长坚直易断者，白前也。似牛膝，短小柔软能弯者，白微也。近道俱有，形色颇同，以此别之，不致差误。

根

【修治】〔敦曰〕凡用，以生甘草水浸一伏时，漉出，去头须了，焙干收用。

【气味】甘，微温，无毒。〔权曰〕辛。〔恭曰〕微寒。

【主治】**胸胁逆气，咳嗽上气，呼吸欲绝。**别录。**主一切气，肺气烦闷，贲豚肾气。**大明。**降气下痰。**时珍。

【发明】〔宗奭曰〕白前能保定肺气，治嗽多用，以温药相佐使尤佳。〔时珍曰〕白前色白而味微辛甘，手太阴药也。长于降气，肺气壅实而有痰者宜之。若虚而长哽气者，不可用也。张仲景治嗽而脉浮，泽漆汤中亦用之。其方见金匮要略，药多不录。

草犀 <small>（拾遗）</small>

【释名】〔时珍曰〕其解毒之功如犀角，故曰草犀。

【集解】〔藏器曰〕草犀生衢、婺、洪、饶间。苗高二三尺，独茎，根如细辛。生水中者，名水犀。〔珣曰〕广州记云：生岭南及海中，独茎对叶而生，如灯台草，根若细辛。

根

【气味】辛，平，无毒。

【主治】解一切毒气，虎狼虫虺所伤，溪毒野蛊恶刺等毒，并宜烧研服之，临死者亦得活。李珣。天行疟瘴寒热，咳嗽痰壅，飞尸喉痹疮肿，小儿寒热丹毒，中恶注忤，痢血等病，煮汁服之。岭南及睦、婺间中毒者，以此及千金藤并解之。藏器。

钗子股 <small>（海药）</small>

【校正】并入拾遗金钗股。

【释名】金钗股〔时珍曰〕石斛名金钗花，此草状似之，故名。

【集解】〔藏器曰〕金钗股生岭南及南海山谷，根如细辛，每茎三四十根。〔珣曰〕忠州、万州者亦佳，草茎功力相似。缘岭南多毒，家家贮之。〔时珍曰〕按岭表录云：广中多蛊毒，彼人以草药金钗股治之，十救八九，其状如石斛也。又忍冬藤解毒，亦号金钗股，与此同名云。

根

【气味】苦，平，无毒。

【主治】解毒痈疽神验，以水煎服。李珣。解诸药毒，煮汁服。亦生研，更烈，必大吐下。如无毒，亦吐去热痰。疟瘴天行，蛊毒喉痹。藏器。

吉利草 <small>（纲目）</small>

【集解】〔时珍曰〕按嵇含南方草木状云：此草生交广，茎如金钗股，形类石斛，根类芍药。吴黄武中，江夏李俣徒合浦遇毒，其奴吉利偶得此草与服，遂解，而吉利即遁去。俣以此济人，不知其数也。又高凉郡产良耀草，叶如麻黄，花白似牛李，秋结子如小粟，煨食解毒，功亚于吉利草。始因梁耀得之，因以为名，转梁为良耳。

根

【气味】苦，平，无毒。

【主治】解蛊毒，极验。时珍。

百两金 （宋图经）

【集解】〔颂曰〕百两金生戎州云安军，苗高二三尺，有干如水叶，似荔枝初生，背面俱青，结花实后背紫面青，凌冬不凋。初秋开花，青碧色。结实大如豆，生青熟赤。采根入药，槌去心。河中府出者，根如蔓菁，赤色，茎细，青色。四月开碎黄花，似星宿花，五月采根，长及一寸，晒干用。

根

【气味】苦，平，无毒。

【主治】壅热咽喉肿痛。含一寸咽津。又治风涎。苏颂。

朱砂根 （纲目）

【集解】〔时珍曰〕朱砂根生深山中，今惟太和山人采之。苗高尺许，叶似冬青叶，背甚赤，夏月长茂。根大如箸，赤色，此与百两金仿佛。

根

【气味】苦，凉，无毒。

【主治】咽喉肿痹，磨水或醋咽之，甚良。时珍。

辟虺雷 （唐本草）

【释名】辟蛇雷纲目。〔时珍曰〕此物辟蛇虺有威，故以雷名之。

【集解】〔恭曰〕辟虺雷状如粗块苍术，节中有眼。〔时珍曰〕今川中峨眉、鹤鸣诸山皆有之。根状如苍术，大者若拳。彼人以充方物，苗状当俟访问。

根

【气味】苦，大寒，无毒。

【主治】解百毒，消痰，法大热，头痛，辟瘟疫。唐本。治咽喉痛痹，解蛇虺毒。时珍。

锦地罗 （纲目）

【集解】〔时珍曰〕锦地罗出广西庆远山岩间，镇安、归顺、柳州皆有之。根似草薢及栝楼根状。彼人颇重之。以充方物。

根

朱砂根

辟虺雷

【气味】微苦，平，无毒。

【主治】山岚瘴毒疮毒，并中诸毒，以根研生酒服一钱匕，即解。时珍。

锦 地 罗

紫金牛（宋图经）

【集解】〔颂曰〕生福州。叶如茶叶，上绿下紫。结实圆，红色如丹朱。根微紫色，八月采根，去心暴干，颇似巴戟。

【气味】辛，平，无毒。

【主治】时疾膈气，去风痰。苏颂。**解毒破血**。时珍。

紫 金 牛

拳参（宋图经）

【集解】〔颂曰〕生淄州田野，叶如羊蹄，根似海虾，黑色，土人五月采之。

【主治】为末，淋渫肿气。苏颂。

拳 参

铁线草（宋图经）

【集解】〔颂曰〕生饶州，三月采根阴干。〔时珍曰〕今俗呼篇蓄为铁线草，盖同名耳。

【气味】微苦，平，无毒。

【主治】疗风消肿毒，有效。苏颂

铁 线 草

金丝草（纲目）

【集解】〔时珍曰〕金丝草出庆阳山谷，苗状当俟访问。

【气味】苦，寒，无毒。

【主治】吐血咳血，衄血下血，血崩瘴气，解诸药毒，疗痈疽疔肿恶疮，凉血散热。时珍

第十三卷草部二

四六五

第十四卷草部三目录

草之三 （芳草类五十六种）

上附方旧八十一，新三百七十一。

第十四卷草部三

草之三 （芳草类五十六种）

当归 （本经中品）

【释名】乾归本经、**山蕲**尔雅、**白蕲**尔雅、**文无**纲目。〔颂曰〕按尔雅：薜，山蕲。又云：薜，白蕲。薜音百，蕲即古芹十字。郭璞注云：当归也，似芹而粗大。许慎说文云：生山中者名薜，一名山蕲。然则当归，芹类也。在平地者名芹，生山中粗大者名当归也。〔宗奭曰〕今川蜀皆以畦种，尤肥好多脂，不以平地、山中为等差也。〔时珍曰〕当归本非芹类，特以花叶似芹，故得芹名。古人娶妻为嗣续也，当归调血为女人要药，有思夫之意，故有当归之名，正与唐诗"胡麻好种无人种，正是归时又不归"之旨相同。崔豹古今注云：古人相赠以芍药，相招以文无。文无一名当归，芍药一名将离故也。〔承曰〕当归治妊妇产后恶血上冲，仓卒取效。气血昏乱者，服之即定。能使气血各有所归，恐当归之名必因此出也。

当归

【集解】〔别录曰〕当归生陇西川谷，二月、八月采根阴干。〔弘景曰〕今陇西四阳黑水当归，多肉少枝气香，名马尾当归，西川北部当归，多根枝而细。历阳所出者，色白而气味薄，不相似，呼为草当归，缺少时亦用之。〔恭曰〕今出当州、宕州、翼州、松州，以宕州者最胜。有二种：一种似大叶芎劳者，名马尾当归，今人多用；一种似细叶芎劳者，名蚕头当归，即陶称历阳者，不堪用，茎叶并卑下于芎劳。〔颂曰〕今川蜀、陕西诸郡及江宁府、滁州皆有之，以蜀中者为胜。春生苗，绿叶有三瓣。七八月开花似莳萝，浅紫色。根黑黄色，以肉厚而不枯者为胜。〔时珍曰〕今陕、蜀、秦州、汶州诸处人多栽莳为货。以秦归头圆尾多色紫气香肥润者，名马尾归，最胜他处；头大尾粗色白坚枯者，为镜头归，止宜入发散药尔。韩懋言川产者力刚而善攻，秦产者力柔而善补，是矣。

根

【修治】〔敩曰〕凡用去芦头，以酒浸一宿入药。止血破血，头尾效各不同。若要破血，即使头一节硬实处。若要止痛止血，即用尾。若一并用，服食无效，不如不使，惟单使妙也。〔元素曰〕头止血，尾破血，身和血，全用即一破一止也。先以水洗净土。治上酒浸，治外酒洗过，或火干、日干，入药。〔杲曰〕头止血而上行，身养血而中守，梢破血而下流，全活血而不走。

〔时珍曰〕雷、张二氏所说头尾功效各异。凡物之根，身半已上，气脉上行，法乎天；身半已下，气脉下行，法乎地。人身法象天地，则治上当用头，治中当用身，治下当用尾，通治则全用，乃一定之理也。当以张氏之说为优。凡晒干乘热纸封瓮收之，不蛀。

【气味】苦，温，无毒。〔别录曰〕辛，大温。〔普曰〕神农、黄帝、桐君、扁鹊：甘，无毒。岐伯、雷公：辛，无毒。李当之：小温。〔杲曰〕甘，辛，温，无毒。气厚味薄，可升可降，阳中微阴，入手少阴、足太阴、厥阴经血分。〔之才曰〕恶䕡茹、湿面，畏菖蒲、海藻、牡蒙、生姜，制雄黄。

【主治】咳逆上气，温疟寒热洗洗在皮肤中，妇人漏下绝子，诸恶疮疡金疮，煮汁饮之。本经。温中止痛，除客血内塞，中风痉汗不出，湿痹中恶，客气虚冷，补五脏，生肌肉。别录。止呕逆，虚劳寒热，下痢腹痛齿痛，女人沥血腰痛，崩中，补诸不足。甄权。治一切风，一切气，补一切劳，破恶血，养新血，及癥癖，肠胃冷。大明。治头痛，心腹诸痛，润肠胃筋骨皮肤，治痈疽，排脓止痛，和血补血。时珍。主痿癖嗜卧，足下热而痛。冲脉为病，气逆里急。带脉为病，腹痛，腰溶溶如坐水中。好古。

【发明】〔权曰〕患人虚冷者，加而用之。〔承曰〕世俗多谓惟能治血，而金匮、外台、千金诸方皆为人补不足、决取立效之药。古方用治妇人产后恶血上冲，取效无急于此。凡气血昏乱者，服之即定。可以补虚，备产后要药也。〔宗奭曰〕药性论补女子诸不足一说，尽当归之用矣。〔成无己曰〕脉者血之府，诸血皆属心。凡通脉者，必先补心益血。故张仲景治手足厥寒、脉细欲绝者，用当归之苦温以助心血。〔元素曰〕其用有三：一心经本药，二和血，三治诸病夜甚。凡血受病，必须用之。血壅而不流则痛，当归之甘温能和血，辛温能散内寒苦温能助心散寒，使气血各有所归。〔好古曰〕入手少阴，以其心生血也。入足太阴，以其脾裹血也。入足厥阴，以其肝藏血也。头能破血，身能养血，尾能行血。全用，同人参、黄芪，则补气而生血；同牵牛、大黄则行气而补血。从桂、附、茱萸则热，从大黄、芒硝则寒。佐使分定，用者当知。酒蒸治头痛，诸痛皆属木，故以血药主之。〔机曰〕治头痛，酒煮服清，取其浮而上也。治心痛，酒调末服，取其浊而半沉半浮也。治小便出血，用酒煎服，取其沉入下极也。自有高低之分如此。王海藏言当归血药，如何治胸中咳逆上气？按当归其味辛散，乃血中气药也。况咳逆上气，有阴虚阳无所附者，故用血药补阴，则血和而气降矣。〔韩𢘀曰〕当归主血分之病。川产力刚可攻，秦产力柔宜补。凡用，本病宜酒制，有痰以姜制，导血归源之理。血虚以人参、石脂为佐，血热以生地黄、条芩为佐，不绝生化之源。血积配以大黄。要之，血药不容舍当归。故古方四物汤以为君，芍药为臣，地黄为佐，芎䓖为使也。

芎䓖（音穹穷　本经上品）

【释名】胡芎别录、川芎纲目、香果别录、山鞠穷纲目。〔时珍曰〕芎本作营，名义未详。或云：人头穹窿穷高，天之象也。此药上行，专治头脑诸疾，故有芎䓖之名。以胡戎者为佳，故曰胡芎。古人因其根节状如马衔，谓之马衔芎䓖。后世因其状如雀脑，谓之雀脑芎。其出关中者，呼为京芎，亦曰西芎；出蜀中者，为川芎；出天台者，为台芎；出江南者，为抚芎，皆因地而名也。左传：楚人谓萧人曰：有麦曲乎？有山鞠穷乎？河鱼腹疾奈何？二物皆御湿，故以谕之。丹溪朱氏治六郁越鞠丸中用越桃、鞠穷，敌以命名。金光明经谓之阇莫迦。

【集解】〔别录曰〕芎䒷叶名蘼芜，生武功川谷、斜谷西岭，三月、四月采根暴干。〔普曰〕芎䒷或生胡无桃山阴，或泰山。叶细香，青黑文，赤如藁本，冬夏丛生，五月花赤，七月实黑，附端两叶。三月采根，有节如马衔。〔弘景曰〕武功、斜谷西岭，俱近长安。今出历阳，处处亦有，人家多种之。叶似蛇床而香，节大茎细，状如马衔，谓之马衔芎䒷。蜀中亦有而细。〔恭曰〕今出秦州，其历阳出者不复用。其人间种者，形块大，重实多脂。山中采者，瘦细。味苦，辛。以九月、十月采之为佳，若三月、四月虚恶非时也。〔颂曰〕关陕、川蜀、江东山中多有之，而以蜀川者为胜。

芎䒷蘼芜

四五月生叶，似水芹、胡荽、蛇床辈，作丛而茎细。其叶倍香，江东、蜀人采叶作饮。七八月开碎白花，如蛇床子花。根坚瘦，黄黑色。关中出者形块重实，作雀脑状者为雀脑芎，最有力。〔时珍曰〕蜀地少寒，人多栽莳，深秋茎叶亦不萎也，清明后宿根生苗，分其枝横埋之，则节节生根。八月根下始结芎䒷，乃可掘取，蒸暴货之。救荒本草云：叶似芹而微细窄，有丫叉，又似白芷，叶亦细，又似胡荽叶而微壮，一种似蛇床叶而亦粗。嫩叶可炸食。〔宗奭曰〕凡用，以川中大块，里色白，不油，嚼之微辛甘者佳。他种不入药，止可为末，煎汤沐浴而已。

根

【气味】辛，温，无毒。〔普曰〕神农、黄帝、岐伯、雷公：辛，无毒。扁鹊：酸，无毒。李当之；生温，熟寒。〔元素曰〕性温，味辛、苦，气厚味薄，浮而升，阳也。少阳本经引经药，入手、足厥阴气分。〔之才曰〕白芷为之使，畏黄连，伏雌黄。得细辛，疗金疮止痛。得牡蛎，疗头风吐逆。

【主治】中风入脑头痛，寒痹筋挛缓急，金疮，妇人血闭无子。本经。除脑中冷动，面上游风去来，目泪出，多涕唾，忽忽如醉，诸寒冷气，心腹坚痛，中恶卒急肿痛，胁风痛，温中内寒。别录。腰脚软弱，半身不遂，胞衣不下。甄权。一切风，一切气，一切劳损，一切血。补五劳，壮筋骨，调众脉，破癥结宿血，养新血，吐血鼻血溺血，脑痈发背，瘰疬瘿赘，痔瘘疮疥，长肉排脓，消瘀血。大明。搜肝气，补肝血，润肝燥，补风虚。好古。燥湿，止泻痢，行气开郁。时珍。蜜和大丸，夜服，治风痰殊效。苏颂。齿根出血，含之多瘥。弘景。

【发明】〔宗奭曰〕今人用此最多，头面风不可缺也，然须以他药佐之。〔元素曰〕川芎上行头目，下行血海，故清神及四物汤皆用之。能散肝经之风，治少阳厥阴经头痛，及血虚头痛之圣药也。其用有四：为少阳引经，一也；诸经头痛，二也；助清阳之气，三也；去湿气在头，四也。〔杲曰〕头痛必用川芎。如不愈，加各引经药：太阳羌活，阳明白芷，少阳柴胡，太阴苍术，厥阴吴茱萸，少阴细辛，是也。〔震亨曰〕郁在中焦，须抚芎开提其气以开之，气升则郁自降。故抚芎总解诸郁，直达三焦，为通阴阳气血之使。〔时珍曰〕芎䒷，血中气药也。肝苦急，以辛补之，故血虚者宜之。辛以散之，故气郁者宜之。左传言麦曲鞠穷御湿，治河鱼腹疾。予治湿泻每加二味，其应如响也。血痢已通而痛不止者，乃阴亏气郁，药中加芎为佐，气行血调，其病立止。此皆医学妙旨，圆机之士，始可语之。〔宗奭曰〕沈括笔谈云：一族子旧服芎䓖，医郑叔熊见之云：芎䓖不可久服，多令人暴死。后族子果无疾而卒。又朝士张子通之妻，病脑风，服芎䓖甚久，一旦暴亡。皆目见者。止皆单服既久，则走散真气。若使他药佐使，又不久服，中病便已，则焉能至此哉？〔虞抟曰〕骨蒸多汗，及气弱之人，不可久服。其性辛散，令真气走泄，而阴愈虚也。〔时珍曰〕五味入胃，各归其本脏。久服则增气偏胜，必有偏绝，故有暴夭之患。若药具五味，备四、气，君臣佐使配合得宜，岂有此害哉？如芎䓖，肝经药也。若单服既久，则辛喜归肺，肺气偏胜，金来贼木，肝必受邪，久则偏绝，岂不夭亡？故医者贵在格物也。

蘼芜 <small>（本经上品）</small>

【释名】薇芜<small>别录</small>、蕲茞<small>尔雅</small>、江蓠<small>别录</small>。〔颂曰〕蕲茞，古芹芷字也。〔时珍曰〕蘼芜一作麋芜，其茎叶靡弱而繁芜，故以名之。当归名蕲，白芷名蓠。其叶似当归，其香似白芷，故有蕲、茞、江蓠之名。王逸云，蓠草生江中，故曰江蓠，是也。余见下。

【集解】〔别录曰〕芎䓖叶名蘼芜。又曰：蘼芜，一名江蓠，芎䓖苗也。生雍州川泽及冤句，四月、五月采叶暴干。〔弘景曰〕今出历阳，处处人家多种之。叶似蛇床而香，骚人借以为譬，方药稀用。〔恭曰〕此有二种：一种似芹叶，一种似蛇床。香气相似，用亦不殊。〔时珍曰〕别录言，蘼芜一名江蓠，芎䓖苗也。而司马相如子虚赋，称芎䓖菖蒲，江蓠蘼芜。上林赋云：被以江蓠，揉以蘼芜。似非一物，何耶？盖嫩苗未结根时，则为蘼芜：既结根后，乃为芎䓖。大叶似芹者为江蓠，细叶似蛇床者为蘼芜。如此分别，自明白矣。淮南子云：乱人者，若芎䓖之与藁本，蛇床之与蘼芜。亦指细叶者言也。广志云：蘼芜香草，可藏衣中。管子云：五沃之土生蘼芜。郭璞赞云：蘼芜香草，乱之蛇床。不损其真，自裂以芳。又海中苔发，亦名江蓠，与此同名耳。

【气味】辛，温，无毒。

【主治】咳逆，定惊气，辟邪恶，除蛊毒鬼疰，去三虫，久服通神。<small>本经</small>。主身中老风，头中久风、风眩。<small>别录</small>。作饮，止泄泻。<small>苏颂</small>。

花

【主治】入面脂用。<small>时珍</small>。

蛇床 <small>（本经上品）</small>

【释名】蛇粟<small>本经</small>、蛇米<small>本经</small>、虺床<small>尔雅</small>、马床<small>广雅</small>、墙蘼<small>别录</small>。又名思益、绳毒、枣棘。〔时珍曰〕蛇虺喜卧于下食其子，故有蛇虺、蛇粟诸名。其叶似蘼芜，故曰墙蘼。尔雅云：盰，虺床也。

【集解】〔别录曰〕蛇床生临淄川谷及田野，五月采实阴干。〔弘景曰〕田野墟落甚多，花叶正似蘼芜。〔保升曰〕叶似小一口十芎䓖，花白，子如黍粒，黄白色。生下湿地，所在皆有，以杨州、襄州者为良。〔颂曰〕三肩生苗，高三二尺，叶青碎，作丛似蒿枝。每枝上有花头百余，结同一窠，似马芹类。四五月乃开白色，又似伞状。子黄褐色，如黍米，至轻虚。〔时珍曰〕其花如碎米攒簇，其子两片合成，似莳萝子而细，亦有细棱。凡花实似蛇床者，当归、芎藭、水芹、藁本、胡萝卜是也。

子

【修治】〔敩曰〕凡使，须用浓蓝汁并百部草根自然汁，同浸一伏时，漉出日干。却用生地黄汁相拌蒸之，从巳至亥，取出日干用。〔大明曰〕凡服食，即捣去皮壳，取仁微炒杀毒，即不辣也。作汤洗浴，则生用之。

【气味】苦，平。无毒。〔别录曰〕辛、甘、无毒。〔权曰〕有小毒。〔之才曰〕恶牡丹、贝母、巴豆，伏硫黄。

【主治】男子阴痿湿痒，妇人阴中肿痛，除痹气，利关节，癫痫恶疮。久服轻身，好颜色。本经。温中下气，令妇人子脏热，男子阴强。久服令人有子。别录。治男子女人虚湿痹，毒风疼痛，去男子腰痛，浴男子阴，去风冷，大益阳事。甄权。暖丈夫阳气，女人阴气，治腰胯酸疼，四肢顽痹，缩小便，去阴汗湿癣齿痛，赤白带下，小儿惊痫，扑损瘀血，煎汤浴大风身痒。大明。

【发明】〔敩曰〕此药令人阳气盛数，号曰鬼考也。〔时珍曰〕蛇床乃右肾命门、少阳三焦气分之药，神农列之上品，不独辅助男子，而又有益妇人。世人舍此而求补药于远域，岂非贱目贵耳乎？

藁本（本经中品）

【释名】藁茇纲目、鬼卿本经、鬼新本经、微茎别录。〔恭曰〕根上苗下似禾藁，故名藁本。本，根也。〔时珍曰〕古人香料用之，呼为藁本香。山海经名藁茇。

【集解】〔别录曰〕藁本生崇山山谷，正月、二月采根暴干，三十日成。〔弘景曰〕俗中皆用芎藭根须，其形气乃相类。而桐君药录说芎藭苗似藁本，论说花实皆不同，所生处又异。今东山别有本，形气甚相似，惟长大耳。〔恭曰〕藁本茎叶根味与芎藭小别。今出宕州者佳。〔颂曰〕今西川、河东州郡及兖州、杭州皆有之。叶似白芷香，又似芎藭，但芎藭似水芹而大。藁本叶细尔。五月有白花，七八月结子。根紫色。〔时珍曰〕江南深山中皆有之。根似芎藭而轻虚，味麻，不堪作饮也。

根

【气味】辛，温，无毒。〔别录曰〕微寒。〔权曰〕微温。〔元素曰〕气温，味苦、大辛，无毒。气厚味薄，升也，阳也。足太阳本经药。〔之才曰〕恶䕡茹，畏青葙子。

【主治】妇人疝瘕，阴中寒肿痛，腹中急，除风头痛，长肌肤，悦颜色。本经。辟雾露润泽，疗风邪嚲曳金疮，可作沐药面脂。别录。治一百六十种恶风鬼疰，流入腰痛冷，能化小便，通血，去头风䐔疱。甄权。治皮肤疵皯，酒齄粉刺，痫疾。大明。治太阳头痛巅顶痛，大寒犯脑，痛连齿颊。元素。头面身体皮肤风湿。李杲。督脉为病，脊强而厥。好古。治痈疽，排脓内塞。时珍。

【发明】〔元素曰〕藁本乃太阳经风药，其气雄壮，寒气郁于本经，头痛必用之药。巅顶痛非此不能除。与木香同用，治雾露之清邪中于上焦。与白芷同作面脂。既治风，又治湿，亦各从其类也。〔时珍曰〕邵氏闻见录云：夏英公病泄，太医以虚治不效。霍翁曰：风客于胃也。饮以藁本汤而止。盖藁本能去风湿故耳。

实

【主治】风邪流入四肢。别录。

【附录】徐黄〔别录有名未用曰〕味辛，平，无毒。主心腹积瘕。茎，主恶疮。生泽中，大茎细叶，香如藁本。

蜘蛛香 (纲目)

【集解】〔时珍曰〕蜘蛛香，出蜀西茂州松潘山中，草根也。黑色有粗须，状如蜘蛛及藁本、芎䓖，气味芳香，彼人亦重之。或云猫喜食之。

根

【气味】辛，温，无毒。

【主治】辟瘟疫，中恶邪精，鬼气尸疰。时珍。

白芷 (本经上品)

【释名】白茝（音止，又昌海切）、芳香本经、泽芬别录、苻蓠别录虌（许骄切）、䒧（音官）、叶名蒚麻（音力）、药（音约）。〔时珍曰〕徐锴云，初生根干为芷，则白芷之义取乎此也。王安石字说云：茝香可以养鼻，又可养体，故茝字从臣。臣音怡，养也。许慎说文云：晋谓之虌，齐谓之茝，楚谓之蓠，又谓之药。生于下泽，芬芳与兰同德，故骚人以兰茝为咏，而本草有芳香、泽芬之名，古人谓之香白芷云。

【集解】〔别录曰〕白芷生河东川谷下泽，二月、八月采根暴干。〔弘景曰〕今处处有之，东间甚多。叶可合香。〔颂曰〕所在有之，吴地尤多。根长尺余，粗细不等，白色。枝干去地五寸以上。春生叶，相对婆娑，紫色，阔三指许。花白微黄。入伏后结子，立秋后苗枯。二月、八月采暴，以黄泽者为佳。〔敩曰〕凡采勿用四条一处生者，名丧公藤。又勿用马兰根。

根

【修治】〔敩曰〕采得刮去土皮，细锉，以黄精片等分，同蒸一伏时，晒干去黄精用。〔时珍曰〕今人采根洗刮寸截，以石灰拌匀，晒收，为其易蛀，并欲色白也。入药微焙。

【气味】辛，温，无毒。〔元素曰〕气温，味苦、大辛，气味俱轻，阳也。手阳明引经本药，同升麻则通行手、足阳明经，亦入手太阴经。〔之才曰〕当归为之使，恶旋覆花，制雄黄、硫黄。

【主治】女人漏下赤白，血闭阴肿，寒热，头风侵目泪出，长肌肤，润泽颜色。可作面脂。本经。疗风邪，久渴吐呕，两胁满，头眩目痒。可作膏药。别录。治目赤弩肉，去面䵟疵瘢，补胎漏滑落，破宿血，补新血，乳痈发背瘰疬，肠风痔瘘，疮痍疥癣，止痛排脓。大明。能蚀脓，止心腹血刺痛，女人沥血腰痛，血崩。甄权。解利手阳明头痛，中风寒热，及肺经风热，头面皮肤风痹燥痒。元素。治鼻渊鼻衄，齿痛，眉棱骨痛，大肠风秘，小便去血，妇人血风眩运，翻胃吐食，解砒毒蛇伤，刀箭金疮。时珍。

【发明】〔杲曰〕白芷疗风通用，其气芳香，能通九窍，表汗不可缺也。〔刘完素曰〕治正阳明头痛，热厥头痛，加而用之。〔好古曰〕同辛夷、细辛用治鼻病，人内托散用长肌肉，则入阳明可知矣。〔时珍曰〕白芷色白味辛，行手阳明庚金；性温气厚，行足阳明戊土；芳香上达，入手太阴肺经。肺者，庚之弟，戊之子也。故所主之病不离三经。如头目眉齿诸病，三经之风热也；如漏带痈疽诸病，三经之湿热也。风热者辛以散之，湿热者温以除之。为阳明主药，故又能治血病胎病，而排脓生肌止痛。按王璆百一选方云：王定国病风头痛，至都梁求明医杨介治之，连进三丸，即时病失。恳求其方，则用香白芷一味，洗晒为末，炼蜜丸弹子大。每嚼一丸，以茶清或荆芥汤化下。遂命名都梁丸。其药治头风眩运，女人胎前产后，伤风头痛，血风头痛，皆效。戴原礼要诀亦云：头痛挟热，项生磊块者，服之甚宜。又臞仙神隐书言：种白芷能辟蛇，则夷坚志所载治蝮蛇伤之方，亦制以所畏也。而本草不曾言及。〔宗奭曰〕药性论言白芷能蚀脓。今人用治带下，肠有败脓，淋露不已，腥秽殊甚，遂致脐腹冷痛，皆由败脓血所致，须此排脓。白芷一两，单叶红蜀葵根二两，白芍药、白枯矾各半两，为末，以蜡化丸梧子大。每空心及饭前，米饮下十丸或十五丸。俟脓尽，乃以他药补之。

叶

【主治】作浴汤，去尸虫。别录。浴丹毒瘾疹风瘙。时珍。

芍药 （芍音杓 又音勺 本经中品）

【释名】将离纲目、梨食别录、白术别录、余容别录、铤别录、白者名金芍药图经、赤者名木芍药。〔时珍曰〕芍药，犹婥约也。婥约，美好貌。此草花容绰约，故以为名。罗愿尔雅翼言，制食之毒，莫良于勺，故得药名，亦通。郑风诗云：伊其相谑，赠之以芍药。韩诗外传云：芍药，离草也。董子云：芍药一名将离，故将别赠之。俗呼其花之千叶者为小牡丹，赤者为木芍药，与牡丹同名也。

【集解】〔别录曰〕芍药生中岳川谷及丘陵，二月、八月采根暴干。〔弘景曰〕今出白山、蒋山、茅山最好，白而长尺许。余处亦有而多赤，赤者小利。〔志曰〕此有赤白两种，其花亦有赤白二色。〔颂曰〕今处处有之，淮南者胜。春生红芽作丛，茎上三枝五叶，似牡丹而狭长，高一二尺。夏初开花，有红白紫数种，结子似牡丹子而小。秋时采根。崔豹古今注云：芍药有二种：有草芍药，木芍药。木者花大而色深，俗呼为牡丹，非矣。安期生服炼法：芍药有金芍药，色白多脂；木芍药，色紫瘦多脉。〔承曰〕本经芍药生丘陵。今世多用人家种植者，乃欲其花叶肥大，必加粪壤。每岁八九月取根分削，因利以为药。今淮南真阳尤多，根虽肥大而香味不佳，入药少效。〔时珍曰〕昔人言洛阳牡丹、扬州芍药甲天下。今药中所用，亦多取扬州者。十月生芽，至春乃长，三月开花。其品凡三十余种，有千叶、单叶、楼子之异。入药宜单叶之根，气味全厚。根之赤白，随花之色也。

芍 药

根

【修治】〔敩曰〕凡采得，竹刀刮去皮并头土，锉细，以蜜水拌蒸，从巳至未，晒干用。〔时珍曰〕今人多生用，惟避中寒者以酒炒，人女人血药以醋炒耳。

【气味】**苦，平。无毒。**〔别录曰〕酸，微寒，有小毒。〔普曰〕神农：苦。桐君：甘，无毒。岐伯：咸。雷公：酸。李当之：小寒。〔元素曰〕性寒，味酸，气厚味薄，升而微降，阳中阴也。〔杲曰〕白芍药酸，平，有小毒，可升可降，阴也。〔好古曰〕味酸而苦，气薄味厚，阴也，降也，为手足太阴行经药，入肝脾血分。〔之才曰〕须丸为之使，恶石斛、芒硝，畏硝石、鳖甲、小蓟、反藜芦。〔禹锡曰〕别本须丸作雷丸。〔时珍〕同白术补脾，同芎䓖泻肝，同人参补气，同当归补血，以酒炒补阴，同甘草止腹痛，同黄连止泻痢，同防风发痘疹，同姜、枣温经散湿。

【主治】**邪气腹痛，除血痹，破坚积，寒热疝瘕，止痛，利小便，益气。**本经。**通顺血脉，缓中，散恶血，逐贼血。去水气，利膀胱大小肠，消痈肿，时行寒热，中恶腹痛腰痛。**别录。**治脏腑拥气，强五脏，补肾气，治时疾骨热，妇人血闭不通，能蚀脓。**甄权。**女人一切病，胎前产后诸疾，治风补劳，退热除烦益气，惊狂头痛，目赤明目，肠风泻血痔瘘，发背疮疥。**大明。**泻肝，安脾肺，收胃气，止泻利，固腠理，和血脉，收阴气，敛逆气。**元素。**理中气，治脾虚中满，心下痞，胁下痛，善噫，肺急胀逆喘咳，太阳鼽衄目涩，肝血不足，阳维病苦寒热，带脉病苦腹痛满，腰溶溶如坐水中。**好古。**止下痢腹痛后重。**时珍。

【发明】〔恭曰〕赤者利小便下气，白者止痛散血。〔大明曰〕赤者补气，白者补血。〔弘景曰〕赤者小利，俗方以止痛不减当归。白者道家亦服食之，及煮石用。〔成无己曰〕白补而赤泻，白收而赤散。酸以收之，甘以缓之，故酸甘相合，用补阴血，逆气①而除肺燥。又云：芍药之酸，敛津液而益营血，收阴气而泄邪热。〔元素曰〕白补赤散，泻肝补脾胃。酒浸行经，上中部腹痛。与姜同用，温经散湿通塞，利腹中痛、胃气不通。白芍入脾经补中焦，乃下利必用之药，盖泻利皆太阴病，故不可缺此。得炙甘草为佐，治腹中痛。夏月少加黄芩，恶寒加桂，此仲景神方也。其用凡六：安脾经，一也；治腹痛，二也；收胃气，三也；止泻痢，四也；和血脉，五也；固腠理，六也。〔宗奭曰〕芍药须用单叶红花者为佳，然气虚寒人禁之。古人云：减芍药以避中寒。诚不可忽。〔震亨曰〕芍药泻脾火，性味酸寒，冬月必以酒炒。凡腹痛多是血脉凝涩，亦必酒炒

---

① 逆气：张本作"通气"。而成氏《注解伤寒论》卷三小青龙汤方中作"收逆气"。

用。然止能治血虚腹痛，余并不治。为其酸寒收敛，无温散之功也。下痢腹痛必炒用，后重者不炒。产后不可用者，以其酸寒伐生发之气也。必不得已，亦酒炒用之。〔时珍曰〕白芍药益脾，能于土中泻木。赤芍药散邪，能行血中之滞。日华子言赤补气，白治血，欠审矣。产后肝血已虚，不可更泻，故禁之。酸寒之药多矣，何独避芍药耶？以此。〔颂曰〕张仲景治伤寒多用芍药，以其主寒热、利小便故也。〔杲曰〕或言古人以酸涩为收，本经何以言利小便？曰：芍药能益阴滋湿而停津液，故小便自行，非因通利也。曰：又言缓中何也？曰：损其肝者缓其中，即调血也，故四物汤用芍药。大抵酸涩者为收敛停湿之剂，故主手足太阴经收敛之体，又能治血海而入于九地之下，后至厥阴经。白者色在西方，故补；赤者色在南方，故泻。

牡丹（本经中品）

【释名】鼠姑本经、**鹿韭**本经、**百两金**唐本、**木芍药**纲目、**花王**〔时珍曰〕牡丹以色丹者为上，虽结子而根上生苗，故谓之牡丹。唐人谓之木芍药，以其花似芍药，而宿干似木也。群花品中，以牡丹第一，芍药第二，故世谓牡丹为花王，芍药为花相。欧阳修花谱所载，丹三十余种。其名或以地，或以人，或以色，或以异，详见本书。

【集解】〔别录曰〕牡丹生巴郡山谷及汉中，二月、八月采根阴干。〔弘景曰〕今东间亦有，色赤者为好。〔恭曰〕生汉中、剑南。苗似羊桃，夏生白花，秋实圆绿，冬实赤色，凌冬不凋。根似芍药，肉白皮丹。土人谓之百两金，长安谓之吴牡丹者，是真也。今俗用者异于此，别有臊气也。〔颂曰〕今出合州者佳，和州、宣州者并良。白者补，赤者利。〔大明曰〕此便是牡丹花根也。巴、蜀、渝、合州者上，海盐者次之。〔颂曰〕今丹、延、青、越、滁、和州山中皆有，但花有黄紫红白数色。此当是山牡丹，其茎梗枯燥，黑白色。二月于梗上生苗叶，三月开花。其花叶与人家所种者相似，花瓣止五六叶尔。五月结子黑色，如鸡头子大。根黄白色，可长五七寸，大如笔管。近世人多贵重，欲其花之诡异，皆秋冬移接，培以壤土，至春盛开，其状百变。故其根性殊失本真，药中不可用此，绝无力也。〔宗奭曰〕牡丹花亦有绯者，深碧色者。惟山中单叶花红者，根皮入药为佳。市人或以枝梗皮充之，尤谬。〔时珍曰〕牡丹惟取红白单瓣者入药。其千叶异品，皆人巧所致，气味不纯、不可用。花谱载丹州、延州以西及褒斜道中最多，与荆棘无异，土人取以为薪，其根入药尤妙。凡载花者，根下着白敛末辟虫，穴中点硫黄杀蠹，以乌贼骨针其树必枯，此物性，亦不可不知也。

牡 丹

根皮

【修治】〔敩曰〕凡采得根日干，以铜刀劈破去骨，锉如大豆许，用清酒拌蒸，从巳至未，日干用。

【气味】辛，寒，无毒。〔别录曰〕苦，微寒。〔普曰〕神农、岐伯：辛。雷公、桐君①：苦，无毒。桐君：苦，有毒。〔好古曰〕气寒，味苦、辛，阴中微阳，入手厥阴、足少阴经。〔之才曰〕畏贝母、大黄、菟丝子。〔大明曰〕忌蒜、胡荽，伏砒。

---

① 桐君：《太平御览》九九二牡丹条引《吴氏本草》作"黄帝"。

【主治】寒热，中风瘈疭，惊痫邪气，除癥坚瘀血留舍肠胃，安五脏，疗痈疮。本经。除时气头痛，客热五劳，劳气头腰痛，风噤癫疾。别录。久服轻身益寿。吴普。治冷气，散诸痛，女子经脉不通，血沥腰痛。甄权。通关腠血脉，排脓，消扑损瘀血，续筋骨，除风痹，治胎下胞，产后一切冷热血气。大明。治神志不足，无汗之骨蒸，衄血吐血。元素。和血生血凉血，治血中伏火，除烦热。时珍。

【发明】〔元素曰〕牡丹乃天地之精，为群花之首。叶为阳，发生也。花为阴，成实也。丹者赤色，火也。故能泻阴胞中之火。四物汤加之，治妇人骨蒸。又曰：牡丹皮入手厥阴、足少阴，故治无汗之骨蒸；地骨皮入足少阴、手少阳，故治有汗之骨蒸。神不足者手少阴，志不足者足少阴，故仲景肾气丸用之，治神志不足。又能治肠胃积血，及吐血、衄血必用之药，故犀角地黄汤用之。〔杲曰〕心虚，肠胃积热，心火炽甚，心气不足者，以牡丹皮为君。〔时珍曰〕牡丹皮治手、足少阴、厥阴四经血分伏火。盖伏火即阴火也，阴火即相火也。古方惟以此治相火，故仲景肾气丸用之。后人乃专以黄柏治相火，不知牡丹之功更胜也。此乃千载秘奥，人所不知，今为拈出。赤花者利，白花者补，人亦罕悟，宜分别之。

【附录】鼠姑〔别录曰〕味苦，平，元毒。主咳逆上气，寒热鼠瘘，恶疮邪气。一名赊，生丹水。〔弘景曰〕今人不识，而牡丹一名鼠姑，鼠妇亦名鼠姑，未知孰是？

木香（本经上品）

【释名】蜜香别录、青木香弘景、五木香图经、南木香纲目。〔时珍曰〕木香，草类也。本名蜜香。因其香气如蜜也。绿沉香中有蜜香，遂讹此为木香尔。昔人谓之青木香。后人因呼马兜铃根为青木香，乃呼此为南木香、广木香以别之，今人又呼一种蔷薇为木香，愈乱真矣。三洞珠囊云：五香者，即青木香也。一株五根，一茎五枝，一枝五叶，叶间五节，故名五香，烧之能上彻九天也。古方治痈疽有五香连翘汤，内用青木香。古乐府云，氍毹毾氈五木香，皆指此也。〔颂曰〕修养书云：正月一日取五木煮汤以浴，令人至老须发黑。徐锴注云：道家谓青木香亦云五木，多以为浴是矣。金光明经谓之矩琵佗香。

【集解】〔别录曰〕木香生永昌山谷。〔弘景曰〕此即青木香也。永昌不复贡，今多从外国舶上来，乃云出大秦国。今皆以合香，不入药用。〔恭曰〕此有二种，当以昆仑来者为佳，西湖来者不善。叶似羊蹄而长大，花如菊花，结实黄黑，所在亦有之，功用极多。陶云不入药用，非也。〔权曰〕南州异物志云：青木香出天竺，是草根，状如甘草。〔颂曰〕今惟广州舶上来，他无所出。根窠大类茄子，叶似羊蹄而长大，亦有如山药而根大开紫花者。不拘时月，采根芽为药。以其形如枯骨，味苦粘牙者为良。江淮间亦有此种，名土青木香，不堪药用。蜀本草言孟昶苑中亦尝种之，云苗高三四尺，叶长八九寸，皱软而有毛，开黄花，恐亦是土木香种也。〔敩曰〕其香是芦蔓根条，左盘旋。采得二十九日，方硬如朽骨。其有芦头丁盖子色青者，是木香神也。〔宗奭曰〕常自岷州出塞，得青木香，持归西洛。叶如牛蒡，但狭长，茎高二三尺，花黄一如金钱，其根即香也。生嚼即辛香，尤行气。〔承曰〕木香今多从外国来，陶说为是。苏颂图经所载广州者，乃是木类。又载滁州①、海州者，乃是马兜铃根。治疗冷热，殊不相似，皆误图耳。〔时珍曰〕木香，南方诸地皆有。一统志云：叶类丝瓜，冬月取根，晒干。

广州木香

根

【修治】〔时珍曰〕凡入理气药，只生用，不见火。若实大肠，宜面煨熟用。

【气味】辛，温，无毒。〔元素曰〕气热，味辛、苦，气味俱厚，沉而降，阴也。〔杲曰〕苦、甘、辛，微温，降也，阴也。〔好古曰〕辛、苦、热，味厚于气，阴中阳也。

【主治】邪气，辟毒疫温鬼，强志，主淋露。久服不梦寤魇寐。本经。消毒，杀鬼精物，温疟蛊毒，气劣气不足，肌中偏寒，引药之精。别录。治心腹一切气，膀胱冷痛，呕逆反胃，霍乱泄泻痢疾，健脾消食，安胎。大明。九种心痛，积年冷气，痃癖癥块胀痛，壅气上冲，烦闷羸劣，女人血气刺心，痛不可忍，末酒服之。甄权。散滞气，调诸气，和胃气，泄肺气。元素。行肝经气。煨熟，实大肠。震亨。治冲脉为病，逆气里急，主腠渗小便秘。好古。

【发明】〔弘景曰〕青木香，大秦国人以疗毒肿、消恶气有验。今惟制蛀虫丸用之。常以煮汁沐浴大佳。〔宗奭曰〕木香专泄决胸腹间滞塞冷气，他则次之。得橘皮、肉豆蔻、生姜相佐使绝佳，效尤速。〔元素曰〕木香除肺中滞气。若治中下二焦气结滞，及不转运，须用槟榔为使。〔震亨曰〕调气用木香，其味辛，气能上升，如气郁不达者宜之。若阴火冲上者，则反助火邪，当用黄柏、知母，而少以木香佐之。〔好古曰〕本草云，主气劣，气不足，补也；通壅气，导一切气，破也。安胎，健脾胃，补也；除痃癖癥块，破也。其不同如此。洁古张氏但言调气，不言补也。〔机曰〕与补药为佐则补，与泄药为君则泄也。〔时珍曰〕木香乃三焦气分之药，能升降诸气。诸气膹郁，皆属于肺，故上焦气滞用之者，乃金郁则泄之也。中气不运，皆属于脾，故中焦气滞宜之者，脾胃喜芳香也。大肠气滞则后重，膀胱气不化则癃淋，肝气郁则为痛，故下焦气滞者宜之，乃塞者通之也。〔权曰〕隋书言樊子盖为武威太守，车驾入吐谷浑，子盖以彼多瘴气，献青木香以御雾露之邪。〔颂曰〕续传信方著张仲景青木香丸，主阳衰诸不足。用昆仑青木香、六路诃子皮各二十两，捣筛，糖和丸梧子大。每空腹酒下三十丸，日再，其效尤速。郑附马去沙糖用白蜜，加羚羊角十二两。用药不类古方，而云仲景，不知何从而得也？

甘松香（宋开宝）

【释名】苦弥哆（音扯）。〔时珍曰〕产于川西松州，其味甘，故名。金光明经谓之苦弥哆。

【集解】〔志曰〕广志云：甘松出姑臧、凉州诸山，细叶，引蔓丛生，可合诸香及裛衣。〔颂曰〕今黔、蜀州郡及辽州亦有之。丛生山野，叶细如茅草，根极繁密，八月采之，作汤浴令人

---

① 州：原作"鬼"。张本作"洲"。《大观本草》、《政和本草》卷六木香条亦作"洲"，据改。

身香。

根

【气味】甘，温，无毒。〔好古曰〕平。

【主治】恶气，卒心腹痛满，下气。开宝。黑皮默黯，风疳齿䘌，野鸡痔。得白芷、附子良。藏器理元气，去气郁。好古。脚气膝浮，煎汤淋洗。时珍。

【发明】〔时珍曰〕甘松芳香能开脾郁，少加入脾胃药中，甚醒脾气。杜宝拾遗录云：寿禅师妙医术，作五香饮，更加别药，止渴兼补益最妙。一沉香饮，二丁香饮，三檀香饮，四泽兰饮，五甘松饮也。

甘松香

山柰（纲目）

山柰

【释名】山辣纲目三柰 〔时珍曰〕山柰俗讹为三禁，又讹为三赖，皆土音也。或云：本名山辣，南人舌音呼山为三，呼辣如赖，故致谬误。其说甚通。

【集解】〔时珍曰〕山柰生广中，人家栽之。根叶皆如生姜，作樟木香气。土人食其根如食姜，切断暴干，则皮赤黄色，肉白色。古之所谓廉姜，恐其类也。段成式酉阳杂俎云：柰只出拂林国，长三四尺，很大如鸭卵，叶似蒜，中心抽条甚长，茎端有花六出，红白色，花心黄赤，不结子，其草冬生夏死。取花压油，涂身去风气。按此说颇似山柰，故附之。

根

【气味】辛，温，无毒。

【主治】暖中，辟瘴疠恶气，治心腹冷气痛，寒湿霍乱，风虫牙痛。人合诸香用。时珍。

廉姜（拾遗）

廉姜

【释名】姜汇纲目、蔟葰（音族绥）。

【集解】〔弘景曰〕杜若苗似廉姜。〔藏器曰〕廉姜似姜，生岭南、剑南，人多食之。〔时珍曰〕按异物志云：生沙石中，似姜，大如螺，气猛近于臭。南人以为虀，其法陈皮，以黑梅及盐汁渍之，乃成也。又郑樵云：廉姜似山姜而根大。

【气味】辛，热，无毒。

【主治】胃中冷，吐水，不下食。藏器。温中下气，消食益智。时珍。

杜若 (本经上品)

【校正】并入图经外类山姜。

【释名】**杜衡**本经、**杜莲**别录、**若芝**别录、**楚衡**广雅、**獛子姜**獛音爪。药性论。**山姜**别录云：一名白莲，一名白芩。〔颂曰〕此草一名杜衡，而草部中品自有杜衡条，即尔雅所谓土卤者也。杜若，即广雅所谓楚衡者也。其类自别，古人多相杂引用。故九歌云：采芳洲兮杜若。离骚云：杂杜衡与芳芷。王逸辈皆不分别，但云香草，故二名相混。古方或用，今人罕使，故少有识者。

【集解】〔别录曰〕杜若生武陵川泽及冤句，二月、八月采根曝干。〔弘景曰〕今处处有之。叶似姜而有文理，根似高良姜而细，味辛香。又绝似旋葍① 根，殆欲相乱，叶小异尔。楚辞云，山中人兮芳杜若，是矣。〔恭曰〕今江湖多有之，生阴地，苗似廉姜，根似高良姜，全少辛味。陶云，似旋葍根者，即真杜若也。〔保升曰〕苗似山姜，花黄，子赤，大如棘子，中似豆蔻。今出岭南、硖州者甚好。范子计然云：杜衡、杜若出南郡、汉中，大者大善。〔颂曰〕卫州一种山姜，茎叶如姜，开紫花，不结子，八月采根入药。〔时珍曰〕杜若人无识者，今楚地山中时有之。山人亦呼为良姜，根似姜，味亦辛。甄权注豆蔻所谓獛子姜，苏颂图经外类所谓山姜，皆此物也。或又以大者为高良姜，细者为杜若。唐时峡州贡之。

杜　若

【修治】〔敩曰〕凡使勿用鸭喋草根，真相似，只是味效不同。凡采得根，以刀刮去黄赤皮，细锉，用三重绢袋阴干。临使以蜜浸一夜，漉出用。

根

【气味】辛，微温，无毒。〔之才曰〕得辛夷、细辛良，恶柴胡、前胡。〔苏颂曰〕山姜：辛，平，有小毒。

【主治】胸胁下逆气，温中，风入脑户，头肿痛，涕泪。久服益精明目轻身，令人不忘。本经。**治眩倒目𥉂𥉂，止痛，除口臭气。**别录。**山姜：去皮间风热，可作煤汤。又生暴冷，及胃中逆冷，霍乱腹痛。**苏颂。

【发明】〔时珍曰〕杜若乃神农上品，治足少阴、太阳诸证要药，而世不知用，惜哉。

山姜 (药性)

【释名】**美草**　〔弘景曰〕东人呼为山姜，南人呼为美草。〔时珍曰〕与杜若之山姜，名同物异也。

---

① 葍：江西本作"覆"。

【集解】〔权曰〕山姜根及苗，并如姜而大，作樟本臭，南人食之。又有子
姜，黄色而紧，辛辣，破血气殊强于此姜。〔颂曰〕山姜出九真交趾，今闽广皆
有之。刘恂岭表录异云：茎叶皆姜也，但根不堪食。亦与豆蔻花相似，而微小
尔。花生叶间，作穗如麦粒，嫩红色。南人取其未大开者，谓之含胎花，以盐水
淹藏入甜糟中，经冬如琥珀色，辛香可爱，用为绘，无以加矣。又以盐杀治暴干
者，煎汤服之，极除冷气，甚佳。〔时珍曰〕山姜生南方，叶似姜，花赤色甚辛，
子似草豆蔻，根如杜若及高良姜。今人以其子伪充草豆蔻，然其气甚猛烈。

姜

根

【气味】辛，甘热，无毒。

【主治】腹中冷痛，煮服甚效。作丸散服，辟谷止饥。弘景。去恶气，温中，中
恶霍乱，心腹冷痛，功用如姜。甄权。

花及子

【气味】辛，温，无毒。

【主治】调中下气，破冷气作痛，止霍乱，消食，杀酒毒。大明。

高良姜 （别录中品）

【校正】并入开宝本草红豆蔻

【释名】蛮姜纲目、子名红豆蔻〔时珍曰〕陶隐居言此姜始出高良郡，
故得此名。按高良，即今高州也。汉为高凉县，吴改为郡。其山高而稍凉，因以
为名，则高良当作高凉也。

高良姜

红豆蔻

【集解】〔时珍曰〕出高良郡，二月、三月采根。形气与杜若相似，而叶如
山姜。〔恭曰〕出岭南者，形大虚软，生江左者细紧，亦不甚辛，其实一也①今人
呼细者为杜若，大者为高良姜，亦非也。〔颂曰〕今岭南诸州及黔、蜀皆有之，
内郡虽有而不堪入药。春生茎叶如姜苗而大，高一二尺许。花红紫色，如山姜
花。〔珣曰〕红豆蔻生南海诸谷，高良姜子也。其苗如芦，其叶如姜，花作穗，
嫩叶卷之而生，微带红色。嫩者入盐，累累作朵不散落，须以朱槿花染令色深。
善醒醉，解酒毒，无他要使也。〔时珍曰〕按范成大桂海志云：红豆蔻花丛生，叶瘦如碧芦，春未
始发。初开花抽一干，有大箨包之，箨拆花见。一穗数十蕊，淡红鲜妍，如桃杏花色。蕊重则下垂
如葡萄，又如火齐璎珞、及剪彩鸾枝之状。每蕊有心两瓣，人比之连理也。其子亦似草豆蔻。

【修治】〔时珍曰〕高良姜、红豆蔻，并宜炒过入药。亦有以姜同吴茱萸、东壁土炒过入药
用者。

根

【气味】辛，大温，无毒。〔志曰〕辛、苦，大热，无毒。〔张元素曰〕辛，热，纯阳，

① 也：原作"色"，张本作"也"，《政和本草》卷九高良姜条亦作"也"，据改。

浮也。入足太阴、阳阴经。

【主治】暴冷，胃中冷逆，霍乱腹痛。别录。下气益声，好颜色。煮饮服之，止痢。藏器。治风破气，腹内久冷气痛，去风冷痹弱。甄权。转筋泻痢，反胃，解酒毒，消宿食。大明。含块咽津，治忽然恶心，呕清水，逡巡即瘥。若口臭者，同草豆蔻为末，煎饮。苏颂。健脾胃，宽噎膈，破冷癖，除瘴疟。时珍。

【发明】〔杨士瀛曰〕噫逆胃寒者，高良姜为要药。人参、茯苓佐之，为其温胃，解散胃中风邪也。〔时珍曰〕孙思邈千金方言：心脾冷痛，用高良姜，细锉微炒为末，米饮服一钱，立止。太祖高皇帝御制周颠仙碑文，亦载其有验云。又秽迹佛有治心口痛方云：凡男女心口一点痛者，乃胃脘有滞或有虫也。多因怒及受寒而起，遂致终身。俗言心气痛者，非也。用高良姜以酒洗七次焙研，香附子以醋洗七次焙研，各记收之。病因寒得，用姜末二钱，附末一钱；因怒得，用附末二钱，姜末一钱；寒怒兼有，各一钱半，以米饮加人生姜汁一匙，盐一捻，服之立止。韩飞霞医通书亦称其功云。

红豆蔻 开宝

【气味】辛，温，无毒。〔权曰〕苦、辛，多食令人舌粗，不思饮食。〔时珍曰〕辛热，阳也，浮也。入手、足太阴经。生生编云：最能动火伤目致衄，食料不宜用之。

【主治】肠虚水泻，心腹绞痛，霍乱呕吐酸水，解酒毒。藏器。冷气腹痛，消瘴雾毒气，去宿食，温腹肠，吐泻痢疾。甄权。治噎膈反胃，虚疟寒胀，燥湿散寒。时珍。

【发明】〔时珍曰〕红豆蔻李东垣脾胃药中常用之，亦取其辛热芳香，能醒脾温肺、散寒燥湿、消食之功尔。若脾肺素有伏火者，切不宜用。

豆蔻（别录上品）

【校正】自果部移入此。

【释名】草豆蔻开宝、漏蔻①物志、草果郑樵通志〔宗奭曰〕豆蔻，草豆蔻也。此是对肉豆蔻而名。若作果，则味不和。前人编入果部，不知有何义意？花性热，淹至京师，味微苦不甚美，干则色淡紫。为能消酒毒，故为果尔。〔时珍曰〕按杨雄方言云：凡物盛多曰蔻。豆蔻之名，或取此义。豆象形也。南方异物志作漏蔻，盖南人字无正音也。今虽不专为果，犹入茶食料用，尚有草果之称焉。金光明经三十二品香药谓之苏乞迷罗细。

【集解】〔别录曰〕豆蔻生南海。〔恭曰〕苗似山姜，花黄白色，苗根及子亦似杜若。〔颂曰〕草豆蔻今岭南皆有之。苗似芦，其叶似山姜、杜若辈，根似高良姜。二月开花作穗房，生于茎

---

① 异：原作"草"，据本段时珍："南方异物志作漏蔻"而改。

草豆蔻

山姜花

下，嫩叶卷之而生，初如芙蓉花，微红，穗头深色。其叶渐广，花渐出，而色渐淡，亦有黄白色者。南人多采花以当果，尤贵其嫩者。并穗入盐同淹治，叠叠作朵不散。又以木槿花同浸，欲其色红尔。其结实若龙眼子而锐，皮无鳞甲，皮中子如石榴瓣，夏月熟时采之暴干。根苗微作樟木香，根茎子并辛香。〔珣曰〕豆蔻生交趾。其根似益智，皮壳小厚，核如石榴而辛香，叶如芄兰而小。三月采其叶，细破阴干用，叶近苦而有甘。〔时珍曰〕草豆①蔻、草果虽是一物，然微有不同。今建宁所产豆蔻，大如龙眼而形微长，其皮黄白薄而棱峭，其仁大如缩砂仁而辛香气和。滇广所产草果，长大如诃子，其皮黑厚而棱密，其子粗而辛臭，正如斑蝥之气，彼人皆用笔茶及作食料，恒用之物。广人取生草蔻入梅汁，盐渍令红，暴干荐酒，名红盐草果。其初结小者，名鹦哥舌。元朝饮膳，皆以草果为上供。南人复用一种火杨梅伪充草豆蔻，其形圆而粗，气味辛猛而不和，人亦多用之。或云即山姜实也，不可不辨。

【修治】〔敩曰〕凡使须去蒂，取向里子及皮，用茱萸同于鏊上缓炒，待茱萸微黄黑，即去茱萸，取草豆蔻皮及子杵用之。〔时珍曰〕今人惟以面裹煻火煨熟，去皮用之。

仁

【气味】辛，温，涩，无毒。〔好古曰〕大辛热，阳也，浮也。入足太阴、阳阴经。

【主治】温中一心腹痛，呕吐，去口臭气。别宝。下气，止霍乱，一切冷气，消酒毒。开宝。调中补胃，健脾消食，去客寒，心与胃痛。李杲。治瘴疠寒疟，伤暑吐下泄痢，噎膈反胃，痞满吐酸，痰饮积聚，妇人恶阻带下，除寒燥湿，开郁破气，杀鱼肉毒。制丹砂。时珍。

【发明】〔弘景曰〕豆蔻辛烈甚香，可常食之。其五和掺中物，皆宜久，豆蔻、廉姜、枸橼、甘蕉、麂目是也。〔宗奭曰〕草豆蔻气味极辛微香，性温而调散冷气甚速。虚弱不能饮食者，宜此与木瓜、乌梅、缩砂、益智、曲、甘草、生姜同用也。〔杲曰〕风寒客邪在胃口之上，当心作疼者，宜煨熟用之。〔震亨曰〕草豆蔻性温，能散滞气，消隔上痰。若明知身受寒邪，口食寒物，胃脘作疼，方可温散，用之如鼓应桴。或湿痰郁结成病者，亦效。若热郁者不可用，恐积温成热也。必用厉子之剂。〔时珍曰〕豆蔻治病，取其辛热浮散，能入太阴阳明，除寒燥湿，开郁化食之力而已。南地卑下，山岚烟瘴，饮啖酸咸，脾胃常多寒湿郁滞之病。故食料必用，与之相宜。然过多亦能助脾热伤肺损目。或云：与知母同用，治瘴疟寒热，取其一阴一阳无偏胜之害。盖草果治太阴独胜之寒，知母治阳明独胜之火也。

花

【气味】辛，热。无毒。

【主治】下气，止呕逆，除霍乱，调中补胃气，消酒毒。大明。

白豆蔻 (宋开宝)

【释名】多骨。

---

① 豆：原作"草"，据张本改。

【集解】〔藏器〕白豆蔻出伽古罗国，呼为多骨。其草形如芭蕉，叶似杜若，长八九尺而光滑，冬夏不凋，花浅黄色，子作朵如葡萄，初出微青，熟则变白，七月采之。〔颂曰〕今广州、宜州亦有之。不及番舶来者佳。〔时珍曰〕白豆蔻子圆大如白牵牛子，其壳白厚，其仁如缩砂仁，入药去皮炒用。

仁

【气味】辛，大温，无毒。〔好古〕大辛热，味薄气厚，轻清而升，阳也，浮也。入手太阴经。

【主治】积冷气，止吐逆反胃，消谷下气。开宝。散肺中滞气，宽膈进食，去白睛翳膜。李杲。补脾气，益脾胃，理元气，收脱气。好古。治噎膈，除疟疾寒热，解酒毒。时珍。

【发明】〔颂曰〕古方治胃冷，吃食即欲吐，及呕吐六物汤，皆用白豆蔻，大抵胃主冷，即相宜也。〔元素曰〕白豆蔻气味俱薄，其用有五：专入肺经本药，一也；散胸中滞气，二也；去感寒腹痛，三也；温暖脾胃，四也；治赤眼暴发，去太阳经目内大眦红筋，用少许，五也。〔时珍曰〕按杨士瀛云：白豆蔻治脾虚疟疾，呕吐寒热，能消能磨，流行三焦，营卫一转，诸证自平。

缩砂蔤（宋开宝）

【释名】〔时珍曰〕名义未详。藕下白多蔤，取其密藏之意。此物实在根下。仁藏壳内，亦或此意欤。

【集解】〔珣曰〕缩砂蔤生西海及西戎，波斯诸国，多从安东道来。〔志曰〕生南地。草似廉姜，子形如白豆蔻，其皮紧厚而皱，黄赤色，八月采之。〔颂曰〕今惟岭南山泽间有之。苗茎似高良姜，高三四尺。叶长八九寸，阔半寸已来。三月、四月开花在根下，五六月成实，五七十枚作一穗，状似益智而圆，皮紧厚而皱，有粟纹，外有细刺，黄赤色。皮间细子一团，八隔，可四十余粒，如大黍米，外微黑色，内白而香，似白豆蔻仁。七月、八月采之，辛香可调食味，及蜜煎糖缠用。

仁

【气味】辛，温，涩，无毒。〔权曰〕辛、苦。〔藏器曰〕酸。〔珣曰〕辛、咸，平。得诃子、豆蔻、白芜荑、鳖甲良。〔好古曰〕辛，温，阳也，浮也。入手足太阴、阳明、太阳、足少阴七经。得白檀香、豆蔻为使，入肺；得人参、益智为使，入脾；得黄柏、茯苓为使，入肾；得赤白石脂为使，入大小肠也。

【主治】虚劳冷泻，宿食不消，赤白泄痢，腹中虚痛下气。开宝。主冷气痛，止休息气痢劳损，消化水谷，温暖肝肾。甄权。上气咳嗽，奔豚鬼疰，惊痫邪气。藏器。一切气，霍乱转筋。能起酒香味。大明。和中行气，止痛安胎。杨士瀛。治脾胃气结滞不散。元素。补肺醒脾，养胃益肾，理元气，通滞气。散寒饮胀痞，噎膈呕吐，止女子崩中，除咽喉口齿浮热，化铜铁骨哽。时珍。

【发明】〔时珍曰〕按韩悉医通云：肾恶燥，以辛润之。缩砂仁之辛，以润肾燥。又云：缩砂属土，主醒脾调胃，引诸药归宿丹田。香而能窜，和合五脏冲和之气，如天地以土为冲和之气，故补肾药用同地黄丸蒸，取其达下之旨也。又化骨食草木药及方士炼三黄皆用之，不知其性何以能制此物也？

益智子 （宋开宝）

益智子

【释名】〔时珍曰〕脾主智，此物能益脾胃故也，与龙眼名益智义同。按苏轼记云：海南产益智，花实皆长穗，而分为三节。观其上中下节，以候早中晚禾之丰凶。大丰则皆实，大凶皆不实，罕有三节并熟者。其为药只治水，而无益于智，其得此名，岂以其知岁耶？此亦一说也，终近穿凿。

【集解】〔藏器曰〕益智出昆仑国及交趾，今岭南州郡往往有之。顾微广州记云：其叶似襄荷，长丈余。其根上有小枝，高八九寸，无华萼。茎如竹箭，子从心出。一枝有十子丛生，大如小枣。其中核黑而皮白，核小者佳，含之洱涎秽。或四破去核，取外皮蜜煮为粽食，味辛。晋卢循遗刘裕益智粽，是此也。〔恭曰〕益智子似连翘子头未开者，苗味花根与豆无别，惟子小尔。〔时珍曰〕按嵇含南方草木状云：益智二月花，连着实，五六月熟。其子如笔头而两头尖，长七八分，杂五味中，饮酒芬芳，亦可盐曝及作粽食。观此则顾微言其无华者，误矣。今之益智子形如枣核，而皮及仁，皆似草豆蔻云。

仁

【气味】辛，温，无毒。

【主治】遗精虚漏，小便余沥，益气安神，补不足，利三焦，调诸气。夜多小便者，取二十四枚碎，入盐同煎服，有奇验。藏器。治客寒犯胃，和中益气，及人多唾。李杲。益脾胃，理元气，补肾虚滑沥。好古。冷气腹痛，及心气不足，梦泄赤浊，热伤心系，吐血血崩诸证。时珍。

【发明】〔刘完素曰〕益智辛热，能开发郁结，使气宣通。〔王好古曰〕益智本脾药，主君相二火。在集香丸则入肺，在四君子汤则入脾，在大凤髓丹则入肾，三藏互有子母相关之义。当于补药中兼用之。勿多服。〔时珍曰〕益智大辛，行阳退阴之药也。三焦、命门气弱者宜之。按杨士瀛直指方云：心者脾之母，进食不止于和脾，火能生土，当使心药入脾胃药中，庶几相得。故古人进食药中，多用益智，土中益火也。又按洪迈夷坚志云：秀川进士陆迎，忽得吐血不止，气蹶惊颤，狂躁直视，至深夜欲投户而出。如是两夕，遍用方药弗瘳。夜梦观音授一方，命但服一料，永除病根。梦觉记之，如方治药，其病果愈。其方：用益智子仁一两，生朱砂二钱，青橘皮五钱，麝香一钱，碾为细末。每服一钱，空心灯心汤调下。

荜茇 （宋开宝）

【释名】荜拨 〔时珍曰〕荜拨当作荜茇，出南方草木状，番语也。陈藏器本草作毕勃，扶南传作逼拨，大明会典作荜茇。又段成式西阳杂俎云：摩伽陀国呼为荜拨梨，拂林国呼为阿梨河陀。

荜　茇

【集解】〔恭曰〕荜拨生波斯国。丛生，茎叶似蒟酱，其子紧细，味辛烈于蒟酱。胡人将来，入食味用也。〔藏器曰〕其根名毕勃菝，似柴胡而黑硬。〔颂曰〕今岭南特有之，多生竹林内。正月发苗作丛，高三四尺，其茎如箸。叶青圆如葳菜，阔二三寸如桑，面光而厚。三月开花白色在表。七月结子如小指大，长二寸已来，青黑色，类椹子而长。九月收采，杀曝干。南人爱其辛香，或取叶生茹之。复有舶上来者，更辛香。〔时珍曰〕段成式言青州防风子可乱荜茇，盖亦不然，荜茇气味正如胡椒，其形长一二寸，防风子圆如胡荽子，大不相侔也。

【修治】〔敩曰〕凡使，去挺用头，以醋浸一宿，焙干，以刀刮去皮粟子令净乃用，免伤人肺，令人上气。

【气味】辛，大温，无毒。〔时珍曰〕气热味辛，阳也，浮也。入手足阳明经。然辛热耗散，能动脾肺之火，多用令人目昏，食料尤不宜之。

【主治】温中下气，补腰脚，杀腥气，消食，除胃冷，阴疝癖。 藏器。**霍乱冷气，心痛血气。** 大明。**水泻虚痢，呕逆醋心，产后泄痢，与阿魏和合良。得诃子、人参、桂心、干姜，治脏腑虚冷肠鸣，神效。** 李珣。**治头痛鼻渊牙痛。** 时珍。

【发明】〔宗奭曰〕荜茇走肠胃，冷气呕吐心腹满痛者宜之。多服走泄真气，令人肠虚下重。〔颂曰〕按唐太宗实录云：贞观中，上以气痢久未痊，服名医药不应，因诏访求其方。有卫士进黄牛乳煎荜茇方。御用有效。刘禹锡亦记其事云，后累试于虚冷者必效。〔时珍曰〕牛乳煎详见兽部牛乳下。荜茇为头痛鼻渊牙痛要药，取其辛热，能入阳明经散浮热也。

荜勃菝

【气味】辛，温，无毒。

【主治】五劳七伤，冷气呕逆，心腹胀满，食不消化，阴汗寒疝核肿，妇人内冷无子，治腰肾冷，除血气。 藏器。

蒟酱 （音矩蒟唐本草）

【释名】蒟子 广志 **土荜茇** 食疗 **苗名扶恶士萎藤**[①] 〔时珍曰〕按嵇含云：蒟子可以调食，故谓之酱，乃荜茇之类也。故孟诜食疗谓之土荜茇。其蔓叶名扶留藤，一作扶檑，一作浮留，莫

---

① 扶恶士萎藤：根据本节下文，当作"扶留藤、萎叶"。

解其义。篓则留字之讹也。

蒟　酱
萎叶

【集解】〔恭曰〕蒟酱生巴蜀中，蜀都赋所谓流味于番禺者，蔓生，叶似王瓜而厚大光泽，味辛香，实似桑椹，而皮黑肉白。西戎亦时将来，细而辛烈。交州、爱州人家多种之。蔓生，其子长大，苗名浮留藤。取叶合槟榔食之，辛而香也。〔颂曰〕今夔川、岭南皆有之。昔汉武帝使唐蒙晓谕南越。越王食蒙以蒟酱，曰：此出番禺城下。武帝感之，遂开牁牂、越嶲也。刘渊林注蜀都赋云：蒟酱缘木而生。其子如桑椹，熟时正青，长二三寸。以蜜及盐藏而食之，辛香。与苏恭所说大同小异。盖渊林所云乃蜀产，苏恭所云乃海南者尔。今惟贵荜茇而不尚蒟酱，故鲜有用者。〔李珣曰〕广州记云：出波斯国，实状若桑根，紫褐色者为尚，黑者是老根不堪。然近多黑色，少见褐者。黔中亦有，形状滋味一般。〔时珍曰〕蒟酱，今两广、滇南及川南、渝、泸、威、茂、施诸州皆有之。其苗谓之萎叶。蔓生依树，根大如箸。彼人食槟榔者，以此叶及蚌灰少许同嚼食之，云辟瘴病，去胸中恶气。故谚曰：槟榔浮留，可以忘忧。其花实即蒟子也。按嵇含草木状云：蒟酱即荜茇也。生于番国者大而紫，谓之荜茇；生于番禺者小而青，谓之蒟子。本草以蒟为萎子，非矣。萎子一名扶留，其草形全不相同。时珍窃谓蒟子蔓生，荜茇草生，虽同类而非一物，然其花实气味功用则一也。嵇氏以二物为一物，谓蒟子非扶留，盖不知扶留非一种也。刘歆期交州记云：扶留有三种：一名获扶留，其根香美；一名扶留，其藤味亦辛；一名南扶留，其叶青味辛是矣。今蜀人惟取萎叶作酒曲，云香美。

【修治】〔敩曰〕凡采得后，以刀刮上粗皮，捣细。每五钱，用生姜自然汁五两拌之，蒸一日，曝干用。

根、叶、子

【气味】辛，温，无毒。〔时珍曰〕气热味辛，阳也，浮也。

【主治】下气温中，破痰。唐本。咳逆上气，心腹虫痛，胃弱虚泻，霍乱吐逆，解酒食味。李珣。散结气，心腹冷痛，消谷。孟诜。解瘴疠，去胸中恶邪气，温脾燥热。时珍。

肉豆蔻 （宋开宝）

【释名】肉果纲目、迦拘勒　〔宗奭曰〕肉豆蔻对草豆蔻为名，去壳只用肉。肉油色者佳，枯白瘦虚者劣。〔时珍曰〕花实皆似豆蔻而无核，故名。

【集解】〔藏器曰〕肉豆蔻生胡国，胡名迦拘勒。大舶来即有，中国无之。其形圆小，皮紫紧薄，中肉辛辣。〔珣曰〕生昆仑，及大秦国。〔颂曰〕今岭南人家亦种之。春生苗、夏抽茎开花，结实似豆蔻，六月、七月采。〔时珍曰〕肉豆蔻花及实状虽似草豆蔻，而皮肉之颗则不同。颗外有皱纹，而内有斑缬纹，如槟榔纹。最易生蛀，惟烘干密封，则稍可留。

实

【修治】〔敩曰〕凡使，须以糯米粉熟汤搜裹豆蔻，于煻灰火中煨熟，去粉用。勿令犯铁。

【气味】辛，温，无毒。〔权曰〕苦、辛。〔好古曰〕入手足阳明经。

【主治】温中，消食止泄，治积冷心腹胀痛，霍乱中恶，鬼气冷痈，呕沫冷气，小儿乳霍。开宝。调中下气，开胃，解酒毒，消皮外络下气。大明。治宿食痰饮，止小儿吐逆，不下乳，腹痛。甄权。主心腹虫痛，脾胃虚冷，气并冷热，虚泄赤白痢，研末粥饮服之。李珣。暖脾胃，固大肠。时珍。

肉豆蔻

【发明】〔大明曰〕肉豆蔻调中下气，消皮外络下气，味珍，力更殊。〔宗奭曰〕亦善下气，多服则泄气，得中则和平其气。〔震亨曰〕属金与土，为丸温中补脾。日华子称其下气，以脾得补而善运化，气自下也。非若陈皮、香附之驶泄。寇氏不详其实，遂以为不可服也。〔机曰〕痢疾用此涩肠，为伤乳泄泻之要药。〔时珍曰〕土爱暖而喜芳香，故肉豆蔻之辛温，理脾胃而治吐利。

补骨脂 （宋开宝）

【释名】破故纸开宝、婆固脂药性论、胡韭子日华。〔时珍曰〕补骨脂言其功也，胡人呼为婆固脂，而俗讹为破故纸也。胡韭子，因其子之状相似，非胡地之韭子也。

【集解】〔志曰〕补骨脂生岭南诸州及波斯国。〔颂曰〕今岭外山坂间多有之，四川合州亦有，皆不及番舶者佳。茎高三四尺，叶小似薄荷，花微紫色，实如麻子，圆扁而黑，九月采。〔大明曰〕徐表南州记云，是胡韭子也。南番者色赤，广南者色绿，入药微炒用。

补骨脂

子

【修治】〔敩曰〕此性燥毒，须用酒浸一宿，漉出，以东流水浸三日夜，蒸之，从巳至申，日干用。一法：以盐同炒过，曝干用。

【气味】辛，大温，无毒。〔权曰〕苦、辛。〔珣曰〕恶甘草。〔时珍曰〕忌芸薹及诸血，得胡桃、胡麻良。

【主治】五劳七伤，风虚冷，骨髓伤败，肾冷精流，及妇人血气堕胎。开宝。男子腰疼，膝冷囊湿，逐诸冷痹顽，止小便，腹中冷。甄权。兴阳事，明耳目。大明。治肾泄，通命门，暖丹田，敛精神。时珍。

【发明】〔颂曰〕破故纸今人多以胡桃合服，此法出于唐郑相国。自叙云：子为南海节度，年七十有五。越地卑湿，伤于内外，众疾俱作，阳气衰绝，服乳石补药，百端不应。元和七年，有诃陵国舶主李摩诃，知予病状，遂传此方并药。予初疑而未服。摩诃稽首固请，遂服之。经七八日而觉应验。自尔常服，其功神效。十年二月，罢郡归京，录方传之。用破故纸十两，净择去皮，洗过曝，捣筛令细。胡桃瓤二十两，汤浸去皮，细研如泥。更以好蜜和，令如饴糖，瓷器盛之。旦日以暖酒二合，调药一匙服之，便以饭压。如不饮酒人，以暖热水调之。弥久则延年益气，悦心明目，补添筋骨。但禁芸苔、羊血，余无所忌。此物本自外番随海舶而来，非中华所有。番人呼为补骨脂，语讹为破故纸也。王绍颜续传信方。载其事颇详，故录之。〔时珍曰〕此方亦可作丸，温酒服之。按白飞霞方外奇方云：破故纸属火，收敛神明，能使心包之火与命门之火相通，故元阳坚固，骨髓充实，涩以治脱也。胡桃属木，润燥养血，血属阴，恶燥，故油以润之，佐破故纸，有木火相生之妙。故语云：破故纸无胡桃，犹水母之无虾也。又破故纸恶甘草，而瑞竹堂方青娥丸内加之，何也？岂甘草能调和百药，恶而不恶耶？又许叔微学士本事方云：孙真人言补肾不若补脾，予曰补脾不若补肾。肾气虚弱，则阳气衰劣，不能熏蒸脾胃。脾胃气寒，令人胸膈痞塞，不进饮食，迟于运化，或腹胁虚胀，或呕吐痰涎，或肠鸣泄泻。譬如鼎釜中之物，无火力，虽终日不熟，何能消化？济生二神丸，治脾胃虚寒泄泻，用破故纸补肾，肉豆蔻补脾。二药虽兼补，但无斡旋。往往常加木香以顺其气，使之斡旋，空虚仓廪。仓廪空虚，则受物矣。屡用见效，不可不知。

姜黄 （唐本草）

【释名】 蒁（音述）、宝鼎香纲目。

【集解】 〔恭曰〕姜黄根叶都似郁金。其花春生于根，与苗并出，入夏花烂无子。根有黄、青、白三色。其作之方法，与郁金同。西戎人谓之蒁。其味辛少苦多，亦与郁金同，惟花生异耳。〔藏器曰〕姜黄真者，是经种三年以上老姜，能生花。花在根际，一如襄荷。根节坚硬，气味辛辣。种姜处有之，终是难得。西番亦有来者。与郁金、蒁药相似。如苏恭所说，即是蒁药而非姜黄。又言姜黄是蒁，郁金是胡蒁。如此则三物无别，递相连名，总称为蒁，则功状当不殊。而今郁金味苦寒，色赤，主马热病；姜黄味辛温，色黄；蒁味苦色青。三物不同，所用各别。〔大明曰〕海南生者，即蓬莪茂；江南生者，即为姜黄。〔颂曰〕姜黄今江、广、蜀川多有之。叶青绿，长一二尺许，阔三四寸，有斜文如红蕉叶而小。花红白色，至中秋渐凋。春末方生，其花先生，次方生叶，不结实。根盘屈黄色，类生姜而圆，有节。八月采根，片切暴干。蜀人以治气胀，及产后败血攻心，甚验。蛮人生啖，云可以

祛邪辟恶。按郁金、姜黄、蒁药三物相近，苏恭不能分别，乃为一物。陈藏器以色味分别三物，又言姜黄是三年老姜所生。近年汴都多种姜，往往有姜黄生卖，乃是老姜。市人买啖，云治气为最。大方亦时用之。又有廉姜，亦是其类，而自是一物。〔时珍曰〕近时以扁如干姜形者，为片子姜黄；圆如蝉腹形者，为蝉肚郁金，并可浸水染色。形虽似郁金，而色不黄也。

根

【气味】 辛、苦，大寒，无毒。〔藏器曰〕辛少苦多，性热不冷。云大寒，误矣。

【主治】 心腹结积疰忤，下气破血，除风热，消痈肿，功力烈于郁金。唐本。治癥瘕血块，通月经，治扑损瘀血，止暴风痛冷气，下食。大明。祛邪辟恶，治气胀，产后败血攻心。苏颂。治风痹臂痛。时珍。

【发明】 〔时珍曰〕姜黄、郁金、蒁药三物，形状功用皆相近。但郁金入心治血；而姜黄兼入脾，兼治气；蒁药则入肝，兼治气中之血，为不同尔。古方五痹汤用片子姜黄，治风寒湿气手臂痛。戴原礼要诀云：片子姜黄能入手臂治痛。其兼理血中之气可知。

姜 黄

郁金 (唐本草)

【释名】马蒁 〔震亨曰〕郁金无香而性轻扬，能致达酒气于高远。古人用治郁遏不能升者，恐命名因此也。〔时珍曰〕酒和郁鬯，昔人言是大秦国所产郁金花香，惟郑樵通志言即是此郁金。其大秦三代时未通中国，安得有此草？罗愿尔雅翼亦云是此根，和酒令黄如金，故谓之黄流。其说并通。此根形状皆似莪茂，而医马病，故名马蒁。

【集解】〔恭曰〕郁金生蜀地及西戎，苗似姜黄，花白质红，末秋出茎心而无实。其根黄赤，取四畔子根去皮火干，马药用之，破血而补，胡人谓之马蒁。岭南者有实似小豆，不堪啖。〔颂曰〕今广南、江西州郡亦有之，然不及蜀中者佳。四月初生苗似姜，如苏恭所说。〔宗奭曰〕郁金不香。今人将染妇人衣最鲜明，而不耐日炙，微有郁金之气。〔时珍曰〕郁金有二：郁金香是用花，见本条；此是用根者。其苗如姜，其根大小如指头，长者寸许，体圆有横纹如蝉腹状，外黄内赤。人以浸水染色，亦微有香气。

郁　金

根

【气味】辛、苦、寒，无毒。〔元素曰〕气味俱厚，纯阴。〔独孤及①曰〕灰可结砂子。

【主治】血积下气，生肌止血，破恶血，血淋尿血，金疮。唐本。**单用，治女人宿血气心痛，冷气结聚，湿醋摩傅之。亦治马胀。**甄权。**凉心。**元素。**治阳毒入胃，下血频痛。**李杲。**治血气心腹痛，产后败血冲心欲死，失心颠狂蛊毒。**时珍。

【发明】〔震亨曰〕郁金属火与土，有水，其性轻扬上行，治吐血衄血，唾血血腥，及经脉逆行，并宜郁金末加韭汁、姜汁、童尿同服，其血自清。痰中带血者，加竹沥。又鼻血上行者，郁金、韭汁加四物汤服之。〔时珍曰〕郁金入心及包络，治血病。经验方治失心颠狂，用真郁金七两，明矾三两，为末，薄糊丸梧子大，每服五十丸，白汤下。有妇人颠狂十年，至人授此。初服心脑间有物脱去，神气洒然，再服而苏。此惊忧痰血络聚心窍所致。郁金入心去恶血，明矾化顽痰故也。庞安常伤寒论云：斑豆始有白泡，忽搐入腹，渐作紫黑色，无脓，日夜叫乱者。郁金一枚，甘草二钱半，水半碗煮干，去甘草，切片焙研为末，入真脑子炒半钱。每用一钱，以生猪血五七滴，新汲水调下。不过二服，甚者毒气从手足心出，如痈状乃瘥，此乃五死一生之候也。又范石湖文集云：岭南有桃生之害。于饮食中行厌胜法，鱼肉能反生于人腹中，而人以死，则阴役其家。初得觉胸腹痛，次日刺人，十日则生在腹中也。凡胸膈痛，即用升麻或胆矾吐之。若膈下痛，急以米汤调郁金末二钱服，即泻出恶物。或合升麻、郁金服之，不吐则下。李巽岩侍郎为雷州推官，鞫狱得此方，活人甚多也。

---

① 及：疑为"滔"之误。

蓬莪茂 <small>（音述 宋开宝）</small>

【释名】蒁药。

【集解】〔志曰〕蓬莪茂生西戎及广南诸州。叶似襄荷，子似干椹，茂在根下并生，一好一恶，恶者有毒。西人取之，先放羊食，羊不食者弃之。〔藏器曰〕一名蓬莪茂黑色；二名蒁，黄色；三名波杀，味甘有大毒。〔大明曰〕即南中姜黄根也。海南生者名蓬莪茂。〔颂曰〕今江浙或有之。三月生苗，在田野中，其茎如钱大，高二三尺。叶青白色，长一二尺，大五寸以来，颇类襄荷。五月有花作穗，黄色，头微紫。根如生姜，而蒁在根下，似鸡鸭卵，大小不常。九月采，削去粗皮，蒸熟暴干用。

蓬莪茂

根

【修治】〔敩曰〕凡使，于砂盆中以醋磨令尽，然后于火畔炒干，重筛过用。〔颂曰〕此物极坚硬，难捣治，用时热灰火中煨令透，乘热捣之，即碎如粉。〔时珍曰〕今人多以醋炒或煮熟入药，取其引入血分也。

【气味】苦、辛，温，无毒。〔大明曰〕得酒醋良。

【主治】心腹痛，中恶疰忤鬼气，霍乱冷气，吐酸水，解毒，食饮不消，酒研服之。又疗妇人血气结积，丈夫奔豚。开宝。破痃癖冷气，以酒醋磨服。甄权。治一切气，开胃消食。通月经，消瘀血，止扑损痛下血，及内损恶血。大明。通肝经聚血。好古。

【发明】〔颂曰〕蓬莪茂，古方不见用者。今医家治积聚诸气，为最要之药。与荆三棱同用之良，妇入药中亦多使。〔好古曰〕蓬莪色黑，破气中之血，入气药发诸香。虽为泄剂，亦能益气，故孙尚药用治气短不能接续，及大小七香丸、集香丸、诸汤散多用此也。又为肝经血分药。〔时珍曰〕郁金人心，专治血分之病；姜黄入脾，兼治血中之气；蒁人肝，治气中之血，稍为不同。按王执中资生经云：执中久患心脾疼，服醒脾药反胀。用耆域所载蓬莪蒁，面裹炮熟研末，以水与酒醋煎服，立愈。盖此药能破气中之血也。

荆三棱 <small>（宋开宝）</small>

【校正】并入开宝草三棱。

【释名】京三棱开宝、草三棱开宝鸡爪三棱开宝、黑三棱图经、石三棱〔颂曰〕三棱，叶有三棱也。生荆楚地，故名荆三棱，以著其地，开宝本草作京者误矣。又出草三棱条云即鸡爪三棱，生蜀地，二月、八月采。其实一类，随形命名尔，故并见之。

【集解】〔藏器曰〕三棱总有三四种。京三棱，黄色体重，状若鲫鱼而小。又有黑三棱，状如乌梅而稍大，体轻有须，相连蔓延，作漆色，蜀人以织为器，一名琴者，是也。疗体并同。〔颂曰〕京三棱旧不著所出地土，今荆襄、江淮、济南、河陕间皆有之。多生浅水旁及陂泽中。春生苗，叶似莎草，极长，高三四尺。又似菱蒲叶而有三棱。五六月抽茎，高四五尺，大如人指，有三棱如削成。茎端开花，大体皆如莎草而大，黄紫色。苗下即魁，初生成块如附子大，或有扁者。其旁有根横贯，一则连数魁，魁上亦出苗。其魁皆扁长，如小鲫鱼，体重者，三棱也。其根末将尽一魁，未发苗，小圆如乌梅者，黑三棱也。又根之端钩曲如爪者，鸡爪三棱也。皆皮黑肌白而至轻。或云：不出苗只生细根者，谓之鸡爪三棱。又不生细根者，谓之黑三棱，大小不常，其色黑，去皮即白。三者本一种，但力有刚柔，各适其用。因其形为名，如乌头、乌喙、云母、云苗之类，本非两物也。今人乃妄以凫茈、香附子为之。又河中府有石三棱，根黄白色，形如钗股，叶绿如蒲，苗高及尺，亦有三棱，四月开花，白色如蓼蒇花，五月采根，亦消积气。今举世所用三棱，皆淮南红蒲根也，泰州尤多。其体至坚重，刻削鱼形，叶扁形圆，不复有三棱，不知何缘命名为三棱也？虽太医亦不以为谬。流习既久，用根者不识其苗，采药者莫究其用，因缘差失，不复辨别。今三棱皆独旁引下根，无直下根，其形大体多如鲫鱼。〔时珍曰〕三棱多生荒废陂池湿地。春时丛生，夏秋抽高茎，茎端复生数叶，开花六七枝，花皆细碎成穗，黄紫色，中有细子。其叶茎花实俱有三棱，并与香附苗叶花实一样，但长大尔。其茎光滑三棱，如棕之叶茎。茎中有白穰，剖之织物，柔韧如藤。吕忱字林云：蔪草生水中，根可缘器。即此草茎，非苗也。抱朴子言蔪根化鳝，亦是此草。其根多黄黑须，削去须皮，乃如鲫状，非本根似鲫也。

京三棱

石三棱

根

【修治】〔元素曰〕人用须炮熟。〔时珍曰〕消积须用醋浸一日，炒或煮熟焙干，入药乃良。

【气味】苦，平，无毒。〔藏器曰〕甘，平，温。〔大明曰〕甘、涩，凉。〔元素曰〕苦、甘、无毒，阴中之阳。能泻真气，真气虚者勿用。

【主治】老癖癥瘕，积聚结块，产后恶血血结，通月水，堕胎，止痛利气。开宝。**治气胀，破积气，消扑损瘀血，妇人血脉不调，心腹痛，产后腹痛血运。**大明。**心膈痛，饮食不消。**元素。**通肝经积血，治疮肿坚硬。**好古。**下乳汁。**时珍。

【发明】〔好古曰〕三棱色白属金，破血中之气，肝经血分药也。三棱、莪茂治积块疮硬者，乃坚者削之也。〔志曰〕俗传昔人患癥癖死，遗言令开腹取之。得病块，干硬如石，文理有五色。以为异物，削成刀柄。后因以刀刈三棱，柄消成水，乃知此药可疗癥癖也。〔时珍曰〕三棱能破气散结，故能治诸病。其功可近于香附而力峻，故难久服。按戴原礼证治要诀云：有人病癥癖腹胀，用三棱、莪茂，以酒煨煎服之，下一黑物如鱼而愈也。

莎草、香附子（别录中品）

【释名】**雀头香**唐本、**草附子**图经、**水香棱**图经、**水巴戟**图经、**水莎**图经、**侯莎**尔雅、**莎结**图经、**夫须**别录、**续根草**图经、**地藾根**纲目、**地毛**广雅。〔时珍曰〕别录止云莎草，不言用苗用根。后世皆用其根，名香附子，而不知莎草之名也。其草可为笠及雨衣。疏而不沾，故字从草从沙。亦作蓑字，因其为衣垂矮，如孝子蓑衣之状，故又从衰也。尔雅云，薃（音浩）

侯，莎，其实缇是也。又云，薹，夫须也。笠乃笠名，贱夫所须也。其根相附连续而生，可以合香，故谓之香附子。上古谓之雀头香。按江表传云，魏文帝遣使于吴求雀头香，即此。其叶似三棱及巴戟，而生下湿地，故有水三棱、水巴戟之名。俗人呼为雷公头。金光明经谓之月萃哆。记事珠谓之抱灵居士。

莎草香附子

【集解】〔别录曰〕莎草生田野，二月、八月采。〔弘景曰〕方药不复用，古人为诗多用之，而无识者。乃有鼠莎，疗体异此。〔恭曰〕此草根名香附子，一名雀头香，所在有之，茎叶都似三棱，合和香用之。〔颂曰〕今处处有之。苗叶如薤而瘦，根如箸头大。谨按唐玄宗天宝单方图，载水香棱功状与此相类。云水香棱原生博平郡池泽中，苗名香棱，根名莎结，亦名草附子。河南及淮南下湿地即有，名水莎。陇西谓之地藾根。蜀郡名续根草，亦名水巴戟。今涪都最饶，名三棱草。用茎作鞋履，所在皆有。采苗及花与根疗病。〔宗奭曰〕香附子今人多用。虽生于莎草根，然根上或有或无。有薄辙皮，紫黑色，非多毛也。刮去皮则色白。若便以根为之，则误矣。〔时珍曰〕莎叶如老韭叶而硬，光泽有剑脊棱。五六月中抽一茎，三棱中空，茎端复出数叶。开青花成穗如黍，中有细子。其根有须，须下结子一二枚，转相延生，子上有细黑毛，大者如羊枣而两头尖。采得燎去毛，暴干货之。此乃近时日用要药。而陶氏不识，诸注亦略，乃知古今药物兴废不同。如此则本草诸药，亦不可以今之不识，便废弃不收，安知异时不为要药如香附者乎？

根

【修治】〔敩曰〕凡采得阴干，于石臼中捣之，切忌铁器。〔时珍曰〕凡采得连苗①暴干，以火燎去苗及毛。用时以水洗净，石上磨去皮，用童子小便浸透，洗晒捣用。或生或炒，或以酒醋盐水浸，诸法各从本方，详见于下。又稻草煮之，味不苦。

【气味】甘，微寒，无毒。〔宗奭曰〕苦。〔颂曰〕天宝单方云：辛，微寒，无毒，性涩。〔元素曰〕甘、苦，微寒，气厚于味，阳中之阴，血中之气药也。〔时珍曰〕辛、微苦，甘，平。足厥阴、手少阳药也。能兼行十二经，入脉气分。得童子小便、醋、芎䓖、苍术良。

【主治】除胸中热，充皮毛，久服令人益气，长须眉。别录。治心腹中客热，膀胱间连胁下气妨，常日忧愁不乐，心忪少气。苏颂。治一切气，霍乱吐泻腹痛，肾气膀胱冷气。李杲。散时气寒疫，利三焦，解六郁，消饮食积聚，痰饮痞满，胕肿腹胀，脚气，止心腹肢体头目齿耳诸痛，痈疽疮疡，吐血下血尿血，妇人崩漏带下，月候不调，胎前产后百病。时珍。

苗及花

【主治】丈夫心肺中虚风及客热，膀胱连胁下时有气妨，皮肤瘙痒瘾疹，饮食不多，日渐瘦损，常有忧愁心忪少气等证。并收苗花二十余斤锉细，以水二石五斗，煮一石五斗，斛中浸浴，令汗出五六度，其瘙痒即止。四时常用，瘾疹风永除。天宝单方图。煎饮散气郁，利胸膈，降痰热。时珍。

【发明】〔好古曰〕香附治膀胱两胁气妨，心忪少气，是能益气，乃血中之气药也。本草不

---

① 苗：原作"不"，文义不通，据张本改。

言治崩漏，而方中用治崩漏，是能益气而止血也。又能逐去瘀血，是推陈也。正如巴豆治大便不通而又止泄泻同意。又云：香附阳中之阴，血中之气药，凡气郁血气必用之。炒黑能止血治崩漏，此妇人之仙药也。多服亦能走气。〔震亨曰〕香附须用童子小便浸过，能总解诸郁，凡血气必用之药，引至气分而生血，此正阴生阳长之义。本草不言朴，而方家言于老人有益，意有存焉。盖于行中有补理。天之所以为天者，健而有常也，健运不息，所以生生无穷，即此理尔。今即香中亦用之。〔时珍曰〕香附之气平而不寒，香而能窜。其味多辛能散，微苦能降，微甘能和。乃足厥阴肝、手少阳三焦气分主药，而兼通十二经气分。生则上行胸膈，外达皮肤；熟则下走肝肾，外彻腰足。炒黑则止血，得童溲浸炒则入血分而补虚，盐水浸炒则入血分而润燥，青盐炒则补肾气，酒浸炒则行经络，醋浸炒则消积聚，姜汁炒则化痰饮。得参、术则补气，得归、芎则补血，得木香则流滞和中，得檀香则理气醒脾，得沉香则升降诸气，得芎藭、苍术则总解诸郁，得厄子、黄连则能降火热，得茯神则交济心肾，得茴香、破故纸则引气归元，得厚朴、半夏则决壅消胀，得紫苏、葱白则解散邪气，得三棱、莪茂则消磨积块，得艾叶则治血气暖子宫，乃气病之总司，女科之主帅也。飞霞子韩㦯云：香附能推陈致新，故诸书皆云益气。而俗有耗气之说，宜于女人不宜于男子者，非矣。盖妇人以血用事，气行则无疾。老人精枯血闭，惟气是资。小儿日充，则形乃日固。大凡病则气滞而馁，故香附于气分为君药，世所罕知。臣以参、芪，佐以甘草，治虚怯甚速也。㦯游方外时，悬壶轻赍，治百病黄鹤丹，治妇人青囊丸，随宜用引，辄有小效。人索不已，用者当思法外意可也。黄鹤丹乃铢衣翁在黄鹤楼所授之方，故名。其方用香附一斤，黄连半斤，洗晒为末，水糊丸梧子大。假如外感，葱姜汤下；内伤，米饮下；气病，香汤下；血病，酒下；痰病，姜汤下；火病，白汤下。余可类推。青囊丸乃邵应节真人祷母病，感方士所授者。方用香附略炒一斤，乌药略炮五两三钱，为末，水醋煮面糊为丸。随证用引，如头痛，茶下；痰气，姜汤下；多用酒下为妙。

瑞香

瑞香 （纲目）

【集解】〔时珍曰〕南土处处山中有之。枝干婆娑，柔条厚叶，四时不凋。冬春之交，开花成簇，长三四分，如丁香状，有黄、白、紫三色。格古论云：瑞香高者三四尺，有数种：有枇杷叶者，杨梅叶者，柯叶者，毬子者，挛枝者。惟挛枝者花紫香烈，枇杷叶者结子。其始出于庐山，宋时人家栽之，始著名。挛枝者其节挛曲，如断折之状也。其根绵软而香。**根**

【气味】甘、咸，无毒。

【主治】急喉风用白花者研水灌之。时珍。出医学集成。

茉莉 （纲目）

【释名】奈花　〔时珍曰〕稽含草木状作末利，洛阳名园记作抹厉，佛经作抹利，王龟龄集作没利，洪迈集作末丽。盖末利本胡语，无正字，随人会意而已。韦君呼为狎客，张叔敏呼为远客。杨慎丹铅录云：晋书都人簪柰花，即今末利花也。

【集解】〔时珍曰〕末利原出波斯，移植南海，今滇、广人栽莳之。其性畏寒，不宜中土。弱茎繁枝，绿叶团尖。初夏开小白花，重瓣无蕊，秋尽乃止，不结实。有千叶者，红色者，蔓生者。其花皆夜开，芬香可爱。女人穿为首饰，或合面脂。亦可熏茶，或蒸取液以代蔷薇水。又有似末利而瓣大，其香清绝者，谓之狗牙，亦名雪瓣，海南有之。素馨、指甲，皆其类也，并附于下。

【附录】素馨〔时珍曰〕素馨亦自西域移来，谓之耶悉茗花，即酉阳杂俎所载野悉蜜花也。枝干袅娜，叶似末利而小。其花细瘦四瓣，有黄、白二色。采花压油泽头，甚香滑也。**指甲花**有黄、白二色，夏月开，香似木犀，可染指甲，过于凤仙花。

花

【气味】辛，热，无毒。

【主治】蒸油取液，作面脂头泽，长发润燥香肌，亦入茗汤。时珍。

根

【气味】热，有毒。

【主治】以酒磨一寸服，则昏迷一日乃醒，二寸二日，三寸三日。凡跌损骨节脱臼接骨者用此，则不知痛也。汪机。

郁金香（宋开宝）

【校正】〔禹锡曰〕陈氏言郁是草英，不当附于木部。今移入此。

【释名】郁香御览、红蓝花纲目、紫述香纲目、草麝香茶矩摩佛书。〔颂曰〕许慎说文解字云：郁，芳香也。十叶为贯，百二十贯筑以煮之，郁鬯乃百草之英，合而酿酒以降神，乃远方郁人所贡，故谓之郁。郁，今郁林郡也。〔时珍曰〕汉郁林郡，即今广西、贵州、浔、柳、邕、宾诸州之地。一统志惟载柳州罗城县出郁金香，即此也。金光明经谓之茶矩摩香。此乃郁金花者，与今时所用郁金根，名同物异。唐慎微本草收此入彼下，误矣。按赵民则六书本义：鬯字象米在器中，此比极之之意。郁字从臼，奉缶置于几上。鬯有彡饰，五体之意。俗作郁。则郁乃取花筑酒之意，非指地言，地乃因此草得名耳。

【集解】〔藏器曰〕郁金香生大秦国，二月、三月有花，状如红蓝，四月、五月采花，即香也。〔时珍曰〕按郑玄云：郁草似兰。杨孚南州异物志云：郁金出罽宾，国人种之，先以供佛，数日萎，然后取之。色正黄，与芙蓉花裹嫩莲者相似，可以香酒。又唐书云：太宗时，伽里国献郁金香，叶似麦门冬，九月花开，状似芙蓉，其色紫碧，香闻数十步，花而不实，欲种者取根。二说皆同，但花色不同，种或不一也。古氏府云，中有郁金苏合香者，是此郁金也。晋左贵嫔有郁金颂云：伊有奇草，名曰郁金。越自殊域，厥珍来寻。芳香酷烈，悦目怡心。明德惟馨，淑人是钦。

【气味】苦，渴，无毒。〔藏器曰〕平。

郁金香

【主治】蛊野诸毒，心腹间恶气鬼痊，鸦鹃等一切臭。入诸香药用。藏器。

茅香 （宋开宝）

茅 香

【校正】并入宋图经香麻。

【释名】嗢尸罗金光明经、香麻 〔时珍曰〕苏颂图经复出香麻一条，云出福州，煎汤浴风甚良，此即香茅也。闽人呼茅如麻故尔。今并为一。

【集解】〔志曰〕茅香生剑南道诸州，其茎叶黑褐色，花白色，即非白茅香也。〔颂曰〕今陕西、河东、汴东州郡亦有之，辽、泽州充贡。三月生苗，似大麦。五月开白花，亦有黄花者。有结实者，有无实者。并正月、二月采根，五月采花，八月采苗。〔宗奭曰〕茅香根如茅，但明洁而长。可作浴汤，同藁本尤佳。仍入印香中，合香附子用。〔时珍曰〕茅香凡有二：此是一种香茅也；其白茅香，别是南番一种香草。唐慎微本草不知此义，乃以白茅花及白茅香诸注引入茅香之下，今并提归各条。

花

【气味】苦，温，无毒。

【主治】中恶，温胃止呕吐，疗心腹冷痛。开宝。

苗、叶

【主治】作浴汤，辟邪气，令人身香。开宝。

白茅香 （拾遗）

白 茅 香

【集解】〔藏器曰〕白茅香生安南，如茅根，道家用作浴汤。〔珣曰〕广志云：生广南山谷，合诸名香甚奇妙，尤胜舶上来者。〔时珍曰〕此乃南海白茅香，亦今排香之类，非近道之白茅及北土茅香花也。

根

【气味】甘，平，无毒。

【主治】恶气，令人身香。煮汤服，治腹内冷。藏器。小儿遍身疮疱，合桃叶煎汤浴之。李珣。

排草香 （纲目）

【集解】〔时珍曰〕排草香出交趾，今岭南亦或莳之，草根也，白色，状如细柳根，人多伪杂之。案范成大桂海志云：排草香状如白茅香，芬烈如麝香。人亦用以合香，诸香无及之者。又有麝香木，出古城，乃老朽树心节。气颇类麝。

根

【气味】辛，温，无毒。

【主治】辟臭，去邪恶气。时珍。

【附录】瓶香〔珣曰〕案陈藏器云：生南海山谷，草之状也。其味寒无毒，主鬼魅邪精，天行时气，并宜烧之。水煮，洗水浮气。与生姜、芥子煎汤，浴风疟甚效。耕香〔藏器曰〕生乌许国，茎生细叶，味辛温无毒，主鬼气，调中去臭。〔时珍曰〕二香皆草状，恐亦排草之类也，故附之。

迷迭香 （拾遗）

迷迭香

【集解】〔藏器曰〕广志云：出西海。魏略云：出大秦国。〔时珍曰〕魏文帝时，自西域移植庭中，同曹植等各有赋。大意其草修干柔茎，细枝弱根。繁花结实，严霜弗凋。收采幽杀，摘去枝叶。入袋佩之，芳香甚烈。与今之排香同气。

【气味】辛，温，无毒。

【主治】恶气，令人衣香，烧之去鬼。藏器。〔珣曰〕性平不温。合羌活为丸，烧之，辟蚊蚋。

藒车香 （拾遗）

【集解】〔藏器曰〕广志云：藒车香生徐州，高数尺，黄叶白花。尔雅：藒车，乞舆。郭璞云：香草也。〔珣曰〕生海南山谷。齐民要术云：凡诸树木虫蛀者，煎此香冷淋之，即辟也。〔时珍曰〕楚词：畦留夷与藒车。则昔人常栽莳之，与今兰香、零陵相类也。

【气味】辛，温，无毒。〔珣曰〕微寒。

【主治】鬼气，去臭，及虫鱼蛊。藏器。治霍乱，辟恶气，熏衣佳。珣。

艾纳香 （宋开宝）

【集解】〔志曰〕广志云：艾纳出西国，似细艾。又有松树皮上绿衣，亦名艾纳，可以和合诸香，烧之能聚其烟，青白不散，而与此不同。〔禹锡曰〕案古乐府云：行胡从何方？列国持何来？氍毹毾㲪五木香，迷迭艾纳及都梁。是也。

【气味】甘，温、平，无毒。

【主治】恶气杀虫，主腹冷泄痢。志。伤寒五泄，心腹注气，止肠鸣，下寸白，烧之辟瘟疫，合蜂窠浴脚气良。珣。治癣辟蛇。藏器。

兜纳香（海药）

【集解】〔珣曰〕案广志云：出西海剽国诸山。魏略云：出大秦国。草类也。

【气味】辛，平，无毒。〔藏器曰〕甘，温。

【主治】温中，除暴冷。藏器。恶疮肿瘘，止痛生肌，并入膏用，烧之，辟远近恶气。带之夜行，壮胆安神。与茅香、柳枝煎汤浴小儿。易长。李珣。

线香（纲目）

【集解】〔时珍曰〕今人合香之法甚多，惟线香可入疮科用。其料加减不等，大抵多用白芷、芎藭、独活、甘松、三奈、丁香、藿香、藁本、高良姜、角茴香、连乔、大黄、黄芩、柏木、兜娄香末之类，为末，以榆皮面作糊和剂，以唧筥笮成线香，成条如线也。亦或盘成物象字形，用铁铜丝悬者，名龙挂香。

【气味】辛，温。无毒。

【主治】熏诸疮癣。时珍。

藿香（宋嘉祐）

【校正】〔承曰〕宜入草部。

【释名】兜娄婆香　〔时珍曰〕豆叶曰藿，其叶似之，故名。楞严经云：坛前以兜娄婆香煎水洗浴。即此。法华经谓之多摩罗跋香，金光明经谓之钵怛罗香，皆兜娄二字梵言也。涅槃又谓之迦算香。

【集解】〔禹锡曰〕按广志云：藿香出海边国，茎如都梁，叶似水苏，可着衣服中。嵇含南方草木状云：出交趾、九真、武平、兴古诸国，吏民自种之，榛生，五六月采，日干乃芬香。〔颂曰〕藿香岭南多有之，人家亦多种。二月生苗，茎梗甚密，作丛，叶似桑而小薄，六月七月采之，须黄色乃可收。金楼子及俞益期笺皆云：扶南国人言：五香共是一木。其根是旃檀，节是沈香，花是鸡舌，叶是藿香，胶是熏陆，故本草以五香共条，义亦出此。今南中藿香乃是草类，与嵇含所说正相符合。范晔合香方云：零藿虚燥，古人乃以合香。即此扶南之说，似涉欺罔也。〔时珍曰〕藿香方茎有节中虚，叶微似茄叶。洁古、东垣惟用其叶，不用枝梗。今人并枝梗用之，因叶多伪故耳。唐史云，顿逊国出藿香，插枝便生，叶如都梁者，是也。刘欣期交州记言藿香似苏合香者，谓其气相似，非谓形状也。

藿香

枝叶【气味】辛，微温，无毒。〔元素曰〕辛、甘。又曰：甘、苦，气厚味薄，浮而升，阳也。〔杲曰〕可升可降，阳也。入手、足太阴经。

【主治】风水毒肿，去恶气，止霍乱心腹痛。别录。脾胃吐逆为要药。苏颂。助胃气，开胃口，进饮食。元素。温中快气，肺虚有寒，上焦壅热，饮酒口臭，煎汤漱之。好古。

【发明】〔杲曰〕芳香之气助脾胃，故藿香能止呕逆，进饮食。〔好古曰〕手、足太阴之药。故入顺气乌药散，则补肺；入黄芪四君子汤，则补脾也。

薰草（别录中品） 零陵香（宋开宝）

【释名】蕙草别录、香草开宝、燕草纲目、黄零草玉册。〔时珍曰〕古者烧香草以降神，故曰薰，曰蕙。薰者熏也，蕙者和也。汉书云，薰以香自烧，是矣。或云，古人被除，以此草熏之，故谓之薰，亦通。范成大虞衡志言，零陵即今永州，不出此香。惟融、宜等州甚多，土人以编席荐，性暖宜人。谨按：零陵旧治在今全州。全乃湘水之源，多生此香，今人呼为广零陵香者，乃真薰草也。若永州、道州、武冈州，皆零陵属地也。今镇江、丹阳皆莳而刈之，以酒洒制货之，芬香更烈，谓之香草，与兰草同称。楚辞云，既滋兰之九畹，又树蕙之百亩，则古人皆栽之矣。张揖广雅云，卤，薰也。其叶谓之蕙，而黄山谷言一干数花者为蕙。盖因不识兰草、蕙草，强以兰花为分别也。郑樵修本草，言兰即蕙，蕙即零陵香，亦是臆见，殊欠分明。但兰草、蕙草，乃一类二种耳。

【集解】〔别录曰〕薰草一名蕙草，生下湿地，三月采阴干，脱节者良。又曰：蕙实，生鲁山平泽。〔弘景曰〕桐君药录：薰草叶如麻，两两相对。山海经云：浮山有草，麻叶而方茎，赤华而黑实，气如蘼芜，名曰薰草，可以已疠。今俗人皆呼燕草状如茅而香者为薰草，人家颇种之者，非也。诗书家多用蕙，而竟不知是何草，尚其名而迷其实，皆此类也。〔藏器曰〕薰草即是零陵香，薰乃蕙草根也。〔志曰〕零陵香生零陵山谷，叶如罗勒。南越志云：土人名燕草，又名薰草，即香草也。山海经薰草即此。〔颂曰〕零陵香今湖广诸州皆有之，多生下湿地，叶如麻，两两相对，茎方，常以七月中旬开花至香，古云薰草是也。岭南人皆作窑灶，以火炭焙干，令黄色乃佳。江淮亦有土生者，亦可作香，但不及湖岭者，至枯槁香尤芬薰耳。古方但用薰草，不用零陵香。今合香家及面脂、澡豆诸法皆用之，都下市肆货之甚便。〔时珍曰〕今惟吴人栽造，货之亦广。

薰草

【气味】甘，平，无毒。〔权曰〕苦，无毒。〔珣曰〕辛，温，无毒。不宜多服，令人气喘。〔玉册云〕伏三黄、朱砂。

【主治】明目止泪，疗泄精，去臭恶气，伤寒头痛，上气腰痛。别录。单用，治鼻中息肉，鼻齆。甄权。零陵香：主恶气心腹痛满，下气，令体香，和诸香作汤丸用，得酒良。开宝。主风邪冲心，虚劳�症置。得升麻、细辛煎饮，治牙齿肿痛善。李珣。治血气腹胀，茎叶煎酒服。大明。妇人浸油饰头，香无以加。宗奭。

【发明】〔时珍曰〕薰草芳馨，其气辛散上达，故心腹恶气齿痛鼻塞皆用之。脾胃喜芳香，芳香可以养鼻是也。多服作喘，为能耗散真气也。

蕙实别录有名未用部。〔藏器曰〕即兰蕙之蕙也。五月采之，辛香。

【气味】辛，平，无毒。

【主治】明目补中。别录。

根茎中涕

【主治】伤寒寒热出汗，中风面肿，消渴热中，逐水。别录。主五痔脱肛有虫。时珍。出千金。

兰草（本经上品）

【释名】蕳（音闲）、水香本经、香水兰开宝、女兰纲目、香草纲目、燕尾香开宝、大泽兰炮炙论、兰泽草弘景、煎泽草唐本、省头草纲目、都梁香李当之、孩儿菊纲目、千金草 〔志曰〕叶似马兰，故名兰草。其叶有歧，俗呼燕尾香。时人煮水以浴风，故又名香水兰。〔藏器曰〕兰草生泽畔，妇人和油泽头，故云兰泽。盛弘之荆州记云：都梁有山，下有水清浅，其中生兰草，因名都梁香。〔时珍曰〕都梁即今之武冈州也，又临淮盱眙县亦有都梁山，产此香。兰乃香草，能辟不祥。陆玑诗疏言：郑俗，三月男女秉蕳于水际，以自被除。盖兰以阑之，蕳以闲之，其义一也。淮南子云：男子种兰，美而不芳。则兰须女子种之，女兰之名，或因乎此。其叶似菊，女子、小儿喜佩之，则女兰、孩菊之名，又或以此也。唐瑶经验方言：江南人家种之，夏月采置发中，令头不膻，故名省头草。其说正合煎泽之义。古人兰蕙皆称香草，如零陵香草、都梁香草。后人省之，通呼为香草尔。近世但知兰花，不知兰草。惟虚谷方回考订，极言古之兰草即今之千金草，俗名孩儿菊者，其说可据。详下正误。

【集解】〔别录曰〕兰草生太吴池泽，四月、五月采。〔弘景曰〕方药俗人并不识用。太吴应是吴国太伯所居，故呼太吴。今东门有煎泽草，名兰草，或是此也。李当之云：是今人所种都梁香草也。泽兰亦名都梁香。〔恭曰〕兰即兰泽香草也。圆茎紫萼，八月花白。俗名兰香，煮以洗浴。生溪涧水旁，人间亦多种之，以饰庭池。陶所引煎泽草，都梁香者是也。而不能的识。〔保升曰〕生下湿地，叶似泽兰，尖长有歧，花红白色而香。〔藏器曰〕兰草、泽兰二物同名，陶不能知，苏亦浪别。兰草生泽畔，叶光润，根小紫，五月、六月采阴干，即都梁香也。泽兰叶尖微有毛，不光润，茎方节紫，初采微辛，干之亦辛。苏云八月花白者，即泽兰也，以注兰草，殊误矣。〔时珍曰〕兰草、泽兰一类二种也，俱生水旁下湿处。二月宿根生苗成丛，紫茎素枝，赤节绿叶，叶对节生，有细齿。但以茎圆节长，而叶光有歧者，为兰草；茎微方，节短而叶有毛者，为泽兰。嫩时并可揉而佩之，八九月后渐老，高者三四尺，开花成穗，如鸡苏花，红白色，中有细子。雷牧炮炙论所谓大泽兰，即兰草也；小泽兰，即泽兰也。礼记佩帨兰茝，楚辞纫秋兰以为佩，西京杂记载汉时池苑种兰以降神，或杂粉藏衣书中辟蠹者，皆此二兰也。今吴人莳之，呼为香草，夏月刈取，以酒油洒制，缠作把子，货为头泽佩带，与别录所出太吴之文正相符合。诸家不知二兰乃一物二种。但功用有气血之分，故

兰 草

无定指，惟寇氏、朱氏之误尤甚，故考正于下。或云家莳者为兰草，野生者为泽兰[①]，亦通。

【正误】〔寇宗奭曰〕兰草诸家之说异同，乃未的识，故无定论。今江陵、鼎、澧州山谷之间颇有之，山外平田即无，多生阴地幽谷。叶如麦门冬而阔且韧，长及一二尺，四时常青。花黄绿色，中间瓣上有细紫点。春芳者为春兰，色深；秋芳者为秋兰，色淡。开时满室尽香，与他花香又别。〔朱震亨曰〕兰叶禀金水之气而似有火，人知其花香之贵，而不知其叶有药方。盖其叶能散久积陈郁之气甚有力，即今之栽置座右者。〔时珍曰〕二氏所说，乃近世所谓兰花，非古之兰草也。兰有数种，兰草、泽兰生水旁，山兰即兰草之生山中者。兰花亦生山中，与三兰迥别。兰花生近处者，叶如麦门冬而春花；生福建者，叶如菅茅而秋

花。黄山谷所谓一干一花为兰，一干数花为蕙者，盖因不识兰草、蕙草，遂以兰花强生分别也。兰草与泽兰同类。故陆玑言兰似泽兰，但广而长节。离骚言其绿叶紫茎素枝，可纫可佩可藉可膏可浴。郑诗言士女秉蕑。应劭风俗通言尚书奏事，怀香握兰。礼记言诸侯赞薰，大夫赞兰。汉书言兰以香自烧也。若夫兰花，有叶无枝，可玩而不可纫佩藉浴秉握膏焚。故朱子离骚辨证，言古之香草必花叶俱香，而燥湿不变，故可刈佩。今之兰蕙，但花香而叶乃元气，质弱易萎，不可刈佩，必非古人所指甚明。古之兰似泽兰，而蕙即今之零陵香。今之似茅而花有两种者，不知何时误也？熊太古冀越集，言世俗之兰，生于深山穷谷，决非古时水泽之兰也。陈[②]遁斋闲览，言楚骚之兰，或以为都梁香，或以为泽兰，或以为猗兰，当以泽兰为正。今人所种如麦门冬者，名幽兰，非真兰也。故陈止斋著盗兰说以讥之。方虚谷订兰说，言古之兰草，即今之千金草，俗名孩儿菊者。今之所谓兰，其叶如茅而嫩者，根名土续断，因花馥郁，故得兰名也。杨升庵云：世以如蒲萱者为兰，九畹之受诬久矣。又吴草庐有兰说甚详，云兰为医经上品之药，有枝有茎，草之植者也。今所谓兰，无枝无茎。因黄山谷称之，世遂谬指为离骚之兰。寇氏本草亦溺于俗，反疑旧说为非。夫医经为实用，岂可误哉？今之兰，果可利水杀蛊而除痰癖？其种盛于闽，朱子乃闽人，岂不识其土产而反辨析如此？世俗至今犹以非兰为兰，何其惑之难解也？呜呼！观诸儒之明析如此，则寇、朱二氏之误可知，而医家用兰草者当不复疑矣。

叶

【修治】见泽兰下。

【气味】辛，平，无毒。〔杲曰〕甘、寒。

【主治】利水道，杀蛊毒，辟不祥。久服益气轻身不老，通神明。本经。除胸中痰癖。别录。生血，调气，养营。雷敩。其气清香，生津止渴，润肌肉，治消渴胆瘅。李杲。煮水，浴风病。马志。消胃肿，调月经。煎水，解中牛马毒。时珍。主恶气，香泽可作膏涂发。藏器。

【发明】〔时珍曰〕按素问云：五味入口，藏于脾胃，以行其精气。津液在脾，令人口甘，此肥美所发也。其气上溢，转为消渴。治之以兰，除陈气也。王冰注云：辛能发散故也。李东垣

---

① 泽兰：原作"兰泽"，据张本改，与上文方通。

② 陈：此字疑衍。《遁斋闲览》为《说郛》所收，著者为宋·范正敏。

治消渴生津饮，用兰叶，盖本于此，详见泽兰下。又此草浸油涂发，去风垢，令香润。史记所谓罗襦襟解，微闻香泽者是也。崔寔四时月令作香泽法：用清油浸兰香、藿香、鸡舌香、苜蓿叶四种，以新绵裹，浸胡麻油，和猪脂纳铜铛中，沸定，下少许青蒿，以绵幂瓶，铛嘴泻出，瓶收用之。

泽兰（本经中品）

【校正】并入嘉祐地笋。

【释名】水香吴普、**都梁香**弘景、**虎兰**本经、**虎蒲**别录、**龙枣**本经、**孩儿菊**纲目、**风药**纲目、**根名地笋**嘉祐〔弘景曰〕生于泽旁，故名泽兰，亦名都梁香。〔时珍曰〕此草亦可为香泽，不独指其生泽旁也。齐安人呼为风药，吴普本草一名水香，陶氏云亦名都梁，今俗通呼为孩儿菊，则其与兰草为一物二种，尤可证矣。其根可食，故曰地笋。

【集解】〔别录曰〕泽兰生汝南诸大泽旁，三月三日采，阴干。〔普曰〕生下地水旁，叶如兰，二月生苗，赤节，四叶相植支节间。〔弘景曰〕今处处有之，多生下湿地。叶微香，可煎油及作浴汤。人家多种之，而叶小异。今山中又有一种甚相似，茎方，叶小强，不甚香。既云泽兰，则山中者为非，而药家乃采用之。〔恭曰〕泽兰茎方节紫，叶似兰草而不甚香，今京下用者是也。陶说乃是兰草，茎圆紫萼白花，殊非泽兰也。〔颂曰〕今荆、徐、随、寿、蜀、梧州、河中府皆有。根紫黑色，如粟根。二月生苗，高二三尺。茎干青紫色，作四棱，叶生相对，如薄荷，微香。七月开花，带紫白色，萼通紫色，亦似薄荷花。三月采苗阴干。荆湖岭南人家多种之。寿州出者无花子。此与兰草大抵相类。但兰草生水旁，叶光润，根小紫，五六月盛；而泽兰生水泽中及下湿地，叶尖，微有毛，不光润，方茎紫节，七月八月初采微辛，此为异尔。〔敩曰〕凡使须别雌雄。大泽兰茎叶皆圆，根青黄，能生血调气；与荣合小泽兰迥别，叶上斑，根头尖，能破血，通久积。〔宗奭曰〕泽兰出土，便分枝梗，叶皆如菊，但尖长尔。吴普言叶似兰，误矣。今兰叶如麦门冬，殊不相似。〔时珍曰〕吴普所说，乃真泽兰也。雷敩所说，大泽兰即兰草也，小泽兰即此泽兰也。寇宗奭所说泽兰则是，而破吴普之说则非，盖由误认兰花为兰草也。详见兰草正误下。

叶

【修治】〔敩曰〕凡用大小泽兰，细锉，以绢袋盛，悬于屋南畔角上，令干用。

【气味】苦，微温，无毒。〔别录曰〕甘。〔普曰〕神农、黄帝、岐伯、桐君：酸、无毒。〔李当之〕小温。〔权曰〕苦、辛。〔之才曰〕防己为之使。

【主治】金疮，痈肿疮脓。本经。**产后金疮内塞。**别录。**产后腹痛，频产血气衰冷，成劳瘦羸，妇人血沥腰痛。**甄权。**产前产后百病，通九窍，利关节，养血气，破宿血，消癥瘕，通小肠，长肌肉，消扑损瘀血，治鼻血吐血，头风目痛，妇人劳瘦，丈夫面黄。**大明。

【发明】〔颂曰〕泽兰，妇人方中最为急用。古人治妇人泽兰丸甚多。〔时珍曰〕兰草、泽兰气香而温，味辛而散，阴中之阳，足太阴、厥阴经药也。脾喜芳香，肝宜辛散。脾气舒，则三焦通利而正气和；肝郁散，则营卫流行而病邪解。兰草走气道，故能利水道，除痰癖，杀蛊辟恶，而为消渴良药；泽兰走血分，故能治水肿，涂痈毒，破瘀血，消癥瘕，而为妇人要药。虽是一类而功用稍殊，正如赤、白茯苓，芍药，补泻皆不同也。雷牧言，雌者调气生血，雄者破血通积，正合二兰主治。大泽兰之为兰草，尤可凭据。血生于气，故曰调气生血也。又荀子云，泽芷以养鼻，谓泽兰、白芷之气，芳香通乎肺也。

地笋宋嘉祐。

【气味】甘、辛，温，无毒。

【主治】利九窍，通血脉，排脓治血。藏器。止鼻洪吐血，产后心腹痛。产妇可作蔬菜食，佳。大明。

子

【主治】妇人三十六疾。千金方承泽丸中用之。

马兰 （日华）

【释名】紫菊〔时珍曰〕其叶似兰而大，其花似菊而紫，故名。俗称物之大者为马也。

【集解】〔藏器曰〕马兰生泽旁，如泽兰而气臭，楚词以恶草喻恶人，北人见其花呼为紫菊，以其似单瓣菊花而紫也。又有山兰，生山侧，似刘寄奴，叶无丫，不对生，花心微黄赤，亦大破血，皆可用。〔时珍曰〕马兰，湖泽卑湿处甚多，二月生苗，赤茎白根，长叶有刻齿，状似泽兰，但不香尔。南人多采晒干为蔬及馒馅。入夏高二三尺，开紫花，花罢有细子。楚辞无马兰之名，陈氏指为恶草，何据？

根、叶

【气味】辛，平，无毒。

【主治】破宿血，养新血，止鼻衄吐血，合金疮，断血痢，解酒疸及诸菌毒、蛊毒，生捣，涂蛇咬。大明。主诸疟及腹中急痛，痔疮。时珍。

马兰

【发明】〔时珍曰〕马兰辛平，能入阳明血分，故治血与泽兰同功，近人用治痔漏云有效，春夏取生，秋冬取干者，不用盐醋，白水煮食，并饮其汁。或以酒煮焙研，糊丸，米饮日日服之。仍用煎水入盐少许，日日熏洗之。医学集成云：治痔用马兰根，捣傅片时，看肉平即去之。稍迟，恐肉反出也。

【附录】**麻伯**〔别录有名未用曰〕味酸、无毒，主益气出汗。一名君莒，一名衍草，一名道止，一名自死。生平陵，如兰，叶黑厚白裹茎，实赤黑，九月采根。**相乌**〔又曰〕味苦。主阴痿。一名乌葵。如兰香，赤茎，生山阳，五月十五日采，阴干。**天雄草**〔又曰〕味甘，温，无毒。主益气阴痿。生山泽中，状如兰，实如大豆，赤色。**益奶草**拾遗〔藏器曰〕味苦，平，无毒。主五痔脱肛，止血，炙令香，浸酒服。生永嘉山谷，叶如泽兰，茎赤，高二三尺也。

香薷（音柔　别录中品）

香　薷

【校正】自菜部移入此。

【释名】香茸食疗、**香茸**同上、**香菜**、千金、**蜜蜂草**纲目。〔时珍曰〕薷，本作葇。玉篇云，菜苏之类，是也。其气香，其叶柔，故以各之。草初生曰茸，孟诜食疗作香戎者，非是。俗呼蜜蜂草，象其花房也。

【集解】〔弘景曰〕家家有此，作菜生食，十月中取干之。〔颂曰〕所在皆种，但北土差少，似白苏而叶更细，寿春及新安皆有之。彼问又有一种石香菜，生石上，茎叶更细，色黄而辛香弥甚，用之尤佳。吴人以为茵陈用之。〔宗奭曰〕香薷生山野间，荆湖南北、二川皆有之，汴洛作圃种之，暑月亦作蔬菜。叶如茵陈，花茸紫，连边成穗，一凡四五十房为一穗，如荆芥穗，别是一种香气。〔时珍曰〕香薷有野生，有家莳。中州人三月种之，呼为香菜，以充蔬品。丹溪朱氏惟取大叶者为良，而细叶者香烈更甚，今人多用之，方茎，尖叶有刻缺，颇似黄荆叶而小，九月开紫花成穗。有细子细叶者，仅高数寸，叶如落帚叶，即石香薷也。

【修治】〔敩曰〕凡采得去根留叶，锉暴干，勿令犯火。服至十两，一生不得食白山桃也。〔时珍曰〕八九月开花着穗时，采之阴干。入用。

【气味】辛，微温，无毒。

【主治】霍乱腹痛吐下，散水肿。别录。去热风。卒转筋者，煮汁顿服半升，即止。为末水服，止鼻衄。孟诜。下气，除烦热，疗呕逆冷气。大明。春月煮饮代茶，可无热病；调中温胃。含汁漱口，去臭气。汪颖。主脚气寒热。时珍。

【发明】〔弘景曰〕霍乱煮饮无不瘥者，作煎除水肿尤良。〔颂曰〕霍乱转筋者，单煮服之。若四肢烦冷，汗出而渴者，加蓼子同煮服。〔震亨曰〕香薷属金与水，有彻上彻下之功，解暑利小便，又治水甚捷，以大叶者浓煎丸服。肺得之，清化行而热自降也。〔时珍曰〕世医治暑病，以香薷饮为首药。然暑有乘凉饮冷，致阳气为阴邪所遏，遂病头痛，发热恶寒，烦躁口渴，或吐或泻，或霍乱者，宜用此药，以发越阳气，散水和脾。若饮食不节，劳役作丧之人，伤暑大热大渴，汗泄如雨，烦躁喘促，或泻或吐者，乃劳倦内伤之证，必用东垣清暑益气汤、人参白虎汤之类，以泻火益元可也。若用香薷之药，是重虚其表，而又济之以热矣。盖香薷乃夏月解表之药，如冬月之用麻黄，气虚者尤不可多服。而今人不知暑伤元气，不拘有病无病，概用代茶，谓能辟暑，真痴前说梦也。且其性温，不可热饮，反致吐逆。饮者惟宜冷服，则无拒格之患。其治水之功果有奇效。一人妻自腰以下胕肿，面目亦肿，喘急欲死，不能伏枕，大便溏泄，小便短少，服药罔效。时珍诊其脉沉而大，沉主水，大主虚，乃病后冒风所致，是名风水也。用千金神秘汤加麻黄。一服喘定十之五，再以胃苓汤吞深师薷术丸，二日小便长，肿消十之七，调理数日全安。益见古人方皆有至理，但神而明之，存乎其人而已。

石香菜 (宋开宝附)

【释名】石苏

【集解】〔志曰〕石香菜生蜀郡陵、荣、资、简州，及南中诸处，生山岩石缝中，二月、八月采，苗茎花实俱可用。〔宗奭曰〕处处有之，但山中临水附崖处或有之，不必山岩石缝也。九月、十月尚有花。〔时珍曰〕香薷、石香菜，一物也，但随所生而名尔。生平地者叶大，崖石者叶细。可通用之。

【气味】辛香，温。无毒。

【主治】调中温胃，止霍乱吐泻，心腹肿满，腹痛肠鸣。开宝。功比香薷更胜。萧炳。制硫黄。时珍。

石香菜

爵床 (本经中品)

【释名】**爵麻**吴普、**香苏**别录、**赤眼老母草**唐本。〔时珍曰〕爵床不可解。按吴氏本草作爵麻，甚通

【集解】〔别录曰〕爵床生汉中川谷及田野。〔恭曰〕此草生平泽熟田近道旁，似香菜，叶长而大，或如莛且细，俗名赤眼老母草。〔时珍曰〕原野甚多。方茎对节，与大叶香薷一样。但香薷搓之气香，而爵床搓之不香微臭。以此为别。

茎叶

【气味】咸，寒，无毒。〔时珍曰〕微辛。

【主治】腰脊痛，不得着床，俯仰艰难，除热，可作浴汤。本经。疗血胀下气。治杖疮，捣汁涂之立瘥。苏恭。

爵　床

赤车使者 (唐本草)

【释名】**小锦枝**炮炙论。

【集解】〔恭曰〕赤车使者，苗似香菜、兰香，叶茎赤，根紫赤色，八月、九月采根，日干。〔保升曰〕生荆州、襄州，根紫如茜根，二月、八月采。〔时珍曰〕此与爵床相类，但以根色紫赤为别尔。

根

【修治】〔敩曰〕此草原名小锦枝。凡用并粗捣，以七岁童子小便拌蒸，晒干入药。

【气味】辛、苦，温，有毒。〔权曰〕有小毒。

赤车使者

【主治】风冷邪痊，蛊毒瘰疬，五脏积气。苏恭。治恶风冷气。服之悦泽肌皮，好颜色。甄权。

【发明】〔颂曰〕古方治大风风痹，有赤车使者酒。今人稀用，鲜有识者。〔时珍曰〕上古辟瘟疫邪气，有赤车使者丸。此药不怪，苟加询采，必能得之，但古今名称或不同耳。

假苏 （本经中品）

假苏（本经中品）

【校正】自菜部移入此。

【释名】姜芥别录、荆芥吴普、鼠蓂本经。〔弘景曰〕假苏方药不复用。〔恭曰〕此即菜中荆芥也，姜芥声讹尔。先居草部，今录入菜部。〔士良曰〕荆芥本草呼为假苏。假苏又别是一物，叶锐，多野生，以香气似苏，故呼为苏。〔颂曰〕医官陈巽言，江左人谓假苏、荆芥实两物。苏恭以本草一名姜芥，荆姜声讹，谓为荆芥，非矣。〔时珍曰〕按吴普本草云：假苏一名荆芥，叶似落藜而细，蜀中生啖之。普乃东汉末人，去别录时未远，其言当不谬，故唐人苏恭祖其说。而陈士良、苏颂复启为两物之疑，亦臆说尔。曰苏、曰姜、曰芥，皆因气味辛香，如苏、如姜、如芥也。

【集解】〔别录曰〕假苏生汉中川泽。〔颂曰〕今处处有之，叶似落藜而细，初生香辛可啖，人取作生菜。古方稀用，近世医家为要药，并取花实成穗者，曝干入药。又有胡荆芥，俗呼新罗荆芥。又有石荆芥，生山石间。体性相近，入药亦同。〔时珍曰〕荆芥原是野生。今为世用，遂多栽莳。二月布子生苗，炒食辛香。方茎细叶，似独帚叶而狭小，淡黄绿色。八月开小花，作穗成房，房如紫苏房，内有细子如葶苈子状，黄赤色，连穗收采用之。

假苏荆芥

【正误】〔藏器曰〕张鼎食疗本草，荆芥一名菥蓂，误矣。菥蓂自有本条，见草部。〔时珍曰〕汪机本草会编，言假苏是白苏，亦误矣。白苏乃荏也。见后。

茎穗

【气味】辛，温，无毒。〔诜曰〕作菜食久，动渴疾，熏人五脏神。反驴肉、无鳞鱼。详后发明下。

【主治】寒热鼠瘘，瘰疬生疮，破结聚气，下瘀血，除湿痹。本经。去邪，除劳渴冷风，出汗，煮汁服之。捣烂醋和，傅丁肿肿毒。藏器。单用治恶风贼风，口面歪斜，遍身瘰痹，心虚忘事，益力添精，辟邪毒气，通利血脉，传送五脏不足气，助脾胃。甄权。主血劳，风气壅满，背脊疼痛，虚汗，理丈夫脚气，筋骨烦疼，及阴阳毒伤寒头痛，头旋目眩，手足筋急。士良。利五脏，消食下气，醒酒。作菜生熟皆可食，并煎茶饮之。以豉汁煎服，治暴伤寒，能发汗。日华。治妇人血风及疮疥，为要药。苏颂。产后中风身强直，研末酒服。孟诜。散风热，清头目，利咽喉，消疮肿，治项强，目中黑花一及生疮阴癞，吐血衄血，下血血痢，崩中痔漏。时珍。

【发明】〔元素曰〕荆芥辛苦，气味俱薄，浮而升，阳也。〔好古曰〕肝经气分药也，能搜肝气。〔时珍曰〕荆芥入足厥阴经气分，其功长于祛风邪，散瘀血，破结气，消疮毒。盖厥阴乃风木也，主血，而相火寄之，故风病血病疮病为要药。其治风也，贾丞相称为再生丹，许学士谓有神圣功，戴院使许为产后要药，萧存敬呼为一捻金，陈无择隐为举卿古拜散，夫岂无故而得此隆誉哉？按唐韵：荆字举卿切，芥字古拜切。盖二字之反切，隐语以秘其方也。〔又曰〕荆芥反鱼蟹河豚之说，本草医方并未言及，而稗官小说往往载之。按李廷飞延寿书云，凡食一切无鳞鱼，忌荆芥。食黄鳝鳇鱼后食之，令人吐血，惟地浆可解。与蟹同食，动风。又蔡绦铁山丛话①云：予居岭峤见食黄颡鱼犯姜芥者立死，甚于钩吻。洪迈夷坚志云：吴人魏几道，啖黄颡鱼羹，后采荆芥和茶饮。少顷足痒，上彻心肺，狂走，足皮欲裂。急服药，两日乃解。陶九成辍耕录云：凡食河豚，不可服荆芥药，大相反。予在江阴见一儒者，因此丧命。韦航细谈云：凡服荆芥风药，忌食鱼。杨诚斋曾见一人，立致于死也。时珍按：荆芥乃日用之药。其相反如此，故详录之，以为警戒。又按物类相感志言：河豚用荆芥同煮，三五次换水，则无毒。其说与诸书不同，何哉？大抵养生者，宁守前说为戒可也。

薄荷（唐本草）

【校正】自菜部移入此。

【释名】菝蔄（音跋活）、**蕃荷菜**（蕃音鄱）、**吴菝蔄**食性、**南薄荷**衍义、**金钱薄荷**
〔时珍曰〕薄荷，俗称也。陈士良食性本草作菝蔄，扬雄甘泉赋作茇葀，吕忱字林作茇菩，则薄荷之为讹称可知矣。孙思邈千金方作蕃荷，又方音之讹也。今人药用，多以苏州者为胜，故陈士良谓之吴菝蔄，以别胡菝蔄也。〔宗奭曰〕世称此为南薄荷，为有一种龙脑薄荷，所以别之。〔机曰〕小儿方多用金钱薄荷，谓其叶小颇圆如钱也，书作金银误矣。

【集解】〔颂曰〕薄荷处处有之。茎叶似荏而尖长，经冬根不死，夏秋采茎叶曝干。古方稀用，或与薤作齑食，近世治风寒为要药，故人家多莳之。又有胡薄荷，与此相类，但味少甘为别。生江浙间，彼人多以作茶饮之，俗呼新罗薄荷。近汴洛僧寺或植一二本部，天宝单方所谓连钱草者是也。又有石薄荷，生江南山石间，叶微小，至冬紫色，不闻有别功用。
〔恭曰〕薄荷，人家种之，亦堪生食。一种蔓生者，功用相似。〔时珍曰〕薄荷，人多栽莳。二月宿根生苗，清明前后分之。方茎赤色，其叶对生，初时形长而头圆，及长则尖。吴、越、川、湖人多以代茶。苏州所莳者，茎小而气芳，江西者稍粗，川蜀者更粗，入药以苏产为胜。物类相感志云：凡收薄荷，须隔夜以粪水浇之，雨后乃可刈收，则性凉，不尔不凉也。野生者，茎叶气味都相似。

茎叶

【气味】辛，温，无毒。〔思邈曰〕苦、辛，平。〔元素曰〕辛、凉。〔敩曰〕茎性燥。〔甄权曰〕同薤作齑食相宜。新病瘥人勿食之，令人虚汗不止。瘦弱人久食之，动消渴病。

---

① 蔡绦铁山丛话：本书卷一引据古今书目作"蔡绦铁围山丛话"。

【主治】贼风伤寒发汗，恶气心腹胀满，霍乱，宿食不消，下气，煮汁服之，发汗，大解劳乏，亦堪生食。唐本。作菜久食，却肾气，辟邪毒，除劳气，令人口气香洁。煎汤洗漆疮。思邈。通利关节。发毒汗，去愤气，破血止痢。甄权。疗阴阳毒，伤寒头痛，四季宜食。士良。治中风失音吐痰。日华。主伤风头脑风，通关格，及小儿风涎，为要药。苏颂。杵汁服，去心脏风热。孟诜。清头目，除风热。李杲。利咽喉口齿诸病，治瘰疬疮疥，风瘙瘾疹。汁含漱，去舌胎语涩。挼叶塞鼻，止衄血。涂蜂螫蛇伤。时珍。

【发明】〔元素曰〕薄荷辛凉，气味俱薄，浮而升，阳也。故能去高巅及皮肤风热。〔士良曰〕薄荷能引诸药人营卫，故能发散风寒。〔宗奭曰〕小儿惊狂壮热，须此引药。又治骨蒸热劳，用其汁与众药熬为膏。猫食薄荷则醉，物相感尔。〔好古曰〕薄荷，手、足厥阴气分药也。能搜肝气，又主肺盛有余肩背痛，及风寒汗出。〔时珍曰〕薄荷入手太阴、足厥阴，辛能发散，凉能清利，专于消风散热，故头痛头风眼目咽喉口齿诸病，小儿惊热及瘰疬疮疥，为要药。戴原礼氏治猫咬，取其汁涂之有效，盖取其相制也。〔陆农师曰〕薄荷，猫之酒也。犬，虎之酒也。桑椹，鸠之酒也。莔草，鱼之酒也。昝殷食医心镜云：薄荷煎豉汤暖酒和饮，煎茶生食，并宜。盖菜之有益者也。

积雪草（本经中品）

【释名】胡薄荷天宝方、地钱草唐本、连钱草药图、海苏　〔弘景曰〕积雪草方药不用，想此草以寒凉得名耳。〔恭曰〕此草叶圆如钱，荆楚人谓为地钱草，徐仪药草图名连钱草，余见下。

【集解】〔别录曰〕积雪草生荆州川谷。〔恭曰〕此草叶圆大如钱，茎细而劲，蔓生溪涧侧，生处亦稀。〔颂曰〕今处处有之，八九月采苗叶，阴干用。段成式西阳杂俎云：地钱叶圆茎细，有蔓延地，一曰积雪草，一曰连钱草。谨按天宝单行方云：连钱草生咸阳下湿地，亦生临淄郡、济阳郡池泽中，甚香。俗间或云圆叶似薄荷，江东吴越丹阳郡极多，彼人常充生菜食之。河北柳城郡尽呼为海苏，好近水生，经冬不死。咸阳、洛阳亦有之。或名胡薄荷，所在皆有。单服疗女子小腹疼。〔宗奭曰〕积雪草南方多有，生阴湿地，不必荆楚。形如水荇而小，面亦光洁，微尖为异。叶叶各生，今人谓之连钱草，盖取象也。〔时珍曰〕按苏恭注薄荷云：一种蔓生，功用相似。苏颂图经云：胡薄荷与薄荷相类，但味少甘，生江浙间，彼人多以作茶饮，俗呼为新罗薄荷，天宝方所用连钱草是也。据二说，则积雪草即胡薄荷，乃薄荷之蔓生者尔；又瞿仙庚辛玉册云：地钱，阴草也。生荆、楚、江、淮、闽、浙间，多在宫院寺庙砖砌间，叶圆似钱，引蔓铺地，香如细辛，不见开花也。

茎叶

【气味】苦，寒，无毒。〔大明曰〕苦、辛。〔颂曰〕甘、平，无毒。〔时珍曰〕取汁结草砂，伏硫黄。

【主治】大热，恶疮痈疽，浸淫赤爆，皮肤赤，身热。本经。捣敷热肿丹毒。苏恭。主暴热，小儿寒热，腹内热结，捣汁服之。藏器。单用治瘰疬鼠漏，寒热时节来往。甄权。以盐揉贴肿毒，并风疹疥癣。日华。胡荽茼：主风气壅并攻胸膈，作汤饮之立效。士良。研汁点暴赤眼，良。时珍。

苏（别录中品）

【校正】自菜部移入此。

【释名】紫苏食疗赤苏肘后方、桂荏　〔时珍曰〕苏从酥，音酥，舒畅也。苏性舒畅，行气和血，故谓之苏。曰紫苏者，以别白苏也。苏乃荏类，而味更辛如桂，故尔雅谓之桂荏。

紫苏

【集解】〔弘景曰〕苏叶下紫色而气甚。其无紫色不香似荏者，名野苏，不堪用。〔颂曰〕苏，紫苏也。处处有之，以背面皆紫者佳。夏采茎叶，秋采子。有数种，水苏、鱼苏、山鱼苏皆是荏类，各有别条。〔时珍曰〕紫苏、白苏皆以二三月下种，或宿子在地自生。其茎方，其叶团而有尖，四围有巨齿，肥地者面背皆紫，瘠地者面青背紫，其面背皆白者即白苏，乃荏也。紫苏嫩时采叶，和蔬茹之，或盐及梅卤作菹食甚香，夏月作熟汤饮之。五六月连根采收，以火煨其根，阴干则经久叶不落。八月开细紫花，成穗作房，如荆芥穗。九月半枯时收子，子细如芥子而色黄赤，亦可取油如荏油。务本新书云：凡地畔近道可种苏，以遮六畜，收子打油燃灯甚明，或熬之以油器物。丹房镜源云：苏子油。能柔五金八石。沙州记云：乞弗虏之地，不种五谷，惟食苏子。故王祯云，苏有遮护之功，又有灯油之用，不可阙也。今有一种花紫苏，其叶细齿密纽，如剪成之状，香色茎子并无异者，人称回回苏云。〔敩曰〕薄荷根茎真似紫苏，但叶不同尔。薄荷茎燥，紫苏茎和，入药须以刀刮去青薄皮锉之。

茎叶

【气味】辛，温，无毒。〔李廷飞曰〕不可同鲤鱼食，生毒疮。

【主治】下气，除寒中，其子尤良。别录。除寒热，治一切冷气。孟诜。补中益气，治心腹胀满，止霍乱转筋，开胃下食，止脚气，通大小肠。日华。通心经，益脾胃，煮饮尤胜，与橘皮相宜。苏颂。解肌发表，散风寒，行气宽中，消痰利肺，和血温中止痛，定喘安胎，解鱼蟹毒，治蛇犬伤。时珍。以叶生食作羹，杀一切鱼肉毒。甄权。

【发明】〔颂曰〕若宣通风毒，则单用茎，去节尤良。〔时珍曰〕紫苏，近世要药也。其味辛，入气分；其色紫，入血分。故同橘皮，砂仁，则行气安胎；同藿香、乌药，则温中止痛；同香附、麻黄，则发汗解肌；同芎䓖、当归则和血散血；同木瓜、厚朴，则散湿解暑，治霍乱、脚气；同桔梗、枳壳，则利膈宽肠；同杏仁、莱菔子，则消痰定喘也。〔机曰〕宋仁宗命翰林院定汤饮。奏曰：紫苏熟水第一，以其能下胸膈浮气也。盖不知其久则泄人真气焉。〔宗奭曰〕紫苏其气香，其味微辛甘能散。今人朝暮饮紫苏汤，甚无益。医家谓芳草致豪贵之疾者，此有一焉。若脾胃寒人，多致滑泄，往往不觉。

【正误】〔颂曰〕苏主鸡瘕，本经不著，南齐褚澄治李道念食白瀹鸡子成瘕，以苏煮服，吐出鸡雏而愈也。〔时珍曰〕按南齐书，褚澄所用者蒜也，非苏也。盖二字相似，誊录误耳，苏氏欠考矣。详见蒜下。

子

【气味】辛，温，无毒。

【主治】下气，除寒温中。别录。治上气咳逆，冷气及腰脚中湿气风结气。研汁煮粥长食，令人肥白身香。甄权。调中，益五脏，止霍乱呕吐反胃，补虚劳，肥健人，利大小便，破癥结，消五膈，消痰止嗽，润心肺。日华。治肺气喘急。宗奭。治风顺气，利膈宽肠，解鱼蟹毒。时珍。

【发明】〔弘景曰〕苏子下气，与橘皮相宜。〔时珍曰〕苏子与叶同功。发散风气宜用叶，清利上下则宜用子也。

水苏 (本经中品)

【校正】自菜部移入此。

【释名】鸡苏吴普、香苏肘后、龙脑薄荷日用、芥蒩（音祖）、芥苴并别录。〔时珍曰〕此草似苏而好生水旁，故名水苏。其叶辛香，可以煮鸡，故有龙脑、香苏、鸡苏诸名。芥蒩、芥苴当作芥苏，乃是一名而误录尔，亦因味辛如芥，故名，宋惠民和剂局方。有龙脑薄荷丸，专治血病。元吴瑞日用本草，谓即水苏，必有所据也。周宪王救荒本草，言薄荷即鸡苏，以生东平龙脑冈者为良，故名。陈嘉谟本草蒙筌，以薄荷种于苏州府学地名龙脑者，得名俱不同，何哉？

水　苏

鸡苏

【集解】〔别录曰〕水苏生九真池泽，七月采。〔弘景曰〕方药不用。莫能识；九真辽远，亦无能访之。〔恭曰〕此苏生下泽水侧，苗似旋覆，两叶相当，大香馥。青、齐、河间人名为水苏，江左右名为荠苧，吴会谓之鸡苏，而陶氏更于菜部出鸡苏，误矣。〔保升曰〕叶似白薇，两叶相当，花生节间，紫白色，味辛而香，六月采茎叶曰干。〔颂曰〕水苏处处有之，多生水岸旁。南人多以作菜。江北甚多，而人不取食。又江左人谓鸡苏、水苏是两种。陈藏器谓荠苧自是一物，非水苏。水苏叶有雁齿，气香而辛；荠苧叶上有毛，稍长，气臭也。又茵陈注云：江南所用茵陈，茎叶都似家茵陈而大，高三四尺，气极芬香，味甘辛，俗名龙脑薄荷。〔宗奭曰〕水苏气味与紫苏不同，辛而不和，然状一如苏，但面不紫，及周围槎牙如雁齿耳。〔瑞曰〕水苏即鸡苏，俗呼为龙脑薄荷。〔时珍曰〕水苏、荠苧一类二种尔。水苏气香，荠苧气臭为异。水苏三月生苗，方茎中虚，叶似苏叶而微长，密齿，面皱色青，对节生，气甚辛烈。六七月开花成穗，如苏穗，水红色。穗中有细子，状如荆芥子，可种易生，宿根亦自生。沃地者苗高四五尺。

茎叶

【气味】辛，微温，无毒。

【主治】下气杀谷，除饮食，辟口臭，去邪毒，辟恶气。久服通神明，轻身耐老。本经。主吐血衄血血崩。别录。治肺痿血痢，崩中带下。日华。主诸气疾及脚肿。苏颂。酿酒渍酒及酒煮汁常服，治头风目眩，及产后中风。恶血不止，服之弥妙。孟诜。作生菜食，除胃间酸水。时珍。

【发明】〔时珍曰〕鸡苏之功，专于理血下气，清肺辟恶消谷，故太平和剂局方治吐血衄血、唾血咳血、下血血淋、口臭口苦、口甜喉腥、邪热诸病，有龙脑薄荷丸方，药多不录。用治血病，果有殊效也。

荠苧（拾遗）

【释名】臭苏日华、青白苏　〔时珍曰〕日华子释水苏云，一名臭苏，一名青白苏，正此草也，误作水苏尔。其形似水苏而臭，似白苏而青，故有二名。

【集解】〔藏器曰〕按苏恭言，江左名水苏为荠苧。按水苏叶有雁齿，气香而辛。荠苧叶稍长，其上有毛，气臭，亦可为生菜。〔时珍曰〕荠苧处处平地有之。叶似野苏而稍长，有毛气臭。山人茹之，味不甚佳。

荠苧

茎叶

【气味】辛，温，无毒。

【主治】冷气泄痢。生食，除胸间酸水。接碎，敷蚁瘘。藏器。

【附录】石荠苧〔藏器曰〕味辛，温，无毒。主风冷气，疮疥瘙痒，痔瘘下血，煮汁服之。生山石间，细叶紫花，高一二尺，山人用之。

第十五卷草部四目录

草之四 （隰草类上五十三①种）

---

① 三：原作"二"，据本目录所载药为五十三种改，本卷正文标题亦为五十三种。

② 菜：原作"草"，本书总目录及本卷正文中均作"菜"，据改。

上附方旧一百四十四，新二百八十六。

第十五卷草部四

草之四 <small>(隰草类上五十三种)</small>

菊 <small>(本经上品)</small>

【释名】**节华**本经、**女节**别录、**女华**别录、**女茎**别录、**日精**别录、**更生**别录、**傅延年**别录、**治蔷**尔雅、**金蕊**纲目、**阴成**别录、**周盈**别录。〔时珍曰〕按陆佃埤雅云：菊本作蘜，从鞠。鞠，穷也。月令：九月菊有黄华。华事至此而穷尽，故谓之蘜。节华之名，亦取其应节候也。崔实月令云：女节、女华，菊华之名也。治蔷、日精、菊根之名也。抱朴子云：仙方所谓日精、更生、周盈，皆一菊而根茎花实之名异也。〔颂曰〕唐天宝单方图载白菊云：原生南阳山谷及田野中。颖川人呼为回峰菊，汝南名茶苦蒿，上党及建安郡、顺政郡并名羊欢草，河内名地薇蒿。

【集解】〔别录曰〕菊花生雍州川泽及田野。正月采根，三月采叶，五月采茎，九月采花，十一月采实，皆阴干。〔弘景曰〕菊有两种：一种茎紫气香而味甘，叶可作羹食者，为真菊；一种青茎而大，作蒿艾气，味苦不堪食者，名苦薏，非真菊也。叶正相似，惟以甘苦别之。南阳郦县最多，今近道处处有之，取种便得。又有白菊，茎叶都相似，惟花白，五月取之。仙经以菊为妙用，但难多得，宜常服之。〔藏器曰〕白菊生平泽，五月花，紫白色。〔颂曰〕处处有之，以南阳菊潭者为佳。初春布地生细苗，夏茂，秋花，冬实。然种类颇多。惟紫茎气香，叶厚至柔，嫩时可食，花微大，味甚甘者，为真；其茎青而大，叶细气烈似蒿艾，花大味苦者，名苦薏，非真也。南阳菊亦有两种：白菊叶大如艾叶，茎青根细，花白蕊黄；其黄菊叶似同蒿，花蕊都黄。今服饵家多用白者。又有一种开小小花，瓣下如小珠子，谓之珠子菊，云入药亦佳。〔宗奭曰〕菊花近世有二十余种。惟单叶花小而黄，绿叶色深小而薄，九月应候而开者是也。邓州百菊单叶者，亦入药。余皆医经不用。〔瑞曰〕花大而香者，为甘菊；花小而黄者，为黄菊；花小而气恶者，为野菊。〔时珍曰〕菊之品凡百种，宿根自生，茎叶花色，品品不同。宋人刘蒙泉、范至①能、史正志皆有

菊

---

① 至：疑为"致"之误，下文均为"范致能"。

菊谱，亦不能尽收也。其茎有株蔓紫赤青绿之殊，其叶有大小厚薄尖秃之异，其花有干叶单叶、有心无心、有子无子、黄白红紫、间色深浅、大小之别，其味有甘苦辛之辨，又有夏菊秋菊冬菊之分。大抵惟以单叶味甘者入药，菊谱所载甘菊。邓州黄、邓州白者是矣。甘菊始生于山野，今则人皆栽植之。其花细碎，品不甚高。蕊如蜂窠，中有细子，亦可撅种。嫩叶及花皆可。炸食。白菊花稍大，味不甚甘，亦秋月采之。菊之无子者，谓之牡菊。烧灰撒地中，能死蛙黾。说出周礼。

花、叶、根、茎、实并用。

【气味】苦，平，无毒。〔别录曰〕甘。〔损之曰〕甘者入药，苦者不入药。〔杲曰〕苦、甘，寒，可升可降，阴中微阳也。〔时珍曰〕本经言菊花味苦，别录言菊花味甘。诸家以甘者为菊，苦者为苦薏，惟取甘者入药。谨按张华博物志，言菊有两种，苗花如一，惟味小异，苦者不中食。范致能谱序，言惟甘菊一种可食，仍入药饵。其余黄白二花，皆味苦，虽不可饵，皆可入药。其治头风，则白者尤良。据此二说则是菊类自有甘苦二种，食品须用甘菊，入药则诸菊皆可，但不得用野菊名苦薏者尔。故景焕牧竖闲谈云：真菊延龄，野菊泄人。正如黄精益寿、钩吻杀人之意。〔之才曰〕术及枸杞根、桑根白皮为之使。

【主治】诸风头眩肿痛，目欲脱，泪出，皮肤死肌，恶风湿痹。久服利血气，轻身耐老延年。本经。疗腰痛去来陶陶，除胸中烦热，安肠胃，利五脉，调四肢。别录。陶陶，纵缓貌。治头目风热，风旋倒地，脑骨疼痛，身上一切游风令消散，利血脉，并无所忌。甄权。作枕明目，叶亦明目，生熟并可食。大明。养目血，去翳膜。元素。主肝气不足。好古。

白菊

【气味】苦、辛，平，无毒。

【主治】风眩，能令头不白。弘景。染髭发令黑。和巨胜、茯苓蜜丸服之，去风眩，变白不老，益颜色。藏器。

【发明】〔震亨曰〕黄菊花属土与金，有水与火，能补阴血，故养目。〔时珍曰〕菊春生夏茂，秋花冬实，备受四气，饱经露霜，叶枯不落，花槁不零，味兼甘苦，性禀平和。昔人谓其能除风热，益肝补阴，盖不知其得金水之精英尤多，能益金水二脏也。补水所以制火，益金所以平木，木平则风息，火降则热除，用治诸风头目，其旨深微。黄者入金水阴分，白者入金水阳分，红者行妇人血分，皆可入药，神而明之，存乎其人。其苗可蔬，叶可辍，花可饵，根实可药，囊之可枕，酿之可饮，自本至末，罔不有功。宜乎前贤比之君子，神农列之上品，隐士采入酒，骚人餐其落英。费长房言九日饮菊酒，可以辟不祥。神仙传言康风子、朱孺子皆以服菊花成仙。荆州记言胡广久病风羸，饮菊潭水多寿。菊之贵重如此，是岂群芳可伍哉？锺会菊有五美赞云：圆花高悬，准天极也。纯黄不杂，后土色也。早植晚发，君子德也。冒霜吐颖，象贞质也。杯中体轻，神仙食也。西京杂记言：采菊花茎叶，杂林米酿酒，至次年九月始熟，用之。

花上水

【主治】益色壮阳，治一切风。大明。

野菊 (拾遗)

野 菊

【释名】 苦薏〔时珍曰〕薏乃莲子之心，此物味苦似之，故与之同名。

【集解】〔藏器曰〕苦薏生泽畔，茎如马兰，花如菊。菊甘而薏苦，语曰苦如薏是也。〔时珍曰〕苦薏处处原野极多，与菊无异，但叶薄小①而多尖，花小而蕊多，如蜂窠状，气味苦辛惨烈。

根、叶、茎、花

【气味】 苦、辛，温，有小毒。〔震亨曰〕野菊花，服之大伤胃气。

【主治】 调中止泄，破血，妇人腹内宿血宜之。藏器。治痈肿行毒，瘰疬眼瘜，时珍。

庵䕡 (音淹闾　本经上品)

【释名】 覆闾〔时珍曰〕庵，草屋也，闾，里门也。此草乃蒿属，老茎可以盖覆庵闾，故以名之。贞元广利方谓之庵䕡蒿云。又史注云：庵庐，军行宿室也。则闾似当作庐。

庵 　 䕡

【集解】〔别录曰〕庵䕡子生雍州川谷，亦生上党及道边，十月采实阴干。〔弘景曰〕状如蒿艾之类，近道处处有之，仙经亦时用之，人家种此辟蛇也。〔颂曰〕今江淮亦有之。春生苗，叶如艾蒿，高二三尺。七月开花，八月结实，九月采实。〔时珍曰〕庵䕡叶不似艾，似菊叶而薄，多细丫，面背皆青。高者四五尺，其茎白色，如艾茎而粗。八九月开细花，淡黄色。结细实如艾实，中有细子，极易繁衍。艺花者以之接菊。

子

【气味】 苦，微寒，无毒。〔别录曰〕微温。〔普曰〕神农、雷公、桐君、岐伯：苦，小温，无毒。〔李当之〕温。〔权曰〕辛、苦。〔时珍曰〕降也，阴中微阳，入足厥阴经血分。〔之才曰〕荆实、薏苡为之使。

【主治】 五脏瘀血，腹中水气，胪胀留热，风寒湿痹，身体诸痛。久服轻身延年不老。本经。疗心下坚，隔中寒热，周痹，妇人月水不通，消食明目。食之神仙。别录。益气，主男子阴痿不起，治心腹胀满。甄权。腰脚重痛，膀胱痛，及骨节烦痛，不下食。大明。擂酒饮，治闪挫腰痛，及妇人产后血气痛。时珍。

【发明】〔颂曰〕本经言久服轻身不老，而古方少有服食者，惟人诸杂治药中，如胡洽治惊邪狸骨丸之类大方中用之。孙思邈千金翼韦宙独行方，主跌折瘀血，并单用庵䕡煮汁服，亦可末

---

① 小：原作"得"，据张本改。

服。今人治打扑多用此法，或饮或散，其效最速。〔时珍曰〕吴普本草及名医别录，并言军骡食庵䕡神仙，此亦谓其多寿尔。军骡兽名，似骡而小，前足长，后足短，不能自食，每负鼧鼠为之啮食。

【附录】对庐〔别录有名未用曰〕味苦，寒，无毒。主疥疮久不瘳，生死肌，除大热，煮汁洗之。似庵䕡。八月采。

蓍 (音尸 本经上品)

【释名】〔时珍曰〕按班固白虎通载孔子云：蓍之为言耆也。老人历年多，更事久，事能尽知也。陆佃埤雅云：草之多寿者，故字从耆。博物志言：蓍千岁而三百茎，其本已老，故知吉凶。

【集解】〔别录曰〕蓍实生少室山谷，八月、九月采实，日干。〔恭曰〕此草所在有之，其茎可为筮。陶氏误以楮实为之。楮实味甘，此味苦，今正之。〔颂曰〕今蔡州上蔡县白龟祠旁，其生如蒿作丛，高五六尺，一本一二十茎，至多者五十茎，生便条直，所以异于众蒿。秋后有花，出于枝端，红紫色，形如菊花，结实如艾实。史记龟策传云：龟千岁乃游于莲叶之上。蓍百茎共一根。所生之处，兽无虎狼，虫无毒螫。徐广注云：刘向言龟千岁而灵，蓍百年而一本生百茎也。诸先生云：蓍满百茎，其下以有神龟守之，其上常有青云覆之。传云：天下和平，王道得而蓍茎长丈，其丛生满百茎。方今取蓍者，八十茎已上，长八尺者，即已难得。但得满六十茎以上，长六尺者，即可用矣。今蔡州所上，皆不言如此。则此类亦神物，故不常有也。〔时珍曰〕蓍乃蒿属，神草也。故易曰：蓍之德，圆而神。天子蓍长九尺，诸侯七尺，大夫五尺，士三尺。张华博物志言：以末大于本者为主，次蒿，次荆，皆以月望浴之。然则无蓍揲卦，亦可以荆、蒿代之矣。

实

【气味】苦、酸，平，无毒。

【主治】益气充肌肤，明目聪慧先知。久服不饥不老轻身。本经。

叶

【主治】痞疾。时珍。

蓍草

艾 (别录中品)

【释名】冰台尔雅 医草别录 黄草碑雅 艾蒿〔时珍曰〕王安石字说云：艾可乂疾，久而弥善，故字从乂。陆佃埤雅云：博物志言削冰令圆，举而向日，以艾承其影则得火。则艾名冰台，其以此乎？医家用灸百病，故曰灸草。一灼谓之一壮，以壮人为法也。

【集解】〔别录曰〕艾叶生田野，三月三日采，暴干。〔颂曰〕处处有之，以复道及四明者为佳，云此种灸百病尤胜。初春布地生苗，茎类蒿，叶背白，以苗短者为良。三月三日，五月五日，采叶暴干，陈久方可用。〔时珍曰〕艾叶本草不著土产，但云生田野。宋时以汤阴复道者为佳，四明者图形。近代惟汤阴者谓之北艾，四明者谓之海艾。自成化以来，则以蕲州者为胜，用充方物，天下重之，谓之蕲艾。相传他处艾灸酒坛不能透，蕲艾一灸则直透彻，为异也。此草多生山原。二月宿根生苗成丛，其茎直生，白色，高四五尺。其叶四布，状如蒿，分为五尖，丫上复有小尖，面青背白，有茸而柔厚。七八月叶间出穗如车前穗，细花，结实累累盈枝，中有细子，霜后始枯。皆以五月五日连茎刈取，暴干收叶。先君月池子讳言闻，尝著蕲艾传一卷。有赞云：产于山阳，采以端午。治病灸疾，功非小补。又宗懔荆楚岁时记云：五月五日鸡未鸣时，采艾似人形者揽而取之，收以灸病甚验。是日采艾为人，悬于户上，可禳毒气。其茎干之，染麻油引火点灸炷，滋润灸疮，至愈不疼。亦可代替蓍，及作烛心。

白艾

叶

【修治】〔宗奭曰〕艾叶干捣，去青滓，取白，入石硫黄末少许，谓之硫黄艾，灸家用之。得米粉少许，可捣为末，入服食药用。〔时珍曰〕凡用艾叶，须用陈久者，治令细软，谓之熟艾。若生艾灸火，则伤人肌脉。故孟子云：七年之病，求三年之艾。拣取净叶，扬去尘屑，入石臼内木杵捣熟，罗去渣滓，取白者再捣，至柔烂如绵为度。用时焙燥，则灸火得力。入妇人丸散，须以熟艾，用醋煮干，捣成饼子，烘干再捣为末用。或以糯糊和作饼，及酒炒者，皆不佳。洪氏容斋随笔云：艾难著力，若入白茯苓三五片同碾，即时可作细末，亦一异也。

【气味】苦，微温，无毒。〔恭曰〕生寒，熟热。〔元素曰〕苦温，阴中之阳。〔时珍曰〕苦而辛，生温熟热，可升可降，阳也。入足太阴、厥阴、少阴之经。苦酒、香附为之使。

【主治】灸百病。可作煎，止吐血下痢，下部蜃疮，妇人漏血，利阴气，生肌肉，辟风寒，使人有子。作煎勿令见风。别录。捣汁服，止伤血，杀蛔虫。弘景。主衄血下血，脓血痢，水煮及丸散任用。苏恭。止崩血、肠痔血，搨金疮，止腹痛，安胎。苦酒作煎，治癣甚良。捣汁饮，治心腹一切冷气鬼气。甄权。治带下，止霍乱转筋，痢后寒热。大明。治带脉为病，腹胀满，腰溶溶如坐水中。好古。温中逐冷除湿。时珍。

【发明】〔诜曰〕春月采嫩艾作菜食，或和面作馄饨如弹子，吞三五枚，以饭压之，治一切鬼恶气，长服止冷痢。又以嫩艾作干饼子，用生姜煎服，止泻痢及产后泻血。甚妙。〔颂曰〕近世有单服艾者，或用蒸木瓜和丸，或作汤空腹饮，甚补虚羸；然亦有毒发则热气冲上，狂躁不能禁，至攻眼有疮出血者，诚不可妄服也。〔震亨曰〕妇人无子，多由血少不能摄精。俗医谓子宫虚冷，投以辛热，或服艾叶。不知艾性至热，入火灸则气下行，入药服则气上行。本草止言其温，不言其热。世人喜温，率多服之，久久毒发，何尝归咎于艾哉！予考苏颂图经而因默有感焉。〔时珍曰〕艾叶生则微苦太辛，熟则微辛太苦，生温熟热，纯阳也。可以取太阳真火，可以回垂绝元阳。服之则走三阴，而逐一切寒湿，转肃杀之气为融和。灸之则透诸经，而治百种病邪，起沉疴之人为康泰，其功亦大矣。苏恭言其生寒，苏颂言其有毒。一则见其能止诸血，一则见其热气上冲，逐谓其性寒有毒，误矣。盖不知血随气而行，气行则血散，热因久服致火上冲之故尔。夫药以治病，中病则止。若素有虚寒痼冷，妇人湿郁带漏之人，以艾和归、附诸药治其病，夫何不可？而乃妄意求嗣、服艾不辍，助以辛热，药性久偏，致使火躁，是谁之咎欤，于艾何尤？艾附丸治心腹少腹诸痛，调女人诸病，颇有深功。胶艾汤治虚痢，及妊娠产后下血，尤著奇效。老人丹田气弱，脐腹畏冷者，以熟艾入布袋兜其脐腹，妙不可言。寒食脚气，亦宜以此夹入袜内。

实

【气味】苦、辛，暖，无毒。

【主治】明目，疗一切鬼气。甄权。壮阳，助水脏腰膝，及暖子宫。大明。

【发明】〔诜曰〕艾子和干姜等分，为末，蜜丸梧子大。空心每服三丸，以饭三五匙压之，日再服。治百恶气，其鬼神速走出。田野之人，与此甚相宜也。

【附录】夏台〔别录有名未用曰〕味甘，主百疾，济绝气。〔弘景曰〕此药神奇乃尔，不复识用，可恨也。〔时珍曰〕艾名冰台，此名夏台，艾灸百病能回绝气，此主百病济绝气，恐是一物重出也，故附于艾后。

千年艾（纲目）

千年艾

【集解】〔时珍曰〕千年艾出武当太和山中。小茎高尺许。其根如蓬蒿。其叶长寸余，无尖丫，面青背白。秋开黄花，如野菊而小，结实如青珠丹颗之状。三伏日采叶暴干。叶不似艾，而作艾香，搓之即碎，不似艾叶成茸也，羽流以充方物。

叶

【气味】辛、微苦，温，无毒。

【主治】男子虚寒，妇人血气诸痛，水煎服之。时珍。

茵陈蒿（本经上品）

茵陈蒿

【释名】〔藏器曰〕此虽蒿类，经冬不死，更因旧苗而生，故名因陈，后加蒿字耳。〔时珍曰〕按张揖广雅及吴普本草并作因尘，不知何？

【集解】〔别录曰〕茵陈生太山及丘陵坡岸上，五月及立秋采，阴干。〔弘景曰〕今处处有之，似蓬蒿而叶紧细。秋后茎枯，经冬不死，至春又生。〔韩保升曰〕叶似青蒿而背白。〔大明曰〕茵陈出和州及南山岭上，一名石茵陈。〔颂曰〕近道皆有之，不及太山者佳。春初生苗，高三五寸，似蓬蒿而叶紧细，无花实，五月、七月采茎叶阴干，今谓之山茵陈。江宁府一种茵陈，叶大根粗，黄白色，至夏有花实。阶州一种白蒿，一似青蒿而背白，本土皆以为茵陈入药。今南方医人用山茵陈，乃有数种。或著其说云：山茵陈，汴京及北地用者，加艾蒿，叶细而背白，其气亦如艾，味苦，干则色黑。江南所用者，茎叶都似家茵陈而大，高三四尺，气极芬香、味甘辛，俗又名龙脑薄荷，吴中所用，乃石香菜也，叶至细，色黄味辛，甚香烈，性温。若误作解脾药服，大令人烦。以本草论之，但有茵陈蒿，无山茵陈。注云：叶似蓬蒿而紧细。今汴京北地所用山茵陈是也。大体世方用山茵陈疗体痛，解伤寒发汗，行肢节滞气，化痰利膈，治劳倦最要。详本草正经，惟疗黄疸，利小便，与世方都不应。今试取汴京所用山茵陈为解肌发汗药，灼然少效；江南山茵陈疗伤寒脑痛绝胜。比见诸医议论，谓家茵陈亦能解肌下膈，去胸中烦。方家少用，但可研作饮服之。本草所无，自出俗方。茵陈蒿当别是一物，主疗自异，不得为山茵陈也。此说亦未可据。但以功较之，则江南者为胜；以经言之，则非本草所出。医方所用，更当考论尔。〔敩曰〕凡使须用叶有八角者，阴干，去根细锉，勿令犯火。〔时珍曰〕茵陈昔人多莳为蔬，故入药用山茵陈，所以别家茵陈也。洪舜俞老圃赋云，酣糟紫姜之掌，沐醯青陈之丝，是也。今淮扬人，二月二日犹采野茵陈苗，和粉面作茵陈饼食之。后人各据方士所传，遂致淆乱。今山茵陈二月生苗，其茎如艾。其叶如淡色青蒿而背白，叶歧紧细而扁整。九月开细花黄色，结实大如艾子，花实并与庵䕡花实相似，亦有无花实者。

茎叶

【气味】苦，平、微寒，无毒。〔普曰〕神农、岐伯、雷公：苦，无毒。黄帝：辛，无毒。〔权曰〕苦、辛，有小毒。〔大明曰〕石茵陈苦，凉，无毒。伏硇砂。〔张元素曰〕苦、甘，阴中微阳。入足太阳经。

【主治】风湿寒热邪气，热结黄疸。久服轻身益气耐老。面白悦长年。白兔食之仙。本经。治通身发黄，小便不利，除头热，去伏瘕。别录。通关节，去滞热，伤寒用之。藏器。石茵陈：治天行时疾热狂，头痛头旋，风眼疼，瘴疟。女人癥瘕，并内损乏绝。大明。

【发明】〔弘景曰〕仙经云：白蒿，白兔食之仙。而今茵陈乃云此，恐是误耳。〔宗奭曰〕张仲景治伤寒热甚发黄，身面悉黄者，用之极效。一僧因伤寒后发汗不彻，有留热，面身皆黄，多热，期年不愈。医作食治不对，而食不减。予与此药，服五日病减三分之一，十日减三分之二，二十日病悉去。方用山茵陈、山栀子各三分，秦艽、升麻各四钱，为散。每用三钱，水四合，煎二合，去滓，食后温服，以知为度。此药以山茵陈为本，故书之。〔王好古曰〕张仲景茵陈栀子大黄汤，治湿热也。栀子柏皮汤，治燥热也。如苗涝则湿黄，苗旱则燥黄。湿则泻之，燥则润之可也。此二药治阳黄也。韩只和、李思训治阴黄，用茵陈附子汤。大抵以茵陈为君主，而佐以大黄、附子，各随其寒热也。

青蒿（本经下品）

【释名】草蒿本经、方溃本经、䕡（音牵去声）、犰蒿蜀本、香蒿衍义。〔保升曰〕草蒿，江东人呼为犰蒿，为其气臭似犰也。北人呼为青蒿。尔雅云：蒿，䕡也。孙炎注云：荆楚云间：谓蒿为䕡。郭璞注云，今人呼青蒿香中炙啖者为䕡，是也。〔时珍曰〕晏子曰：蒿，草之高者也。按尔雅诸蒿，独䕡得单称为蒿，岂以诸蒿叶背皆白，而此蒿独青，异于诸蒿故耶？

【集解】〔别录曰〕青蒿生华阴川泽。〔弘景曰〕处处有之，即今青蒿，人亦取杂香菜食之。〔保升曰〕嫩时醋淹为菹，自然香。叶似茵陈蒿而背不白，高四尺许。四月、五月采，日干入药。诗云：呦呦鹿鸣，食野之蒿。即此蒿也。〔颂曰〕青蒿春生苗，叶极细，可食。至夏高四五尺。秋后开细淡黄花，花下便结子，如粟米大，八九月采子阴干。根茎子叶并入药用，干炙作饮香尤佳。〔宗奭曰〕青蒿得春最早，人剔以为蔬，根赤叶香。沈括梦溪笔谈云：青蒿一类，自有二种，一种黄色，一种青色。本草谓之青蒿，亦有所别也。陕西银绥之间，蒿丛中时有一两窠，迥然青色者，土人谓之香蒿。茎叶与常蒿一同，但常蒿色淡青，此蒿深青，如松桧之色。至深秋余蒿并黄，此蒿犹青，其气芬芳。恐古人所用，以深青者为胜。不然，诸蒿何尝不青？〔时珍曰〕青蒿二月生苗，茎粗如指而肥软，茎叶色并深青。其叶微似茵陈，而面背俱青。其根白硬。七八月开细黄花颇香。结实大如麻子，中有细子。

【修治】〔敩曰〕凡使，惟中为妙，到膝即仰，到腰即俯。使子勿使叶，使根勿使茎，四件若同使，翻然成痼疾；采得叶，用七岁儿七个溺，浸七日七夜，漉出晒干。

叶、茎、根、子

【气味】苦，寒，无毒。〔时珍曰〕伏硫黄。

【主治】疗瘴痂痒恶疮，杀虱，治留热在骨节间，明目。本经。鬼气尸疰伏留，妇人血气，腹内满，及冷热久痢。秋冬用子，春夏用苗，并捣汁服。亦暴干为末，小便入酒和服。藏器。补中益气，轻身补劳，驻颜色，长毛发，令黑不老，兼去蒜发，杀风毒。心痛热黄，生捣汁服，并贴之。大明。治疟疾寒热。时珍。生捣傅金疮，止血止疼良。苏恭。烧灰隔纸淋汁，和石灰煎，治恶疮瘜肉靥瘢。孟诜。

【发明】〔颂曰〕青蒿治骨蒸热劳为最，古方单用之。〔时珍曰〕青蒿得春木少阳之气最早，故所主之证，皆少阳、厥阴血分之病也。按月令通纂，言伏内庚日，采青蒿悬于门庭内，可辟邪气。阴干为末，冬至、元旦各服二钱亦良。观此，则青蒿之治鬼疰伏尸，盖亦有所伏也。

子

【主治】明目开胃，炒用。治劳瘦，壮健人小便浸用之。治恶疮疥癣风疹，煎水洗之。大明。治鬼气，为末酒服方寸匕。孟诜。功同叶。时珍。

节间虫见虫部。

黄花蒿 （纲目）

【释名】臭蒿。

【集解】〔大明曰〕臭蒿一名草蒿。〔时珍曰〕香蒿、臭蒿通可名草蒿。此蒿与青蒿相似，但此蒿色绿带淡黄，气辛臭不可食，人家采以罨酱黄酒曲者是也。

叶

【气味】辛、苦，凉，无毒。

【主治】小儿风寒惊热。时珍。

子

【气味】辛，凉，无毒。

【主治】治劳，下气开胃，止盗汗及邪气鬼毒。大明。

白蒿（本经上品）

【释名】蘩尔雅、**由胡**尔雅、**蒌蒿**食疗、**蔏**音商。〔时珍曰〕白蒿有水陆二种，尔雅通谓之蘩，以其易蘩衍也。曰：蘩，皤蒿。即今陆生艾蒿也，辛熏不美。曰：蘩，由胡。即今水生蒌蒿也，辛香而美。曰：蘩之丑，秋为蒿。则通指水陆二种而言，谓其春时各有种名，至秋老则皆呼为蒿矣。曰蘱，曰萧，曰荻，皆老蒿之通名，象秋气萧赖之气。

【集解】〔别录曰〕白蒿生中山川泽，二月采。〔弘景曰〕蒿类甚多，而俗中不闻呼白蒿者。方药家既不用，皆无复识之。〔恭曰〕尔雅：皤蒿，即白蒿也，所在有之。叶颇似细艾，上有白毛错涩，粗于青蒿。从初生至秋，白于众蒿。〔禹锡曰〕蓬蒿可以为茹。故诗笺云，以豆荐蘩茹也。陆玑诗疏云：凡艾白色为皤。今白蒿先诸草发生，香美可食，生蒸皆宜。〔颂曰〕此草古人以为菹；今人但食蒌蒿，不复食此。或疑白蒿即蒌蒿，而孟诜食疗又别著蒌蒿条，所说不同，明是二物，乃知古今食品之异也。又今阶州以白蒿为茵陈，其苗叶亦相似，然以入药，恐不可用也。〔时珍曰〕白蒿处处有之，有水陆二种。本草所用，盖取水生者，故曰生中山川泽，不曰山谷平地也。二种形状相似，但陆生辛熏，不及水生者香美尔。诗云：呦呦鹿鸣，食野之苹。苹即陆生皤蒿，俗呼艾蒿是矣。鹿食九种解毒之草，白蒿其一也。诗云：于以采蘩，于沼于沚。左传云：萍蘩蕴藻之菜，可以荐于鬼神，羞于王公。并指水生白蒿而言，则本草白蒿之为蒌蒿无疑矣。郑樵通志谓苹为蒌蒿，非矣。鹿乃山兽，蒌乃水蒿。陆矶诗疏谓苹为牛尾蒿，亦非矣。牛尾蒿色青不白，细叶直上，状如牛尾也。蒌蒿生陂泽中，二月发苗，叶似嫩艾而歧细，面青背白。其茎或赤或白，其根白脆。采其根茎，生熟菹曝皆可食，盖嘉蔬也。景差大招云：吴酸蒿蒌不沾薄。谓吴人善调酸，瀹蒌蒿为菹，不沾不薄而甘美，此正指水生者也。

苗根

【气味】甘，平，无毒。〔思邈曰〕辛、平。〔时珍曰〕发疮疥。

【主治】五脏邪气，风寒湿痹，补中益气，长毛发令黑，疗心悬，少食常饥。久服轻身，耳目聪明不老。本经。生捣，醋淹为菹食，甚益人。捣汁服，去热黄及心痛。曝为末，米饮空心服一匙，治复月暴水痢。烧灰淋汁煎，治淋沥疾。孟诜。利膈开胃，杀河豚鱼毒。时珍。

【发明】〔弘景曰〕服食家七禽散云，白兔食白蒿仙，与庵䕡同法耳。〔时珍曰〕本经列白蒿于上品，有功无毒，而古今方家不知用，岂不得服之之诀欤？

子

【主治】鬼气。为末，酒服之，良。孟诜。

角蒿 （唐本草）

角 蒿

【集解】〔恭曰〕角蒿
似白蒿，花如瞿麦，红赤可爱，子似王不留行，黑色作角，七月、八月采。〔保升曰〕叶似蛇床、青蒿，子角似蔓菁，青黑而细，秋熟，所在皆有之。〔宗奭曰〕茎叶如青蒿，开淡红紫花，大约径三四分。花罢结角，长二寸许，微弯。〔敩曰〕凡使勿用红蒿并邪蒿，二味真似角蒿，只是此香而角短尔。采得，于槐砧上细锉用之。

【气味】辛、苦，有小毒。

【主治】干湿诸恶疮有虫者。唐本。治口齿疮绝胜。宗奭。

蒿蒿 （拾遗）

【释名】莪蒿尔雅、萝蒿同上、抱娘蒿〔时珍曰〕陆农师云：蒿之为言高也。莪，亦我也，莪科高也。可以覆蚕，故谓之萝。抱根丛生，故曰抱娘。

蒿 蒿

抱娘蒿

【集解】〔时珍曰〕蒿蒿生高岗，似小蓟，宿根先于百草。尔雅云：莪，萝是也。诗小雅云：菁菁者莪。陆玑注云：即莪蒿也。生泽国渐洳处。叶似斜蒿而细科，二月生。茎、叶可食，又可蒸，香美颇似蒌蒿。但味带麻，不似蒌蒿甘香。

【气味】辛，温，无毒。

【主治】破血下气，煮食之。藏器。

马先蒿 （本经中品）

【释名】马新蒿唐本、马矢蒿本经、练石草别录、烂石草同上、虎麻
〔时珍曰〕蒿气如马矢，故名。马先，乃马矢字讹也。马新，又马先之讹也。〔弘景曰〕练石草，一名烂石草，即马矢蒿。今①方药不复用之。

马 先 蒿

【集解】〔别录曰〕马先蒿、练石草，并生南阳川泽。〔恭曰〕叶大如茺蔚，花红白色。二月、八月采茎叶，阴干用。八月、九月实熟，俗谓之虎麻是也。一名马新蒿，所在有之。茺蔚苗短小，其小夏中熟。二物初生，极相似也。〔禹锡曰〕按尔雅云：蔚，牡菣。注云：即蒿之无子者。诗云：匪莪伊蔚。陆玑云：牡蒿也。三月始生，七月开花，似胡麻花而紫赤。八月生角，似小豆角，锐而长。

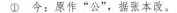

① 今：原作"公"，据张本改。

一名马新蒿。是也。〔颂曰〕郭璞以牡蔜为无子，而陆玑云有子，二说小异。今当用有子者为正。〔时珍曰〕别录牡蒿、马先蒿，原是二条。陆玑所谓有子者，乃马先蒿，而复引无子之牡蒿释之，误矣。牡蒿详见本条。

【气味】苦，平，无毒。〔别录曰〕练石草：寒。

【主治】寒热鬼疰，中风湿痹，女子带下病，无子。本经。练石草：治五癃，破石淋、膀胱中结气，利水道小便。别录。恶疮。弘景。

阴地厥 （宋图经）

【集解】〔颂曰〕生邓州顺阳县内乡山谷。叶似青蒿，茎青紫色，花作小穗，微黄，根似细辛。七月采根用。〔时珍曰〕江浙亦有之。外家采制丹砂、硫黄。

根苗

【气味】甘、苦，微寒，无毒。

【主治】肿毒风热。苏颂。

牡蒿 （别录下品）

【释名】齐头蒿〔时珍曰〕尔雅：蔚，牡蔜。蒿之无子者，则牡之名以此也。诸蒿叶皆尖，此蒿叶独夅而秃，故有齐头之名。

【集解】〔别录曰〕牡蒿生田野，五月、八月采。〔弘景曰〕方药不复用。〔恭曰〕齐头蒿也，所在有之。叶似防风，细薄而无光泽。〔时珍曰〕齐头蒿三四月生苗，其叶扁而本狭，末多有秃歧。嫩时可茹。鹿食九草，此其一也。秋开细黄花，结实大如车前实，而内子微细不可见，故人以为无子也。

苗

【气味】苦、微甘，温，无毒。

【主治】充肌肤，益气，令人暴肥。不可久服，血脉满盛。别录。擂汁①服，治阴肿。时珍

九牛草 （宋图经）

【集解】〔颂曰〕生筠州山冈上。二月生苗，独茎，高一尺。叶似艾叶，圆而长，背有白毛，面青。五月采苗用。〔时珍曰〕陈嘉漠本草蒙筌以此为蕲艾，谬矣。

---

① 汁：原作"溧"，据张本改。

苗

【气味】微苦，有小毒。

【主治】解风劳，治身体痛。与甘草同煎服，不入众药用。苏颂。

茺蔚（本经上品）

九牛草

茺蔚益母

【释名】益母本经、益明本经、贞蔚别录、萑尔雅（音推）、野天麻会编、猪麻纲目、火杴本经、郁臭草图经、苦低草图经夏枯草纲目、土质汗纲目。〔时珍曰〕此草及子皆充盛密蔚，故名茺蔚。其功宜于妇人及明目益精，故有益母之称。其茎方类麻，故谓之野天麻。俗呼为猪麻，猪喜食之一也。夏至后即枯，故亦有夏枯之名。近效方谓之土质汗。林亿云：质汗出西番，乃热血合诸药煎成，治金疮折伤。益母亦可作煎，治折伤，故名为土质汗也。〔禹锡曰〕尔雅：萑，蓷。注云：今茺蔚也，又名益母。刘歆云：蓷，臭秽也。臭秽，即茺蔚也。陆玑云：蓷，益母也。故曾子见之感思。

【集解】〔别录曰〕茺蔚生海滨池泽，五月采。〔弘景曰〕今处处有之。叶如荏，方茎，子形细长，有三棱。方用亦稀。〔颂曰〕今园圃及田野极多。郭璞注尔雅云：叶似荏，方茎白华，华生节间。节节生花，实似鸡冠子，黑色，茎作四方棱，五月采。又云九月采实，医方稀有用实者。〔宗奭曰〕茺蔚初春生时，亦可浸洗，淘去苦水。煮作菜食，凌冬不凋悴也。〔时珍曰〕茺蔚近水湿处甚繁。春初生苗如嫩蒿，入夏长三四尺，茎方如黄麻茎。其叶如艾叶而背青，一梗三叶，叶有尖歧。寸许一节，节节生穗，丛簇抱茎。四五月间，穗内开小花，红紫色，亦有微白色者。每萼内有细子四粒，粒大如同蒿子，有三棱，褐色，药肆往往以作巨胜子货之。其草生时有臭气，夏至后即枯，其根白色。苏颂图经谓其叶似荏，其子黑色，似鸡冠子，九月采实，寇宗奭衍义谓其凌冬不凋者，皆误传也。此草有白花、紫花二种，茎叶子穗皆一样，但白者能入气分，红者能入血分，别而用之可也。按闺阁事宜云：白花者为益母，紫花者为野天麻，返魂丹注云：紫花者为益母，白花者不是。陈藏器本草云：茺蔚生田野间，人呼为臭草。天麻生平泽，似马鞭草，节节生紫花，花中有子，如青葙子。孙思邈千金方云：天麻草、茎如火麻，冬生苗，夏着赤花，如鼠尾花。此皆似以茺蔚、天麻为二物，盖不知其是一物二种。凡物花皆有赤白，如牡丹、芍药、菊花之类是矣。又按郭璞尔雅注云：蓷（音推）即茺蔚，又名益母。叶似荏，白华，华生节间。又云：蕳（音推），方茎，叶长而锐，有穗，穗间有花紫缥色，可以为饮，江东呼为牛蕳。据此则是蓷、蕳名本相同，但以花色分别之，其为一物无疑矣。宋人重修本草，以麻草误注天麻，尤为谬失。陈藏器本草又有錾菜，云生江南阴地，似益母，方茎对节白花，主产后血病。此即茺蔚之白花者，故其功主血病亦相同。

子

【修治】〔时珍曰〕凡用，微炒香，亦或蒸熟，烈日曝燥，舂簸去壳，取仁用。

【气味】辛、甘，微温，无毒。〔别录曰〕甘，微寒。〔时珍曰〕甘辛，温。灰制硫黄。

【主治】明目益精，除水气，久服轻身。本经。疗血逆大热，头痛心烦。别[1]录。产后血胀。大明。春仁生食，补中益气。通血脉，填精髓，止渴润肺。吴瑞。治风解热，顺气活血，养肝益心，安魂定魄，调女人经脉，崩中带下，产后胎前诸病。久服令人有子。时珍。

【发明】〔震亨曰〕茺蔚子活血行气，有补阴之功，故名益母。凡胎前产后所恃者，血气也。胎前无滞，产后无虚，以其行中有补也。〔时珍曰〕茺蔚子味甘微辛，气温，阴中之阳，手、足厥阴经药也。白花者入气分，紫花者入血分。治妇女经脉不调，胎产一切血气诸病，妙品也，而医方鲜知用。时珍常以之同四物、香附诸药治人，获效甚多。盖包络生血，肝藏血。此物能活血补阴，故能明目益精，调经，治女人诸病也。东垣李氏言瞳子散大者，禁用茺蔚子，为其辛温主散，能助火也。当归虽辛温，而兼苦甘，能和血，故不禁也。愚谓目得血而能视，茺蔚行血甚捷，瞳子散大，血不足也，故禁之，非助火也。血滞病目则宜之，故曰明目。

茎〔大明曰〕苗、叶、根同功。

【气味】〔藏器曰〕寒。〔时珍曰〕茎、叶：味辛、微苦。花：味微苦、甘。根：味甘。并无毒。〔镜源曰〕制硫黄、雌黄、砒石。

【主治】瘾疹，可作浴汤。本经。捣汁服，主浮肿，下水，消恶毒疔肿、乳痈丹游等毒，并傅之。又服汁，主子死腹中，及产后血胀闷。滴汁入耳中，主聤耳。捣傅蛇虺毒。苏恭。入面药，令人光泽，治粉刺。藏器。活血破血，调经解毒，治胎漏产难，胎衣不下，血运血风血痛，崩中漏下，尿血泻血，疳痢痔疾，打扑内损瘀血，大便小便不通。时珍。

【发明】〔时珍曰〕益母草之根、茎、花、叶、实，并皆入药，可同用。若治手、足厥阴血分风热，明目益精，调女人经脉，则单用茺蔚子为良。若治肿毒疮疡，消水行血，妇人胎产诸病，则宜并用为良。盖其根茎花叶专于行，而子则行中有补故也。

錾菜（音惭 拾遗）

錾菜
白花茺蔚

【集解】〔藏器曰〕錾菜生江南阴地，似益母，方茎对节，白花。〔时珍曰〕此即益母之白花者，乃尔雅所谓蓷是也。其紫花者，尔雅所谓茺是也。萑、蓷皆同一音，乃一物二种。故此条亦主血病，与益母功同。郭璞独指白花者为益母，昝殷谓白花者非益母，皆欠详审。嫩苗可食，故谓之菜。寇宗奭言茺蔚嫩苗可煮食，正合此也。

苗

【气味】辛，平，无毒。

【主治】破血，产后腹痛，煮汁服。藏器。

---

① 别：原作"所"，江西本、张本俱作"别"，据改。

薇衔 （薇音眉 本经上品）

薇衔

【释名】麋衔本经、鹿衔唐本、吴风草唐本、无心吴普、无颠吴普、承膏别录、承肌吴普。〔恭曰〕南人谓之吴风草。一名鹿衔草，言鹿有疾，衔此草即瘥也。〔时珍曰〕据苏说，则薇衔、麋衔当作麋衔也。鹿、麋一类也。按郦道元水经注云：魏兴锡山多生薇衔草，有风不偃，无风独摇。则吴风亦当作无风，乃通。〔藏器曰〕一名无心草，非草之无心者，方药少用。

【集解】〔别录曰〕薇衔生汉中川泽及冤句、邯郸。七月采茎叶，阴干。〔恭曰〕此草丛生，似茺蔚及白头翁，其叶有毛，赤茎。又有大小二种，楚人谓大者为大吴风草，小者为小吴风草。〔保升曰〕叶似茺蔚，丛生有毛，其花黄色，其根赤黑色。

茎叶

【气味】苦，平，无毒。〔别录曰〕微寒。〔之才曰〕得秦皮良。

【主治】风湿痹历节痛，惊痫吐舌，悸气贼风，鼠瘘痈肿。本经。暴癥，逐水，疗痿躄。久服轻身明目。别录。妇人服之，绝产无子。藏器。煎水，洗瘰疬甲疽恶疮。时珍。出外科精义。

【发明】〔时珍曰〕麋衔乃素问所用治风病自汗药，而后世不知用之，诚缺略也。素问：黄帝曰：有病身热懈惰，汗出如浴，恶风少气，此为何病？岐伯曰：病名酒风。治之以泽泻、术各三、五分，麋衔五分，合以三指撮为后饭。后饭者，先服药也。

【附录】无心草宋图经。〔颂曰〕生秦州及商州，凤翔各县皆出之。三月开花，五月结实，六七月采根苗，阴干用。性温，无毒。主积血，逐气块，益筋节，补虚损，润颜色，疗痫泄腹痛。〔时珍曰〕麋衔一名无心草，此草功用与之相近，其图形亦相近，恐即一物也，故附之俟访考焉。鼠耳草亦名无心，与此不同。

夏枯草 （本经下品）

【释名】夕句本经乃东本经燕面别录铁色草 〔震亨曰〕此草夏至后即枯。盖禀纯阳之气，得阴气则枯，故有是名。

【集解】〔别录曰〕夏枯草生蜀郡川谷，四月采。〔恭曰〕处处有之，生平泽。冬至后生，叶似旋覆。三月、四月开花，作穗紫白色，似丹参花，结子亦作穗。五月梗枯，四月采之。〔时珍曰〕原野间甚多，苗高一二尺许，其茎微方。叶对节生，似旋覆叶而长大，有细齿，背白多纹。茎端作穗，长一二寸，穗中开淡紫小花，一穗有细子四粒。丹溪云无子，亦欠察矣。嫩苗瀹过，浸去苦味，油盐拌之可食。

【正误】〔宗奭曰〕今谓之郁臭。自秋便生，经冬不悴，春开白花，夏结子。〔震亨曰〕郁臭草有臭味，即茺蔚是也；夏枯草无臭味，明是两物。俱生于春，夏枯先枯而无子，郁臭后枯而结子。

茎叶

【气味】苦、辛，寒，无毒。〔之才曰〕土瓜为之使。伏汞砂。

【主治】寒热瘰疬鼠瘘头疮，破癥，散瘿结气，脚肿湿痹，轻身。本经。

夏枯草

【发明】〔震亨曰〕本草言夏枯草大治瘰疬散结气。有补养厥阴血脉之功，而不言及。观其退寒热，虚者可使；若实者以行散之药佐之，外以艾灸，亦渐取效。〔时珍曰〕黎居士易简方，夏枯草治目疼，用沙糖水浸一夜用，取其能解内热，缓肝火也。楼全善云：夏枯草治目珠疼至夜则甚者，神效。或用苦寒药点之反甚者，亦神效。盖目珠连目本，即系也，属厥阴之经。夜甚及点苦寒药反甚者，夜与寒亦阴故也。夏枯草禀纯阳之气，补厥阴血脉，故治此如神，以阳治阴也。一男子至夜目珠疼。连眉棱骨，及头半边肿痛。用黄连膏点之反甚，诸药不效。灸厥阴、少阳，疼随止，半日又作。月余，以夏枯草二两，香附二两，甘草四钱，为末。每服一钱半，清茶调服。下咽则疼减半，至四五服良愈也。

刘寄奴草（唐本草）

【释名】金寄奴大明、乌藤菜纲目。〔时珍曰〕按李延寿南史云：宋高祖刘裕，小字寄奴。微时伐获新州，遇一大蛇，射之，明日往，闻杵臼声。寻之，见童子数人皆青衣，于榛林中捣药，问其故。答曰：我主为刘寄奴所射，今合药傅之。裕曰：神何不杀之？曰：寄奴王者，不可杀也。裕叱之，童子皆散，乃收药而反。每遇金疮傅之即愈。人因称此草为刘寄奴草。郑樵通志云：江南人因汉时谓刘为卯金刀，乃呼刘为金，是以又有金寄奴之名。江东人谓之乌藤菜云。

【集解】〔恭曰〕刘寄奴草生江南。茎似艾蒿，长三四尺，叶似山兰草而尖长，一茎直上有穗，叶互生，其子似稗而细。〔保升曰〕今出越州，蒿之类也。高四五尺，叶似菊，其花白色，其实黄白色作穗，夏月收苗干之。〔颂曰〕今河中府，孟州、汉中、滁州亦有之。春生苗。茎似艾蒿，上有四棱，高二三尺以来。叶青似柳，四月开碎小黄白花，形如瓦松，七月结实似黍而细，根淡紫色似萯苴，六月、七月采苗及花子通用。〔时珍曰〕刘寄奴一茎直上。叶似苍术，尖长糙涩，面①深背淡。九月茎端分开数枝，一枝攒簇十朵小花，白瓣黄蕊，如小菊花状。花罢有白絮，如苦买花之絮。其子细长，亦如苦买子。所云实如黍稗者，似与此不同，其叶亦非蒿类。

刘寄奴

子苗同。

【修治】〔敩曰〕凡采得，去茎叶，只用实。以布拭去薄壳令净，拌酒蒸，从巳至申，暴用。〔时珍曰〕茎、叶、花、子皆可用。

---

① 面：原作"而"，据张本改。时珍描述叶色，均以"面背"相对言。

【气味】苦，温，无毒。

【主治】破血下胀。多服令人下痢。苏恭。下血止痛，治产后余疾，止金疮血，极效。别本。心腹痛，下气，水胀血气，通妇人经脉结，止霍乱水泻。大明。小便尿血，新者研末服。时珍。

曲节草（宋图经）

【释名】六月凌（音令）图经、六月霜纲目、绿豆青图经、蛇蓝〔时珍曰〕此草性寒，故有凌、霜、绿豆之名。

【集解】〔颂曰〕曲节草生均州。四月生苗，茎方色青有节，叶似刘寄奴而青软，七八月着花似薄荷，结子无用。五月、六月采茎叶，阴干。

茎叶

【气味】甘，平，无毒。

【主治】发背疮，消痈肿，拔毒。同甘草作末，米汁调服。苏颂。

曲节草

六月霜

丽春草（宋图经）

【释名】仙女蒿图经定参草〔颂曰〕丽春草生檀嵎山川谷，檀嵎山在高密界。河南淮阳郡、颖川及谯郡、汝南郡等，并呼为龙羊草。河北近山、邺郡、汲郡，并名丛兰艾。上党紫团山亦有，名定参草，又名仙女蒿。今所在有之。甚疗阴黄，人莫能知。〔时珍曰〕此草有殊功，而不著其形状。今罂粟亦名丽春草，九仙子亦名仙女娇，与此同名，恐非一物也。当俟博访。

花及根

【主治】阴黄黄疸。苏颂。

【发明】〔颂曰〕唐天宝中，颖川郡杨正进方，名医皆用有效。其方云：丽春草疗因时患伤热，变成阴黄，遍身壮热，小便黄赤，眼如金色，面又青黑，心头气痛，绕心如刺，头旋欲倒，兼胁下有癖气，及黄疸等，经用有验。其药春三月采花，阴干一升，捣散。每平明空腹取三方寸匕，和生麻油一盏顿服，日一服，隔五日再进，以知为度。其根疗黄疸，捣汁一盏，空腹顿服，须臾即利三两行，其疾立已。一剂不能全愈，隔七日更一剂，永瘥。忌酒面猪鱼蒜粉酪等。

丽春草

旋覆花（本经下品）

【释名】金沸草本经、金钱花纲目、滴滴金纲目、盗庚尔雅、夏菊纲目、戴椹别录。〔宗奭曰〕花缘繁茂，圆而覆下，故曰旋覆。〔时珍曰〕诸名皆因花状而命也。

尔雅云：覆，盗庚也。盖庚者金也，谓其夏开黄花，盗窃金气也。酉阳杂俎云：金钱花一名毗尸沙，自梁武帝时始进入中国。

【集解】〔别录曰〕旋覆生平泽川谷。五月采花，日干，二十日成。〔弘景曰〕出近道下湿地，似菊花而大。别有旋菖根，出河南，北国亦有，形似芎劳，惟合旋菖膏用之，余无所用，非此旋覆花根也。〔保升曰〕叶似水苏，花黄如菊，六月至九月采花。〔颂曰〕今所在皆有。二月以后生苗，多近水旁，大似红蓝而无刺，长一二尺以来，叶如柳，茎细。六月开花如菊花，小铜钱大，深黄色。上党田野人呼为金钱花，七八月采花。今近道人家园圃所莳金钱花，花叶并同，极易繁盛，恐即旋覆花。〔宗奭曰〕旋覆叶如大菊，又如艾蒿。秋开花大如梧桐子，花淡黄色，其香过于菊。别有旋花，乃鼓子花，非此花也。见本条。〔时珍曰〕花状如金钱菊。水泽边生者，花小瓣单；人家栽者，花大蕊簇，盖壤瘠使然。其根细白。俗传露水滴下即生，故易繁，盖亦不然。

花

【修治】〔敩曰〕采得花，去蕊并壳皮及蒂子，蒸之，从巳至午，晒干用。

【气味】咸，温，有小毒。〔别录曰〕甘，微温，冷利。〔权曰〕甘，无毒。〔大明曰〕无毒。〔宗奭曰〕苦、甘、辛。

旋覆花 金沸草

【主治】结气胁下满，惊悸，除水，去五脏间寒热，补中下气。本经。消胸上痰结，唾如胶漆，心胸痰水，膀胱留饮，风气湿痹，皮间死肉，目中眵䁾，利大肠，通血脉，益色泽。别录。主水肿，逐大腹，开胃，止呕逆不下食。甄权。行痰水，去头目风。宗奭。消坚软痞，治噫气。好古。

【发明】〔颂曰〕张仲景治伤寒汗下后，心下痞坚，噫气不除，有七物旋覆代赭汤；杂治妇人，有三物旋覆汤。胡洽居士治痰饮在两胁胀满，有旋覆花丸，用之尤多。〔成无己曰〕硬则气坚，旋覆之成，以软痞坚也。〔震亨曰〕寇宗奭言其行痰水去头目风，亦走散之药。病人涉虚者，不宜多服，冷利大肠，宜戒之。〔时珍曰〕旋覆乃手太阴肺、手阳明大肠药也。所治诸病，其功只在行水下气通血脉尔。李卫公言嗅其花能损目。唐慎微本草误以旋花根方收附此下，今改正之。

叶

【主治】傅金疮，止血。大明。治疔疮肿毒。时珍。

根

【主治】风湿。别录。

青葙（本经下品）

【释名】草蒿本经、萋蒿本经、昆仑唐本、野鸡冠纲目、鸡冠苋纲目、子名草决明本经。〔时珍曰〕青葙名义未详。胡麻叶亦名青蘘，此草又多生于胡麻地中，与之同名，岂以其相似而然耶？青蒿亦名草蒿，其功相似，而名亦相同，何哉？其子明目，与决明子同功，故有草决明之名。其花叶似鸡冠，嫩苗似苋，故谓之鸡冠苋。郑樵通志言俗名牛尾蒿者，误矣。

【集解】〔别录曰〕青葙生平谷道旁。三月采茎叶，阴干。五月六月采子。
〔弘景曰〕处处有之，似麦栅花，其子甚细。别有草蒿，或作草藁，主疗殊相类，形名又相似可疑，而实两种也。〔恭曰〕此草苗高尺余，叶细软，花紫白色，实作角，子黑而扁光，似苋实而大，生下湿地，四月、五月采①，荆襄人名为昆仑草。〔颂曰〕今江淮州郡近道亦有之。二月生青苗，长三四尺。叶阔似柳而软。茎似蒿，青红色。六月、七月内生花，上红下白。子黑光而扁，似茛菪。根亦以蒿根而白，直下独茎生根。六月、八月采子。〔时珍曰〕青葙生田野间，嫩苗似苋可食，长则高三四尺。苗叶花实与鸡冠花一样无别。但鸡冠花穗或有大而扁或团者。此则梢间出花穗，尖长四五寸，状如兔尾，水红色，亦有黄白色者。子在穗中，与鸡冠子及苋子一样难辨。苏恭言其结角，误矣。萧炳言黄花者名陶珠术，与陈藏器所说不同。又有天灵草，亦此类也，并附于下。

【附录】桃朱术〔炳曰〕青葙一种花黄者，名陶朱术，苗相似。〔藏器曰〕桃朱术生园中，细如芹，花紫，子作角。以镜向旁敲之，则子自发。五月五日乃收子，带之令妇人为夫所爱。**雁来红**〔时珍曰〕茎叶穗子并与鸡冠同。其叶九月鲜红，望之如花，故名。吴人呼为老少年。一种六月叶红者，名十样锦。**天灵草**〔时珍曰〕按土宿真君本草云：状如鸡冠花，叶亦如之，折之有液如乳，生江湖荆南陂池间。五月取汁，可制雄、硫，煮雌炼砂。**思蒉子**〔敩曰〕思蒉子、鼠细子，二件真似青葙子，只是味不同。思蒉子味咀，煎之有涩。

茎叶

【修治】〔敩曰〕凡用先烧铁杵臼，乃捣用之。

【气味】苦，微寒，无毒。

【主治】邪气，皮肤中热，风瘙身痒，杀三虫。本经。**恶疮疥虱痔蚀，下部䘌疮**。别录。**捣汁服，大疗温疬**。苏恭。**止金疮血**，大明。

子

【气味】苦，微寒，无毒。〔权曰〕苦，平。

【主治】唇口青。本经。**合五脏邪气，益脑髓。镇肝，明耳目，坚筋骨，去风寒湿痹**。大明。**治肝脏热毒冲眼，赤障青盲翳肿，恶疮疥疮**。甄权。

【发明】〔炳曰〕理眼，有青葙子丸。〔宗奭曰〕青葙子，经中不言治眼，惟药性论、日华子始言治肝明目。今人多用治眼，殊与经意不相当。〔时珍曰〕青葙子治眼，与决明子、苋实同功。本经虽不言治眼，而云一名草决明，主唇口青，则其明目之功可知矣。目者肝之窍，唇口青者足厥阴经之证，古方除热亦多用之，青葙子之为厥阴药，又可知矣。况用之治目，往往有验，尤可征。据魏略云：初平中有青牛先生，常服青葙子丸，年百余岁，如五六十者。

青葙

---

① 采：原脱，据张本补入。《政和本草》卷十青葙子条亦有之。

鸡冠（宋嘉祐）

鸡冠

【释名】〔时珍曰〕以花状命名。

【集解】〔时珍曰〕鸡冠处处有之。三月生苗，入夏高者五六尺，矬者才数寸。其叶青柔，颇似白苋菜而窄，梢有赤脉。其茎赤色，或圆或扁，有筋起。六七月梢间开花，有红、白、黄三色。其穗圆长而尖者，俨如青葙之穗；扁卷而平者，俨如雄鸡之冠。花大有围一二尺者，层层卷出可爱。子在穗中，黑细光滑，与苋实一样。其穗如秕麦状。花最耐久，霜后始蔫。

苗

【气味】甘，凉，无毒。

【主治】疮痔及血病。时珍。

子

【气味】甘，凉，无毒。

【主治】止肠风泻血，赤白痢。藏器。崩中带下，入药炒用。大明。

花

【气味】同上。

【主治】痔漏下血，赤白下痢，崩中赤白带下，分赤白用。时珍

红蓝花（宋开宝）

红蓝花

【释名】红花开宝黄蓝　〔颂曰〕其花红色，叶颇似蓝，故有蓝名。

【集解】〔志曰〕红蓝花即红花也，生梁汉及西域。博物志云：张骞得种于西域。今魏地亦种之。〔颂曰〕今处处有之。人家场圃所种，冬月布子于熟地，至春生苗，夏乃有花。花下作梂猬多刺，花出梂上。圃人乘露采之，采已复出，至尽而罢。梂中结实，白颗如小豆大。其花暴干，以染真红，又作胭脂。〔时珍曰〕红花二月、八月、十月皆可以下种，雨后布子，如种麻法。初生嫩叶、苗亦可食。其叶如小蓟叶。至五月开花，如大蓟花而红色。侵晨采花捣熟，以水淘，布袋绞去黄汁又捣，以酸粟米泔清又淘，又绞袋去汁，以青蒿覆一宿，晒干，或捏成薄饼，阴干收之。入药搓碎用。其子五月收采，淘净捣碎煎汁，入醋拌蔬食，极肥美。又可为车脂及烛。

花

【气味】辛，温，无毒。〔元素曰〕入心养血，谓其苦温，阴中之阳，故入心。佐当归，生新血。〔好古曰〕辛而甘苦温，肝经血分药也。入酒良。

【主治】产后血运口噤，腹内恶血不尽绞痛，胎死腹中，并酒煮服。亦主蛊毒。

开宝。**多用破留血，少用养血**。震亨。**活血润燥，止痛散肿，通经**。时珍。

【发明】〔时珍曰〕血生于心包，藏于肝，属于冲任。红花汁与之同类，故能行男子血脉，通女子经水。多则行血，少则养血。按养疴漫笔云：新昌徐氏妇，病产运已死，但胸膈微热。有名医陆氏曰：血闷也。得红花数十斤，乃可活。遂亟购得，以大锅煮汤，盛三桶于窗格之下，异妇寝其上熏之，汤冷再加。有顷指动，半日乃苏。按此亦得唐许胤宗以黄芪汤熏柳太后风病之法也。

子

【主治】天行疮痘。水吞数颗。开宝。**功与花同**。苏颂。

苗

【主治】生捣，涂游肿。开宝。

番红花 (纲目)

番红花

【释名】泊夫蓝纲目、撒法郎。

【集解】〔时珍曰〕番红花出西番回回地面及天方国，即彼地红蓝花也。元时以入食馔用。按张华博物志言，张骞得红蓝花种于西域，则此即一种，或方域地气稍有异耳。

【气味】甘，平，无毒。

【主治】心忧郁积，气闷不散，活血。久服令人心喜。又治惊悸。时珍。

燕脂 (纲目)

【释名】蔮赦〔时珍曰〕按伏候中华古今注云：燕脂起自纣，以红蓝花汁凝作之。调脂饰女面，产于燕地，故曰燕脂，或作蔮赦。匈奴人名妻为阏氏，音同燕脂，谓其颜色可爱如燕脂也。俗作臙肢、胭支者，并谬也。

【集解】〔时珍曰〕燕脂有四种：一种以红蓝花汁染胡粉而成，乃苏鹗演义所谓燕脂叶似蓟，花似蒲，出西方，中国谓之红蓝，以染粉为妇人面色者也。一种以山燕脂花汁染粉而成，乃段公路北户录所谓端州山间有花丛生，叶类蓝，正月开花似蓼，土人采含苞者为燕脂粉，亦可染帛，如红蓝者也。一种以山榴花汁作成者，郑虔胡本草中载之。一种以紫矿染绵而成者，谓之胡燕脂，李珣南海药谱载之，今南人多用紫矿燕脂，俗呼紫铆便是也。大抵皆可入血病药用。又落葵子亦可取汁和粉筋①面，亦谓之胡燕脂，见菜部。

【气味】甘，平，无毒。

---

① 筋：本书卷二十七落葵条作"饰"，张本作"助"。

【主治】小儿瘰耳，浸汁滴之。开宝。活血，解痘毒。时珍。

大蓟、小蓟 （别录中品）

【释名】虎蓟弘景、马蓟范汪、猫蓟弘景、刺蓟日华、山牛蒡日华、鸡项草图经、千针草图经、野红花纲目。〔弘景曰〕大蓟是虎蓟，小蓟是猫蓟，叶并多刺，相似。田野甚多，方药少用。〔时珍曰〕蓟犹髻也，其花如髻也。曰虎、曰猫，因其苗状狰狞也。曰马者，大也。牛蒡，因其根似牛蒡根也。鸡项，因其茎似鸡之项也。千针、红花，皆其花状也。郑樵通志谓尔雅之蘩曰狗毒者即此，未知是否？

〔藏器曰〕蓟门以多蓟得名，当以北方者为胜也。

【集解】〔别录曰〕大小蓟，五月采。〔恭曰〕大小蓟叶虽相似，功力有殊。大蓟生山谷，根疗痈肿；小蓟生平泽，不能消肿，而俱能破血。〔颂曰〕小蓟处处有之，俗名青刺蓟。二月生苗，二三寸时，并根作菜，茹食甚美。四月高尺余，多刺，心中出花，头如红蓝花而青紫色，北人呼为千针草。四月采苗，九月采根，并阴干用。大蓟苗根与此相似，但肥大尔。〔宗奭曰〕大小蓟皆相似，花如髻。但大蓟高三四尺，叶皱；小蓟高一尺许，叶不皱，以此为异。作菜虽有微芒，不害人。

大蓟根叶同。

【气味】甘，温，无毒。〔弘景曰〕有毒。〔权曰〕苦，平。〔大明曰〕叶凉。

【主治】女子赤白沃，安胎，止吐血鼻衄，令人肥健。别录。捣根绞汁服半升，主崩中血下立瘥。甄权。叶：治肠痈，腹脏瘀血，作运扑损，生研，酒并小便任服。又恶疮疥癣，同盐研罨之。大明。

小蓟根苗同。

【气味】甘，温，无毒。〔大明曰〕叶凉。

【主治】养精保血。别录。破宿血，生新血，暴下血血崩，金疮出血，呕血等，绞取汁温服。作煎和糖，合金疮，及蜘蛛蛇蝎毒，服之亦佳。藏器。治热毒风，并胸膈烦闷，开胃下食，退热，补虚损。苗：去烦热，生研汁服。并大明。作菜食，除风热。夏月热烦不止，捣汁半升服，立瘥。孟诜。

【发明】〔大明曰〕小蓟力微，只可退热，不似大蓟能健养下气也。〔恭曰〕大小蓟皆能破血。但大蓟兼疗痈肿，而小蓟专主血，不能消肿也。

续断 （本经上品）

【释名】属折本经、接骨别录、龙夏别录、南草〔时珍曰〕续断、属折、接骨，皆以功

小蓟

大蓟

命名也。

【集解】〔别录曰〕续断生常山山谷，七月、八月采，阴干。〔普曰〕出梁
州，七月七日采。〔弘景曰〕按桐君药录云：续断生蔓延，叶细茎如荏，大根本，
黄白有汁，七月、八月采根。今皆用茎叶节节断，皮黄皱，状如鸡脚者，又呼为
桑上寄生。时人又有接骨树，高丈余许，叶似蒴藋，皮主金疮。广州又有续断
藤，一名诸藤，断其茎，以器承取汁饮，疗虚损绝伤，用沐头，长发，折枝插地
即生。恐皆非真。李当之云是虎蓟，与此大乖，但虎蓟亦疗血。〔恭曰〕所在山
谷皆有。今俗用者，叶似苎而茎方，根如大蓟，黄白色。陶说非也。〔颂曰〕今
陕西、河中、兴元、舒、越、晋、绛诸州亦有之。三月以后生苗，干四棱，似苎
麻，叶两两相对而生。四月开花，红白色，似益母花。根如大蓟，赤黄色。谨按
范汪方云：续断即是马蓟，与小蓟叶相似，但大于小蓟尔。叶似旁翁菜而小厚，
两边有刺，刺人，其花紫色，与今越州所图者相类。而市之货者，亦有数种，少能辨其粗良。医
人但以节节断、皮黄皱者为真。〔敩曰〕凡使勿用草茅根，缘真相似，若误服令人筋软。〔时珍
曰〕续断之说不一。桐君言是蔓生，叶似荏。李当之、范汪并言是虎蓟。日华子言是大蓟，一名
山牛蒡。苏恭、苏颂皆言叶似苎麻，根似大蓟，而名医别录复出大小蓟条，颇难依据。但自汉以
来，皆以大蓟为续断，相承久矣。究其实，则二苏所云，似与桐君相符，当以为正。今人所用，
以州中来，色赤而瘦，折之有烟尘起者为良焉。郑樵通志谓范汪所说者乃南续断，不知何据？盖
以别川续断耳。

续 断

根

【修治】〔敩曰〕凡采得根，横切锉之，又去向里硬筋，以酒浸一伏时，焙干，入药用。

【气味】苦，微温，无毒。〔别录曰〕辛。〔普曰〕神农、雷公、黄帝、李当之：苦，无
毒。扁鹊：辛，无毒。〔之才曰〕地黄为之使，恶雷丸。

【主治】伤寒，补不足，金疮痛伤折跌，续筋骨，妇人乳难。久服益气力。本
经。妇人崩中漏血，金疮血内漏，止痛生肌肉，及踠伤恶血腰痛，关节缓急。别录。
去诸温毒，通宣血脉。甄权。助气，补五劳七伤，破癥结瘀血，消肿毒，肠风痔瘘、
乳痈瘰疬，妇人产前后一切病，胎漏，子宫冷，面黄虚肿，缩小便，止泄精尿血。
大明。

【发明】〔时珍曰〕宋张叔潜秘书，知剑州时，其阁下病血痢。一医用平胃散一两，入川续
断末二钱半，每服二钱，水煎服即愈。绍兴壬子，会稽时行痢疾。叔潜之子以方传人，往往有
验。小儿痢服之皆效。

苦芙（音袄别录下品）

【释名】钩芺尔雅、苦板 〔时珍曰〕凡物椏曰芺，此物嫩时可食，故以名之。

【集解】〔弘景曰〕苦芺处处有之，伧人取茎生食之。〔保升曰〕所在下湿地有之，茎圆无
刺，可生啖，子若猫蓟。五月五日采苗，暴干。〔恭曰〕今人以为漏卢，非也。〔时珍曰〕尔雅：

钩芙，即此苦芙也。大如拇指，中空，茎头有苔似蓟，初生可食。许慎说文言江南人食之下气。今浙东人清明节采其嫩苗食之，云一年不生疮疥。亦捣汁和米为食，其色清，久留不败。造化指南云：苦板大者名苦芙，叶如地黄，味苦，初生有白毛，入夏抽茎有毛，开白花甚繁，结细实。其无花实者，名地胆草，汁苦如胆也。处处湿地有之。入炉火家用。

苦 芙

苗

【气味】苦，微寒，无毒。

【主治】面目通身漆疮。烧灰傅之，亦可生食。别录。烧灰疗金疮，甚验。弘景。治丹毒。大明。煎汤洗痔，甚验。汪颖。下气解热。时珍。

漏卢 (本经上品)

【释名】野兰本经、荚蒿苏恭、鬼油麻日华。〔时珍曰〕屋之西北黑处谓之漏。凡物黑色谓之卢。此草秋后即黑，异于众草，故有漏卢之称。唐韵作蔍。其荚如麻，故俗呼为鬼油麻云。

【集解】〔别录曰〕漏卢生乔山山谷，八月采根，阴干。〔弘景曰〕乔山应是黄帝所葬处，乃在上郡。及出近道，市人取苗用之。俗中取根名鹿骊根，苦酒摩以疗疮疥。〔恭曰〕此药俗名荚蒿，茎叶似白蒿。花黄，生荚，长似细麻之荚，大如箸许，有四五瓣，七八月后皆黑，异于众草，蒿之类也。常用其茎叶及子，未见用根。其鹿骊，山南谓之木黎芦，有毒，非漏卢也，今人以马蓟似苦者为漏卢，亦非也。〔志曰〕别本言漏卢茎大如箸，高四五尺，子房似油麻房而小。江东人取其苗用，胜于根。江宁及上党者佳。陶云鹿骊，苏云木黎芦，皆非也。漏卢自别。〔藏器曰〕南人用苗，北土用根，乃树生，如茱萸树，高二三尺，有毒杀蛊，山人以洗疮疥。〔保升曰〕叶似角蒿，今曹、兖州下湿处最多。六月、七月采茎，日干，黑于众草。〔大明曰〕花苗并可用。形并气味似干牛蒡，头上有白花子。〔颂曰〕今汴东州郡及奉、海州皆有之。旧说茎叶似白蒿，花黄白荚，茎若箸大，房类油麻而小。今诸郡所图上，惟单州者差相类。沂州者花叶颇似牡丹。秦州者花似单叶寒菊，紫色，五七枝同一干。海州者花紫碧，如单叶莲花，花萼下及根旁有白茸裹之，根如蔓青而细，又类葱本，黑色，淮甸人呼为老翁花。三州所生花虽别，而叶颇相类，但秦、海州者叶更作锯齿状。一物而殊类如此，医家何所适从？当依旧说，似单州出者为胜。又本草飞廉一名漏卢，云与苦芙相类，其根生则肉白皮黑，干则黑如玄参，七八月采花阴干用。所说与秦州、海州所图漏卢花叶及根颇相近，然彼人但名漏卢，不曰飞廉也。〔敩曰〕一种真似漏卢，只是味苦酸，误服令人吐不止。〔时珍曰〕按沈存中笔谈云：今方家所用漏卢乃飞廉也。飞廉一名漏卢，苗似苦芙，根如牛蒡绵头者是也。采时用根。今闽中所谓漏卢，茎如油麻，高六七尺，秋深枯黑如漆，采时用苗，乃真漏卢也。余见飞廉下。

单州漏卢

沂州漏卢

根苗

【修治】〔敩曰〕凡采得漏卢，细锉，以生甘草相对拌蒸之，从巳至申，拣出晒干用。

【气味】咸、寒，无毒。〔别录曰〕大寒。〔藏器曰〕有毒。〔杲曰〕无毒。足阳明本经药也。〔之才曰〕连翘为之使。

【主治】皮肤热毒，恶疮疽痔，湿痹，下乳汁。久服轻身益气，耳目聪明，不老延年。本经。**止遗溺，热气疮痒如麻豆，可作浴汤。**别录。**通小肠，泄精尿血，肠风，风赤眼，小儿壮热，扑损，续筋骨，乳痈瘰疬金疮，止血排脓，补血长肉，通经脉。**大明。

【发明】〔弘景曰〕此药久服甚益人，而服食方罕见用之。近道出者，惟疗瘰疥耳，市人皆取苗用。〔时珍曰〕漏卢下乳汁，消热毒，排脓止血，生肌杀虫。故东垣以为手足阳明药，而古方治痈疽发背，以漏卢汤为首称也。庞安常伤寒论治痈疽及预解时行痘疹热，用漏卢叶，云无则以山栀子代之。亦取其寒能解热，盖不知其能入阳明之故也。

海州漏卢

秦州漏卢

飞廉（本经上品）

【释名】漏卢别录、**木禾**别录、**飞雉**同上、**飞轻**同、**伏兔**同、**伏猪**同、**天荠**同。〔时珍曰〕飞廉，神禽之名也。其状鹿身豹文，雀头蛇尾，有角，能致风气。此草附茎有皮如箭羽，复疗风邪，故有飞廉、飞雉、飞轻诸名。

【集解】〔别录曰〕飞廉生河内川泽；正月采根，七月、八月采花，阴干。〔弘景曰〕处处有之。极似苦芙，惟叶多刻缺，叶下附茎，轻有皮起似箭羽，其花紫色。俗方殆无用，而道家服其枝茎，可得长生，又入神枕方。今既别有漏卢，则此漏卢乃别名尔。〔恭曰〕此有两种：一种生平泽中，是陶氏所说者，一种生山冈上者，叶颇相似，而无刻缺，且多毛，其茎赤，无羽，其根直下，更无旁枝，生则肉白皮黑，中有黑脉，日干则黑如玄参。用茎叶及根，疗疳蚀杀虫，与平泽者俱有验。今俗以马蓟似苦芙者为漏卢，并非是也。〔保升曰〕叶似苦芙，茎似软羽，花紫色，子毛白。所在平泽皆有，五月、六月采，日干。〔敩曰〕凡使勿用赤脂蔓，与飞廉形状相似，只赤脂蔓见酒则色便如血，以此可表识之。〔颂曰〕今秦州所图漏卢，花似单叶寒菊，紫色，五七枝同一干。海州所图漏卢，花紫碧色，如单叶莲花，花萼下及根旁有白茸裹之，根黑色，如蔓青而细，又类葱本，与陶、苏所说飞廉相近，然彼但谓之漏卢。今医家罕有用飞廉者，不能的识。〔时珍曰〕飞廉亦蓟类也。苏颂图经疑海州所图之漏卢是飞廉。沈存中笔谈亦言飞廉根如牛蒡而绵头。古方漏卢散下云，用有白茸者。则是有白茸者乃飞廉无疑矣。今考二物气味功用俱不相远，似可通用，岂或一类有数种，而古今名称各处不同乎？

飞　廉

根及花

【修治】〔敩曰〕凡用根，先刮去粗皮，杵细，以苦酒拌一夜，漉出，日干细杵用。

【气味】苦，平，无毒。〔权曰〕苦、咸，有毒。〔之才曰〕得乌头良，恶①麻黄。

【主治】骨节热，胫重酸疼。久服令人身轻。本经。头眩顶重，皮间邪风，如蜂螯针刺，鱼子细起，热疮痈疽痔，湿痹，止风邪咳嗽，下乳汁。久服益气明目不老，可煮可干用。别录。主留血。疗疮疥蚀，杀虫。苏恭。小儿宿痫，为散，浆水服，大效。萧炳。治头风旋运。时珍。

【发明】〔时珍曰〕葛洪抱朴子书，言飞廉单服可轻身延寿。又言服飞廉煎，可远涉疾行，力数倍于常。本经别录所列亦是良药，而后人不知用，何哉？

苎麻 （别录下品）

【释名】〔时珍曰〕苎麻作纻，可以积纻，故谓之纻。凡麻丝之细者为絟，粗者为纻。陶弘景云：苎即今绩苎麻是也。麻字从广，从枺（音派），象屋下枺麻之形。广音掩。

【集解】〔颂曰〕苎麻旧不著所出州土，今闽、蜀、江、浙多有之。剥其皮可以绩布。苗高七八尺。叶如楮叶而无叉，面青背白，有短毛。

夏秋间着细穗青花。其根黄白而轻虚，二月、八月采。按陆玑草木疏云：苎一科数十茎，宿根在土中，至春自生，不须栽种。荆扬间岁三刈，诸园种之岁再刈，便剥取其皮，以竹刮其表，厚处自脱，得里如筋者煮之，用绩布。今江、浙、闽中尚复如此。〔宗奭曰〕苎如荨麻，花如白杨而长成穗，每一朵凡数十穗，青白色。〔时珍曰〕苎，家苎也。又有山苎，野苎也。有紫苎，叶面紫；白苎，叶面青，其背皆白。可刮洗煮食救荒，味甘美。其子茶褐色，九月收之，二月可种，宿根亦自生。

根

【气味】甘，寒，无毒。〔权曰〕甘，平。〔大明曰〕甘、滑、冷，无毒。

【主治】安胎，贴热丹毒。别录。治心膈热，漏胎下血，产前后心烦，天行热疾，大渴大狂，服金石药人心热，罯毒箭蛇虫蚊。大明。沤苎汁，止消渴。别录。

【发明】〔震亨曰〕苎根大能补阴而行滞血，方药或恶其贱，似未曾用也。〔藏器曰〕苎性破血，将苎麻与产妇枕之，止血运。产后腹痛，以苎安腹上即止也。又蚕咬人毒入肉，取苎汁饮之。今人以子近蚕种，则蚕不生是矣。

叶

【气味】同根。

【主治】金疮伤折血出，瘀血。时珍

【发明】〔时珍曰〕苎麻叶甚散血，五月五日收取，和石灰捣作团，晒干收贮。遇有金疮折损者，研末傅之，即时血止，且易痂也。按李仲南永类方云：凡诸伤瘀血不散者，五六月收野苎

---

① 恶：原作"惠"。据张本改。

叶、苏叶，擂烂，傅金疮上。如瘀血在腹内，顺流水绞汁服即通，血皆化水。以生猪血试之，可验也。秋冬用干叶亦可。

苘麻（苘音顷　唐本草）

苘　麻

【释名】白麻　〔时珍曰〕苘，一作䔛，又作㯺。种必连顷，故谓之䔛也。

【集解】〔恭曰〕苘即䔛麻也。今人取皮作布及索者。实似大麻子，九月、十月采，阴干。〔颂曰〕处处有之。北人种以绩布，及打绳索。苗高四五尺或六七尺，叶似苎而薄，花黄，实壳如蜀葵，其中子黑色。〔时珍曰〕苘麻今之白麻也。多生卑湿处，人亦种之。叶大似桐叶，团而有尖。六七月开黄花。结实如半磨形，有齿，嫩青老黑，中子扁黑，状如黄葵子。其茎轻虚洁白。北人取皮作麻。以茎蘸硫黄作焠灯，引火甚速。其嫩子，小儿亦食之。

实

【气味】苦，平，无毒。

【主治】赤白冷热痢，炒研为末，每蜜汤服一钱。痈肿无头者，吞一枚。苏恭。生眼翳瘀肉，起倒睫拳毛。时珍。

根

【主治】亦治痢，古方用之。苏颂。

大青（别录中品）

大　青

【释名】〔时珍曰〕其茎叶皆深青，故名。

【集解】〔别录曰〕大青三四月采茎，阴干。〔弘景曰〕今出东境及边道，紫茎长尺许，茎叶皆用。〔颂曰〕今江东州郡及荆南、眉、蜀、濠诸州皆有之。春生青紫茎，似石竹苗叶，花红紫色，似马蓼，亦似芫花，根黄，三月、四月采茎叶，阴干用。〔时珍曰〕处处有之。高二三尺，茎圆。叶长三四寸，面青背淡，对节而生。八月开小花，红色成簇。结青实大如椒颗，九月色赤。

茎叶

【气味】苦，大寒，无毒。〔权曰〕甘。〔时珍曰〕甘、微咸，不苦。

【主治】时气头痛－大热口疮。别录。除时行热毒，甚良。弘景。治温疫寒热。甄权。治热毒风，心烦闷，渴疾口干，小儿身热疾风疹，及金石药毒。涂罯肿毒。大明。主热毒痢，黄疸、喉痹、丹毒。时珍。

【发明】〔颂曰〕古方治伤寒黄汗、黄疸等，有大青汤。又治伤寒头身强、腰脊痛，葛根汤内亦用大青。大抵时疾多用之。〔时珍曰〕大青气寒，味微苦咸，能解心胃热毒，不特治伤寒也。朱肱活人书，治伤寒发赤斑烦痛，有犀角大青汤、大青四物汤。故李象先指掌赋云：阳毒则狂斑烦乱，以大青、升麻，可回困笃。

小青 （宋图经）

小 青

【集解】〔颂曰〕小青生福州，三月生花，彼土人当月采叶用之。

叶

【主治】生捣，傅痈肿疮疖甚效。苏颂。**治血痢腹痛，研汁服，解蛇毒。**时珍。

胡卢巴 （宋嘉祐）

【释名】苦豆。

【集解】〔禹锡曰〕胡卢巴出广州并黔州。春生苗，夏结子，子作细荚，至秋采，今人多用岭南者。或云是番萝卜子，未审的否？〔颂曰〕今出广州。或云种出海南诸番，盖其国芦菔子也。舶客将种莳于岭外亦生，然不及番中来者真好。今医家治元脏虚冷为要药，而唐已前方不见用，本草不著，盖是近出也。

【修治】〔时珍曰〕凡入药，淘净，以酒浸一宿，晒干，蒸熟或炒过用。

【气味】苦，大温，无毒。〔杲曰〕纯阳。

胡 卢 巴

【主治】元脏虚冷气。得附子、硫黄，治肾虚冷，腹胁胀满，面色青黑。得茴香子、桃仁，治膀胱气甚效。嘉祐。**治冷气疝瘕，寒湿脚气，益右肾，暖丹田。**时珍。

【发明】〔宗奭曰〕膀胱气，用此合桃仁麸炒等分，为末。半为散，半以酒糊和丸梧子大。每服五七十丸。空心盐酒下。其散以热米饮下，与丸子相间，空心服。日各一二服。〔时珍曰〕胡卢巴，右肾命门药也。元阳不足，冷气潜伏，不能归元者，宜之。宋惠民和剂局方，有胡卢巴丸，治大人小儿，小肠奔豚偏坠，及小腹有形如卵，上下走痛，不可忍者。用胡卢巴八钱，茴香六钱，巴戟去心、川乌头炮去皮各二钱，楝实去核四钱，吴茱萸五钱，并炒为末，酒糊丸梧子大。每服十五丸，小儿五丸，盐酒下。太医薛己云：一人病寒疝，阴囊肿痛，服五苓诸药不效，与此而平也。又张子和儒门事亲云：有人病目不睹，思食苦豆，即胡卢巴，频频不缺。不周岁而目中微痛，如虫行人眦，渐明而愈。按此亦因其益命门之功，所谓益火之原，以消阴翳是也。

蠡实 （本经中品）

【释名】荔实别录、**马蔺子**唐本、**马楝子**图经、**马薤**礼记注、**马帚**尔雅、**铁扫帚**救荒、**剧草**本经、**旱蒲**礼记、**豕首**本经、**三坚** 〔弘景曰〕方药不用，俗无识者。惟天名精亦名豕首。〔恭曰〕此即马蔺子也。月令：仲冬荔挺出。郑玄注云：荔，马薤也。通俗文云：一名马蔺。本草谓之荔实。〔颂曰〕马蔺子，北人讹为马楝子。广雅云：马薤，荔也。高诱云：荔挺出，荔草挺出也。讲礼者不识，呼为荔挺，又作马苋，并误矣，马苋亦名豚耳，即马齿也。〔时珍曰〕尔雅云：荓（音瓶），马帚也。此即荔草，谓其可为马刷，故名。今河南北人呼为铁扫帚，是矣。

【集解】〔别录曰〕蠡实生河东川谷，五月采实，阴干。〔颂曰〕今陕西诸郡及鼎、澧州亦有之，近汴尤多。叶似薤而长厚，三月开紫碧花，五月结实作角子，如麻大而赤色有棱，根细长，通黄色，人取以为刷，三月开花，五月采实，并阴干用。许慎说文云：荔似蒲而小，根可为刷。高诱云：河北平泽率生之。江东颇多，种于阶庭，但呼为旱蒲，不知即马薤也。〔时珍曰〕蠡草生荒野中，就地丛生，一本二三十茎，苗高三四尺，叶中抽茎，开花结实。

【正误】〔宗奭曰〕蠡实，陶隐居言方药不用，俗无识者。本草诸家所注不相应。若果是马蔺，则日华子本草不当更言可为蔬菜。盖马蔺叶出土已硬，又无味，马牛皆不食，岂堪人食？今不敢以蠡实为马蔺，更俟博识。〔时珍曰〕别录蠡实亦名荔实，则蠡乃荔字之讹也。张揖广雅云，荔又名马蔺，其说已明。又按周宪王救荒本草言其嫩苗味苦，熟换水浸去苦味，油盐调食，则马蔺亦可作菜矣。寇氏但据陶说疑之，欠考矣，陶氏不识之药多矣。今正其误。

实

【修治】〔时珍曰〕凡入药炒过用，治疝则以醋拌炒之。

【气味】甘，平，无毒。〔保升曰〕寒。〔颂曰〕山人服之，云大温，甚有奇效。

【主治】皮肤寒热，胃中热气，风寒湿痹，坚筋骨，令人嗜食。久服轻身。本经。止心烦满，利大小便，长肌肤肥大。别录。疗金疮血内流，痈肿，有效。苏恭。妇人血气烦闷，产后血运，并经脉不止，崩中带下，消一切疮疖，止鼻衄吐血，通小肠，消酒毒，治黄病，杀蕈毒。傅蛇虫咬。大明。治小腹疝痛，腹内冷积，水痢诸病。时珍。

【主治】去白虫。本经。行喉痹，多服令人溏泄。别录。主痈疽恶疮。时珍。

【发明】〔颂曰〕蠡草花实皆入药。列仙传云：寇先生宋人，好种荔，食其葩实，是矣。〔时珍曰〕按叶水东日记云：北方田野人患胸腹饱胀者，取马楝花擂凉水服，即泄数行而愈。据此则多服令人泄之说有验，而蠡实之为马蔺更无疑矣。

【附录】必似勒拾遗。〔藏器曰〕辛，温，无毒。主冷气，胃闭不消，心腹胀满。生昆仑，状似马蔺子也。

恶实（别录中品）

【释名】鼠粘别录、牛蒡别录、大力子纲目、蒡翁菜纲目、便牵牛纲目、蝙蝠刺〔时珍曰〕其实状恶而多刺钩，故名。其根叶皆可食，人呼为牛菜，术人隐之，呼为大力也，俚人谓之便牵牛。河南人呼为夜叉头。〔颂曰〕实壳多刺，鼠过之则缀惹不可脱，故谓之鼠粘子，亦如羊负来之比。

恶实

牛蒡

【集解】〔别录曰〕恶实生鲁山平泽。〔恭曰〕鲁山在邓州东北。此草叶大如芋，子壳似栗状，实细长如茺蔚子。〔颂曰〕恶实即牛蒡子也，处处有之。叶大如芋叶而长。实似葡萄核而褐色，外壳似栗，而小如指头，多刺。根有极大者，作菜茹益人。秋后采子入药。〔时珍曰〕牛蒡古人种子，以肥壤栽之。剪苗沟淘为蔬，取根煮曝为脯，云甚益人，今人亦罕食之。三月生苗，起茎高者三四尺。四月开花成丛，淡紫色。结实如枫梂而小，萼上细刺百十攒簇之，一梂有子数十颗。其根大者如臂，长者近尺，其色灰黪。七月采子，十月采根。

子

【修治】〔斅曰〕凡用拣净，以酒拌蒸，待有白霜重出。以布拭去，焙干捣粉用。

【气味】辛，平，无毒。〔藏器曰〕苦。〔元素曰〕辛温，阳中之阴，升也。〔杲曰〕辛平，阳也，降也。

【主治】明目补中，除风伤。别录。**风毒肿，诸瘘**。藏器。**研末浸酒，每日服三二盏，除诸风，去丹石毒，利腰脚。又食前熟挼三枚吞之，散诸结节筋骨烦热毒。**甄权。**吞一枚，出痈疽头。**苏恭。**炒研煎饮，通利小便。**孟诜。**润肺散气，利咽膈，去皮肤风，通十二经。**元素。**消斑疹毒。**时珍。

【发明】〔杲曰〕鼠粘子其用有四：治风湿瘾疹，咽喉风热，散诸肿疮疡之毒，利凝滞腰膝之气，是也。

根、茎

【气味】苦，寒，无毒。〔权曰〕甘、平。〔藏器曰〕根须蒸熟暴干用。不尔，令人欲吐。

【主治】伤寒寒热汗出，中风面肿，消渴热中，逐水。久服轻身耐老。别录。根：主牙齿痛，劳疟诸风，脚缓弱风毒，痈疽，咳嗽伤肺，肺壅疝瘕，冷气积血。苏恭。根：**浸酒服，去风及恶疮。和叶捣碎，傅杖疮金疮，永不畏风。**藏器。**主面目烦闷，四肢不健，通十二经脉，洗五脏恶气。可常作菜食，令人身轻。**甄权。**切根，拌豆面作饭食，消胀壅。茎时煮汁作浴汤，去皮间习习如虫行。又入盐花生捣，榻一切肿毒。**孟诜。

【发明】〔颂曰〕根作脯食甚良。茎叶宜煮汁酿酒服。冬月采根，蒸暴入药。刘禹锡传信方：疗暴中风，用紧细牛蒡根，取时避风，以竹刀或荆刀刮去土，生布拭了，捣绞取汁一大升，和好蜜四大合，温分两服，得汗出便瘥。此方得之岳鄂郑中丞。郑因食热肉一顿，便中暴风。外甥卢氏为颍阳令，有此方。服，当时便瘥。

枲耳 (本经中品)

【释名】胡枲本经、常思弘景、苍耳尔雅、卷耳诗经、爵耳诗疏、猪耳纲目、耳珰诗疏、**地葵**本经、**菜**（音施）、**羊负来**弘景、**道人头**图经、**进贤菜**记事珠、**喝起草**纲目、**野茄**纲目、**缣丝草**〔颂曰〕诗人谓之卷耳，尔雅谓之苍耳，广雅谓之菜耳，皆以实得名也。陆玑诗疏云：其实正如妇人耳珰、今或谓之耳珰。郑康成谓是白胡菜，幽州人呼为爵耳。博物志云：洛中有人驱羊入蜀，胡枲子多刺，粘缀羊毛，遂至中国，故名羊负来。俗呼为道人头。〔弘景曰〕伧人皆食之，谓之常思菜。以叶覆麦作黄衣者，方用甚稀。〔时珍曰〕其叶形如苍麻，又如前，故有苍耳及野茄诸名。其味滑如葵，故名地葵，与地肤同名。诗人思夫赋卷耳之章，故名常思菜。张揖广雅作常枲，亦通。

菜耳
苍耳

【集解】〔别录曰〕苍耳生安陆川谷及六安田野，实熟时采。〔颂曰〕今处处有之。陆氏诗疏云：其叶青白似胡荽，白华细茎，蔓生，可煮为茹，滑而少味。四月中生子，正如妇人耳珰。郭璞云：形如鼠耳，丛生如盘。今之所有皆类此，但不作蔓生。〔时珍曰〕按周宪王救荒本草云：苍耳叶青白，类粘糊菜叶。秋间结实，比桑堪短小而多刺。嫩苗炸熟，水浸淘拌食，可救饥。其子炒去皮，研为面，可作烧饼食，亦可熬油点灯。

实

【修治】〔大明曰〕入药炒熟，捣去刺用，或酒拌蒸过用。

【气味】甘，温，有小毒。〔别录曰〕苦。〔权曰〕甘，无毒。〔恭曰〕忌猪肉、马肉、米泔，害人。

【主治】风头寒痛，风湿周痹，四肢拘挛痛，恶肉死肌，膝痛。久服益气。藏器。治肝热，明目。甄权。治一切风气，填髓暖腰脚，治瘰疬疥疮及瘙痒。大明。炒香浸酒服，去风补益。时珍。

茎、叶

【修治】〔敩曰〕凡采得去心，取黄精，以竹刀细切拌之，蒸从巳至亥时出，去黄精，阴干用。

【气味】苦、辛，微寒，有小毒。〔恭曰〕忌猪肉、马肉、米泔。伏硇砂。

【主治】溪毒。别录。中风伤寒头痛。孟诜。大风癫痫，头风湿痹，毒在骨髓。腰膝风毒。夏月采曝为末，水服一二匕，冬月酒服。或为丸，每服二三十丸，日三服。满百日，病出如病疥，或汁出，或斑驳甲错皮起，皮落则肌如凝脂。令人省睡，除诸毒螫，杀虫疸湿矗。久服益耳目聪明，轻身强志。苏恭。捣叶安舌下，出涎，去目黄好睡。烧灰和腊猪脂，封疔肿出根。煮酒服，主狂犬咬毒。藏器。

【发明】〔时珍曰〕苍耳叶久服去风热有效，最忌猪肉及风邪，犯之则遍身发出赤丹也。按苏沈良方云：苍耳根、苗、叶、实，皆洗濯阴干，烧灰汤淋，取浓汁，泥连两灶炼之。灰汁耗，即旋取傍釜中热灰汤益之。一日夜不绝火，乃旋得霜，干瓷瓶收之。每日早晚酒服二钱，补暖去风驻颜，尤治皮肤风，令人肤革清净，每澡沐入少许尤佳。宜州学昌从谏，服此十余年，至七八十，红润轻健，皆此药力也。斗门方云：妇人血风攻脑，头旋闷绝，忽死倒地，不知人事者。用喝起草嫩心阴干为末，以酒服一大钱，其功甚效。此物善通顶门连脑，盖即苍耳也。

花

【主治】白癞顽痒。时珍。

天名精（本经上品）

【校正】〔时珍曰〕据苏、沈二说，并入唐本、鹤虱，开宝地菘，别录有名未用坐拏。

【释名】 **天蔓菁**别录、**天门精**别录、**地菘**唐本、**坐拏**别录（坐与地同）、**玉门精**别录、**麦句姜**本经、**蟾蜍兰**别录、**蛤蟆蓝**本经、**蚵蚾草**纲目、**豕首**本经、**彘颅**别录、**活鹿草**异苑、**刘恬草**恬音胡革反、**皱面草**纲目、**母猪荠**纲目、**实名鹤虱**、**根名杜牛膝**〔恭曰〕天名精，即活鹿草也。别录一名天蔓菁，南人名为地菘，叶与蔓青、菘菜相类，故有此名。其味甘辛，故有姜称。状如蓝，而蛤蟆好居其下，故名蛤蟆蓝。香气似兰，故又名蟾蜍兰。〔时珍曰〕天名精乃天蔓菁之讹也。其气如豕，故有豕首、彘颅之名。昔人谓之活鹿草，俗人因其气膻，讹为狐狸膝者，是也。尔雅云，茢薽，豕首也。郭璞注云：江东呼为豨首，可以炒蚕蛹食。〔藏器曰〕郭璞注尔雅蘧麦，云即麦句姜者，非也。陶公注钓樟条云：有一草似狼牙，气辛臭，名为地菘，人呼为刘恬草，主金疮。按异苑云：宋元嘉中，青州刘恬射一獐，剖五脏以此草塞之，蹶然而起。恬怪而拔草，便倒，如此三度。恬因密录此草种之，主折伤，愈多人，因以名之。既有活鹿之名，雅与獐事相合。陶、苏俱说是地菘，定非二物。

【正误】〔弘景曰〕天名精即今之豨莶，亦名豨首。夏月杵汁服之，除热病。味至苦而云甘，或非是也。〔恭曰〕豨首苦而臭，名精辛而香，全不相类也。〔禹锡曰〕苏恭云：天名精南人名地菘。陈藏器本草解纷，亦言天名精为地菘。开宝本草不当重出地菘条，例宜刊削。〔时珍曰〕按沈括笔谈云：世人既不识天名精，又妄认地菘为火杴，本草又出鹤虱一条，都成纷乱。不知地菘即天名精，其叶似菘，又似蔓菁，故有二名，鹤虱即其实也。又别录有名未用坐拏，即此地菘，亦系误出，今并正之，合而为一。

【集解】〔别录曰〕天名精生平原川泽，五月采。〔保升曰〕地菘也。小品方名天蔓菁，又名无芜菁。叶似山南菘菜，夏秋抽条，颇似薄荷，花紫白色，味辛而香。〔志曰〕地菘所在皆有，生人家及路旁阴处，高二三寸，叶似菘叶而小。又曰：鹤虱，出波斯者为胜。今上党亦有，力势薄于波斯。〔恭曰〕鹤虱生西戎，子似蓬蒿子而细，合茎叶用之。〔颂曰〕天名精，江湖间皆有之。状如韩保升所说。又曰：鹤虱江淮衡湘皆有。春生苗，叶皱似紫苏，大而尖长，不光。茎高二尺许。七月生黄白花，似菊。八月结实，子极尖细，干时黄黑色。南人呼其叶为火杴。按火杴即稀莶，虽花实相类，而别是一物，不可杂用。〔时珍曰〕天名精嫩苗绿色，似皱叶菘芥，微有狐气。淘净炸之，亦可食。长则起茎，开小黄花，如小野菊花。结实如同蒿，子亦相似，最粘人衣，狐气尤甚。炒熟则香，故诸家皆云辛而香，亦巴人食负蠜，南人食山柰之意尔。其根白色，如短牛膝。此物最贱，而唐本草言鹤虱出西戎，宋本草言出波斯者，何哉？盖当时人不知用之，惟西戎、波斯始知入药，且土产所宜故尔。亦首蓿云出西域，而不知中国饲马者即是也。详见豨莶下。

叶根同。

【气味】 甘，寒，无毒。〔别录曰〕地菘：辛，无毒。〔时珍曰〕微辛、甘，有小毒。生汁吐人。〔之才曰〕垣衣、地黄为之使。

【主治】瘀血血瘕欲死，下血止血，利小便，久服轻身耐老。本经。除小虫，去痹，除胸中结热，止烦渴，逐水，大吐下。别录。破血生肌，止鼻衄，杀三虫，除诸毒肿，疗疮瘘痔，金疮内射，身痒瘾疹不止者，揩之立已。唐本。地菘：主金疮，止血，解恶虫蛇螫毒，捣以傅之。开宝。吐痰止疟，治牙痛口紧喉痹。时珍。蚕松：主眩痹。别录有名未用。

【发明】〔时珍曰〕天名精，并根苗而言也。地菘、蚕松，皆言其苗叶也。鹤虱，言其子也。其功大抵只是吐痰止血杀虫解毒，故揩汁服之能止痰疟，漱之止牙疼，捣之傅蛇咬，亦治猪瘟病也。按孙天仁集效方云：凡男妇乳蛾喉咙肿痛，及小儿急慢惊风牙关紧急不省人事者。以鹤虱草，一名皱面草，一名母猪芥，一名土牛膝，取根洗净捣烂，入好酒绞汁灌之，良久即苏。仍以渣傅项下，或醋调搽亦妙。朱端章集验方云：余被檄任淮西幕府时，牙疼大作，一刀镊人以草药一捻，汤泡少时，以手蘸汤挹痛处即定。因求其方，用之治人多效，乃皱面地菘草也，俗人讹为地葱。沈存中笔谈专辩地菘，其子名鹤虱，正此物也。钱季诚方：用鹤虱一枚，置齿中。高监方：以鹤虱煎米醋漱口，或用防风、鹤虱煎水噙漱，仍研草塞痛处，皆有效也。

鹤虱唐本草

【气味】苦，辛，有小毒。〔大明曰〕凉，无毒。

【主治】蛔蛲虫。为散，以肥肉授汁服方寸匕，亦入丸散用。唐本。虫心痛，以淡醋和半匕服，立瘥。开宝。杀五脏虫，止疟，傅恶疮。大明。

【发明】〔颂曰〕鹤虱，杀虫方中为最要药。初虞世古今录验方：疗蛔咬心痛，取鹤虱十两，捣筛蜜丸梧子大，以蜜汤空腹吞四五十丸。忌酒肉。韦云患心痛十年不瘥，于杂方内合服之便愈。李绛兵部手集方，治小儿蛔虫啮心腹痛，亦单用鹤虱研末，以肥猪肉汁下之。五岁一服二分，虫出即止也。

豨莶（音喜杴 唐本）

【校正】并入唐本猪膏母。

【释名】希仙纲目、火杴草唐本、猪膏母唐本、虎膏唐本、狗膏唐本、粘糊菜救荒。〔时珍曰〕韵书：楚人呼猪为豨，呼草之气味辛毒为莶。此草气臭如猪而味莶螫，故谓之豨莶。猪膏、虎膏、狗膏，皆因其气，以及治虎狗伤也。火杴当作虎莶，俗音讹尔，近人复讹豨莶为希仙矣。救荒本草言其嫩苗炸熟，浸去苦味，油盐调食，故俗谓之粘糊菜。

【集解】〔恭曰〕豨莶，田野皆食之，一名火杴，叶似酸浆而狭长，花黄白色。三月、四月采苗叶暴干。又曰：猪膏母，生平泽下湿地，所在皆有。一名虎膏，一名狗膏。叶似苍耳，茎圆有毛。〔颂曰〕豨莶处处有之。春生苗，叶似芥叶而狭长，文粗。茎高二三尺。秋初有花如菊。结实颇似鹤虱。夏采叶苗暴干用。〔藏器曰〕猪膏草，叶似茌有毛。〔保升曰〕猪膏叶似苍耳，两枝相对，茎叶俱有毛，黄白色，五月、六月采苗，日干。〔时珍曰〕按苏恭唐本草谓豨莶似酸浆，猪膏母似苍耳，列为二种。而成纳进豨莶丸表，言此药与本草所述相异，多生沃壤，高三尺许，节叶相对。张咏豨莶丸表，言此草金棱银钱，素茎紫，对节而生，蜀号火杴，茎叶颇同苍耳。又按沈括笔谈云：世人妄认地菘为火杴。有单服火杴法者，乃是地菘，不当用火杴，火杴乃本草名猪膏毋者，后人不识，重复出条也。按此数说各异，而今人风痹多用豨莶丸，将何适从耶？时珍尝聚诸草订视，则猪膏草素茎有直棱，兼有斑点，叶似苍耳而微长，似地菘而稍薄，对节而生，茎叶皆有细毛。肥壤一株分枝数十。八九月开小花，深黄色，中有长子如同蒿子，外萼有细刺粘人。地菘则青茎，圆而无棱，无斑无毛，叶皱似菘芥，亦不对节。观此则似与成张二氏所说相合。今河南陈州采豨莶充方物，其状亦是猪膏草，则沈氏谓莶即猪膏毋者，其说无疑矣。苏恭所谓似酸浆者，乃龙葵，非豨莶，盖误认尔。但沈氏言世间单服火杴，乃是地菘，不当用猪膏毋，似与成张之说相反。今按豨莶、猪膏毋条，并无治风之说。惟本经地菘条，有去痹除热，久服轻身耐老之语，则治风似当用地菘。然成张进御之方，必无虚谬之理。或者二草皆有治风之功乎？而今服猪膏毋之豨莶者，复往往有效。其地菘不见有服之者。则豨莶之为猪膏，尤不必疑矣。

豨莶

【气味】苦，寒，有小毒。又曰：猪膏毋：辛、苦，平，无毒。〔藏器曰〕有小毒。苏恭曰：猪膏无毒，误矣。

【主治】豨莶：治热䘌烦满不能食。生捣汁三合服，多则令人吐。又曰：猪膏毋：主金疮止痛，断血生肉，除诸恶疮，消浮肿。捣封之，汤渍、散傅并良。苏恭。主久疟痰，捣汁服取吐。捣傅虎伤、狗咬、蜘蛛咬、蚕咬、蠼螋溺疮。藏器。治肝肾风气，四肢麻痹，骨痛膝弱，风湿诸疮。时珍。

【发明】〔颂曰〕蜀人单服豨莶法：五月五日、六月六日、九月九日，采叶，去根茎花实，净洗暴干。入甑中，层层洒酒与蜜蒸之，又暴。如此九过，则气味极香美。熬捣筛末，蜜丸服之。云甚益元气，治肝肾风气，四肢麻痹，骨间疼，腰膝无力者，亦能行大肠气。诸州所说，皆云性寒有小毒，与唐本同。惟文州及高邮州云：性热无毒，服之补益。安五脏，生毛发，兼主风湿疮，肌肉顽痹，妇人久冷尤宜用。须去粗茎，留枝叶花实蒸暴。两说不同。岂单用叶则寒而有毒，并枝花实则热而无毒乎？抑土地所产不同而然欤？〔时珍曰〕生捣汁服则令人吐，故云有小毒。九蒸九暴则补人去痹，故云无毒。生则性寒，熟则性温，云热者非也。〔慎微曰〕按江陵府节度使成钠进稀莶丸方表略云：臣有弟讦讯，年二十一中风，伏枕五年，百医不瘥。有道人钟针因睹此患，曰：可饵豨莶丸必愈。其草多生沃壤，高三尺许，节叶相对。当夏五月以来收之，每去地五寸剪刈，以温水洗去泥土，摘叶及枝头。凡九蒸九暴，不必太燥，但以取足为度。仍熬捣为末，炼蜜丸如梧子大，空心温酒或米饮下二三十丸。服至二千丸，所患愈加，不得忧虑，是药攻之力。服至四千丸，必得复。至五千丸，当复丁壮。臣依法修合，令折服之，果如其言。服后须吃饭三五匙压之。五月五日采者佳。奉敕宜付医院详录。又知益州张咏进豨莶丸表略云：切以餐石饮水，可作充肠之馔；饵松含柏，亦成救病之功。是以疗饥者不在于羞珍，愈病者何烦于异术？倘获济时之药，辄陈鄙物之形。不耻管窥，辄干天听。臣因换龙兴观，掘得一碑，内说修养气术，并药方二件。依方差人妨问采觅，其草颇有异，金棱银钱，素茎紫荄，对节而生。蜀号火杴，茎叶颇同苍耳。不费登高历险，每常求少获多。急采非难，广收甚易。倘勤久服，旋见神功。谁知至贱之中，乃有殊常之效。臣自吃至百服，眼目清明。即至千服，髭须乌黑，筋能轻健，效验多端，臣本州有都押衙罗守一，曾因中风坠马，失音不语。臣与十服，其病立瘥。又和尚智严，年七十，忽患偏风，口眼歪斜，时时吐涎。臣与十服，亦便得痊。今合一百剂，差职贡史元奏进。

【附录】**类鼻**〔别录有名未用曰〕味酸，温，无毒。主瘘痹。生田中高地。叶如天名精，美根，五月采。〔时珍曰〕此似猪膏草也。古今名谓或不同，故附于此。**羊屎柴**〔时珍曰〕按乾坤生意云：一名牛屎柴，生山野中。叶类鹤虱，四月开白花。其叶主痈疽发背，捣傅之。冬月用根。可以毒鱼。

箬 (纲目)

箬

【释名】**蒻与箬同。篛叶**〔时珍曰〕箬若竹而弱，故名。其生疏辽，故又谓之辽。

【集解】〔时珍曰〕箬生南方平泽。其根与茎皆似小竹，其节箨与叶皆似芦荻，而叶之面青背淡，柔而韧，新旧相代，四时常青。南人取叶作笠，及裹茶盐，包米粽，女人以衬鞋底。

叶

【气味】甘，寒，无毒。

【主治】男女吐血、衄血、呕血、咯血、下血。并烧存性，温汤服一钱匕。又通小便，利肺气喉痹，消痈肿。时珍。

芦 (别录下品)

【校正】并入拾遗江中采出芦。

【释名】**苇**（音伟）、**葭**（音加）、**花名蓬**唐本、**笋名蘿**（音拳）。〔时珍曰〕按毛苌诗疏云：苇之初生曰葭，未秀曰芦，长成曰苇。苇者，伟大也。芦者，色卢黑也。葭者，嘉美也。

【集解】〔恭曰〕芦根生下湿地。茎叶似竹，花若荻花，名蓬蕽。二月八月采根，日干用。〔颂曰〕今在处有之，生下湿陂泽中。其状都似竹，而叶抱茎生，无枝。花白作穗若茅花。根亦若竹根而节疏。其根取水底，味甘辛苦。其露出及浮水中者，并不堪用。按郭璞注尔雅云：葭即芦也。苇即芦之成者。菼，乱，似苇而小，中实，江东呼为乌芨（音丘）。或谓之荻，即荻也。至秋坚成，即谓之萑（音桓）。兼似萑而细长，高数尺，江东谓之蒹。其花皆名芀（音调）。其萌皆名蘿，堪食如竹笋。若然，则芦苇通为一物也。所谓兼，乃今作帘者是也。所谓菼者，今以当薪者是也。而人罕能别兼菼与芦苇也。又北人以苇与芦为二物。水旁下湿所生者皆名苇。其细不及指大，人家池圃所植者，皆名芦。其干差大，深碧色者，亦难得。然则芦苇皆可通用矣。〔时珍曰〕芦有数种：其长丈许中空皮薄色白者，葭也，芦也，苇也。短小于苇而中空皮厚色青苍者，菼也，乱也，荻也，萑也。其最短小而中实者兼也，篛也。皆以初生、已成得名。其身皆如竹，其叶皆长如箬叶，其根入药，性味皆同。其未解叶者，古谓之紫箨。〔敩曰〕芦根须要逆水生，并黄泡肥厚者，去须节并赤黄皮用。

根

【气味】甘，寒，无毒。

【主治】消渴客热，止小便利。别录。疗反胃呕逆不下食，胃中热，伤寒内热，弥良。苏恭。解大热，开胃，治噎哕不止。甄权。寒热。时疾烦闷，泻痢人渴，孕妇心热。大明。

笋

【气味】小苦，冷，无毒。〔宁原①曰〕忌巴豆。

【主治】膈间客热，止渴，利小便，解河豚及诸鱼蟹毒。宁原。解诸肉毒。时珍。

【发明】〔时珍曰〕按雷公炮炙论序云：益食加觞，须煎芦、朴。注云：用逆水芦根并厚朴二味等分，煎汤服。盖芦根甘能益胃，寒能降火故也。

茎、叶

【气味】甘，寒，无毒。

【主治】霍乱呕逆，肺痈烦热，痈疽。烧灰淋汁，煎膏，蚀恶肉，去黑子。时珍。箨：治金疮，生肉灭瘢。徐之才。江中采出芦：令夫妇和同，用之有法。藏器。

【发明】〔时珍曰〕古方煎药多用劳水及陈芦火，取其水不强，火不盛也。芦中空虚，故能入心肺，治上焦虚热。

蓬蕽

【气味】甘，寒，无毒。

【主治】霍乱。水煮浓汁服，大验。苏恭。煮汁服，解中鱼蟹毒。苏颂。烧灰吹鼻，止衄血。亦入崩中药。时珍。

甘蔗（别录下品）

【释名】芭蕉衍义、天苴史记注、芭苴〔时珍曰〕按陆佃埤雅云：蕉不落叶，一叶舒则一叶蕉，故谓之蕉。俗谓干物为巴，巴亦蕉意也。稽圣赋云：竹布实而根苦，蕉舒花而株槁，芭苴乃蕉之音转也。蜀人谓之天苴。曹叔雅异物志云：芭蕉结实，其皮赤如火，其肉甜如蜜，四枚可饱人，而滋味常在牙齿间，故名甘蔗。

【集解】〔弘景曰〕甘蔗本出广州。今江东并有，根叶无异，惟子不堪食耳。〔恭曰〕甘蔗出岭南者，子大味甘；北间者，但有花无实。〔颂曰〕今二广、闽中、川蜀皆有，而闽广者实。极甘美可啖，他处虽多，而作花者亦少，近时中州种之甚盛，皆芭蕉也。其类亦

多。有子者名甘蕉，卷心中抽干作花。初生大萼，似倒垂菡萏，有十数层，层皆作瓣，渐大则花出瓣中，极繁盛。红者如火炬，谓之红蕉。白者如蜡色，谓之水蕉。其花大类象牙，故谓之牙蕉。其实亦有青黄之别，品类亦多，最甘美，曝干可寄远，北土得之以为珍果。其茎解散如丝，闽人以灰汤练治，纺绩为布，谓之蕉葛。〔宗奭曰〕芭蕉三年以上即有花，自心中抽出，一茎止一花，全如莲花，瓣亦相似，但色微黄绿，中心无蕊，悉是花叶也。花头常下垂，每一朵自中夏开，直至中秋后方尽，凡三叶开则三叶脱落也。〔时珍曰〕按万震南州异物志云：甘蕉即芭蕉，乃草类也。望之如树株，大者一围余。叶长丈许，广尺余至二尺。其茎虚软如芋，皆重皮相裹。根如芋魁，青色，大者如车毂。花着茎末，大如酒杯，形色如莲花。子各为房，实随花长，每花一阖，各有六子，先后相次，子不俱生，花不俱落也。蕉子凡三种，未熟时皆苦涩，熟时皆甜而脆，味如葡萄，可以疗饥。一种子大如拇指，长六七寸，锐似羊角，两两相抱者，名羊角蕉，剥其皮黄白色，味最甘美。一种子大如鸡卵，有类牛乳者，名牛乳蕉，味微成。一种子大如莲子，长四五寸，形正方者，味最弱也。并可蜜藏为果。又顾玠海槎录云：海南芭蕉常年开花结实，有二种，板蕉大而味淡，佛手蕉小而味甜。通呼为蕉子。不似江南者，花而不实。又范成大虞衡志云：南中芭蕉有数种。极大者凌冬不雕，中抽一条，长数尺，节节有花，花褪叶根有实，去皮取肉，软烂如绿柿，味极甘冷，四季恒实。土人以饲小儿，云去客热，谓之蕉子，又名牛蕉子。以梅汁渍，曝，压扁，味甘酸有微霜，名芭蕉干。一种鸡蕉子，小于牛蕉，亦四季实。一种芽蕉子，小于鸡蕉，尤香嫩甘美，惟秋初结子。一种红蕉，叶瘦，类芦箬，花色正红，如榴花，日拆一两叶，其端有一点鲜绿可爱，春开至秋尽犹芳，欲名美人蕉。一种胆瓶蕉，根出土时肥饱，状如胆瓶也。又费信星槎胜览云：南番阿鲁诸国，无米谷，惟种芭蕉、椰子，取实代粮也。

【气味】甘，大寒，无毒。〔恭曰〕性冷，不益人。多食动冷气。

【主治】生食，止渴润肺。蒸熟晒裂，春取仁食，通血脉，填骨髓。孟诜。生食，破血，合金疮，解酒毒。干者，解肌热烦渴。吴瑞。除小儿客热，压丹石毒。时珍。

根

【气味】甘，大寒，无毒。〔恭曰〕寒。〔颂曰〕甘蕉、芭蕉，性相同也。

【主治】痈肿结热。别录。捣烂傅肿，去热毒。捣汁服，治产后血胀闷。苏恭。主黄疸。孟诜。治天行热狂，烦闷消渴，患痈毒并金石发动，躁热口干，并绞汁服之。又治头风游风。大明。

疮口不合芭蕉根取汁，抹之良。直指方。

蕉油以竹筒插入皮中，取出，瓶盛之。

【气味】甘，冷，无毒。

【主治】头风热，止烦渴，及汤火伤。梳头，止女人发落，令长而黑。大明。暗风痫病，涎作运闷欲倒者，饮之取吐，极有奇效。苏颂。

叶

【主治】肿毒初发，研末，和生姜汁涂之。时珍。圣惠方。

花

【主治】心痹痛。烧存性研，盐汤点服二钱。日华。

蘘荷 （别录中品）

【校正】 自菜部移入此，并入有名未用蘘草为一。

【释名】 覆菹别录、**蘘草**别录、**蒚苴**（音博）、**猼苴**说文、**嘉草**〔弘景曰〕本草白蘘荷，而今人呼赤者为蘘荷，白者为覆菹。盖食以赤者为胜，入药以白者为良，叶同一种尔。〔时珍曰〕覆菹许氏说文作蒚苴，司马相如上林赋作猼苴，与芭蕉音相近。离骚大招云：醢豚若狗脍苴蓴。王逸注云：苴蓴（音博），蓴蘘荷也，见本草。而今之本草无之，则脱漏亦多矣。

【集解】〔别录曰〕蘘草生淮南山谷。〔颂曰〕蘘荷，荆襄江湖间多种之，北地亦有。春初生，叶似甘蕉，根似姜芽而肥，其叶冬枯，根堪为菹。其性好阴，在木下生者尤美。潘岳闲居赋云，蘘荷依阴，时藿向阳，是也。宗懔荆楚岁时记云：仲冬以盐藏蘘荷，用备冬储，又以防虫。史游急就篇云：蘘荷冬日藏，其来远矣。然有赤白二种，白者入药，赤者堪啖，及作梅果多用之。〔宗奭曰〕蘘荷，八九月间腌贮，以备冬月作蔬果。治病止用白者。〔时珍曰〕苏颂图经言荆襄江湖多种，今访之无复识者。惟杨慎丹铅录云：急就章注：蘘荷即今甘露。考之本草形性相同。甘露即芭蕉也。崔豹古今注云：蘘荷似芭蕉而白色，其子花生根中，花末败时可食，久则消烂矣。根似姜。宜阴翳地，依荫而生。又按王曼山居录云：蘘荷宜树阴下，二月种之。一种永生，不须锄耘，但加粪耳。八月初踏其苗令死，则根滋茂。九月初取其傍生根为菹，亦可酱藏。十月中以糠覆其根下，则过冬不冻死也。

【修治】〔敩曰〕凡使勿用革牛草，真相似，其革牛草腥涩。凡使白蘘荷，以铜刀刮去粗皮一重，细切，入砂盆中研如膏，取自然汁炼作煎，新器摊冷，如干胶状，刮取用之。

根

【气味】 辛，温，有小毒。〔思邈曰〕辛，微温，涩，无毒。

【主治】 中蛊及疟，捣汁服。别录。**溪毒，沙虫，蛇毒。**弘景。**诸恶疮。根心：主稻麦芒入目中不出，以汁注目即出。**苏恭。**赤眼涩痛，捣汁点之。**时珍。

蘘草

【气味】 苦、甘，寒，无毒。〔大明曰〕平。

【主治】 温疟寒热，酸嘶邪气，辟不祥。别录。

【发明】〔弘景曰〕中蛊者服蘘荷汁，并卧其叶，即呼蛊主姓名。多食损药力，又不利脚。人家种之，亦云辟蛇。〔颂曰〕按干宝搜神记云：久姊夫蒋士先，得疾下血，言中蛊。其家密以蘘荷置于席下：忽大笑曰：蛊我者，张小小也。乃收小小，小小亡走。自此解蛊药多用之，往往验也。周礼庶氏以嘉草除蛊毒，宗懔谓嘉草即蘘荷是也。陈藏器云，蘘荷、茜根为主蛊之最，谓此。〔时珍曰〕别录：菜部蘘荷，谓根也；草部蘘草，谓叶也。其主治亦颇相近，今并为一云。

麻黄 (本经中品)

【释名】 **龙沙**本经 **卑相**别录 **卑盐**别录。

〔时珍曰〕诸名殊不可解。或云其味麻，其色黄，未审然否？张揖广雅云：龙沙，麻黄也。狗骨，麻黄根也。不知何以分别如此？

【集解】〔别录曰〕麻黄生晋地及河东，立秋采茎，阴干令青。〔弘景曰〕今出青州、彭城、荥阳、中牟者为胜，色青而多沫。蜀中亦有，不好。〔恭曰〕郑州鹿台及关中沙苑河旁沙州上最多。同州沙苑亦多，其青、徐者亦不复用。〔禹锡曰〕按段成式酉阳杂俎云：麻黄茎头开花，花小而黄，丛生。子如覆盆子，可食。〔颂曰〕今近汴京多有之，以荥阳、中牟者为胜。春生苗，至夏五月则长及一尺以来，梢上有黄花，结实如百合瓣而小，又似皂荚子，味甜，微有麻黄气，外皮红，里仁子黑。根紫赤色。欲说有雌雄二种：雌者于三月、四月内开花，六月结子。雄者无花，不结子。至立秋后收茎阴干。〔时珍曰〕其根皮色黄赤，长者近尺。

【附录】云花子〔时珍曰〕按葛洪肘后方治马疥，有云花草，云状如麻黄，而中坚实也。

茎

【修治】〔弘景曰〕用之折去节根，水煮十余沸，以竹片掠去上沫，沫令人烦，根节能止汗故也。

【气味】 **苦，温，无毒。**〔别录曰〕微温。〔普曰〕神农、雷公：苦，无毒。扁鹊：酸。李当之：平。〔权曰〕甘，平。〔元素曰〕性温，味苦而甘辛，气味俱薄，轻清而浮，阳也，升也。手太阴之药，入足太阳经，兼走手少阴、阳明。〔时珍曰〕麻黄微苦而辛，性热而轻扬。僧继洪云：中牟有麻黄之地，冬不积雪，为泄内阳也。故过用则泄真气。观此则性热可知矣。服麻黄自汗不止者，以冷水浸头发，仍用扑法即止。凡服麻黄药，须避风一日，不尔病复作也。凡用须佐以黄芩，则无赤眼之患。〔之才曰〕厚朴、白微为之使。恶辛夷、石韦。

【主治】 **中风伤寒头痛，温疟，发表出汗，去邪热气，止咳逆上气，除寒热，破癥坚积聚。** 本经。 **五脏邪气缓急，风胁痛，字乳余疾，止好睡，通腠理，解肌，泄邪恶气，消赤黑斑毒。不可多服，令人虚。** 别录。 **治身上毒风疹痹，皮肉不仁，主壮热温疫，山岚瘴气。** 甄权。 **通九窍，调血脉，开毛孔皮肤。** 大明。 **去营中寒邪，泄卫中风热。** 元素。 **散赤目肿痛，水肿风肿，产后血滞。** 时珍。

【发明】〔弘景曰〕麻黄疗伤寒，解肌第一药。〔颂曰〕张仲景治伤寒，有麻黄汤及葛根汤、大小青龙汤，皆用麻黄。治肺痿上气，有射干麻黄汤、厚朴麻黄汤，皆大方也。〔杲曰〕轻可去实，麻黄、葛根之属是也。六淫有余之邪，客于阳分皮毛之间，腠理闭拒，营卫气血不行，故谓之实。二药轻清成象，故可去之。麻黄微苦，其形中空，阴中之阳，入足太阳寒水之经。其经循背下行，本寒而又受外寒，故宜发汗，去皮毛气分寒邪，以泄表实。若过发则汗多亡阳，或饮食劳倦及杂病自汗表虚之证用之，则脱人元气，不可不禁。〔好古曰〕麻黄治卫实之药，桂枝治卫虚之药，二物虽为太阳证药，其实营卫药也。心主营为血，肺主卫为气。故麻黄为手太阴肺之剂，桂枝为手少阴心之剂。伤寒伤风而咳嗽，用麻黄、桂枝，即汤液之源也。〔时珍曰〕麻黄乃肺经专药，故治肺病多用之。张仲景治伤寒无汗用麻黄，有汗用桂枝。历代明医解释，皆随文傅会，未有究其精微者。时珍常释思之，似有一得，与昔人所解不同云，津液为汗，汗即血也。在营则为血，在卫则为汗。夫寒伤营，营血内涩，不能外通于卫，卫气闭固，津液不行，故无汗发热而憎寒。夫风伤卫，卫气外泄，不能内护于营，营气虚弱，津液不固，故有汗发热而恶风。然风寒之邪，皆由皮毛而入。皮毛者，肺之合也。肺主卫气，包罗一身，天之象也。是证虽属乎太阳，而肺实受邪气。其证时兼面赤怫郁，咳嗽有痰，喘而胸满诸证者，非肺病乎？盖皮毛外闭，则邪热内攻，而肺气膹郁。故用麻黄、甘草同桂枝，引出营分之邪，达之肌表，佐以杏仁泄肺而利气。汗后元大热而喘者，加以石膏。朱肱活人书，夏至后加石膏、知母，皆是泄肺火之药。是则麻黄汤虽太阳发汗重剂，实为发散肺经火郁之药也。腠理不密，则津液外泄，而肺气自虚。虚则补其母。故用桂枝同甘草，外散风邪以救表，内伐肝木以防脾。佐以芍药，泄木而固脾，泄东所以补西也。使以姜枣，行脾之津液而和营卫也。下后微喘者加厚朴、杏仁，以利肺气也。汗后脉沉迟者加人参，以益肺气也。朱肱加黄芩为阳旦汤，以泻肺热也。皆是脾肺之药。是则桂枝虽太阳解肌轻剂，实为理脾救肺之药也。此千古未发之秘旨，愚因表而出之。又少阴病发热脉沉，有麻黄附子细辛汤、麻黄附子甘草汤。少阴与太阳为表里，乃赵嗣真所谓熟附配麻黄，补中有发也。一锦衣夏月饮酒达旦，病水泄，数日不止，水谷直出。服分利消导升提诸药则反剧。时珍诊之，脉浮而缓，大肠下弩，复发痔血。此因肉食生冷茶水过杂，抑遏阳气在下，木盛土衰，素问所谓久风成飧泄也。法当升之扬之。遂以小续命汤投之，一服而愈。昔仲景治伤寒六七日，大下后，脉沉迟，手足厥逆，咽喉不利，唾脓血，泄利不止者，用麻黄汤平其肝肺，兼升发之，即斯理也。神而明之，此类是矣。

根节

【气味】甘，平，无毒。

【主治】止汗，夏月杂粉扑之。弘景。

【发明】〔权曰〕麻黄根节止汗，以故竹扇杵末同扑。又牡蛎粉、粟粉并麻黄根等分，为末，生绢袋盛贮。盗汗出，即扑，手摩之。〔时珍曰〕麻黄发汗之气驶不能御，而根节止汗效如影响，物理之妙，不可测度如此。自汗有风湿、伤风、风温、气虚、血虚、脾虚、阴虚、胃热、痰饮、中暑、亡阳、柔痉诸证，皆可随证加而用之。当归六黄汤加麻黄根，治盗汗尤捷。盖其性能行周身肌表，故能引诸药外至卫分而固腠理也。本草但知扑之法，而不知服饵之功尤良也。

木贼 （宋嘉祐）

【释名】〔时珍曰〕此草有节，面糙涩。治木骨者，用之磋擦则光净，犹云木之贼也。

【集解】〔禹锡曰〕木贼出秦、陇、华、成诸郡近水地。苗长尺许，丛生。每根一干，无花叶，寸寸有节，色青，凌冬不雕。四月采之。〔颂曰〕所在近水地有之，采无时，今用甚多。〔时珍曰〕丛丛直上，长者二三尺，状似凫茈苗及粽心草，而中空有节，又似麻黄茎而稍粗，无枝叶。

茎

【气味】甘，微苦，无毒。〔时珍曰〕温。

【主治】目疾，退翳膜，消积块，益肝胆，行肠风，止痢，及妇人月水不断，崩中赤白。嘉祐。解肌，止泪止血，去风湿，疝痛，大肠脱肛。时珍。

【发明】〔禹锡曰〕本贼得牛角䚡、麝香，治休息久痢。得禹余粮、当归、芎劳，治崩中赤白。得槐蛾、桑耳，治肠风下血。得槐子、枳实，治痔疾出血。〔震亨曰〕木贼去节烘过，发汗至易，本草不曾言及。〔时珍曰〕木贼气温，味微甘苦，中空而轻，阳中之阴，升也，浮也。与麻黄同形同性，故亦能发汗解肌，升散火郁风湿，治眼目诸血疾也。

【附录】问荆〔藏器曰〕味苦，平，无毒。主结气瘤痛，上气气急，煮汁服之。生伊没洲渚间，苗如木贼，节节相接，一名接续草。

木贼

石龙刍 （本经上品）

【释名】龙须本经、龙修山海经、龙华别录、龙珠本经、悬莞别录、草续断本经、缙云草纲目、方宾别录、西王母簪〔时珍曰〕刈草包束曰刍。此草生水石之处，可以刈束养马，故谓之龙刍。述异记：周穆王东海岛中养八骏处，有草名龙刍，是矣。故古语云：一束龙刍，化为龙驹。亦孟子刍豢之义。龙须、王母簪，因形也。缙云，县名，属今处州，仙都山产此草，因以名之。崔豹古今注云，世言黄帝乘龙上天，群臣攀龙须坠地生草，名曰龙须者，谬也。江东以草织席，名西王母席，亦岂西王母骑虎而堕其须乎？

龙须草

【集解】〔别录曰〕石龙刍生梁州山谷湿地，五月、七月采茎暴干，以九节多珠者良。〔弘景曰〕茎青细相连，实赤，今出近道水石处，似东阳龙须以作席者，但多节尔。〔藏器曰〕今出汾州、沁州、石州，亦处处有之。〔保升曰〕丛生，茎如縆，所在有之，俗名龙须草，可为席，八月、九月采根暴干。〔时珍曰〕龙须丛生，状如棕心草及凫茈，苗直上，夏月茎端开小穗花，结细实，并无枝叶。今吴人多栽蒔织席，他处自生者不多也。本经明言龙刍一名龙须，而陶弘景言龙刍似龙须但多节，似以为二物者，非矣。

茎

【气味】苦，微寒，无毒。〔别录曰〕微温。

【主治】心腹邪气，小便不利淋闭，风湿鬼疰恶毒。久服补虚羸，轻身，耳目聪明，延年。本经。补内虚不足，痞满，身无润泽，出汗，除茎中热痛，疗蛔虫肿不消食。别录。

败席

【主治】淋及小便卒不通，弥败有垢者方尺，煮汁服之。藏器。

龙常草（别录有名未用）

【释名】棕心草〔时珍曰〕俚俗五月采，系角黍之心，呼为棕心草是也。

【集解】〔别录曰〕生河水旁，状如龙刍，冬夏生。〔时珍曰〕按尔雅云：䏰，鼠莞也。郑樵解为龙刍。郭璞云：纤细似龙须，可为席，蜀中出者好。恐即此龙常草也。盖是龙须之小者尔。故其功用亦相近云。

茎

【气味】咸，温，无毒。

【主治】轻身，益阴气，疗痹寒湿。别录。

龙常草

棕心

灯心草（宋开宝）

【释名】虚须草纲目、**碧玉草**纲目。

【集解】〔志曰〕灯心草生江南泽地，丛生，茎圆细而长直，人将为席。〔宗奭曰〕陕西亦有之。蒸熟待干，折取中心白穰燃灯者，是谓熟草。又有不蒸者，但生干剥取为生草。入药宜用生草。〔时珍曰〕此即龙须之类，但龙须紧小而瓢实，此草稍粗而瓢虚白。吴人栽莳之，取瓢为灯炷，以草织席及蓑。他处野生者不多。外丹家以之伏硫、砂。雷公炮炙论序云：硇遇赤须，永留金鼎。注云：赤须亦呼虎须草，煮硇能住火。不知即此虎须否也？

茎及根

【修治】〔时珍曰〕灯心难研，以粳米粉浆染过，晒干研末，入水澄之，浮者是灯心也，晒干用。

【气味】甘，寒，无毒。〔元素曰〕辛、甘，阳也。〔吴绶曰〕淡，平。

【主治】五淋，生煮服之。败席煮服，更良。开宝。**泻肺**，治阴窍涩不利，行水，除水肿癃闭。元素。治急喉痹，烧灰吹之甚捷。烧灰涂乳上，饲小儿，止夜啼。震亨。降心火，止血通气，散肿止渴。烧灰人轻粉、麝香，治阴疳。时珍。

灯花烬见火部。

灯心草

草之五 <small>（隰草类下七十三种）</small>

王不留行本经

剪春罗纲目

金盏草纲目

葶苈本经

车前本经

狗舌草唐本

马鞭草别录　（即龙牙）

蛇含本经

女青别录

鼠尾草别录

狼把草开宝

狗尾草纲目

鳢肠唐本　（即旱莲草）

连翘本经

陆英本经

蒴藋别录

水英图经

蓝本经

蓝淀纲目

青黛开宝　雀翘附

甘蓝拾遗

蓼本经

水蓼唐本

马蓼纲目

荭草别录

毛蓼拾遗

海根拾遗

火炭母草图经

三白草唐本

蚕茧草拾遗

蛇茧草拾遗

虎杖别录

莸草拾遗

萹蓄本经

蒺草本经

疾藜本经

谷精草开宝

海金沙嘉祐

地杨梅拾遗

水杨梅纲目

地蜈蚣纲目

半边莲纲目

紫花地丁纲目

鬼针草拾遗

独用将军唐本　留军待附

见肿消图经

攀倒甑图经

木甘草图经

上附方旧一百七十一，新二百九十一。

第十六卷草部五

草之五 (隰草类下七十三种)

地黄 (本经上品)

【释名】苄（音户）、芑（音起）、地髓本经。〔大明曰〕生者以水浸验之，浮者名天黄，半浮半沉者名人黄，沉者名地黄。入药沉珍为佳，半沉者次之，浮者不堪。〔时珍曰〕尔雅云：苄，地黄。郭璞云，江东呼为苄。罗愿云：苄以沉下珍为贵，故字从下。

【集解】〔别录曰〕地黄生成阳川泽黄土地者佳，二月、八月采根阴干。〔弘景曰〕咸阳即长安也。生渭城者乃有子实如小麦。今以彭城干地黄最好，次历阳，近用江宁板桥者为胜。作干者有法，捣汁和蒸，殊用工意；而此云阴干，恐以蒸作为失乎？人亦以牛膝、萎蕤作之，人不能别。〔颂曰〕今处处有之，以同州者为上。二月生叶，布地便出似车前，叶上有皱文而不光。高者及尺余，低者三四寸。其花似油麻花而红紫色，亦有黄花者。其实作房如连翘，中子甚细而沙褐色。根如人手指，通黄色，粗细长短不常。种之甚易，根入土即生。一说：古称种地黄宜黄土。今不然，大宜肥壤虚也，则根大而多汁。其法以苇席围编如车轮，径丈余，以壤土实苇席中为坛。坛上又以苇席实土为一级，比下坛径减一尺。如此数级，如浮屠。乃以地黄根节多者寸断之，莳坛上，层层令满，逐日水灌，令茂盛。至春秋分时，自上层取之，根皆长大而不断折，不被斫伤故也。得根暴干。出同州者光润甘美。〔宗奭曰〕地黄叶如甘露子，花如脂麻花，但有细斑点，北人谓之牛奶子花，茎有微细短白毛。〔时珍曰〕今人惟以怀庆地黄为上，亦各处随时兴废不同尔。其苗初生塌地，叶如山白菜而毛涩，叶面深青色，又似小芥叶而颇厚，不叉丫。叶中撺茎，上有细毛。茎梢开小筒子花，红黄色。结实如小麦粒。根长四五寸，细如手指，皮赤黄色，如羊蹄根及胡萝卜根，曝干乃黑，生食作土气。俗呼其苗为婆婆奶。古人种子，今惟种根。王曼山居录云：地黄嫩苗，摘旁叶作菜，甚益人。本草以二月、八月采根，殊未穷物性。八月残叶犹在，叶中精气，未尽归根。二月新苗已生，根中精气已滋于叶。不如正月、九月采者殊好，又与蒸曝相宜。礼记云：羊苄豕薇，则自古已食之矣。〔嘉谟曰〕江浙壤地种者，受南方阳气，质虽光润而力微；怀庆山产者，禀北方纯阴，皮有疙瘩而力大。

干地黄

【修治】〔藏器曰〕干地黄，本经不言生干及蒸干。方家所用二物各别，蒸干即温补，生干即平宣，当依此法用。〔时珍曰〕本经所谓干地黄者，即生地黄之干者也。其法取地黄一百斤，择肥者六十斤洗净，晒令微皱。以拣下者洗净，木臼中捣绞汁尽，投酒更捣，取汁拌前地黄，日中晒干，或火焙干用。

【气味】甘，寒，无毒。〔别录曰〕苦。〔权曰〕甘，平。〔好古曰〕甘、苦，寒，气薄味厚，沉而降，阴也。入手足少阴厥阴及手太阳之经。酒浸，上行外行。日干者平，火干者温，功用相同。〔元素曰〕生地黄大寒，胃弱者斟酌用之，恐损胃气。〔之才曰〕得清酒、麦门冬良。恶贝母，畏芜荑。〔权曰〕葱、蒜、萝卜、诸血，令人营卫涩，须发白。〔敩曰〕忌铜铁器，令人肾消并发白，男损营，女损卫。〔时珍曰〕姜汁浸则不泥膈，酒制则不妨。鲜用则寒，干用则凉。

【主治】伤中，逐血痹，填骨髓，长肌肉。作汤除寒热积聚，除痹，疗折跌绝筋。久服轻身不老，生者尤良。本经。**主男子五劳七伤，女子伤中胞漏下血，破恶血，溺血，利大小肠，去胃中宿食，饱力断绝，补五脏内伤不足，通血脉，益气力，利耳目。**别录。**助心胆气，强筋骨长志，安魂定魄，治惊悸劳劣，心肺损、吐血鼻衄，妇人崩中血运。**大明。**产后腹痛。久服变白延年。**甄权。**凉血生血，补肾水真阴，除皮肤燥，去诸湿热。**元素。**主心病掌中热痛，脾气痿蹶嗜卧，足下热而痛。**好古。**治齿痛唾血。**

生地黄

【主治】大寒。治妇人崩中血不止，及产后血上薄心闷绝。作身胎动下血，胎不落，随坠踠折，瘀血留血，鼻衄吐血，皆捣饮之。别录。**解诸热，通月水，利水道。捣贴心腹，能消瘀血。**甄权。

【发明】〔好古曰〕生地黄入手少阴，又为手太阳之荆，故钱仲阳泻丙火与木通同用以导赤也。诸经之血热，与他药相随，亦能治之。溺血、便血皆同。〔权曰〕病人虚而多热者，宜加用之。〔戴原礼曰〕阴微阳盛，相火炽强，来乘阴位，日渐煎熬，为虚火之证者，宜地黄之属，以滋阴退阳。〔宗奭曰〕本经只言干、生二种，不言熟者。如血虚劳热，产后虚热，老人中虚燥热者，若与生干，当虑太寒，故后世改用蒸曝熟者。生熟之功殊别，不可不详。〔时珍曰〕本经所谓干地黄者，乃阴干、日干、火干者，故又云生者尤良。别录复云生地黄者，乃新掘鲜者，故其性大寒。其熟地黄乃后人复蒸晒者。诸家本草皆指干地黄为熟地黄，虽主治证同，而凉血补血之功稍异，故今别出熟地黄一条于下。

熟地黄

【修治】〔颂曰〕作熟地黄法：取肥地黄三二十斤净洗，别以拣下瘦短者三二十斤捣绞取汁，投石器中，浸漉令浃，甑上浸三四过，时时浸滤转蒸讫，又暴使汁尽。其地黄当光黑如漆，味甘如饴。须瓷器收之，以其脂柔喜润也。〔敩曰〕采生地黄去皮，瓷锅上柳木甑蒸之，摊令气歇。拌酒再蒸，又出令干。勿犯铜铁器，令人肾消并发白，男损营，女损卫也。〔时珍曰〕近时造法：拣取沉水肥大者，以好酒人缩砂仁末在内，拌匀，柳木甑于瓦锅内蒸令气透，晾干。再以砂仁酒拌蒸晾。如此九蒸九晾乃止。盖地黄性泥，得砂仁之香而窜，合和五脏冲和之气，归宿丹田故也。今市中惟以酒者熟售者，不可用。

【气味】**甘、微苦，微温，无毒。**〔元素曰〕甘、微苦，寒。假酒力酒蒸，则微温而大补，味厚气薄，阴中之阳，沉也。入手足少阴厥阴之经。治外治上，须酒制。忌萝卜、葱、蒜、诸血。得牡丹皮、当归，和血生血凉血，滋阴补髓。

【主治】**填骨髓，长肌肉，生精血，补五脏内伤不足，通血脉，利耳目，黑须发，男子五劳七伤，女子伤中胞漏，经候不调，胎产百病。**时珍。**补血气，滋肾水，益真阴，去脐腹急痛，病后胫股酸痛。**元素。**坐而欲起，目𥇢𥇢无所见。**好古。

【发明】〔元素曰〕地黄生则大寒而凉血，血热者须用之；熟则微温而补肾，血衰者须用之。又脐下痛属肾经，非熟地黄不能除，乃通肾之药也。〔好古曰〕生地黄治心热、手足心热，入手足少阴厥阴，能益肾水，凉心血，其脉洪实者宜之。若脉虚者，则宜熟地黄，假火力蒸九数，故能补肾中元气。仲景六味丸以之为诸药之首，天一所生之源也；汤液四物汤治藏血之脏，以之为君者，癸乙同归一治也。〔时珍曰〕按王硕易简方云：男子多阴虚，宜用熟地黄；女子多血热，宜用生地黄。又云：生地黄能生精血，天门冬引入所生之处；熟地黄能补精血，用麦门冬引入所补之处。虞抟医学正传云：生地黄生血，而胃气弱者服之，恐妨食；熟地黄补血，而痰饮多者服之，恐泥膈。或云：生地黄酒炒则不妨胃，熟地黄姜汁炒则不泥膈。此皆得用地黄之精微者也。〔颂曰〕崔元亮海上方：治一切心痛，无问新久。以生地黄一味，随人所食多少，捣绞取汁，搜面作馎饦或冷淘食，良久当利出虫，长一尺许，头似壁宫，后不复患矣。昔有人患此病二年，深以为恨，临终戒其家人，吾死后当剖去病本。从其言果得虫，置于竹节中，每所食皆饲之。因食地黄馎饦亦与之，随即坏烂。由此得方。刘禹锡传信方亦纪其事云：贞元十年，通事舍人崔抗女，患心痛垂绝，遂作地黄冷淘食，便吐一物，可方寸匕，状如蛤蟆，无足目，似有口，遂愈。冷淘勿着盐。

叶

【主治】**恶疮似癞，十年者，捣烂日涂，盐汤先洗。**千金方〔时珍曰〕按抱朴子云：韩子治用地黄苗喂五十岁老马，生三驹，又一百三十岁乃死也。张鷟朝野金载云：雉被鹰伤，衔地黄叶点之；虎中药箭，食清泥解之。鸟兽犹知解毒，何况人乎？

实

【主治】**四月采，阴干捣末，水服方寸匕，日三服，功与地黄等。**苏颂。〔弘景曰〕出渭城者有子，淮南七精丸用之。

花

【主治】**为末服食，功同地黄。**苏颂。**肾虚腰脊痛，为末，酒服方寸匕，日三。**时珍。

【附录】**胡面莽**拾遗。〔藏器〕味甘，温，无毒。主去疣瘤及冷气，止腹痛，煮服。生岭南，叶如地黄。

牛膝（本经上品）

【释名】**牛茎**广雅、**百倍**本经、**山苋菜**救荒、**对节菜**〔弘景曰〕其茎有节，似牛膝，故以为名。〔时珍曰〕本经又名百倍，隐语也，言其滋补之功，如牛之多力也。其叶似苋，其节对生，故俗有山苋、对节之称。

【集解】〔别录曰〕牛膝生河内川谷及临朐，二月、八月、十月采根，阴干。〔普曰〕叶如夏蓝，茎本赤。〔弘景曰〕今出近道蔡州者，最长大柔润。其茎有节，茎紫节大者为雄，青细者为雌，以雄为胜。〔大明曰〕怀州者长白，苏州者色紫。〔颂曰〕今江淮、闽粤、关中亦有之，然不及怀庆者为真。春生苗，茎高二三尺，青紫色，有节如鹤膝及牛膝。头叶尖圆如匙，两两相对。于节上生花作穗，秋结实甚细。以根极长大至三尺而柔润者为佳。茎叶亦可单用。〔时珍曰〕牛膝处处有之，谓之土牛膝，不堪服食。惟北土及川中人家栽莳者为良。秋间收子，至春种之。其苗方茎暴节，叶皆对生，颇似苋叶而长且尖。秋月开花，作穗结子，状如小鼠负虫，有涩毛，皆贴茎倒生。九月末取根，水中浸两宿捼去皮，裹扎暴干，虽白直可贵，而捼去白汁入药，不如留皮者力大也。嫩苗可作菜茹。

根

【修治】〔敩曰〕凡使去头芦，以黄精自然汁浸一宿，漉出，锉，焙干用。〔时珍曰〕今惟以酒浸入药，欲下行则生用，滋补则焙用，或酒拌蒸过用。

【气味】苦、酸，平，无毒。〔普曰〕神农：甘。雷公：酸，无毒。〔李当之曰〕温。〔之才曰〕恶萤火、龟甲、陆英，畏白前，忌牛肉。

【主治】寒湿痿痹，四肢拘挛，膝痛不可屈伸，逐血气，伤热火烂，堕胎。久服轻身耐老。本经。疗伤中少气，男子阴消，老人失溺，补中续绝，益精利阴气，填骨髓，止发白，除脑中痛及腰脊痛，妇人月水不通，血结。别录。治阴痿，补肾，助十二经脉，逐恶血。甄权。治腰膝软怯冷弱，破癥结，排脓止痛，产后心腹痛并血运，落死胎。大明。强筋，补肝脏风虚。好古。同苁蓉浸酒服，益肾。竹木刺入肉，嚼烂罨之，即出。宗奭。治久疟寒热，五淋尿血，茎中痛，下痢，喉痹口疮齿痛，痈肿恶疮伤折。时珍。

【发明】〔权曰〕病人虚羸者，加而用之。〔震亨曰〕牛膝能引诸药下行，筋骨痛风在下者，宜加用之。凡用土牛膝，春夏用叶，秋冬用根，惟叶汁效尤速。〔时珍曰〕牛膝乃足厥阴、少阴之药。所主之病，大抵得酒则能补肝肾，生用则能去恶血，二者而已。其治腰膝骨痛、足痿阴消、失溺久疟、伤中少气诸病，非取其补肝肾之功欤？其癥瘕心腹诸痛、痈肿恶疮、金疮折伤、喉齿、淋痛尿血、经候胎产诸病，非取其去恶血之功欤？按陈日华经验方云：方夷吾所编集要方，予刻之临汀。后在鄂渚，得九江守王南强书云：老人久苦淋疾，百药不效。偶见临汀集要方中用牛膝者，服之而愈。又叶朝议亲人患血淋，流下小便在盆内凝如蒟蒻，久而有变如鼠形，但无足尔。百治不效。一村医用牛膝根煎浓汁，日饮五服，名地髓汤。虽未即愈，而血色渐淡，久乃复旧。后十年病又作，服之又瘥。因检本草，见肘后方治小便不利茎中痛欲死，用牛膝并叶，以酒煮服之，今再拈出，表其神功。又按杨士瀛直指方云：小便淋痛，或尿血，或沙石胀痛。用川牛膝一两，水二盏，煎一盏，温服。一妇患此十年，服之得效。杜牛膝亦可，或入麝香、乳香尤良。

茎叶

【主治】寒湿痿痹，老疟淋秘，诸疮。功同根，春夏宜用之。时珍。

紫菀 （本经中品）

紫　菀

【释名】青宛别录、紫蒨别录、返魂草纲目、夜牵牛　〔时珍曰〕其根色紫而柔宛，故名。许慎说文作茈菀。斗门方谓之返魂草。

【集解】〔别录曰〕紫菀生汉中、房陵山谷及真定、邯郸。二月、三月采根，阴干。〔弘景曰〕近道处处有之。其生布地，花紫色，本有白毛，根甚柔细。有白者名白菀，不复用。〔大明曰〕形似重台，根作节，紫色润软者佳。〔颂曰〕今耀、成、泗、寿、台、孟、兴国诸州皆有之。三月内布地生苗，其叶二四相连，五月、六月内开黄白紫花，结黑子。余如陶说。〔恭曰〕白菀，即女菀也。疗体与紫菀相同，元紫菀时亦用之。〔颖曰〕紫菀连根叶采之，醋浸，入少盐收藏，作菜辛香，号名仙菜。盐不宜多，则腐也。〔时珍曰〕按陈自明云：紫菀以牢山所出根如北细辛者为良，沂兖以东皆有之。今人多以车前、旋覆根赤土染过伪之。紫菀肺病要药，肺本自亡津液，又服走津液药，为害滋甚，不可不慎。

根

【修治】〔敩曰〕凡使先去须。有白如练色者，号曰羊须草，自然不同。去头及土，用东流水洗净，以蜜浸一宿，至明于火上焙干用。一两用蜜二分。

【气味】苦，温，无毒。〔别录曰〕辛。〔权曰〕苦，平。〔之才曰〕款冬为之使。恶天雄、瞿麦、藁本、雷丸、远志，畏茵陈。

【主治】咳逆上气，胸中寒热结气，去蛊毒痿厥，安五脏。本经。疗咳唾脓血，止喘悸，五劳体虚，补不足，小儿惊痫。别录。治尸疰，补虚下气，劳气虚热，百邪鬼魅。甄权。调中，消痰止渴，润肌肤，添骨髓。大明。益肺气，主息贲。好古。

女菀 （本经中品）

【释名】白菀别录、织女菀别录、女复广雅、茆（音柳）。〔时珍曰〕其根似女体柔婉，故名。

【集解】〔别录曰〕女菀生汉中山谷或山阳。正月、二月采，阴干。〔弘景曰〕比来医方无复用之。复有白菀似紫菀，恐非此也。〔恭曰〕白菀即女菀，有名未用重出一条，故陶说疑之。功与紫菀相似。〔宗奭曰〕女菀即白菀，非二物也。唐修本草删去白菀，甚合宜。〔时珍曰〕白菀，即紫苑之色白者也。雷敩言，紫菀白如练色者，名羊须草，恐即此物也。

根

【气味】辛，温，无毒。〔之才曰〕畏卤碱。

【主治】风寒洗洗，霍乱泄痢，肠鸣上下无常处，惊痫寒热百疾。本经。疗肺伤咳逆出汗，久寒在膀胱支满，饮酒夜食发病。别录。

【发明】〔时珍曰〕按葛洪肘后方载治人面黑令白方：用真女菀三分，铅丹一分，为末。醋浆服一刀圭，日三服。十日大便黑，十八日面如漆，二十一日全白便止，过此大白矣。年三十后不可服。忌五辛。孙思邈千金方用酒服，男十日，女二十日，黑色皆从大便出也。又名医录云：宋兴国时，有女任氏色美，聘进士王公辅，不遂意，郁久面色渐黑。母家求医。一道人用女真散，酒下二钱，一日二服。数日面貌微白，一月如故。恳求其方，则用黄丹、女菀二物等分尔。据此，则葛氏之方，已试有验者矣。然则紫菀治手太阴血分，白菀手太阴气分药也。肺热则面紫黑，肺清则面白。三十岁以后则肺气渐减，不可复泄，故云不可服之也。

女菀即白菀

麦门冬 （本经上品）

【释名】虋冬（音门）、秦名乌韭、齐名爱韭、楚名马韭、越名羊韭并别录、禹韭吴普、禹余粮别录、忍冬吴普、忍凌吴普、不死草吴普、阶前草〔弘景曰〕根似矿麦，故谓之麦门冬。〔时珍曰〕麦须曰虋，此草根似麦而有须，其叶如韭，凌冬不凋，故谓之麦虋冬，及有诸韭，忍冬诸名。俗作门冬，便于字也。可以服食断谷，故又有余粮、不死之称。吴普本草：一名仆垒，一名随脂。

【集解】〔别录曰〕麦门冬叶如韭，冬夏长生。生函谷川谷及堤坂肥土石间久废处。二月、八月、十月采根，阴干。〔普曰〕生山谷肥地，丛生，叶如韭，青黄。采无时。〔弘景曰〕函谷即秦关。处处有之，冬月作实如青珠，以四月采根，肥大者为好。〔藏器曰〕出江宁者小润，出新安者大白。其苗大者如鹿葱，小者如韭叶，大小有三四种，功用相似，其子圆碧。〔颂曰〕所在有之。叶青似莎草，长及尺余，四季不凋。根黄白色有须在，根如连珠形。四月开淡红花，如红蓼花。实碧而圆如珠。江南出者叶大，或云吴地者尤胜。〔时珍曰〕古人惟用野生者。后世所用多是种蒔而成。其法：四月初采根，于黑壤肥沙地栽之。每年六月、九月、十一月三次上粪及芸灌。夏至前一日取根，洗晒收之。其子亦可种，但成迟尔。浙中来者甚良，其叶似韭而多纵文且坚韧为异。

麦门冬

根

【修治】〔弘景曰〕凡用取肥大者，汤泽，抽去心，不尔令人烦。大抵一斤须减去四五两也。〔时珍曰〕凡入汤液，以滚水润湿，少顷抽去心，或以瓦焙软，乘热去心。若入丸散，须瓦焙热，即于风中吹冷，如此三四次，即易燥，且不损药力。或以汤浸捣膏和药，亦可。滋补药，则以酒浸擂之。

【气味】甘，平，无毒。〔别录曰〕微寒。〔普曰〕神农、岐伯：甘，平。黄帝、桐君、雷公：甘，无毒。李当之：甘，小温。〔杲曰〕甘，微苦，微寒，阳中微阴，降也。入手太阴经气分。〔之才曰〕地黄、车前为之使。恶款冬、苦瓠、苦芙。畏苦参、青襄、木耳。伏石钟乳。

【主治】心腹结气，肠中伤饱，胃络脉绝，羸瘦短气。久服轻身不老不饥。本经。疗身重目黄，心下支满，虚劳客热，口干燥渴，止呕吐，愈痿蹶，强阴益精，消谷调中保神，定肺气，安五脏，令人肥健，美颜色，有子。别录。去心热，止烦热，寒热体劳，下痰饮。藏器。治五劳七伤，安魂定魄，止嗽，治肺痿吐脓，时疾热狂头痛。大明。治热毒大水，面目肢节浮肿，下水，主泄精。甄权。定肺中伏火，补心气不足，主血妄行，及经水枯，乳汁不下。元素。久服轻身明目。和车前、地黄丸服，去湿痹，变白，夜视有光。藏器。断谷为要药。弘景。

【发明】〔宗奭曰〕麦门冬治肺热之功为多，其味苦，但专泄而不专收，寒多人禁服。治心肺虚热及虚劳。与地黄、阿胶、麻仁，同为润经益血、复脉通心之剂；与五味子、枸杞子，同为生脉之剂。〔元素曰〕麦门冬治肺中伏火、脉气欲绝者，加五味子、人参，三味为生脉散，补肺中元气不足。〔杲曰〕六七月间湿热方旺，人病骨乏无力，身重气短，头旋眼黑，甚则痿软。故孙真人以生脉散补其天元真气。脉者，人之元气也；人参之甘寒，泻热火而益元气；麦门冬之苦寒，滋燥金而清水源；五味子之酸温，泻丙火而补庚金，兼益五脏之气也。〔时珍曰〕按赵继宗儒医精要云：麦门冬以地黄为使，服之令人头不白，补髓，通肾气，定喘促，令人肌体滑泽，除身上一切恶气不洁之疾，盖有君而有使也。若有君无使，是独行无功矣。此方惟火盛气壮之人服之相宜。若气弱胃寒者，必不可饵也。

萱草（宋嘉祐）

【释名】忘忧说文、疗愁纲目、丹棘古今注、鹿葱嘉祐、鹿剑土宿、妓女吴普、宜男〔时珍曰〕萱本作谖，谖，忘也。诗云：焉得谖草？言树之背。谓忧思不能自遣，故欲树此草，玩味以忘忧也。吴人谓之疗愁。董子云：欲忘人之忧，则赠之丹棘，一名忘忧故也。其苗烹食，气味如葱，而鹿食九种解毒之草，萱乃其一，故又名鹿葱。周处风土记云：怀妊妇人佩其花，则生男。故名宜男。李九华延寿书云：嫩苗为蔬，食之动风，令人昏然如醉，因名忘忧。此亦一说也。嵇康养生论：神农经言中药养性，故合欢蠲忿，萱草忘忧。亦谓食之也。郑樵通志乃言萱草一名合欢者，误矣。合欢见木部。

【集解】〔颂曰〕萱草处处田野有之，俗名鹿葱。五月采花，八月采根。今人多采其嫩苗及花跗作菹食。〔时珍曰〕萱宜下湿地，冬月丛生。叶如蒲、蒜辈而柔弱，新旧相代，四时青翠。五月抽茎开花，六出四垂，朝开暮蔫，至秋深乃尽，其花有红黄紫三色。结实三角，内有子大如梧子，黑而光泽。其根与麦门冬相似，最易繁衍。南方草木状言，广中一种水葱，状如鹿葱，其花或紫或黄，盖亦此类也。或言鹿葱花有斑文，与萱花不同时者，谬也。肥土所生，则花厚色深，有斑文，起重台，开有数月；瘠土所生，则花薄而色淡，开亦不久。嵇含宜男花序亦云，荆楚之士号为鹿葱，可以荐菹，尤可凭据。今东人采其花跗干而货之，名为黄花菜。

苗花

【气味】甘，凉，无毒。

萱草

【主治】煮食，治小便赤涩，身体烦热，除酒疸。大明。消食，利湿热。时珍。作菹，利胸膈，安五脏，令人好欢乐，无忧，轻身明目。苏颂。

根

【主治】沙淋，下水气。酒疸黄色遍身者，捣汁服。藏器。大热衄血，研汁一大盏，和生姜汁半盏，细呷之。宗奭。吹乳、乳痈肿痛，擂酒服，以滓封之。时珍。

【发明】〔震亨曰〕萱属木，性下走阴分，一名宜男，宁无微意存焉？

捶 胡 根

捶胡根（拾遗）

【集解】〔藏器曰〕生江南川谷荫地，苗如萱草，其根似天门冬。凡用抽去心。

【气味】甘，寒，无毒。

【主治】润五脏，止消渴，除烦去热，明目，功如麦门冬。藏器。

淡竹叶（纲目）

【释名】根名碎骨子。〔时珍曰〕竹叶象形。碎骨言其下胎也。

【集解】〔时珍曰〕处处原野有之，春生苗，高数寸，细茎绿叶，俨如竹米落地所生细竹之茎叶。其根一窠数十须，须上结子，与麦门冬一样，但坚硬尔，随时采之。八九月抽茎，结小长穗。俚人采其根苗，捣汁和米作酒曲，甚芳烈。

淡 竹 叶

【气味】甘，寒，无毒。

【主治】叶：去烦热，利小便，清心。根：能堕胎催生。时珍。

鸭跖草（跖音只　宋嘉祐补）

【释名】芩鸡舌草拾遗、碧竹子同上、竹鸡草纲目、竹时菜同上、淡竹叶同上、耳环草同上、碧蝉花同上、蓝姑草　〔藏器曰〕鸭跖生江东、淮南平地。叶如竹，高一二尺，花深碧，好为色，有角如鸟嘴。〔时珍曰〕竹叶菜处处平地有之。三四月生苗，紫茎竹叶，嫩时可食。四五月开花，如蛾形，两叶如翅，碧色可爱。结角尖曲如鸟喙，实在角中，大如小豆。豆中有细子，灰黑而皱，状如蚕屎。巧匠采其花，取汁作画色及彩羊皮灯，青碧如黛也。

鸭 跖 草

竹叶菜

苗

【气味】苦，大寒，无毒。

【主治】寒热瘴疟，痰饮疔肿，肉癥涩滞，小儿丹毒，发热狂痫，大腹痞满，身面气肿，热痢，蛇犬咬、痈疽等毒。藏器。和赤小豆煮食，下水气湿痹，利小便。大明。消喉痹。时珍。

葵 （本经上品）

【校正】自菜部移入此。

【释名】露葵纲目、滑菜〔时珍曰〕按尔雅翼云：葵者，揆也。葵叶倾日，不使照其根，乃智以揆之也。古人采葵必待露解，故曰露葵。今人呼为滑菜，言其性也。古者葵为五菜之主，今不复食之，故移入此。

冬 葵

【集解】〔别录曰〕冬葵子生少室山。〔弘景曰〕以秋种葵，覆养经冬，至春作子者，谓之冬葵，入药性至滑利。春葵子亦滑，不堪药用，故是常葵耳。术家取葵子微炒，烨炻（音毕牟）散着湿地，遍踏之，朝种暮生，远不过宿。〔恭曰〕此即常食之葵也。有数种，皆不入药用。〔颂曰〕葵处处有之。苗叶作菜茹，更甘美。冬葵子古方入药最多。葵有蜀葵、锦葵、黄葵、终葵、菟葵，皆有功用。〔时珍曰〕葵菜古人种为常食，今之种者颇鲜，有紫茎、白茎二种，以白茎为胜。大叶小花，花紫黄色，其最小者名鸭脚葵。其实大如指顶，皮薄而扁，实内子轻虚如榆荚仁。四五月种者可留子。六七月种者为秋葵，八九月种者为冬葵，经年收采。正月复种者为春葵。然宿根至春亦生。按王祯农书云：葵，阳草也。其菜易生，郊野甚多，不拘肥瘠地皆有之。为百菜之主，备四时之馔。本丰而耐旱，味甘而无毒。可防荒俭，可以菹腊，其枯枿可以榜族，根子又能疗疾，成无遗弃。诚蔬菇之要品，民生之资益者也。而今人不得食之，亦无种者。

苗

【气味】甘，寒，滑，无毒。为百菜主，其心伤人。别录。〔弘景曰〕葵叶尤冷利，不可多食。〔颂曰〕作菜菇甚甘美，但性滑利，不益人。〔诜曰〕其性虽冷，若热食之，令人热闷动风气。四月食之，发宿疾。天行病后食之，令人失明。霜葵生食，动五种留饮，吐水。凡服百药，忌食其心，心有毒也。黄背紫茎者，勿食之。不可合鲤鱼黍米酢食，害人。〔时珍曰〕凡被狂犬咬者，永不可食，食之即发。食葵须用蒜，无蒜勿食之。又伏硫黄。

【主治】脾之菜也。宜脾，利胃气，滑大肠。思邈。宜导积滞，妊妇食之，胎滑易生。苏颂。煮汁服，利小肠，治时行黄病。干叶为末及烧灰服，治金疮出血。甄权。除客热，治恶疮，散脓血，女人带下，小儿热毒下痢丹毒，并宜食之。汪颖。服丹石人宜食。孟诜。润燥利窍，功与子同，同上。

【发明】〔张从正曰〕凡久病大便涩滞者，宜食葵菜，自然通利，乃滑以养窍也。〔时珍曰〕按唐王焘外台秘要云：天行斑疮，须臾遍身，皆戴白浆，此恶毒气也。高宗永徽四年，此疮自西域东流于海内。但煮葵菜叶以蒜齑啖之，则止。又圣惠方亦云：小儿发斑，用生葵菜叶绞汁，少少与服，散恶毒气。按此即今痘疮也。今之治者，惟恐其大小二便频数，泄其元气，痘不起发。葵菜滑窍，能利二便，似不相宜，而昔人赖之，岂古今运气不同，故治法亦随时变易与？

根

【气味】甘，寒，无毒。

【主治】恶疮，疔淋，利小便，解蜀椒毒。别录。小儿吞钱不出，煮汁饮之，神妙。甄权。治瘑疮出黄汁。孟诜。利窍滑胎，止消渴，散恶毒气。时珍。

冬葵子〔别录曰〕十二月采之。〔机曰〕子乃春生，不应十二月可采也。

【气味】甘，寒，滑，无毒。黄芩为之使。

【主治】五脏六腑，寒热羸瘦，五癃，利小便。久服坚骨长肌肉，轻身延年。本经。疗妇人乳内闭，肿痛。别录。出痈疽头。孟诜。下丹石毒。弘景。通大便，消水气，滑胎治痢。时珍。

【发明】〔时珍曰〕葵气味俱薄，淡滑为阳，故能利窍通乳，消肿滑胎也。其根叶与子功用相同。按陈自明妇人良方云：乳妇气脉壅塞，乳汁不行，及经络凝滞，乳房胀痛，留蓄作痈毒者。用葵菜子炒香、缩砂仁等分，为末，热酒服二钱。此药滋气脉，通营卫，行津液，极验。乃上蔡张不愚方也。

蜀葵 (宋嘉祐)

【校正】自菜部移入此。并入有名未用别录吴葵华。

【释名】戎葵尔雅、吴葵 〔藏器曰〕尔雅云：菺（音坚），戎葵也。郭璞注云：今蜀葵也。叶似葵，花如木槿花。戎蜀其所自来，因以名之。〔时珍曰〕罗愿尔雅翼吴葵作胡葵，云胡，戎也。夏小正云，四月小满后五日，吴葵华，别录吴葵，即此也。而唐人不知，退入有名未用。嘉祐本草重于菜部出蜀葵条。盖未读尔雅注及千金方吴葵一名蜀葵之文故也。今并为一。

【集解】〔颂曰〕蜀葵似葵，花如木槿花，有五色。小花者名锦葵，功用更强。〔时珍曰〕蜀葵处处人家植之。春初种子，冬月宿根亦自生苗，嫩时亦可茹食。叶似葵菜而大，亦似丝瓜叶，有歧叉。过小满后长茎，高五六尺。花似木槿而大，有深红浅红紫黑白色、单叶千叶之异。昔人谓其疏茎密叶、翠萼艳花、金粉檀心者，颇善状之。惟红白二色入药。其实大如指头，皮薄而扁，内仁如马兜铃仁及芜荑仁，轻虚易种。其秸剥皮，可缉布作绳，一种小者名锦葵，即荆葵也。尔雅谓之荍（音乔）。其花大如五铢钱，粉红色，有紫缕文。掌禹锡补注本草，谓此即戎葵，非矣。然功用亦相似。

苗

【气味】甘，微寒，滑，无毒。〔思邈曰〕不可久食，钝人志性。若被狗啮者食之，永不瘥也。〔李廷飞曰〕合猪肉食，人无颜色。

【主治】除客热，利肠胃。思邈。煮食，治丹石发热，大人小儿热毒下痢。藏器。作蔬食，滑窍治淋，润燥易产。时珍。捣烂涂火疮，烧研傅金疮。大明。

根茎

【主治】客热，利小便，散脓血恶汁。藏器

【发明】〔宗奭曰〕蜀葵，四时红色、单叶者根，阴干，治带下，排脓血恶物，极验也。

吴葵华别录

【气味】咸，寒，无毒。〔禹锡曰〕蜀葵华，甘，冷，无毒。

【主治】理心气不足。别录。小儿风疹痎疟。嘉祐。治带下，目中溜火，和血润燥，通窍，利大小肠。时珍。

【发明】〔张元素曰〕蜀葵花，阴中之阳也。赤者治赤带，白者治白带，赤者治血燥，白者治气燥，皆取其寒滑润利之功也。又紫葵花，入染髭发方中用。

子

【气味】甘，冷，无毒。

【主治】淋涩，通小肠，催生落胎，疗水肿，治一切疮疥并瘢疵赤靥。大明。

【发明】〔时珍曰〕按杨士瀛直指方云：蜀葵子炒，入宣毒药中最验。又催生方：用子二钱，滑石三钱，为末。顺流水服五钱，即下。

菟葵 （唐本草）

菟葵

【释名】天葵图经、莃（音希）、雷丸草外丹本草。

【集解】〔恭曰〕菟葵苗如石龙芮，而叶光泽，花白似梅，其茎紫黑，煮啖极滑。所在下泽田间皆有，人多识之。六月、七月采茎叶，曝干入药。〔禹锡曰〕郭璞注尔雅云：菟葵似葵而小，叶状如藜，有毛，灼之可食而滑。〔宗奭曰〕菟葵，绿叶如黄蜀葵，其花似拒霜，甚雅，其形至小，如初开单叶蜀葵。有檀心，色如牡丹姚黄，其叶则蜀葵也。唐刘梦得所谓菟葵燕麦动摇春风者，是也。〔时珍曰〕按郑樵通志云：菟葵，天葵也。状如葵菜，叶大如钱而厚，面青背微紫，生于崖石。凡丹石之类，得此而后能神。所以雷公炮炙论云：如要形坚，岂忘紫背，谓其能坚铅也。此说得于天台一僧。又按南宫从峋嵝神书云：紫背天葵出蜀中，灵草也。生于水际。取自然汁煮汞则坚，亦能煮八石拒火也。又按初虞世古今录验云：五月五前斋戒，看桑下有菟葵者，至五日午时，至桑下咒曰：系黎乎俱当苏婆河。咒毕，乃以手摩桑阴一遍，口嚼菟葵及五叶草嚼熟，以唾涂手，熟揩令遍。再斋七日，不得洗手。后有蛇虫蝎蚤咬伤者，以此手摩之，即愈也。时珍窃谓古有咒由一科，此亦其类，但不知必用菟葵，取何义也？若谓其相制，则治毒虫之草亦多矣。

苗

【气味】甘，寒，无毒。

【主治】下诸石五淋，止虎蛇毒。诸疮捣汁饮之，涂疮能解毒止痛。唐本。

黄蜀葵 （宋嘉祐）

【校正】自菜部移入此。

【释名】〔时珍曰〕黄蜀葵别是一种，宜入草部，而嘉祐本草定入菜部，为其与蜀葵同名，而气味主治亦同①故也。今移于此。

【集解】〔禹锡曰〕黄蜀葵花，近道处处有之。春生苗叶，颇似蜀葵，而叶尖狭多刻缺，夏末开花浅黄色，六七月采，阴干之。〔宗奭曰〕黄蜀葵与蜀葵别种，非是蜀葵中黄者也。叶心下有紫檀色，摘下剔散，日干之。不尔，即烂也。〔时珍曰〕黄葵二月下种，或宿子在土自生，至夏始长。叶大如蓖麻叶，深绿色，开歧丫，有五尖如人爪形，旁有小尖。六月开花，大如碗，鹅黄色，紫心六瓣而侧，且开午收暮落，人亦呼为侧金盏花。随即结角，大如拇指，长二寸许，本大末尖，六棱有毛，老则黑色。其棱自绽，内有六房，如脂麻房。其子累累在房内，状如苘麻子，色黑。其茎长者六七尺，剥皮可作绳索。

花

【气味】甘，寒，滑，无毒。

【主治】小便淋及催生。治诸恶疮脓水久不瘥者，作末傅之即愈，为疮家要药。嘉祐。消痈肿。浸油，涂汤火伤。时珍。

子及根

【气味】甘，寒，滑，无毒。

【主治】痈肿，利小便，五淋水肿，产难，通乳汁。时珍。

【发明】〔颂曰〕冬葵、黄葵、蜀葵，形状虽各不同，而性俱寒滑，故所主疗不甚相远。〔时珍曰〕黄葵子古方少用，今为催生及利小便要药。或用，或入汤散皆宜，盖其性滑，与冬葵子同功故也。花、子与根性功相同，可以互用。无花用子，无子用根。

黄 蜀 葵

龙葵 （唐本草）

【校正】并入图经老鸦眼睛草。

【释名】苦葵图经、苦菜唐本、天茄子图经、水茄纲目、天泡草纲目、老鸦酸浆草纲目、老鸦眼睛草图经。〔时珍曰〕龙葵，言其性滑如葵也。苦以菜味名，茄以叶形名，天泡、老鸦眼睛皆以子形名也。与酸浆相类，故加老鸦以别之。五爪龙亦名老鸦眼睛草，败酱、苦苣并名苦菜，名同物异也。

【集解】〔弘景曰〕益州有苦菜，乃是苦蘵〔恭曰〕苦蘵即龙葵也，俗亦名苦菜，非茶也。龙葵所在有之，关河间谓之苦菜，叶圆花白，子若牛李子，生青熟黑，但堪煮食，不任生啖。〔颂曰〕龙葵近处亦稀，惟北方有之，人谓之苦葵。叶圆似排风而无毛，花白色，子亦似排风子，生青熟黑，其赤者名赤珠，亦可入药。又曰：老鸦眼睛草，生江湖间。叶如茄子叶，故名天茄子。或云，即漆姑草也。漆姑即蜀羊泉，已见本经草部。人亦不能决识之。〔时珍曰〕龙葵、龙珠，一类二种也，皆处处有之，四月生苗，嫩时可食，柔滑。渐高二三尺，茎大如箸，似灯笼草而无

---

① 同：原脱，据张本补入。

毛。叶似前叶而小。五月以后，开小白花，五出黄蕊。结子正圆；大如五味子，上有小蒂，数颗同缀，其味酸。中有细子，亦如茄子之子。但生青熟黑者为龙葵，生青熟赤者为龙珠，功用亦相仿佛，不甚辽远。苏颂图经菜部既注龙葵，复于外类重出老鸦眼睛草，盖不知其即一物也。又谓老鸦眼睛是蜀羊泉，误矣。蜀羊泉叶似菊，开紫花，子类枸杞，详见草部本条。杨慎丹铅录，谓龙葵即吴葵，反指本草为误，引素问、千金四月吴葵华为证。盖不知千金方言吴葵即蜀葵，已自明白矣。今并正之。

龙　葵

天茄

苗

【气味】苦、微甘，滑，寒，无毒。

【主治】食之解劳少睡，去虚热肿。唐本。治风，补益男子元气，妇人败血。苏颂。消热散血，压丹石毒宜食之。时珍。

茎、叶、根

【气味】同苗。

【主治】捣烂和土，傅疔肿火丹疮，良。孟诜。疗痈疽肿毒，跌扑伤损，消肿散血。时珍。根与木通、胡荽煎汤服，通利小便。苏颂。

子七月采之。

【主治】丁肿。唐本。明目轻身甚良。甄权。治风，益男子元气，妇人败血。苏颂。

龙珠（拾遗）

【释名】赤珠　〔颂曰〕龙葵子赤者名赤珠，象形也。

【集解】〔甄权曰〕龙葵，赤珠者名龙珠，去汁可食，能变白令黑。〔藏器曰〕龙珠生道旁，子圆似龙葵，但熟时正赤耳。〔时珍曰〕龙珠、龙葵，虽以子之黑赤分别，其实一物二色，强分为二也。

苗

【气味】苦，寒，无毒。

【主治】能变白发，令人不睡。主诸热毒，石气发动，调中解烦。藏器。

【发明】〔权曰〕龙珠，服之变白令黑，耐老。若能生食得苦者，不食他菜，十日后即有灵异也。不与葱、薤同啖。根亦入药用。

子

【气味】同菜。

【主治】疗肿。藏器。

酸浆（本经中品）

【校正】菜部苦耽，
草部酸浆、灯笼草，俱并为一。

【释名】醋浆本经、苦葴、（音针）、苦耽嘉祐、灯笼草唐本、皮弁草食疗、天泡草纲目、王母珠嘉祐、洛神珠同上、小者名苦蘵。〔藏器曰〕尔雅：苦葴寒浆也。郭璞注云：即今酸浆，江东人呼为苦葴，小者为苦蘵，亦呼为小苦耽。崔豹古今注云：蘵，一名蘵子，实形如皮弁，其子圆如珠。〔时珍曰〕酸浆，以子之味名也；苦葴、苦耽，以苗之味名也。灯笼、皮弁，以角之形名也。王母、洛神珠，以子形名也。按杨慎卮言云：本草灯笼草、苦耽、酸浆，皆一物也。修本草者非一时一人，故重复耳。燕京野果名红姑娘，外垂绛囊，中含赤子如珠，酸甘可食，盈盈绕砌，与翠草同芳，亦自可爱。盖姑娘乃瓜囊之讹，古者瓜姑同音，娘囊之音亦相近耳。此说得之，故今以本经酸浆，唐本草灯笼草，宋嘉祐本草苦耽，俱并为一焉。

【集解】〔别录曰〕酸浆生荆楚川泽及人家田园中，五月采，阴干。〔弘景曰〕酸浆处处多有，苗似水茄而小，叶亦可食。子作房，房中有子如梅李大，皆黄赤色，小儿食之。〔保升曰〕酸浆即苦蘵也，根如菹芹，白色绝苦。〔禹锡曰〕苦耽生故墟垣堑间，高二三尺，子作角，如撮口袋，中有子如珠，熟则赤色。关中人谓之洛神珠，一名王母珠，一名皮弁草。一种小者名苦蘵。尔雅谓之黄蒢。〔恭曰〕灯笼草所在有之，枝干高三四尺，有红花状若灯笼，内有红子可爱，根、茎、花、实并入药用。〔宗奭曰〕酸浆即苦耽也，嘉祐重出苦耽条。天下有之，苗如天茄子，开小白花，结青壳，熟则深红，壳中子大如樱，亦红色，樱中复有细子，如落苏之子，食之有青草气也。〔时珍曰〕龙葵、酸浆，一类二种也。酸浆、苦蘵，一种二物也。但大者为酸浆，小者为苦蘵，以此为别。败酱亦名苦葴与此不同。其龙葵、酸浆苗叶一样。但龙葵茎光无毛，五月入秋开小白花，五出黄蕊，结子无壳，累累数颗同枝，子有蒂盖，生青熟紫黑。其酸浆同时开小花黄白色，紫心白蕊，其花如杯状，无瓣，但有五尖，结一铃壳，丹五棱，一枝一颗，下悬如灯笼之状，壳中一子，状如龙葵子，生青熟赤。以此分别，便自明白。按庚辛玉册云：灯笼草四方皆有，惟川陕者最大。叶似龙葵，嫩时可食。四五月开花结实，有四叶盛之如灯笼，河北呼为酸浆。据此及杨慎之说，则灯笼、酸浆之为一物，尤可证矣。唐慎微以三叶酸草附于酸浆之后。盖不知其名同物异也。其草见草之八，酢浆下。

苗、叶、茎、根

【气味】苦，寒，无毒。〔禹锡曰〕有小毒。〔恭曰〕苦，大寒，无毒。〔时珍曰〕方士取汁煮丹砂，伏白矾，煮三黄，炼硝、硫。

【主治】酸浆治热烦满，定志益气，利水道。本经。捣汁服，治黄病，多效。弘景。灯笼草治上气咳嗽风热，明目，根茎花实并宜。唐本。苦耽苗子：治传尸伏连，鬼气疰忤邪气，腹内热结，目黄不下食，大小便涩，骨热咳嗽，多睡劳乏，呕逆痰壅，痃癖痞满，小儿无辜痃子，寒热大腹，杀虫落胎，去蛊毒，并煮汁饮，亦生捣汁服。研膏，敷小儿闪癖。嘉祐。

【发明】〔震亨曰〕灯笼草，苦能除湿热，轻能治上焦，故主热咳咽痛。此草治热痰咳嗽，佛耳草治寒痰咳嗽也。与片芩清金丸同用，更效。〔时珍曰〕酸浆利湿除热，除热故清肺治咳，利湿故能化痰治疽。一人病虚乏咳嗽有痰，愚以此加入汤中用之，有效。

子

【气味】酸，平、无毒。〔别录曰〕寒。

【主治】热烦，定志益气，利水道，产难吞之立产。别录。食之，除热，治黄病，尤益小儿。苏颂。治骨蒸劳热，尸疰痃瘦，痰癖热结，与苗茎同功。嘉祐。

蜀羊泉 （本经中品）

【释名】羊泉别录、羊饴别录、漆姑草 〔时珍曰〕诸名莫解。能治漆疮，故曰漆姑。

【集解】〔别录曰〕蜀羊泉生蜀郡山谷。〔弘景曰〕方不复用，人无识者。〔恭曰〕此草俗名漆姑，叶似菊，花紫色，子类枸杞子，根如远志，无心有糁。所在平泽有之，生阴湿地，三月、四月采苗叶阴干。〔藏器曰〕陶注杉材云：漆姑叶细细，多生石边，能疗漆疮。苏云漆姑是羊泉。按羊泉乃大草。漆姑草如鼠迹大，生阶墀间阴处，气辛烈，捋傅漆疮，亦主溪毒，乃同名也。〔颂曰〕或言老鸦眼睛草即漆姑草，漆姑乃蜀羊泉，人不能决识。〔时珍曰〕漆姑有二种：苏恭所说是羊泉，陶陈所说是小草。苏颂所说老鸦眼睛草，乃龙葵也。又黄蜂作窠，衔漆姑草汁为蒂，即此草也。

【气味】苦，微寒，无毒。

【主治】秃疮恶疮热气，疥瘙痂癣虫。本经。疗龋齿，女子阴中内伤，皮间实积。别录。主小儿惊，生毛发，捣涂漆疮。苏恭。蚯蚓气呵者，捣烂入黄丹盦盒之。时珍。出摘玄方。

蜀羊泉

漆姑草

鹿蹄草 （纲目）

【释名】小秦王草纲目、秦王试剑草〔时珍曰〕鹿蹄象叶形。能合金疮，故名试剑草。又山慈姑亦名鹿蹄，与此不同。

【集解】〔时珍曰〕按轩辕述宝藏论云：鹿蹄多生江广平陆及寺院荒处，淮北绝少，川陕亦有。苗似堇菜，而叶颇大，背紫色。春生紫花。结青实，如天茄子。可制雌黄、丹砂。

【主治】金疮出血，捣涂即止。又涂一切蛇虫犬咬毒。时珍。

鹿蹄草

败酱 (本经中品)

【释名】**苦菜**纲目、**苦薏**纲目、**泽败**别录、**鹿肠**本经、**鹿首**别录、**马草**别录。〔弘景曰〕根作陈败豆酱气，故以为名。〔时珍曰〕南人采嫩者，暴蒸作菜食，叶微苦而有陈酱气，故又名苦菜，与苦荬、龙葵同名。亦名苦薏，与酸酱同名。苗形则不同也。

败酱 苦菜

【集解】〔别录曰〕败酱生江夏川谷，八月采根，暴干。〔弘景曰〕出近道。叶似稀莶，根形如柴胡。〔恭曰〕此药不出近道，多生冈岭间。叶似水莨及薇衔，丛生，花黄根紫，作陈酱色，其叶殊不似稀莶也。〔颂曰〕江东亦有之，状如苏恭所说。〔时珍曰〕处处原野有之，俗名苦菜，野人食之，江东人每采收储焉。春初生苗，深冬始凋。初时叶布地生，似菘菜叶而狭长，有锯齿，绿色，面深背浅。夏秋茎高二三尺而柔弱，数寸一节。节间生叶，四散如伞。颠顶开白花成簇，如芹花、蛇床子花状。结小实成簇。其根白紫，颇似柴胡。吴普言其根似桔梗，陈自明言其根似蛇莓根者，皆不然。

根苗同。

【修治】〔敩曰〕凡收得便粗杵，入甘草叶相拌对蒸，从巳至末，去甘草叶，焙干用。

【气味】苦，平，无毒。〔别录曰〕咸，微寒。〔权曰〕辛、苦，微寒。〔大明曰〕酸。〔时珍曰〕微苦带甘。

【主治】**暴热火疮赤气，疥瘙疽痔，马鞍热气。**本经。**除痈肿浮肿结热，风痹不足，产后痛。**别录。**治毒风并㿗痹，破多年凝血，能化脓为水，产后诸病，止腹痛，余疹烦渴。**甄权。**治血气心腹痛，破癥结，催生落胞，血运鼻衄吐血，赤白带下，赤眼障膜胬肉，蓖耳，疮疖疥癣丹毒，排脓补瘘。**大明。

【发明】〔时珍曰〕败酱乃手足阳明厥阴药也。善排脓破血，故仲景治痈及古方妇人科皆用之。乃易得之物，而后人不知用，盖未遇识者耳。

迎春花

迎春花 (纲目)

【集解】〔时珍曰〕处处人家栽插之，丛生高者二三尺，方茎厚叶。叶如初生小椒叶而无齿，面青背淡。对节生小枝，一枝三叶。正月初开小花，状如瑞香，花黄色，不结实。

叶

【气味】苦，涩，平，无毒。

【主治】**肿毒恶疮，阴干研末，酒服二三钱，出汗便瘥。**卫生易简方。

款冬花 （本经中品）

【释名】 **款冻**郭璞、**颗冻**尔雅、**氏冬**别录、**钻冻**衍义、**菟奚**尔雅、**橐吾**本经、**虎须**本经。〔时珍曰〕按述征记云，洛水至岁末凝厉时，款冬生于草冰之中，则颗冻之名以此而得。后人讹为款冬，乃款冻尔。款者至也，至冬而花也。〔宗奭曰〕百草中，惟此不顾冰雪，最先春也，故世谓之钻冻。虽在冰雪之下，至时亦生芽，春时人采以代蔬。入药须微见花者良。如已芬芳，则都无气力。今人多使如箸头者，恐未有花也。

潞州款冬花

【集解】〔别录曰〕款冬生常山山谷及上党水旁，十一月采花阴干。〔弘景曰〕第一出河北，其形如宿莼未舒者佳，其腹里有丝。次出高丽百济，其花乃似大菊花。次亦出蜀北部宕昌，而并不如。其冬月在冰下生，十二月、正月旦取之。〔恭曰〕今出雍州南山溪水，及华州山谷涧间。叶似葵而大，丛生，花出根下。〔颂曰〕今关中亦有之。根紫色，叶似萆薢，十二月开黄花，青紫萼，去土一二寸，初出如菊花萼，通直而肥实无子。则陶氏所谓出高丽百济者，近此类也。又有红花者，叶如荷而斗直，大者容一升，小者容数合，俗呼为蜂斗叶，又名水斗叶。则苏氏所谓大如葵而丛生者，是也。傅成款冬赋序云：予曾逐禽，登于北山，于时仲冬之月，冰凌盈谷，积雪被崖，顾见款冬炜然，始敷华艳，是也。

秦州款冬花

【修治】〔敩曰〕凡采得，须去向里裹花蕊壳，并向里实如粟零壳者，并枝叶，以甘草水浸一宿，却取款冬叶相拌裹一夜，晒干去叶用。

【气味】 **辛，温，无毒。**〔别录曰〕甘。〔好古曰〕纯阳，入手太阴经。〔之才曰〕杏仁为之使，得紫菀良，恶皂荚、消石、玄参，畏贝母、辛夷、麻黄、黄芪、黄芩、连翘、青葙。

【主治】 **咳逆上气善喘，喉痹，诸惊痫寒热邪气。**本经。**消渴，喘息呼吸。**别录。**疗肺气心促急热劳咳，连连不绝，涕唾稠粘，肺痿肺痈，吐脓血。**甄权。**润心肺，益五脏，除烦消痰，洗肝明目，及中风等疾。**大明。

【发明】〔颂曰〕本经主咳逆，古方用为温肺治嗽之最。崔知悌疗久咳熏法：每旦取款冬花如鸡子许，少蜜拌花使润，纳一升铁铛中。又用一瓦碗钻一孔，孔内安一小笔管，以面泥缝，勿令漏气。铛下着炭火，少时烟从筒出，以口含吸，咽之。如胸中少闷，须举头，即将指头按住筒口，勿使漏。至烟尽乃止。如是五日一为之。待至六日，饱食羊肉馎饦一顿，永瘥。〔宗奭曰〕有人病嗽多日，或教然款冬花三两，于元风处以笔管吸其烟，满口则咽之，数日果效。

鼠曲草

【校正】 并入有名未用鼠耳，及东垣药类法象佛耳草。

鼠曲草

佛耳草

【释名】**米曲**纲目**鼠耳**别录**佛耳草**法象**无心草**别录**香茅**拾遗**黄蒿**会编**茸母**〔时珍曰〕曲言其花黄如曲色，又可和米粉食也。鼠耳言其叶形如鼠耳，又有白毛蒙茸似之，故北人呼为茸母。佛耳，则鼠耳之讹也。今淮人呼为毛耳朵，则香茅之茅，似当作毛。按段成式杂俎云：毗蜉酒草，鼠耳也，一名无心草。岂毗蜉食此，故有是名耶？

【集解】〔别录曰〕鼠耳一名无心，生田中下地，厚叶肥茎。〔藏器曰〕鼠曲草，生平岗熟地，高尺余，叶有白毛，黄花，荆楚岁时记云：三月三日，取鼠曲汁，蜜和为粉，谓之龙舌米半，以压时气。（粞音板，米饼也）。山南人呼为香茅。取花杂桦皮染褐，至破犹鲜。江西人呼为鼠耳草也。〔汪机曰〕佛耳草，徽人谓之黄蒿。二三月苗长尺许，叶似马齿苋而细，有微白毛，花黄。土人采茎叶和米粉，捣作粑果食。〔时珍曰〕日华本草鼠曲，即别录鼠耳也。唐宋诸家不知，乃退鼠耳入有名未用中。李杲药类法象用佛耳草，亦不知其即鼠耳也。原野间甚多。二月苗，茎叶柔软。叶长寸许，白茸如鼠耳之毛。开小黄花成穗，结细子。楚人呼为米曲，北人呼为茸母。故邵桂子瓮天语云：北方寒食，采茸母草和粉食。宋徽宗诗，茸母初生认禁烟者，也。

【气味】**甘，平，无毒。**〔别录曰〕鼠耳：酸，无毒。〔杲曰〕佛耳草：酸，性热。款冬花为之使。宜少食之，过则损目。

【主治】**鼠耳：主痹寒寒热，止咳。**别录。**鼠曲：调中益气，止泄除痰，压时气，去热嗽。杂米粉作糗食，甜美。**日华。**佛耳：治寒嗽及痰，除肺中寒，大升肺气。**李杲。

【发明】〔震亨曰〕治寒痰嗽，宜用佛耳草；热痰嗽，宜用灯笼草。〔时珍曰〕别录云治寒热止咳，东垣云治寒嗽，言其标也；日华云治热嗽，言其本也。大抵寒嗽，多是火郁于内而寒覆于外也。按陈氏经验方云：三奇散：治一切咳嗽，不问久近，昼夜无时。用佛耳草五十文，款冬花二百文，熟地黄二两，焙研末。每用二钱，于炉中烧之，以筒吸烟咽下，有涎吐去。予家一获久病此，医治不效。偶在沅州得一婢，用此法，两服而愈也。

决明（本经上品）

马蹄决明

【释名】〔时珍曰〕此马蹄决明也，以明目之功而名。又有草决明、石决明，皆同功者。草决明即青葙子，陶氏所谓萋蒿是也。

【集解】〔别录曰〕决明子生龙门川泽，十月十日采，阴干百日。〔弘景曰〕龙门在长安北。今处处有之。叶如茳芒。子形似马蹄，呼为马蹄决明，用之当捣碎。又别有草决明，是萋蒿蒿草，在下品中。〔颂曰〕今处处人家园圃所莳。夏初生苗，高三四尺许。根带紫色。叶似苜蓿而大。七月开黄花，结角。其子如青绿豆而锐，十月采之。按尔雅：薢茩，决光。郭璞释云：药草决明也。叶黄锐，赤华，实如山茱萸。或曰英也。关西谓之薢茩（音皆苟）。其说与此种颇不类。又有一种马蹄决明，叶如江豆，子形似马蹄。〔宗奭曰〕决明，苗高四五尺，春亦为蔬。秋深结角；其子生角中如羊肾。今湖南北人家所种甚多，或在村野成段。蜀本图经言叶似苜蓿而阔大者，甚为允当。〔时珍曰〕决明有二种：一种马蹄决明，茎高三四尺，叶大于苜蓿。而本小末尖，昼开夜合，两两相贴。秋开淡黄花五出，结角如初生细豇豆，长五六寸。角中子数十粒，参差相连，状如马蹄，青绿色，入眼目药最良。一种茳芒决明，救荒本草所谓山扁豆是也。苗茎似马蹄决明，但叶之本小末尖，正似槐叶，夜亦不合。秋开深黄花五出，结角大如小指，长二寸许。角中子成数列，状如黄葵子而扁，其色褐，味甘滑。二种苗叶皆可作酒曲，俗呼为独占缸。但茳芒嫩苗及花与角子，皆可瀹茹及点茶食；而马蹄决明苗角皆韧苦，不可食也。苏颂言薢茩即决明，殊不类，恐别一物也。

茳芒决明

子

【气味】咸，平，无毒。

〔别录曰〕苦、甘，微寒。〔之才曰〕蓍实为之使，恶大麻子。

【主治】青盲，目淫肤，赤白膜，眼赤泪出。久服益精光，轻身。本经。疗唇口青。别录。助肝气，益精。以水调末涂肿毒。炧太阳穴，治头痛。又贴胸心，止鼻洪。作枕，治头风明目，甚于黑豆。日华。治肝热风眼赤泪。每旦取一匙挼净，空心吞之，百日后夜见物光。甄权。益肾，解蛇毒。震亨。叶作菜食，利五脏明目，甚良。甄权。

【发明】〔时珍曰〕相感志言：圃中种决明，蛇不敢入。丹溪朱氏言决明解蛇毒，本于此也。王旻山居录言：春月种决明，叶生采食，其花阴干亦可食。切忌泡茶，多食无不患风。按马蹄决明苗角皆韧而苦，不宜于食。纵食之，有利五脏明目之功，伺遂至于患风耶？又镏绩霏雪录言：人家不可种决明，生子多跛。此迂儒误听之说也，不可信。

【附录】茳芒拾遗。〔藏器曰〕陶云：决明叶如茳芒。按茳芒生道旁，叶小于决明，性平无毒，火炙作饮极香，除痰止渴，令人不睡，调中；隋稠禅师采作五色饮以进炀帝者，是也。又有茳芏，字从土，音吐，一名江蓠子，乃草似芫，生海边，可为席者，与决明叶不相类。〔时珍曰〕茳芒亦决明之一种，故俗犹称独占缸。说见前集解下。合明草拾遗。〔藏器曰〕味甘，寒，无毒。主暴热淋，小便赤涩，小儿病，明目下水，止血痢，捣绞汁服。生下湿地，叶如四出花，向夜叶即合。

地肤（本经上品）

【释名】地葵本经、地麦别录、落帚日华、独帚图经、王蕙尔雅、王帚郭璞、扫帚弘景、益明药性、涎衣草唐本、白地草纲目、鸭舌草图经、千心妓女土宿本草。〔时珍曰〕地肤、地麦，因其子形似也。地葵，因其苗味似也。鸭舌，因其形似也。妓女，因其枝繁而头多也。益明，因其子功能明目也。子落则老，茎可为帚，故有帚、篲诸名。

【集解】〔别录曰〕地肤子生荆州平泽及田野，八月、十月采实，阴干。〔弘景曰〕今田野间亦多，皆取茎苗为扫帚。其子微细，入补药丸散用，仙经不甚用。〔恭曰〕田野人名为地麦草，北人名涎衣草。叶细茎赤，出熟田中。苗极弱，不能胜举。今云堪为扫帚，恐未之识也。〔大明曰〕地肤即落帚子也。子色青，似一眠起蚕沙之状。〔颂曰〕今蜀川、关中近地皆有之。初生薄地，五六寸，根形如蒿，茎赤叶青，大似荆芥。三月开黄白花，结子青白色，八月、九月采实。神仙七精散云：地肤子，星之精也。或曰其苗即独帚也，一名鸭舌草。陶弘景所谓茎苗可为扫帚者，苏恭言其苗弱不胜举，二说不同，而今医家皆以为独帚。密州图上者，云根作丛生，每窠有二三十茎，茎有赤有黄，七月开黄花，其实地肤也。至八月而藉干成，可采。此正与独帚相合。恐西北出者短弱，故苏说云耳。〔时珍曰〕地肤嫩苗，可作蔬茹，一科数十枝，攒簇团团直上，性最柔弱，故将老时可为帚，耐用。苏恭云不可帚，止言其嫩苗而已。其子最繁。尔雅云：葥，王蔧。郭璞注云：王帚也。似藜，可以为扫帚，江东呼为落帚。此说得之。

子

【气味】苦，寒，无毒。〔时珍曰〕甘，寒。

【主治】膀胱热，利小便。补中益精气。久服耳目聪明，轻身耐老。本经。去皮肤中热气，使人润泽，散恶疮疝瘕，强阴。别录。**治阴卵癞疾，去热风，可作汤沐浴。与阳起石同服，主丈夫阴痿不起，补气益力。**甄权。**治客热丹肿。**日华。

【发明】〔藏器曰〕众病皆起于虚。虚而多热者，加地肤子、甘草。

苗叶

【气味】苦，寒，无毒。〔时珍曰〕甘、苦。烧灰煎霜，制砒石、粉霜、水银、硫黄、雄黄、硇砂。

【主治】捣汁服，主赤白痢，烧灰亦善。煎水洗目，去热暗雀盲涩痛。别录。**主大肠泄泻，和气，涩肠胃，解恶疮毒。**苏颂。**煎水日服，治手足烦疼，利小便诸淋。**时珍。

【发明】〔时珍曰〕按虞抟《医学正传》云：抟兄年七十，秋间患淋，二十余日，百方不效。后得一方，取地肤草捣自然汁，服之遂通。至贱之物，有回生之功如此。时珍按：圣惠方治小便不通，用地麦草一大把，水煎服。古方亦常用之。此物能益阴气，通小肠。无阴则阳无以化，亦东垣治小便不通，用黄柏、知母滋肾之意。

瞿麦 （瞿音劬　本经中品）

【释名】**蘧麦**尔雅、**巨句麦**本经、**大菊**尔雅、**大兰**别录、**石竹**日华、**南天竺草**纲目。〔弘景曰〕子颇似麦，故名瞿麦。〔时珍曰〕按陆佃解韩诗外传云：生于两旁谓之瞿。此麦之穗旁生故也。尔雅作蘧。有渠、衢二音。日华本草云，一名燕麦，一名杜姥草者，误矣。燕麦即雀麦，雀瞿二字相近，传写之讹尔。

【集解】〔别录曰〕瞿麦生太山山谷，立秋采，阴干。〔弘景曰〕今出近道。一茎生细叶，花红紫赤色可爱，合子叶刈取之，子颇似麦子，有两种，一种微大，花边有叉丫。未知何者是也？

瞿麦

今市人皆用小者。复一种，叶广相似而有毛，花晚而甚赤。按经云采实、其中子细，燥熟便脱尽矣。〔颂曰〕今处处有之。苗高一尺以来，叶尖小青色，根紫黑色，形如细蔓菁。花红紫赤色，亦似映山红，二月至五月开。七月结实作穗，子颇似麦。河阳河中府出者，苗可用。淮甸出者根细，村民取作刷帚。尔雅谓之大菊，广雅谓之茈萎是也。〔时珍曰〕石竹叶似地肤叶而尖小，又似初生小竹时而细窄，其茎纤细有节，高尺余，梢间开花。山野生者，花大如钱，红紫色。人家栽者，花稍小而妩媚，有红白粉红紫赤斑烂数色，俗呼为洛阳花。结实如燕麦，内有小黑子。其嫩苗炸熟水淘过，可食。

穗

【修治】〔敩曰〕凡使只用蕊壳，不用茎叶。若一时同使，即空心令人气噎，小便不禁也。用时以菫竹沥浸一伏时，漉晒。

【气味】苦，寒，无毒。〔别录曰〕苦。〔权曰〕甘。〔之才曰〕襄草、牡丹为之使，恶螵蛸，伏丹砂。

【主治】关格诸癃结，小便不通，出刺，决痈肿，明目去翳，破胎堕子，下闭血。本经。养肾气，逐膀胱邪逆，止霍乱，长毛发。别录。主五淋。甄权。月经不通，破血块排脓。大明。

叶

【主治】痔瘘并泻血，作汤粥食。又治小儿蛔虫，及丹石药发。并眼目肿痛及肿毒，捣傅。治浸淫疮并妇人阴疮。大明。

【发明】〔杲曰〕瞿麦利小便为君主之用。〔颂曰〕古今方通心经、利小肠为最要。〔宗奭曰〕八正散用瞿麦，今人为至要药。若心经虽有热，而小肠虚者服之、则心热未退，而小肠别作病矣。盖小肠与心为传送，故用此入小肠。本草并不治心热。若心无大热，止治其心，或制之不尽，当求其属以衰之可也。〔时珍曰〕近古方家治产难，有石竹花汤，治九孔出血，有南天竺饮，皆取其破血利窍也。

王不留行 （别录上品）

【释名】禁宫花日华、剪金花日华、金盏银合〔时珍曰〕此物性走而不住，虽有王命不能留其行，故名。吴普本草作一名不流行，盖误也。

【集解】〔别录曰〕王不留行生太山山谷，二月、八月采。〔弘景曰〕今处处有之。叶似酸浆，子似菘子。人言是蓼子，不尔。多入痈瘘方用。〔保升曰〕所在有之。叶似菘蓝。其花红白色。子壳似酸浆，其中实圆黑似菘子，大如黍粟。二月收苗，五月收子。根苗花子并通用。

〔颂曰〕今江浙及并河近处皆有之。苗茎俱青，高七八寸已来。根黄色如荠根。叶尖如小匙头，亦有似槐叶者。四月开花黄紫，叶随茎而生，如菘子状，又似猪蓝花。五月采苗茎，晒干用。俗谓之剪金草。河北生者，叶圆花红，与此小别。〔时珍曰〕多生麦地中。苗高者一二尺。

三四月开小花，如铎铃状，红白色。结实如灯笼草子，壳有五棱，壳内包一实，大如豆。实内细子，大如菘子，生白熟黑，正圆如细珠可爱。陶氏言叶似酸浆，苏氏言花如菘子状者，皆欠详审，以子为花叶状也。灯笼草即酸浆也。苗、子皆入药。

苗、子

【修治】〔敩曰〕凡采得拌湿蒸之，从巳至未。以浆水浸一宿，焙干用。

【气味】苦，平，无毒。〔普曰〕神农：苦，平。岐伯、雷公：甘。〔元素曰〕甘、苦，平。阳中之阴。

【主治】金疮止血，逐痛出刺，除风痹内塞。止心烦鼻衄，痈疽恶疮瘘乳，妇人难产。久服轻身耐老增寿。别录。治风毒，通血脉。甄权。游风风疹，妇人血经不匀，发背。日华。下乳汁。元素。利小便，出竹木刺。时珍。

【发明】〔元素曰〕王不留行，下乳引导用之。取其利血脉也。〔时珍曰〕王不留行能走血分，乃阳明冲任之药。俗有"穿山甲、王不留，妇人服了乳长流"之语，可见其性行而不住也。按王执中资生经云，一妇人患淋卧久，诸药不效。其夫夜告予。予按既效方治诸淋，用剪金花十余叶煎汤，遂令服之。明早来云：病减八分矣。再服而愈。剪金花一名禁宫花，一名金盏银台，一名王不留行是也。〔颂曰〕张仲景治金疮，有王不留行散，贞元广利方治诸风痉，有王不留行汤，皆最效。

王不留行

剪春罗 （纲目）

剪春罗

【释名】剪红罗。

【集解】〔时珍曰〕剪春罗二月生苗，高尺余，柔茎绿叶，叶对生，抱茎。入夏开花，深红色，花大如钱，凡六出，周回如剪成可爱。结实大如豆，内有细子。人家多种之为玩。又有剪红纱花、茎高三尺，叶旋覆。夏秋开花，状如石竹花而稍大，四围如剪，鲜红可爱。结穗亦如石竹，穗中有细子。方书不见用者。计其功，亦应利小便、主痈肿也。

【气味】甘，寒，无毒。

【主治】火带疮绕腰生者，采花或叶捣烂，蜜调涂之。为末亦可。时珍。出证治要诀。

剪红纱

金盏草 （救荒）

【校正】并入宋图经杏叶草。

【释名】杏叶草图经、长春花〔时珍曰〕金盏，其花形也。长春，言耐久也。

【集解】〔颂曰〕杏叶草，一名金盏草，生常州。蔓延篱下，叶叶相对。秋后有子如鸡头实，其中变生一小虫，脱而能行，中夏采花。〔周宪王曰〕金盏儿花，苗高四五寸。叶似初生莴苣叶，厚而狭，抱茎而生。茎柔脆。茎头开花，大如指头，金黄色，状如盏子，四时不绝。其叶味酸，炸熟水浸过，油盐拌食。〔时珍曰〕夏月结实，在萼内，宛如尺蠖虫数枚蟠屈之状，故苏氏言其化虫，实非虫也。

【气味】酸，寒，无毒。

【主治】肠痔下血久不止。苏颂。

金盏草

葶苈（本经下品）

葶苈

【释名】丁历别录、草蒿（草音典）、大室本经、大适本经、狗荠别录。〔时珍曰〕名义不可强解。

【集解】〔别录曰〕葶苈生藁城平泽及田野，立夏后采实，阴干。〔弘景曰〕出彭城者最胜，今近道亦有。母即公荠也。子细黄至苦，用之当熬。〔颂曰〕今汴东、陕西、河北州郡皆有之，曹州者尤佳。初春生苗叶，高六七寸，似荠。根白色，枝茎俱青。三月开花，微黄。结角，子扁小如黍粒微长，黄色。月令：孟夏之月，靡草死。许慎、郑玄注皆云靡草，荠、葶苈之属是也。一说葶苈单茎向上，叶端出角，粗且短。又有一种狗荠草，叶近根下作奇，生角细长。取时必须分别此二种也。〔敩曰〕凡使勿用赤须子，真相似，只是味微甘苦耳。葶苈子之苦，人顶也。〔时珍曰〕按尔雅云：草，葶苈也。郭璞注云：实叶皆似芥，一名狗荠。然则狗荠即是葶苈矣。盖葶苈有甜苦二种。狗荠味微甘，即甜葶苈也。或云甜葶苈是菥蓂子，考其功用亦似不然。

子

【修治】〔敩曰〕凡使葶苈，以糯米相合，置于煏上，微焙，待米熟，去米，捣用。

【气味】辛，寒，无毒。〔别录曰〕苦，大寒。得酒良。〔权曰〕酸，有小毒。入药炒用。〔杲曰〕沉也，阴中阳也。〔张仲景曰〕葶苈傅头疮，药气入脑，杀人。〔之才曰〕榆皮为之使，得酒良，恶白僵蚕、石龙芮。〔时珍曰〕宜大枣。

【主治】癥瘕积聚结气，饮食寒热，破坚逐邪，通利水道。本经。下膀胱水，伏留热气，皮间邪水上出，面目浮肿，身暴中风热痱痒，利小腹。久服令人虚。别录。疗肺壅上气咳嗽，止喘促，除胸中痰饮。甄权。通月经。时珍。

【发明】〔杲曰〕葶苈大降气，与辛酸同用，以导肿气。本草十剂云：泄可去闭，葶苈、大黄之属。此二味皆大苦寒，一泄血闭，一泄气闭。盖葶苈之苦寒，气味俱厚，不减大黄，又胜过于诸药，以泄阳分肺中之闭，亦能泄大便，为体轻象阳故也。〔宗奭曰〕葶苈有甜、苦二种，其形则一也。经既言味辛苦，即甜者不复更入药也。大概治体皆以行水走泄为用，故曰久服令人虚，盖取苦泄之义，药性论不当言味酸。〔震亨曰〕葶苈属火性急，善逐水。病人稍涉虚者，宜远之。且杀人甚健，何必久服而后虚也。〔好古曰〕苦甜二味，主治不同。仲景泻肺汤用苦，余方或有用甜者，或有不言甜苦者。大抵苦则下泄，甜则少缓，量病人虚实用之，不可不审。本草虽云治同，而甜苦之味安得不异？〔时珍曰〕甘苦二种，正如牵牛，黑白二色，急缓不同。又如壶芦，甘苦二味，良毒亦异。大抵甜者下泄之性缓，虽泄肺而不伤胃；苦者下泄之性急，既泄肺而易伤胃，故以大枣辅之。然肺中水气膹满急者，非此不能除。但水去则止，不可过剂尔。既不久服，何至杀人？淮南子云：大戟去水，葶苈愈胀，用之不节，乃反成病。亦在用之有节。

车前 （本经上品）

车 前

【释名】**当道**本经、**芣苢**（音浮以）、**马舄**（音昔）、**牛遗**并别录、**牛舌**诗疏、**车轮菜**救荒、**地衣**纲目、**虾蟆衣**别录。〔时珍曰〕按尔雅云：芣苢，马舄。马舄，车前。陆玑诗疏云：此草好生道边及牛马迹中，故有车前、当道、马舄、牛遗之名。舄，足履也。幽州人谓之牛舌，虾蟆喜藏伏于下，故江东称为虾蟆衣。又韩诗外传言，直曰车前，瞿曰芣苢，恐亦强说也。瞿乃生于两旁者。

【集解】〔别录曰〕车前生真定平泽丘陵阪道中，五月五日采，阴干。〔弘景曰〕人家及路边甚多。韩诗言芣苢是木似李，食其实宜子孙者，谬矣。〔恭曰〕今出开州者胜。〔颂曰〕今江湖、淮甸、近汴、北地处处有之。春初生苗，叶布地如匙面，累年者长及尺余。中抽数茎，作长穗如鼠尾。花甚细密，青色微赤。结实如葶苈，赤黑色。今人五月采苗，七月、八月采实。人家园圃或种之，蜀中尤尚。北人取根日干，作紫菀卖之，甚误所用。陆玑言嫩苗作茹大滑，今人不复啖之。〔时珍曰〕王曼山居录，有种车前剪苗食法，则昔人常以为蔬矣。今野人犹采食之。

子

【修治】〔时珍曰〕凡用须以水淘洗去泥沙，晒干。入汤液，炒过用；入丸散，则以酒浸一夜，蒸熟研烂，作饼晒干，焙研。

【气味】甘，寒，无毒。〔别录曰〕咸。〔权曰〕甘，平。〔大明曰〕常山为之使。

【主治】气癃止痛，利水道小便，除湿痹。久服轻身耐老。本经。**男子伤中，女子淋沥不欲食，养肺强阴益精：令人有子，明目疗赤痛**。别录。**去风毒，肝中风热，毒风冲眼，赤痛障翳，脑痛泪出，压丹石毒，去心胸烦热**。甄权。**养肝**。萧炳①。**收妇人难产**。陆玑。**导小肠热，止暑湿泻痢**。时珍。

【发明】〔弘景曰〕车前子性冷利，仙经亦服饵之，云令人身轻，能跳越岸谷，不老长生也。〔颂曰〕车前子入药最多。驻景丸用车前、菟丝二物，蜜丸食下服，古今以为奇方也。〔好古曰〕车前子，能利小便而不走气，与茯苓同功。〔时珍曰〕按神仙服食经云：车前一名地衣，雷之精也，服之形化，八月采之。今车前五月子已老，而云七八月者，地气有不同尔。唐张籍诗云：开

① 炳：原作"两"，据张本改。

州午月车前子，作药人皆道有神。惭愧文君怜病眼，三千里外寄闲人。观此亦以五月采开州者为良，又可见其治目之功。大抵入服食，须佐他药，如六味地黄丸之用泽泻可也。若单用则泄太过，恐非久服之物。欧阳公常得暴下病，国医不能治。夫人买市人药一帖，进之而愈。方叩其方，则车前子一味为末，米饮服二钱匕。云此药利水道而不动气，水道利则清浊分，而谷藏自止矣。

草及根

【修治】〔敩曰〕凡使须一窠有九叶，内有蕊，茎可长一尺二寸者。和蕊叶根，去土了称一镒者，力全。使叶勿使蕊茎，锉细，于新瓦上摊干用。

【气味】甘，寒，无毒。〔土宿真君曰〕可伏硫黄，结草砂，伏五矾、粉霜。

【主治】金疮，止血衄鼻，瘀血血瘕，下血，小便赤，止烦下气，除小虫。别录。主阴癫。之才。叶：**主泄精病，治尿血，能补五脏，明目，利小便，通五淋。**甄权

【发明】〔弘景曰〕其叶捣汁服，疗泄精甚验。〔宗奭曰〕陶说大误矣。此药甘滑，利小便，泄精气。有人作菜频食，小便不禁，几为所误也。

狗舌草 <small>（唐本草）</small>

狗舌草

【集解】〔恭曰〕狗舌生渠堑湿地，取生。叶似车前而无文理，抽茎开花，黄白色。四月、五月采茎，暴干。

【气味】苦，寒，有小毒。

【主治】蛊疥瘙疮，杀小虫。为末和涂之，即瘥。苏恭。

马鞭草 <small>（别录下品）</small>

【校正】并入图经龙牙草。

【释名】**龙牙草**图经、**凤颈草** 〔恭曰〕穗类鞭鞘，故名马鞭。〔藏器曰〕此说未近，乃其节生紫花如马鞭节耳。〔时珍曰〕龙牙凤颈，皆因穗取名。苏颂图经外类重出龙牙，今并为一。又今方士谬立诸草为各色龙牙之名，甚为淆乱，不足凭信。

【集解】〔弘景曰〕村墟陌甚多。茎似细辛，花紫色，微似蓬蒿也。〔恭曰〕叶似狼牙及茺蔚，抽三四穗，紫花，似车前，穗类鞭鞘，都不似蓬蒿也。〔保升曰〕花白色，七月、八月采苗叶，日干用。〔颂曰〕今衡山、庐山、江淮州郡皆有之。苗类益母而茎圆，高二三尺。又曰：龙牙草生施州，高二尺以来。春夏有苗叶，至秋冬而枯。采根洗净用。〔时珍曰〕马鞭下地甚多。春月生苗，方茎，叶似益母，对生，夏秋开细紫花，作穗如车前穗，其子如蓬蒿子而细，根白而小。陶言花似蓬蒿，韩言花色白，苏言茎圆，皆误矣。

苗叶

【气味】苦，微寒，无毒。保升。〔大明曰〕辛，凉，无毒。〔权曰〕苦，有毒。伏丹砂、硫黄。

【主治】下部䘌疮。别录。癥瘕血瘤，久疟，破血杀虫。捣烂煎取汁，熬如饧，每空心酒服一匕。藏器。治妇人血气肚胀，月候不匀，通月经。大明。治金疮，行血活血。震亨。捣涂痈肿及蠼螋尿疮，男子阴肿。时珍。

根

【气味】辛，涩，温，无毒。

【主治】赤白下痢初起，焙捣罗末，每米饮服一钱匕，无所忌。苏颂。

马鞭草
龙牙

蛇舍（本经下品）

【校正】并入图经紫背龙牙。

【释名】蛇衔本经、威蛇大明、小龙牙纲目、紧背龙牙 〔恭曰〕陶氏本草作蛇含，合乃含字之误也。含、衔义同，见古本草。〔时珍曰〕按刘敬叔异苑云：有田父见一蛇被伤，一蛇衔一草着疮上，经日伤蛇乃去。田父因取草治蛇疮皆验，遂名曰蛇衔草也。其叶似龙牙而小，背紫色，故俗名小龙牙，又名紫背龙牙。苏颂图经重出紫背龙牙，今并为一。

【集解】〔别录曰〕蛇含生益州山谷，八月采，阴干。〔弘景曰〕蛇衔处处有之。有两种，并生石上，亦生黄土地。当用细叶有黄花者。〔颂曰〕出兴州，今近处亦有。生土石上，或下湿地。蜀中人家亦种之，辟蛇。一茎五叶或七叶。有两种。八月采根阴干，日华子云，茎叶俱用，五月采之。又曰：紫背龙牙，生蜀中，春夏生叶，采无时。〔时珍曰〕此二种：细叶者名蛇衔，大叶者名龙衔。龙衔亦入疮膏用。〔敩曰〕蛇衔只用叶晒干，勿犯火。根茎不用。勿误用有蘂尖叶者，号竟命草，其味酸涩。误服令人吐血不止，速服知时子解之。

蛇舍

【气味】苦，微寒，无毒。〔权曰〕有毒。〔颂曰〕紫背龙牙，辛，寒，无毒。

【主治】惊痫。寒热邪气，除热，金疮疽痔，鼠瘘恶疮头疡。本经。疗心腹邪气，腹痛湿痹，养胎，利小儿。别录。治小儿寒热丹疹。甄权。止血协风毒，痈肿赤眼。汁傅蛇虺蜂毒。大明。紫背龙牙：解一切蛇毒。治咽喉中痛，含咽之便效。苏颂。

【发明】〔藏器曰〕蛇含治蛇咬。今以草纳蛇口中，纵伤人亦不能有毒也。种之，亦令无蛇。〔颂曰〕古今治丹毒疮肿方通用之。古今录验治赤疹、用蛇衔草，捣极烂傅之即瘥。赤疹由冷湿搏于肌中，甚即为热，乃成赤疹。天热则剧，冷则减是也。〔时珍曰〕按葛洪抱朴子云：蛇衔膏连已断之指，今考葛洪肘后方载蛇衔膏云：治痈肿瘀血，产后积血，耳目诸病，牛领马鞍疮。用蛇衔、大黄、附子、芍药、大戟、细辛、独活、黄芩、当归、莽草、蜀椒各一两，薤白十四枚。右为末，以苦酒淹一宿，以猪膏二斤，七星火上煎沸，成膏收之。每温酒服一弹丸，日再服。病在外，摩之傅之；在耳，绵裹塞之；在目，点之。若入龙衔藤一两，则名龙衔膏也。所谓连断指者，不知即此膏否？

女青（本经下品）

【释名】雀瓢本经。

【集解】〔别录曰〕女青，蛇衔根也。生朱崖，八月采，阴干。〔弘景曰〕若是蛇衔根，不应独生朱崖。俗用者是草叶，别是一物，未详孰是？术云：带此一两，则疫疠不犯，弥宜识真者。又云：今市人用一种根，形状如续断，茎叶至苦，乃云是女青根，出荆州。〔恭曰〕此草即雀瓢也。生平泽。叶似萝摩，两相对。子似瓢形，大如枣许，故名雀瓢。根似白薇。茎叶并臭。其蛇衔都非其类。又别录云：叶嫩时似萝摩，圆端大茎，实黑，茎叶汁黄白。亦与前说相似。若是蛇衔根，何得苗生益州，根在朱崖，相去万里余也？萝摩叶似女青，故亦名雀瓢。〔藏器曰〕萝摩是白环藤，雀瓢是女青，二物相似，不能分别，终非一物也。〔机曰〕萝摩以子言，女青以根言，蛇衔以苗言，三者气味功用大有不同。诸注因其同名雀瓢，而疑为一物；又因其各出州郡，而复疑为二物。本草明言女青是蛇衔根，岂可以根苗异地而致疑？如摩芜、芎劳所产不同，亦将分为二物乎？如赤箭、徐长卿同名鬼督邮，亦将合为一物耶？〔时珍曰〕女青有二：一是藤生，乃苏恭所说似萝摩者；一种草生，则蛇衔根也。蛇衔有大、小二种：叶细者蛇衔，用苗茎叶；大者为龙衔，用根。故王焘外台秘要龙衔膏，用龙衔根煎膏治痈肿金疮者，即此女青也。陈藏器言女青、萝摩不能分别，张揖广雅言女青是葛类，皆指藤生女青，非此女青根，一言可据。诸家止因其生朱崖致疑，非矣。方土备有相传不同尔，况又不知有两女青乎？又罗浮山记云：山有男青似女青。此则不知是草生藤生者也。

根

【气味】辛，平，有毒。〔权曰〕苦，无毒。蛇衔为使。

【主治】蛊毒，逐邪恶气，杀鬼温疟，辟不祥。本经。

鼠尾草（别录下品）

【释名】葝（音勃）、山陵翘吴普、乌草拾遗、水青拾遗。〔时珍曰〕鼠尾以穗形命名。尔雅云：葝，鼠尾也。可以染皂，故名乌草，又曰水青。苏颂图经谓鼠尾一名陵时者，乃陵翘之误也。

【集解】〔别录曰〕鼠尾生平泽中，四月采叶，七月采花，阴干。〔弘景曰〕田野甚多，人采作滋染皂。〔保升曰〕所在下湿地有之，惟黔中人采为药。叶如蒿，茎端夏生四五穗，穗若车前，花有赤白种。〔藏器曰〕紫花，茎叶俱可染皂用。

鼠尾草

花、叶

【气味】苦，微寒，无毒。〔藏器曰〕平。

【主治】鼠瘘寒热，下痢脓血不止。白花者主白下，赤花者主赤下。别录。主疟疾水蛊。时珍。

【发明】〔弘景曰〕古方疗痢多用之。当浓煮令可丸服之，或煎如饴服。今人亦用作饮，或末服亦得。日三服。

狼把草 <small>（宋开宝）</small>

【校正】并入拾遗郎耶草。

【释名】郎耶草〔时珍曰〕此即陈藏器本草郎耶草也，闽人呼爷为郎罢，则狼把当作郎罢乃通。又方士言此草即鼠尾草，功用亦近道，但无的据耳。

【集解】〔藏器曰〕狼把草生山道旁，与秋穗子并可染皂。〔又曰〕郎耶草生山泽间，高三四尺，叶作雁齿，如鬼针苗。鬼针，即鬼钗也。其叶有丫，如钗脚状。〔禹锡曰〕狼把草出近道，古方未见用者，惟陈藏器言之而不详。文宗黄帝御书记其主疗血痢，甚为精至。谨用书于本草图经外类篇首。

狼把草

【气味】苦，平，无毒。

【主治】黑人发，令人不老。又云：郎耶草，主赤白久痢，小儿大腹痞满，丹毒寒热。取根茎煮汁服。藏器。狼把草：主丈夫血痢，不疗妇人。根治积年疳痢。取草二斤，捣绞取汁一小升，纳白面半鸡子许，和匀，空腹顿服。极重者，不过三服。或收苗阴干，捣末，蜜水半盏，服一方寸匕。图经。可染须发，治积年癣，天阴即痒，搔出黄水者，捣末掺之。时珍。

狗尾草 <small>（纲目）</small>

【释名】莠（音酉）、光明草纲目、阿罗汉草〔时珍曰〕莠草秀而不实，故字从秀。穗形象狗尾，故俗名狗尾。其茎治目痛，故方士称为光明草、阿罗汉草。

【集解】〔时珍曰〕原野垣墙多生之。苗叶似粟而小，其穗亦似粟，黄白色而无实。采茎筒盛，以治目病。恶莠之乱苗，即此也。

狗尾草

茎

【主治】疣目，贯发穿之，即干灭也。凡赤眼拳毛倒睫者，翻转目睑，以一二茎蘸水戛去恶血，甚良。时珍。

鳢肠（唐本草）

【释名】 莲子草唐本、旱莲草图经、金陵草图经、墨烟草纲目、墨头草纲目、墨菜纲目、猢孙头必用、猪牙草 〔时珍曰〕鳢，乌鱼也，其肠亦乌。此草柔茎，断之有墨汁出，故名，俗呼墨菜是也，细实颇如莲房状，故得莲名。

【集解】〔恭曰〕鳢肠生下湿地，所在坑渠间多有。苗似旋覆。二月、八月采，阴干。〔颂曰〕处处有之，南方尤多。此有二种：一种叶似柳而光泽，茎似马齿苋，高一二尺，开花细而白，其实若小莲房，苏恭谓似旋覆者是也；一种苗梗枯瘦，颇似莲花而黄色，实亦作房而圆，南人谓之连翘者。二种折其苗皆有汁出，须臾而黑，俗谓之旱莲子，亦谓之金陵草。〔时珍曰〕旱莲有二种：一种苗似旋覆而花白细者，是鳢肠；一种花黄紫而结房如莲房者，乃是小莲翘也，炉火家亦用之，见连翘条。

鳢　肠

旱莲

草

【气味】 甘、酸，平，无毒。

【主治】 血痢。针灸疮发，洪血不可止者，傅之立已。汁涂眉发，生速而繁。唐本。乌髭发，益肾阴。时珍。止血排脓，通小肠，傅一切疮并蚕病。大明。膏点鼻中，添脑。萧炳。

连翘（本经下品）

【校正】 并入有名未用本经翘根。

【释名】 连尔雅、异翘尔雅、旱莲子药性、兰华吴普、三廉别录、根名连轺仲景、竹根别录、〔恭曰〕其实似莲作房，翘出众草，故名。〔宗奭曰〕连翘亦不翘出众草。太山山谷间甚多。其子折之，片片相比如翘，应以此得名耳。〔时珍曰〕按尔雅云：连，异翘。则是本名连，又名异翘，人因合称为连翘矣。连轺亦作连苕者，即本经下品翘根是也。唐苏恭修本草退入有名未用中，今并为一。旱莲乃小翘，人以为鳢肠者，故同名。

小连翘旱莲

【集解】〔别录曰〕连翘生太山山谷，八月采，阴干。〔弘景曰〕处处有之。今用茎连花实。〔恭曰〕此物有两种：大翘，小翘。大翘生下湿地，叶狭长如水苏，花黄可爱，着子似椿实之未开者，作房翘出众草。其小翘生冈原之上，叶花实皆似大翘而小细。山南人并用之，今长安惟用大翘子，不用茎花也。〔颂曰〕今近汴京及河中、江宁、润、淄、泽、兖、鼎、岳、利诸州，南康军皆有之。有大小二种：大翘生下湿地或山冈上，青叶狭长，如榆叶、水苏辈，茎赤色，高三四尺，独茎，稍间开花黄色，秋结实似莲，内作房瓣，根黄如蒿根，八月采房。其小翘生冈原之上，花叶实皆似大翘而细。南方生者，叶狭而小，茎短，才高一二尺，花亦黄，实房黄黑，内含黑子如粟粒，亦名旱莲，南人用花叶。

今南方医家说云：连翘有两种：一种似椿实之未开者，壳小坚而外完、无跗萼，剖之则中解，气甚芳馥，其实才干，振之皆落，不着茎也；一种乃如菡苕，壳柔，外有跗萼抱之，而无解脉，亦元香气，干之虽久，着茎不脱，此甚相异，此种江南下泽间极多。如椿实者，乃自蜀中来，入用胜似江南者。据本草则亦常蜀中者为胜，然未见其茎叶也。

【气味】苦，平，无毒。〔元素曰〕性凉味苦，气味俱薄，轻清而浮，升也，阳也。手搓用之。〔好古曰〕阴中阳也。入手足少阳手阳明经，又入手少阴经。〔时珍曰〕微苦、辛。

【主治】寒热鼠瘘瘰疬，痈肿恶疮瘿瘤，结热蛊毒。本经。去白虫。别录。通利五淋，小便不通，除心家客热。甄权。通小肠，排脓，治疮疖，止痛，通月经。大明。散诸经血结气聚，消肿。李杲。泻心火，除脾胃湿热，治中部血证，以为使。震亨。治耳聋浑浑焞焞。好古。茎叶主心肺积热。时珍。

【发明】〔元素曰〕连翘之用有三：泻心经客热，一也；去上焦诸热，二也；为疮家圣药，三也。〔杲曰〕十二经疮药中不可无此，乃结者散之之义。〔好古曰〕手足少阳之药，治疮疡瘤瘿结核有神，与柴胡同功，但分气血之异尔。与鼠粘子同用治疮疡，别有神功。〔时珍曰〕连翘状似人心，两片合成，其中有仁甚香，乃少阴心经、厥阴包络气分主药也。诸痛痒疮疡皆属心火，故为十二经疮家圣药，而兼治手足少阳手阳明三经气分之热也。

翘根

【气味】甘，寒、平，有小毒。〔普曰〕神农、雷公：甘，有毒。李当之：苦。〔好古曰〕苦，寒。

【主治】下热气，益阴精，令人面悦好，明目。久服轻身耐老。本经。以作蒸饮酒病人。别录。治伤寒瘀热欲发黄。时珍。

【发明】〔本经曰〕翘根生嵩高平泽，二月、八月采。〔弘景曰〕方药不用，人无识者。〔好古曰〕此即连翘根也。能下热气，故张仲景治伤寒瘀热在里，麻黄连翘赤小豆汤用之。注云：即连翘根也。

陆英（本经下品）

【释名】解见下文。

【集解】〔别录曰〕陆英生熊耳川谷及冤句，立秋采。〔恭曰〕此即蒴藋也，古方无蒴藋，惟言陆英。后人不识，浪出蒴藋条。此叶似芹及接骨花，三物亦同一类。故芹名水英，此名陆英，按骨树名木英，此三英也，花叶并相似。〔志曰〕苏恭以陆英、蒴藋为一物。今详陆英味苦寒无毒，蒴藋味酸湿有毒，既此不同，难谓一种，盖其类尔。〔宗奭曰〕蒴藋与陆英性味及出产皆不同，治疗又别，自是二物，断无疑矣。〔颂曰〕本草陆英生熊耳川谷及冤句。蒴藋不载所出州土，但云生田野，所在有之。春抽苗，茎有节，节间生枝，叶大似水芹。春夏采叶，秋冬采根茎。陶苏皆以为一物。马志以性味不同，疑非一种，亦不能细别。但尔雅：木谓之华，草谓之荣，不荣而实谓之秀，荣而不实谓之英。此物既有英名，当是其花。故本经云，立秋采，正是其花时也。〔时珍曰〕陶苏本草、甄权药性论，皆言陆英即蒴藋，必有所据。马志、寇宗奭虽破其说，而无的据。仍当是一物，分根茎花叶用，如苏颂所云也。

陆英蒴藋

【气味】苦，寒，无毒。〔权曰〕陆英一名蒴藋，味苦、辛，有小毒。

【主治】骨间诸痹，四肢拘挛疼酸，膝寒痛，阴痿，短气不足，脚肿。本经。能捋风毒，脚气上冲，心烦闷绝，水气虚肿。风瘙皮肌恶痒，煎汤入少酒浴之，妙。甄权。

蒴藋 （音朔弔　别录下品）

【释名】堇草别录、芨别录、接骨草。

【集解】〔别录曰〕蒴藋生用。春夏采叶，秋冬采茎根。〔弘景曰〕田野墟村甚多。〔恭曰〕此陆英也，剩出此条。尔雅云：芨，堇草。郭璞注云：乌头苗也。检三堇别名亦无此者。别录言此一名堇草，不知所出处。〔宗奭曰〕蒴藋花白，子初青如绿豆颗，每杂如盏面大，又平生，有一二百子，十月方熟红。〔时珍曰〕每枝五叶。说见陆英下。

【气味】酸，温，有毒。〔大明曰〕苦，凉，无毒。

【主治】风瘙隐疹，身痒湿痹，可作浴汤。别录。浴痫癫风痹。大明。

水英 （宋图经）

【释名】鱼津草　〔颂曰〕唐天宝单方图言：此草原生永阳池泽及河海边。临汝人呼为牛荭草，河北信都人名水节，河内连内黄呼为水棘，剑南、遂宁等郡名龙移草，淮南诸郡名海荏。岭南亦有，土地尤宜，茎叶肥大，名海精木，亦名鱼津草。〔时珍曰〕此草不著形状气味，无以考证。芹菜亦名水英，不知是此否也？

【主治】骨风。苏颂。

【发明】〔颂曰〕蜀人采其花合面药。凡丈夫妇人无故两脚肿满，连膝胫中痛，屈申急强者，名骨风。其疾不宜针灸及服药，惟每日取此草五斤，以水一石，煮三斗，及热浸，并淋膝上，日夜三四度。不经五日即瘥，数用神验。其药春取苗，夏采叶及花，冬用根。肿甚者，加生椒目三升、水二斗。用毕，即摩粉避风。忌油腻生菜猪鱼等物。